现代基础护理理论与技术实践

XIANDAI JICHU HULI LILUN YU JISHU SHIJIAN

主编　翟　义　杨欣娣　王爱香　高玉娟

张　娣　吴慧芬　林海霞

黑龙江科学技术出版社

图书在版编目（CIP）数据

现代基础护理理论与技术实践／翟义等主编． -- 哈
尔滨：黑龙江科学技术出版社，2022.6
ISBN 978-7-5719-1441-7

Ⅰ．①现… Ⅱ．①翟… Ⅲ．护理学 Ⅳ．①R47

中国版本图书馆CIP数据核字（2022）第099770号

现代基础护理理论与技术实践
XIANDAI JICHU HULI LILUN YU JISHU SHIJIAN

主　　编	翟　义　杨欣娣　王爱香　高玉娟　张　娣　吴慧芬　林海霞
责任编辑	陈兆红
封面设计	宗　宁
出　　版	黑龙江科学技术出版社
	地址：哈尔滨市南岗区公安街70-2号　邮编：150007
	电话：（0451）53642106　传真：（0451）53642143
	网址：www.lkcbs.cn
发　　行	全国新华书店
印　　刷	哈尔滨双华印刷有限公司
开　　本	787 mm×1092 mm　1/16
印　　张	27.5
字　　数	698千字
版　　次	2022年6月第1版
印　　次	2023年1月第1次印刷
书　　号	ISBN 978-7-5719-1441-7
定　　价	198.00元

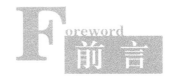

前言

　　飞速发展的现代医疗卫生事业赋予了基础护理新内涵,其要求基础护理融入人文关怀,以体现"以患者为中心"的服务理念,且保持实行科学、严谨的护理操作规程。在这种形势之下,护理人员们需要通过快速系统的培训学习,在提高护理效率的同时,能够实施更多的人文关怀。为适应新形势,也为了贴合基础护理教学和临床工作的需要,我们特组织一线专家在总结多年有关工作经验的基础上编写了《现代基础护理理论与技术实践》,以推动护理工作者成为推动健康发展的中坚力量。

　　全书构思新颖,框架统一,以"护理评估""护理措施"和"健康指导"三个方面为重点,突出体现了整体护理的指导思想,充分显示出护理学科发展的方向。本书还融创新性、先进性和指导性于一体,既结合编者各自宝贵的临床实践经验,又将近年来临床应用的医疗护理新技术纳入书中,充分体现了本书的先进性。本书不仅可作为临床护理人员必不可少的工作指南,还可作为各专科医师及临床医学专业学生临床指导用书。

　　本书在编写过程中得到了各编者所在单位及科室领导、同仁的鼎力支持,在此表示衷心感谢! 由于我们的知识水平有限,加之时间紧迫,疏误之处祈望读者不吝赐教,以便再版时予以订正。

《现代基础护理理论与技术实践》编委会

2022 年 5 月

C ontents 目 录

第一章

护理学概述

第一节　护理的概念

一、护理的定义

护理英文名为"nursing"，原意为抚育、扶助、保护、照顾幼小等。自1860年南丁格尔开创现代护理新时代至今，对护理的定义已经发生了深刻的变化。

南丁格尔认为"护理既是艺术，又是科学""护理应从最小限度地消耗患者的生命力出发，使周围环境保持舒适、安静、美观、整洁、空气新鲜、阳光充足、温度适宜，此外还有合理地调配饮食""护理的主要功能在于维护人们良好的状态，协助他们免于疾病，达到他们最高可能的健康水平"。

美国护理学家韩德森认为"护士的独特功能是协助患病的或者健康的人，实施有利于健康、健康的恢复或安详死亡等活动。这些活动，在个人拥有体力、意愿与知识时，是可以独立完成的，护理也就是协助个人尽早不必依靠他人来执行这些活动。

美国护士协会（ANA）对护理的简明定义："护理是诊断和处理人类对现存的和潜在的健康问题的反应。"此定义的内涵反映了整体护理概念。从1860年南丁格尔创立第一所护士学校以来，护理已经发展成为一门独立的学科与专业。护理概念的演变体现了人类对护理现象的深刻理解，是现代护理观念的体现。

护理是人文科学（艺术科学）和自然科学的综合过程。护理是护士与患者之间互动的过程。照顾是护理的核心。护理通过应用护理程序进行实践，通过护理科研不断提高。总体说来护理是满足患者的各种需要，协助患者达到独立，教育患者，增进患者应对及适应的能力，寻求更健康的行为，达到完美的健康状态，为个人、家庭、群体及社会提供整体护理。

二、护理的基本概念

护理有四个最基本的概念，对护理实践产生重要的影响并起决定性的作用。它们分别为人、环境、健康、护理。这四个概念的核心是人，即护理实践是以人为中心的活动。缺少上述任何一个要素，护理就不可能成为一门独立的专业。

（一）人的概念

人是生理、心理、社会、精神、文化的统一整体，是动态的又是独特的。根据一般系统理论原则，人作为自然系统中的一个次系统，是一个开放系统，在不断与环境进行能量、物质、信息的交换。人的基本目标是保持机体的平衡，也就是机体内部各次系统间和机体与环境间的平衡。

护理的对象是人，既包括个人、家庭、社区和社会四个层面，也包括从婴幼儿到老年人的整个全人类。

（二）环境的概念

人类的一切活动都离不开环境，环境的质量与人类的健康有着密切关系。环境是人类生存或生活的空间，是与人类的一切生命活动有着密切关系的各种内、外环境。机体内环境的稳态主要依靠各种调节机制（如神经系统和内分泌系统的功能）以自我调整的方式来控制和维持。人的外环境可分为自然环境和社会环境。自然环境是指存在于人类周围自然界中的各种因素的总和，它是人类及其他一切生物赖以生存和发展的物质基础，如空气、水、土壤和食物等自然因素。社会环境是人为的环境，是人们为了提高物质和文化生活而创造的环境。社会环境中同样有危害健康的各种因素，如人口的超负荷，文化教育落后、缺乏科学管理、社会上医疗卫生服务不完善等。此外，与护理专业有关的环境还包括治疗性环境。治疗性环境是专业人员在以治疗为目的的前提下创造的一个适合患者恢复身心健康的环境。治疗性环境主要考虑两个主要因素：安全和舒适。考虑患者的安全，这就要求医院在建筑设计、设施配置及治疗护理过程中预防意外的发生，如设有防火装置、紧急供电装置、配有安全辅助用具（轮椅、床拦、拐杖等）、设立护理安全课程等；此外医院还要建立院内感染控制办公室，加强微生物安全性的监测和管理。舒适既来源于良好的医院物理环境（温度、湿度、光线、噪声等），也来源于医院内工作人员优质的服务和态度。

人类与环境是互相依存、互相影响、对立统一的整体。人类的疾病大部分是由环境中的致病因素所引起。人体对环境的适应能力，因年龄、神经类型、健康状况的不同而有很大的差别，所以健康的体魄是保持机体与外界环境平衡的必要条件。人类不仅需要有适应环境的能力，更要有能够认识环境和改造环境的能力，使两者处于互相适应和互相协调的平衡关系之中，使环境向着对人类有利的方向发展。

（三）健康的概念

世界卫生组织（WHO）对健康的定义："健康不仅是没有躯体上的疾病，而且要保持稳定的心理状态和具有良好的社会适应能力及良好的人际交往能力"。每个人对健康有不同的理解和感知。健康程度还取决于个人对健康、疾病的经历与个人对健康的认识存在的差别。健康和疾病很难找到明显的界限，健康与疾病可在个体身上并存。

（四）护理的概念

护理是诊断和处理人类对现存的和潜在的健康问题的反应。护理就是增进健康，预防疾病，有利于疾病的早期发现、早期诊断、早期治疗，通过护理、调养达到康复。护理的对象是人，人是一个整体，其疾病与健康受着躯体、精神和社会因素的影响。因此，在进行护理时，必须以患者为中心，为患者提供全面的、系统的、整体的身心护理。

（王爱香）

第二节 护理的理念

护理的理念是护理人员对护理的信念、理想和所认同的价值观。护理的理念可以影响护理专业的行为及护理品质。随着医学模式的转变,护理改革不断深入及人们对健康需求的不断提高,护理的理念也在不断更新和发展。

一、整体护理的理念

整体护理的理念,是以人为中心,以现代护理观为指导,以护理程序为基础框架,并且把护理程序系统化地运用到临床护理和护理管理中去的指导思想。在整体护理的理念指导下,护理人员应以服务对象为中心,根据其需要和特点,提供包含服务对象生理、心理、社会等多方面的深入、细致、全面的帮助和照顾,从而解决服务对象的健康问题。整体护理不仅要求护理人员要对人的整个生命过程提供照顾,还要关注健康-疾病全过程并提供护理服务;并且要求护理人员要对整个人群提供服务。可以说,整体护理进一步充实和改变了护理研究的方向和内容;同时拓展了护理服务的服务范围;也有助于建立新型的护患关系。

二、以人为本的理念

以人为本在本质上是一种以人为中心,对人存在的意义,人的价值及人的自由和发展,珍视和关注的思想。在护理实践中,体现在对患者的价值,即对患者的生命与健康、权利和需求、人格和尊严的关心和关注上。护理人员应该尊重患者的生命,理解患者的信仰、习惯、爱好、人生观、价值观,努力维护患者的人格和尊严,公正地看待每一位患者,维护患者合理的医疗保健权利,承认患者的知情权和选择权等。

三、优质护理服务的理念

优质护理是以患者为中心,强化基础护理,全面落实护理责任制,深化护理专业内涵,整体提升护理服务水平。优质护理旨在倡导主动服务、感动服务、人性化服务,营造温馨、安全、舒适、舒心的就医环境,把爱心奉献给患者,为患者提供全程优质服务。称职、关怀、友好的态度、提供及时的护理是优质护理的体现。患者对护士所提供的护理服务的满意程度是优质护理的一种评价标准。优质护理既是医院的一种形象标志,也是指导护士实现护理目标,取得成功的关键所在。

在卫生事业改革发展的今天,面对患者的多种需求,护理人员只有坚持优质护理服务理念,从人的"基本需要"出发,实行人性化、个性化的优质护理服务,力争技术上追求精益求精,服务上追求尽善尽美,信誉上追求真诚可靠,才能锻造护理服务品牌,不断提高护理服务质量,提高患者的满意度。

(王爱香)

第三节　护理学的范畴

一、护理学的理论范畴

（一）护理学研究的对象

护理学的研究对象随学科的发展而不断变化。从研究单纯的生物人向研究整体的人、社会的人转化。

（二）护理学与社会发展的关系

护理学与社会发展的关系体现在研究护理学在社会中的作用、地位和价值，研究社会对护理学发展的促进和制约因素。如老年人口增多使老年护理专业得到重视、慢性疾病患者增加使社区护理迅速发展；信息高速公路的建成使护理工作效率得以提高，也使护理专业向着网络化、信息化迈出了坚实的步伐。

（三）护理专业知识体系

护理专业知识体系是专业实践能力的基础。自 20 世纪 60 年代后，护理界开始致力于发展护理理论与概念模式，并将这些理论用于指导临床护理实践，对提高护理质量、改善护理服务起到了积极作用。

（四）护理交叉学科和分支学科

护理学与自然科学、社会科学、人文科学等多学科相互渗透，在理论上相互促进，在方法上相互启迪，在技术上相互借用，形成许多新的综合型、边缘型的交叉学科和分支学科，从而在更大范围内促进了护理学科的发展。

二、护理学的实践范畴

（一）临床护理

临床护理服务的对象是患者，包括基础护理和专科护理。

1.基础护理

以护理学的基本理论、基本知识和基本技能为基础，结合患者生理、心理特点和治疗康复的需求，满足患者的基本需要。如基本护理技能操作、口腔护理、饮食护理、病情观察等。

2.专科护理

以护理学及相关学科理论为基础，结合各专科患者的特点及诊疗要求，为患者提供护理。如各专科患者的护理、急救护理等。

（二）社区护理

社区护理是借助有组织的社会力量，将公共卫生学和护理学的知识与技能相结合，以社区人群为服务对象，对个人、家庭和社区提供促进健康、预防疾病、早期诊断、早期治疗、减少残障等服务，提高社区人群的健康水平。社区的护理实践属于全科性质，是针对整个社区人群实施连续及动态的健康服务。

（三）护理管理

护理管理是为了提高人们的健康水平，系统地利用护士的潜在能力和有关其他人员或设备、环境和社会活动的过程。护理管理是运用管理学的理论和方法，对护理工作的诸多要素（如人、物、财、时间、信息等）进行科学的计划、组织、指挥、协调和控制，以确保护理服务正确、及时、安全、有效。

（四）护理研究

护理研究是推动护理学科发展，促进护理理论、知识、技能更新的有效措施。护理研究是用科学的方法探索未知，回答和解决护理领域的问题，直接或间接地指导护理实践的过程。护理研究多以人为研究对象。

（五）护理教育

护理教育是以护理学和教育学理论为基础，有目的地培养护理人才，以适应医疗卫生服务和护理学科发展的需要。护理教育分为基本护理教育、毕业后护理教育和继续护理教育三大类。基本护理教育包括中专教育、专科教育和本科教育；毕业后护理教育包括研究生教育、规范化培训；继续护理教育是对从事护理工作的在职人员，提供以学习新理论、新知识、新技术、新方法为目的的终身教育。

（王爱香）

第二章

清 洁 护 理

第一节 头 发 护 理

保持头发的清洁、整齐是人们日常清洁卫生的一项重要内容。头面部是人体皮脂腺分布最多的部位。皮脂、汗液伴灰尘形成的污垢常黏附于毛发和头皮上，散发难闻气味，还可诱发脱发和其他头皮疾病。经常梳理和清洁头发，可以及时清除头皮屑及污垢，保持良好的外观，维护良好的个人形象，保持愉悦舒适的心情。同时，经常梳理和按摩头皮还能促进头部血液循环，增进上皮细胞的营养，促进头发生长，预防感染。因此，当患者生活自理能力下降时，护士应帮助或协助其进行头发护理。

一、头发和头皮评估

详细了解患者的头发和头皮的卫生状况，以便准确判断患者现存的或潜在的头部皮肤健康问题，为制订护理计划，采取恰当护理措施提供可靠依据，从而减少头皮疾病的发生。

健康的头发有光泽、浓密适度、分布均匀、清洁无头屑。评估时注意观察毛发的分布、颜色、密度、长度、脆性与韧性、干湿度、卫生情况等，注意毛发有无光泽，发质是否粗糙，尾端有无分叉，头发有无虱、虮。头皮是否清洁，有无瘙痒、抓痕、擦伤等情况。

二、头发护理技术

(一)床上梳发

长期卧床的患者，由于病重不能自行梳理头发，应帮助患者梳理头发以增进患者的舒适感。

1.目的

(1)去除脱落的头发和头皮屑，保持头发清洁整齐，感觉舒适。

(2)刺激头皮，促进头部血液循环，促进头发的生长和代谢，增强抵抗力。

(3)维持患者良好的外观，增强患者的自信心，维护其自尊。

(4)建立良好的护患关系。

2.方法

(1)核对解释：备齐用物，携至床旁放妥，向患者及其家属解释操作配合及注意事项。

（2）铺治疗巾：可坐起患者协助其坐起，铺治疗巾于肩上。卧床者铺治疗巾于枕头上，协助患者将头转向一侧。

（3）梳发：将头发从中间梳向两边。一手握住一股头发，一手持梳，从上至下，由发根梳至发梢（图2-1）。若头发打结，可将头发缠绕于指上，由发梢开始梳理，逐渐向上梳至发根；或用30%乙醇湿润打结处，再小心梳顺，同法梳理对侧。

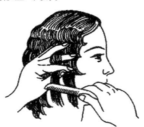

图 2-1　梳发

（4）束发：根据患者喜好，将长发编辫或扎成束。

（5）整理：将脱落头发缠绕成团置于纸袋中，撤下治疗巾，协助患者取舒适卧位，整理床单位，清理用物，洗手，记录。

3.注意事项

（1）梳头应尽量使用圆钝齿的梳子，以防损伤头皮，不可强行梳理，避免患者疼痛或脱发。

（2）发辫不可扎得过紧，以免产生疼痛。

（二）床上洗发

对于自理能力不足而不能自行洗发的患者，帮助其洗发能增进舒适感，促进患者健康。根据患者的卫生习惯和头发的卫生状况决定洗发次数。

1.目的

（1）去除头皮屑和污垢，保持头发清洁整齐，维持患者良好的外观，并使其感觉舒适，促进身心健康。

（2）刺激并按摩头皮，促进头部血液循环，促进头发的生长和代谢，增强抵抗力。

（3）为建立良好的护患关系搭建桥梁。

2.评估

（1）患者的病情及头发卫生状况：患者的头发清洁度，有无头虱或虮卵；患者的病情对洗发护理是否有特殊要求，患者的意识状态和自理程度能否配合操作，是否需要排大小便。

（2）环境：温度是否适宜，光线是否充足。

（3）用物：患者自己有无面盆、毛巾、浴巾、梳子、洗发水等用物。

3.计划

（1）患者准备：排空大小便，取舒适的体位，理解床上洗发的目的、方法及注意事项，主动配合操作。

（2）环境准备：环境宽敞、明亮，调节室温，关好门窗，移去障碍物以便于操作，冬季关门窗，调节室温至 22～26 ℃，必要时使用屏风。

（3）用物准备（以马蹄形垫法洗发为例）：①小橡胶单、眼罩或纱布、安全别针、棉球2只、弯盘、纸袋和电吹风等。橡胶马蹄形垫或浴毯卷扎马蹄形垫、水壶内盛 40～45 ℃热水、盛水桶。

②若患者自备相关物品,如梳子、洗发液、毛巾、大毛巾、小镜子、发夹或橡皮筋和护肤霜等,应尊重患者的选择。

(4)护士准备:熟悉护发的相关知识和床上洗发的操作技术,衣帽整洁,仪表端庄,态度和蔼,洗手,戴口罩。

4.实施

床上洗发步骤见表2-1。

表 2-1 床上洗发

流程	步骤详解	要点与注意事项
1.床旁准备		
(1)核对解释	备齐用物,携至床旁放妥,核对,向患者及其家属解释操作配合方法及注意事项	◇确认患者无误;取得患者的信任、理解与配合
(2)安置体位	移开床旁桌、椅,协助患者取斜角仰卧,双腿屈膝	
(3)围毛巾	松开患者衣领向内反折,将毛巾围于颈部,用安全别针或胶布固定	◇冬季注意保暖防止患者受凉;保护患者衣服不被沾湿
(4)垫巾移枕	垫小橡胶单及浴巾于枕上,移枕于肩下	◇保护床单枕头及盖被不被沾湿
(5)垫马蹄形垫	置马蹄形垫于枕头上方床沿,将头置于马蹄形垫内	
(6)保护眼耳	用棉球塞两耳,眼罩或纱布遮盖双眼	◇操作中防止水流入眼部和耳内
2.洗发		
(1)湿发	松开头发梳顺,试水温后用热水充分湿润头发	◇清醒患者可请其确定水温是否合适
(2)洁发	倒洗发液于手掌,均匀涂遍头发,由发际向头顶揉搓头发和按摩头皮	◇按摩能促进头部血液循环;揉搓力度要适中,用指腹按摩,不用指尖搔抓
(3)冲净	用热水冲洗头发,至洗净为止(图2-2)	◇头发上若残留洗发液,会刺激头皮和头发
3.撤用物	①解下颈部毛巾包住头发,一手托住头部,一手撤去马蹄形垫	◇若颈部毛巾潮湿,应另换干燥毛巾
	②将枕头、橡胶单、浴巾一并从肩下移至床头正中,协助患者卧于床正中及枕上	
	③除去眼罩及耳内棉花,酌情协助洗脸,酌情使用护肤霜	
4.干发	①解下包发毛巾,初步擦干	◇及时擦干,避免着凉
	②用浴巾揉搓头发,再用梳子梳理,用电吹风吹干,梳理成型	
5.操作后整理	①撤去用物并整理	◇确保患者舒适整洁
	②协助患者取舒适体位,整理床单位	
	③将脱落的头缠绕成团发置纸袋中,投入垃圾桶	
	④洗手,记录	

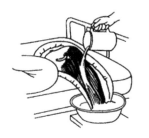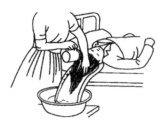

图 2-2　马蹄形垫洗发法

5.评价

(1)护患沟通良好,患者主动配合。

(2)护士操作规范,动作轻柔、安全、顺利,衣服、床单位未被沾湿,水未流入眼部和耳内。

(3)患者自觉舒适,无受凉、头皮牵扯疼痛或其他异常情况。

6.健康教育

(1)向患者介绍床上洗发的目的、配合方法及注意事项。

(2)告诉患者操作中若有胸闷、气促和畏寒等不适应及时告诉护士。

(3)家庭陪床时,可指导家属掌握为卧床患者洗发的知识和技能。

7.其他注意事项

(1)洗发过程中应密切观察患者病情变化,如有异常应立即停止操作。

(2)护士在操作过程中,应运用人体力学原理,注意节时省力。

(3)洗发时间不宜过久,防头部充血,引起不适。

(4)病情危重和极度虚弱的患者,不宜洗发。

(三)灭头虱法

虱由接触传染,寄生于人体可致局部皮肤瘙痒,抓伤皮肤可致感染,还可传播疾病,如流行性斑疹伤寒、回归热。发现患者有虱,应立即灭虱,以使患者舒适,预防患者之间相互传染和预防疾病传播。

1.灭头虱常用药液

(1)30％含酸百部酊剂:取百部 30 g 放入瓶中,加 50％乙醇 100 mL(或 65°白酒 100 mL),再加入纯乙酸 1 mL,盖严,48 小时后即制得此药。

(2)30％百部含酸煎剂:取百部 30 g,加水 500 mL 煮 30 分钟,以双层纱布过滤,将药液挤出。将药渣再次加水 500 mL 煮 30 分钟,再以双层纱布过滤挤出药液。将两次煎得的药液合并浓缩至 100 mL,冷却后加入纯乙酸 1 mL 或食醋 30 mL,即制得 30％百部含酸煎剂。

(3)白翎灭虱香波:市场有售,其成分是 1％二氯苯醚菊酯,可用于灭虱。使用时,将香波涂遍头发,反复揉搓 10 分钟,用清水洗净即可。3 天后,按同法再次清洗一次,直至头虱清除为止。

2.灭头虱的方法

(1)护士洗手穿隔离衣,戴口罩,备齐用物,携至床旁放妥。

(2)向患者及其家属解释口腔护理的目的、操作配合方法及注意事项,取得合作。协助患者取舒适的体位。

(3)戴手套,按洗发法将头发分成若干股,用纱布蘸药液,按顺序擦遍头发,并用手反复揉搓 10 分钟以上,使之浸透全部头发。再给患者戴上帽子包住所有头发,以避免药液挥发,保证药

9

效。24 小时后,取下帽子,用篦子篦去死虱和虮,并洗净头发。

(4)灭虱毕,脱下手套,更换患者的衣裤被服,将污衣物装入布口袋内。

(5)脱去隔离衣,装入布口袋,扎好袋口。

(6)整理床单位,协助患者取舒适卧位,清理用物。

3.注意事项

(1)必要时,灭虱前动员患者剪短头发以便于彻底灭虱。剪下的头发装入纸袋内焚烧。

(2)防止药液沾污患者面部及眼部。

(3)注意观察患者的用药反应,如发现仍有活虱,须重复用药。

(翟 义)

第二节 皮 肤 护 理

皮肤与其附属物构成皮肤系统。皮肤是人体最大的器官,由表皮、真皮和皮下组织三层组成;皮肤的附属物包括毛发、汗腺、皮脂腺等。皮肤具有保护机体、调节体温、吸收、分泌、排泄及感觉等功能。完整的皮肤具有天然的屏障作用,可避免微生物入侵。皮肤的新陈代谢迅速,其代谢产物如皮脂、汗液及表皮碎屑等,能与外界细菌及尘埃结合形成污垢,黏附于皮肤表面,如不及时清除,可刺激皮肤,造成皮肤瘙痒,降低皮肤的抵抗力,以致破坏其屏障作用,成为微生物入侵的门户,造成各种感染和其他并发症。

健康的皮肤护理可满足患者身体清洁的需要,促进生理和心理的舒适,增进健康。因此,对于卧床患者或自理能力缺陷的患者,护士应帮助其进行皮肤护理。

一、评估

一个人的皮肤状况可反映其健康状况,皮肤的各种变化可反映机体的变化,为诊断和护理提供依据。护士评估患者的皮肤时应仔细检查,同时还应注意体位、环境等因素对评估准确性的影响。

(一)皮肤的颜色和温湿度

评估皮肤的颜色和温湿度,可以了解皮肤的血液循环情况和有无疾病,并为疾病的诊断提供依据,如皮肤苍白、湿冷,提示患者有休克的可能。

(二)皮肤的感觉和弹性

通过触摸可评估患者皮肤的感觉功能和弹性,当皮肤对温度、触摸等存在感觉障碍,提示皮肤具有广泛或局限性损伤。

(三)皮肤的完整性和清洁度

主要检查皮肤有无损伤,损伤的部位和范围;皮肤的清洁度可以通过皮肤的气味、皮肤的污垢油脂等情况来进行评估。

二、皮肤护理技术

(一)淋浴和盆浴

淋浴和盆浴适用于全身情况良好可以自行完成沐浴过程的患者,护士可根据患者的自理能力提供适当帮助。

1.目的

(1)去除皮肤污垢,保持皮肤清洁,使患者感觉舒适,促进健康。

(2)促进皮肤的血液循环,增强皮肤的排泄功能和对外界刺激的敏感性,预防皮肤感染和压疮等并发症的发生。

(3)促进患者肌肉放松,增加活动,满足其身心需要。

(4)为护士提供观察患者并建立良好护患关系的机会。

2.方法

(1)向患者及其家属解释沐浴的目的,取得合作。

(2)关闭浴室门窗,调节室温在 22～26 ℃,水温在 40～45 ℃。

(3)备齐用物,携带用物送患者进浴室,向患者交代有关事项。例如,调节水温的方法,呼叫铃的应用;不宜用湿手接触电源开关;浴室不宜闩门,以便发生意外时护士可以及时入内;用物放于易取之处。

(4)将"正在使用"的标志牌挂于浴室门上。

(5)注意患者入浴时间,如时间过久应予询问,以防发生意外;当呼叫铃响时,护士应询问或敲门后再进入浴室,协助患者解决相关问题。

3.注意事项

(1)进餐 1 小时后方能沐浴,以免影响消化。

(2)水不宜太热,室温不宜太高,时间不宜过长,以免发生晕厥或烫伤等意外。若遇患者发生晕厥,应立即抬出,平卧、保暖,并配合医师共同处理。

(3)妊娠 7 个月以上的孕妇禁用盆浴。创伤、衰弱、患心脏病需要卧床休息的患者,均不宜淋浴或盆浴。传染病患者的淋浴,根据病种按隔离原则进行沐浴。

(二)床上擦浴

床上擦浴适用于病情较重、长期卧床、活动受限和生活不能自理的患者。

1.目的

(1)去除皮肤污垢,保持皮肤清洁,使患者感觉舒适,促进健康。

(2)促进皮肤的血液循环,增强皮肤的排泄功能和对外界刺激的敏感性,预防皮肤感染和压疮等并发症的发生。

(3)促进患者肌肉放松,增加活动,满足其身心需要。

(4)观察患者情况,促进肢体活动,防止肌萎缩和关节僵硬等并发症发生。

2.评估

(1)患者:患者的病情、意识状态、自理程度和皮肤卫生状况、清洁习惯,患者及其家属对皮肤清洁卫生知识的了解程度和要求,是否需要大小便,对皮肤清洁剂有无特殊要求。

(2)环境:温度是否适宜,场地是否宽敞,光线是否充足,有无床帘或窗帘等遮挡设备。

(3)用物:用物是否备齐。

3.计划

(1)患者准备:理解操作目的,知晓操作配合方法,主动配合操作。按需给予便盆。

(2)环境准备:关闭门窗,调节室温 24 ℃ 左右,拉上窗帘或床帘,或用屏风遮挡维护患者自尊。

（3）用物准备：备脸盆，水桶 2 个（一个盛热水，另一个盛污水）；清洁衣裤、清洁被服、大毛巾、浴巾、香皂、小剪刀、梳子、爽身粉、小毛巾 2 条、50％乙醇。必要时备便盆、便盆布。

（4）护士准备：衣帽整洁，剪短指甲，洗手，戴口罩，手套，熟悉床上擦洗的操作技术。

4.实施

床上擦浴步骤见表 2-2。

表 2-2　床上擦浴

流程	步骤详情	要点与注意事项
1.至床旁		
（1）核对解释	备齐用物，携至床旁放妥，核对，向患者及其家属解释操作配合及注意事项	◇患者无误；取得患者的信任、理解与配合
（2）安置体位	①酌情放平床头及床尾支架，松开床尾盖被	◇注意保暖，并保护患者隐私
	②协助患者移近护士侧并取舒适体位，保持平衡	◇确保患者舒适，同时注意省力
2.擦洗		
（1）脸、颈	①将脸盆放于床旁桌上，倒入温水至 2/3 满，并测试水温	◇温水可以促进血液循环和身体舒适，防止受凉
	②将微湿温热小毛巾包在手上呈手套状（图 2-3），一手扶托患者头顶部，另一手擦洗患者脸及颈部	◇避免指甲戳伤患者
	③先用温热毛巾的不同部分分别擦拭患者两眼，由内眦向外眦擦拭	◇避免交叉感染；不用肥皂，防引起眼部刺激症状；注意洗净耳后、耳郭等处，酌情使用肥皂
	④再依次擦洗额部、颊部、鼻翼、耳后、下颌，直至颈部	
	⑤用较干毛巾依次再擦洗一遍	
（2）上肢、双手	①协助患者脱上衣	◇先脱近侧，后脱远侧；如有外伤，先脱健侧，后脱患侧
	②用浴毯遮盖身体	◇尽量减少暴露，注意保护患者隐私，注意保暖，防止受凉
	③在近侧上肢下铺大毛巾	◇避免擦洗时沾湿床单位
	④移去近侧上肢上的浴毯，一手托患者手臂，另一手用涂浴皂的湿毛巾擦洗，由近心端到远心端	◇注意洗净肘部和腋窝等皮肤皱褶处
	⑤再用湿毛巾擦去皂液，清洗毛巾后再擦洗，最后用浴巾边按摩边擦干	
	⑥同法擦洗另一侧	◇酌情换水
	⑦浸泡双手于盆内热水中，洗净、擦干	◇酌情换水，需要时修剪指甲
（3）胸、腹	①将浴巾盖于患者的胸腹部	◇更换清洁用水；女性患者应注意擦净乳房下皱褶处和脐部；擦洗过程中注意观察病情，若患者出现寒战、面色苍白等情况，应立即停止擦洗，给予适当处理；擦洗时还应观察皮肤有无异常

续表

流程	步骤详情	要点与注意事项
	②一手掀起浴巾,另一手包裹湿毛巾擦洗胸腹部	
(4)背	①协助患者侧卧,背向护士,铺浴巾于患者身下,浴毯遮盖背部	◇更换清洁用水
	②依次擦洗后颈部、背部和臀部	◇擦洗后酌情按摩受压部位
	③协助患者穿衣,平卧	◇先穿远侧;如有伤口,先穿患侧
(5)下肢	①协助患者脱裤,铺浴巾于患者腿下	◇酌情换水
	②擦洗腿部,由近心端到远心端	◇擦洗时应尽量减少暴露,注意保护患者隐私
	③同法擦洗另一侧	
	④协助患者屈膝,置橡胶单、浴巾和足盆于患者足下	◇换水、换盆、换毛巾
	⑤逐一浸泡、洗净和擦干双脚	
(6)会阴	①铺浴巾于患者臀下	◇换水、换盆、换毛巾
	②协助或指导患者冲洗会阴	◇女患者应由前向后清洗
	③为患者换上清洁的裤子	
3.整理	①酌情为患者梳发、更换床单等	
	②整理床单位	
	③安置患者于舒适卧位,开窗通风	
	④清理用物,洗手,记录	

 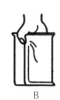

A   B   C

图 2-3 包小毛巾法

5.评价

(1)护患沟通良好,患者主动配合。

(2)护士操作规范,动作轻稳、协调,床单位未湿。

(3)患者感觉舒适,未受凉,对操作满意。

6.健康教育

(1)向患者介绍床上擦浴的目的、配合方法及注意事项,嘱患者保持皮肤清洁卫生,避免感染。

(2)教育患者经常观察皮肤,预防感染和压疮等并发症的发生。

7.其他注意事项

(1)擦浴过程中应注意保暖,操作一般应在15～30分钟完成,以防患者受凉和劳累。

(2)护士在操作过程中,应运用人体力学原理,注意节时省力。

(翟 义)

第三节 口腔护理

口腔是病原微生物侵入人体的主要途径之一。正常人口腔中有大量的细菌存在,其中有些是致病菌。当人体抵抗力降低,饮水、进食量少,咀嚼及舌的活动减少,唾液分泌不足,自洁作用受影响时,细菌可乘机在温湿度适宜的口腔中迅速繁殖,引起口臭、口腔炎症、溃疡、腮腺炎、中耳炎等疾病;甚至通过血液、淋巴,导致其他脏器感染;长期使用抗生素的患者,由于菌群失调可诱发口腔内真菌感染。口腔护理是保持口腔清洁、预防疾病的重要措施之一,所以,护理人员应正确地评估和判断患者的口腔卫生状况,及时给予相应的护理措施和必要的卫生指导。

一、评估

详细了解患者的口腔状况及卫生习惯,以便准确判断患者现存的或潜在的口腔健康问题,为制订护理计划、采取恰当护理措施提供可靠依据,从而减少口腔疾病的发生。

(一)口腔状况

正常人口唇红润,口腔黏膜光洁、完整、呈淡红色,舌苔薄白,牙齿、牙龈无疼痛,口腔无异味。评估患者时,要观察其口唇、口腔黏膜、牙龈、舌、软腭的色泽、湿润度与完整性,有无干裂、出血、溃疡、疱疹及肿胀,有无舌面积垢;牙齿是否齐全,有无义齿、龋齿、牙垢;有无异常口腔气味等。

(二)自理能力

患者口腔清洁的自理能力,有无意识障碍,有无躯体移动障碍或肢体活动障碍,有无吞咽障碍。

(三)口腔卫生保健知识

了解患者对保持口腔卫生、预防口腔疾病相关知识的掌握程度。主要包括:有无良好的刷牙习惯,刷牙方法是否正确,是否能选择合适的口腔清洁用具,是否能正确地护理义齿等。

(四)义齿佩戴情况

观察义齿是否合适。取下义齿,观察义齿内套有无结石、牙斑或食物残渣等,并检查义齿表面有无裂痕和破损。

二、口腔保健与健康教育

口腔保健与健康教育旨在帮助患者掌握口腔保健知识,养成良好的口腔卫生清洁习惯,预防口腔疾病。

(一)口腔卫生习惯

养成每天晨起、晚上临睡前刷牙,餐后漱口的习惯;睡前不应进食对牙齿有刺激性或腐蚀性的食物;减少食物中糖类及碳水化合物的含量。

(二)口腔清洁方法

1.牙刷洁牙法

(1)刷牙工具选择:宜选用大小合适、刷毛软硬适中、表面光滑的牙刷。由于牙刷刷毛软化、散开、弯曲时清洁效果不佳,且易致牙龈损伤,故应及时更换牙刷,最好每月更换一次。牙膏应不具腐蚀性,且不宜常用一种,应轮换使用。

(2)刷牙方法:将牙刷的毛面轻轻放于牙齿及牙龈沟上,刷毛与牙齿呈 45°角,快速环形来回震颤刷洗;每次只刷 2～3 颗牙,刷完一处再刷邻近部位。前排牙齿的内面可用牙刷毛面的前端震颤刷洗;刷咬合面时,刷毛与牙齿平行来回震颤刷洗(图 2-4)。

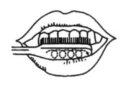 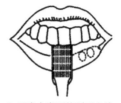

A.牙齿外表面的刷牙方法　　B.牙齿内表面的刷牙方法

图 2-4　刷牙方法

2.牙线剔牙法

牙线多用丝线、尼龙线、绦纶线等。取牙线 40 cm,两端绕于两手中指,指间留 14～17 cm 牙线,两手拇指、示指配合动作控制牙线,用拉锯式方法轻轻将牙线越过相邻牙接触点,将线压入牙缝,然后用力将线弹出,每个牙缝反复数次即可(图 2-5),每天剔牙两次,餐后更好。

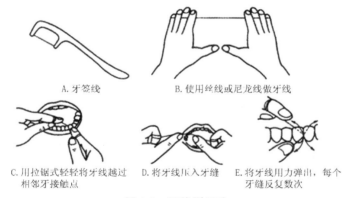

A.牙签线　　　　B.使用丝线或尼龙线做牙线

C.用拉锯式轻轻将牙线越过　D.将牙线压入牙缝　E.将牙线用力弹出,每个
　相邻牙接触点　　　　　　　　　　　　　　　　牙缝反复数次

图 2-5　牙线剔牙法

3.义齿的护理

义齿俗称"假牙"。佩戴义齿可增进咀嚼功能、利于发音并保持良好面部形象,但长时间佩戴义齿则可能对软组织与骨质产生压力,且义齿易于积聚食物碎屑,不利于口腔卫生。对佩戴义齿者应告知:

(1)义齿在初戴 1～2 周若有疼痛,应去医院复查。如遇义齿松动、脱落、破裂、折断,但未变形时,应将损坏的部件保存好。全口义齿应每隔 3～6 个月去医院检查一次。

(2)义齿的承受力有限,佩戴者最好不要吃带硬壳的东西;糯米、软糖之类的食品要少吃,以防止将义齿粘住,使之脱离牙床。

(3)义齿应白天佩戴,晚间取下,并定时清洗。佩戴和取下义齿前后应洗净双手;取时先取上腭部分,再取下腭义齿;取下后用牙刷刷洗义齿的各面,再用冷水冲洗干净,然后让患者漱口后戴上。暂时不用的义齿可泡于盛有冷开水的杯中并加盖,每天换水一次。不可将义齿泡在热水或乙醇内,以免义齿变色、变形和老化。

(4)患者昏迷期间不宜佩戴义齿。应由护士协助取下,刷洗干净后浸泡在冷开水中保存。

三、口腔护理技术

根据患者情况,临床上对禁食、昏迷、高热、鼻饲、大手术后及口腔疾病等患者常采用特殊口腔护理。一般每天进行口腔护理 2～3 次。

(一)目的

(1)保持口腔清洁、湿润,预防口腔感染等并发症,以保证口腔正常功能。

(2)去除牙垢和口臭,增进食欲,保证患者舒适。

(3)观察口腔黏膜、舌苔和特殊口腔气味,提供患者病情变化的动态信息,以协助诊断。

(二)评估

1.患者的身心状态

患者的病情、意识和自理能力,能否配合操作,有无经接触传播疾病,有无口腔健康问题,有无活动性义齿,口腔卫生习惯与保健知识掌握程度。

2.环境

温度是否适宜,场地是否宽敞,光线是否充足。

3.护士

手部皮肤黏膜的完整性。

4.用物

用物是否齐全适用,漱口液是否符合病情需要。常用漱口溶液及其作用见表 2-3。

表 2-3 常用漱口溶液及其作用

名称	作用
0.9%氯化钠注射液	清洁口腔,预防感染
0.02%呋喃西林溶液	清洁口腔,广谱抗菌
1%～3%过氧化氢溶液	抗菌除臭,用于口腔有溃烂、出血者
1%～4%碳酸氢钠溶液	改变细菌生长环境,用于真菌感染
2%～3%硼酸溶液	酸性防腐剂,抑制细菌生长
0.1%醋酸溶液	用于铜绿假单胞菌感染
0.08%甲硝唑溶液	用于厌氧菌感染
复方硼砂溶液(朵贝尔溶液)	除臭、抑菌

(三)计划

1.患者准备

患者理解口腔护理的目的、方法及注意事项,口唇干裂的清醒患者应预先用饮水管吸温开水含漱,以湿润口唇,避免张口时出血。

2.环境准备

环境宽敞、明亮,移去障碍物以便于操作。

3.用物准备

(1)治疗盘内铺无菌治疗巾内备:治疗碗 2 个(内盛含有漱口溶液的棉球若干个、弯血管钳 1 把、镊子 1 把)、压舌板、治疗巾、纱布(一次性口腔护理包内有以上物品,漱口溶液临时倒取)、弯盘、漱口杯、吸水管、棉签、手电筒,必要时备张口器。

（2）根据病情准备相应的漱口液。

（3）按需备外用药。常用的有液状石蜡、锡类散、冰硼散、新霉素、西瓜霜等。

（4）必要时备手套。

4.护士准备

衣帽整洁,洗手,戴口罩。

(四)实施

特殊患者口腔护理步骤见表2-4。

表2-4 特殊口腔护理

流程	步骤详解	要点与注意事项
1.至床旁		
（1）核对	备齐用物,携至床旁放妥,核对	◇昏迷患者必须核对腕带
（2）解释	向患者及其家属解释操作配合及注意事项。与清醒患者约定操作不适时,示意停止操作的手势	◇取得患者的信任、理解与配合
（3）安置体位	协助患者侧卧或将头偏向一侧,面向护士	◇避免误吸多余水分,且便于操作
（4）观察	①颌下铺治疗巾,弯盘置于口角旁(图2-6)	◇保护枕头、床单、患者衣服不被沾湿
	②湿润口唇,嘱患者张口,一手持手电筒,一手用压舌板轻轻撑开颊部,观察口腔情况	◇昏迷、牙关紧闭者用开口器张口,放置时应从臼齿处放入
（5）取义齿	有活动义齿者,协助取下义齿浸泡内冷水杯内。	◇取义齿前应戴手套
2.操作		
（1）助漱口	①酌情戴手套	◇患者有接触传播疾病,或操作者手上有伤口时,操作前应戴手套
	②协助患者用吸水管吸漱口液漱口	◇昏迷患者禁用漱口液漱口,以防患者将溶液吸入呼吸道内
（2）依序擦洗	①嘱患者咬合上下齿,用压舌板撑开一侧颊部,用弯血管钳夹取含漱口液的棉球,纵向擦洗牙齿外侧,从磨牙至门齿(图2-7)	◇棉球不宜过湿,以不滴水为宜 ◇一次只能夹取一个棉球,且要夹紧 ◇擦洗顺序为先上后下,由里到外,一个棉球只擦一遍
	②同法擦洗对侧	◇擦洗时动作宜轻,避免钳尖触及牙龈或口腔黏膜,对凝血功能差者尤应注意
	③嘱患者张口,依次擦洗一侧牙齿的上内侧面、上咬合面、下内侧面、下咬合面,再弧形擦洗颊部	
	④同法擦洗对侧	◇勿触及咽部、软腭,以免引起恶心
	⑤弧形擦洗硬腭	
	⑥由内向外擦洗舌面、舌下襞周围,弧形擦洗硬腭	
（3）漱口	①擦洗完毕后协助患者漱口后,用纸巾擦去口角处水渍	◇昏迷患者禁忌漱口
	②必要时协助患者佩戴义齿	

流程	步骤详解	要点与注意事项
(4)观察上药	再次观察口腔情况,检查口腔是否清洁酌情使用外用药	◇可用冰硼散、锡类散、西瓜霜等涂在溃疡处;口唇干裂可涂液状石蜡
3.操作后整理	①撤去治疗巾协助患者取舒适卧位,整理床单位	◇保持患者舒适,病房整洁、美观
	②清理用物,洗手,记录	

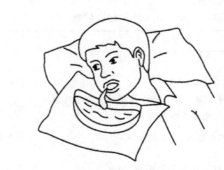

图 2-6 弯盘置于口角

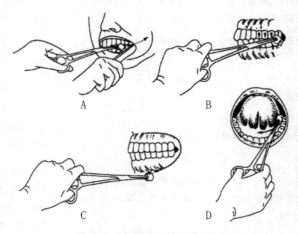

图 2-7 特殊口腔护理擦洗法

(五)评价

(1)护患沟通良好,患者获得口腔保健与护理的知识,主动配合操作。

(2)操作安全、顺利,患者口腔清洁,感觉舒适无异味,未发生误吸窒息。

(3)护士操作规范,动作快捷轻柔,未损伤患者口腔黏膜及牙龈。

(4)护士观察仔细,判断正确,及时获得患者病情变化的动态信息。

(六)健康教育

(1)向患者介绍口腔护理的目的、配合方法及注意事项,嘱患者保持口腔清洁卫生,避免感染。

(2)若有不适及时告诉护士,切勿自行用药,或用力摩擦。

(3)长期使用抗生素或激素类药物者,应注意观察口腔是否有真菌感染。

（七）其他注意事项

（1）昏迷患者口腔护理前后须清点棉球数量,以免棉球遗落口腔引起误吸窒息。

（2）按消毒隔离原则处置传染病患者的用物。

（翟　义）

第四节　晨晚间护理

护理人员根据患者的病情需要及生活习惯,于晨间及晚间所提供的以满足日常清洁卫生需要为主的护理措施,称晨晚间护理。

一、晨间护理

（一）意义

（1）使患者清洁、舒适,预防压疮及肺炎等并发症的发生。

（2）保持病床和病房整洁。

（3）护士可借机观察和了解患者病情,为诊断、治疗和调整护理计划提供依据。

（4）密切护患关系。

（二）内容

晨间护理一般于晨间诊疗工作前完成。

1.能离床活动、病情较轻的患者

鼓励患者自行洗漱,包括刷牙、漱口、洗脸、梳发等,既可促进患者离床活动,使全身的肌肉、关节得到运动;又可增强其康复信心。护士协助整理床单位,根据清洁程度更换床单等。

2.病情较重、不能离床活动的患者

如危重、高热、昏迷、瘫痪、大手术后或年老体弱患者。

（1）协助患者完成日常清洁需要。例如,协助患者排便、刷牙、漱口,病情严重者应给予口腔护理;协助洗脸、洗手、梳头;协助患者翻身并检查全身皮肤有无受压变红,用湿热毛巾擦洗背部,酌情进行皮肤按摩。

（2）整理床单位,按需要更换衣服和床单。

（3）了解患者睡眠情况及病情变化,给予必要的心理护理和健康教育,鼓励患者早日康复。

（4）适当开窗通风,保持病房空气新鲜。

二、晚间护理

（一）意义

（1）创造良好的睡眠环境,使患者能舒适入睡。

（2）了解病情变化,并进行心理护理。

（二）内容

（1）协助患者进行日常清洁卫生工作,如刷牙、漱口或特殊口腔护理、洗脸、洗手,擦洗背部、臀部,女患者给予会阴清洁护理,用热水泡脚。睡前协助排便,整理床单位,酌情更换衣服、增减衣被。

（2）调节室内温度和光线,保持病房安静,空气流通。

（3）患者入睡后应加强巡视,观察患者睡眠情况。长期卧床生活不能自理者定时协助翻身,预防压疮。

（三）协助卧床患者使用便盆

1.目的

保护病室整洁,空气清新,使患者清洁,舒适易入睡协助卧床患者排便,满足患者的生理需要观察了解病情和患者心理需求,做好心理护理。

2.评估

（1）患者:自理程度、病情、意识和配合能力,目前卧位。

（2）环境:温度是否适宜,是否有其他人在场,是否有人进食等。

（3）用物:衣物及便器是否清洁、无破损。

3.计划

（1）患者准备:了解便盆使用的目的及配合方法。

（2）环境准备:关闭门窗,屏风遮挡,请异性回避,冬季视情况调节室温。

（3）用物准备:便盆和便盆巾,一次性手套,手纸(患者自备),必要时备温水和屏风。

（4）护士准备:衣帽整洁,洗手,戴口罩。

4.实施

协助卧床患者使用便盆步骤见表2-5。

表 2-5　协助卧床患者使用便盆

流程	步骤详情	要点与注意事项
1.保护床单	解释后,酌情铺橡胶单和中单于患者臀下	◇或使用一次性垫巾,以保护床单位不被沾湿。已有垫巾者不需另铺
2.脱裤	协助患者脱裤	◇必要时抬高床头以利于排便
3.放便盆	(1)能配合患者(图2-8A):协助患者屈膝、一手托起患者腰骶部,同时嘱患者抬高臀部;另一手将便盆置于患者臀下后。嘱患者放下臀部	◇便盆阔边朝向患者头端,开口端朝向足端;患者臀部抬起足够高,才可放入便盆,不可强塞便盆
	(2)不能自主抬高臀部者或侧卧者,将便盆侧立患者臀后(图2-8B),护士一手扶住便盆使贴近臀部,另一手帮助患者转向平卧;检查患者的臀部是否在便盆中央	◇注意便盆方向正确
4.待排便	把卫生纸和呼叫器放于患者易取处,告知呼叫器使用方法	◇患者排便时应避免不必要的打扰
5.排便后处理	(1)确认患者已排便后,护士戴上手套	◇必要时
	(2)协助擦净肛门	
	(3)嘱患者抬高臀部,或托起患者腰骶部,迅速取出便盆	◇不可硬拉便盆
	(4)盖上便盆巾	
	(5)嘱患者自行穿裤,或协助患者穿裤	
	(6)处理便盆,脱去手套	◇注意观察患者大小便性状情况,以协助诊断和治疗

续表

流程	步骤详情	要点与注意事项
	(7)整理床单位,取舒适卧位,洗手	
	(8)记录大便的颜色、性质及量	◇必要时进行

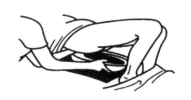 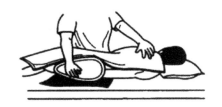

A.协助能配合的患者使用便器　　B.协助不能自主抬高臀部的患者使用便器

图 2-8　给便盆法

5.评价

(1)护患沟通良好,患者主动配合。

(2)护士操作规范,动作轻稳、协调、顺利。

(3)患者自觉舒适,满意,未受损伤。

6.健康教育

(1)向患者介绍便盆的使用方法及注意事项。

(2)指导患者及其家属掌握便盆的具体使用方法。

(3)向患者及其家属讲解卧床患者使用便盆的必要性。

(四)卧有患者床整理法

1.目的

(1)使病床平整无皱褶、无碎屑,患者睡卧舒适,预防压疮,保持病房整洁美观。

(2)整理床单位时,协助患者变换卧位姿势,减轻疲劳,预防压疮及坠积性肺炎。

2.评估

(1)患者:自理程度、病情和意识,皮肤受压情况,有无各种导管,伤口牵引等能否翻身,床单位的具体情况(凌乱程度和清洁程度)等。

(2)环境:环境是否适宜进行床单位整理,如是否有人进食、换药或进行其他治疗等。

(3)用物:用物是否备齐,床档是否处于备用状态。

3.计划

(1)患者准备:向患者及其家属解释卧有患者床整理法的目的和注意事项,取得合作,病情允许可暂时放平床头。

(2)环境准备:环境宽敞、明亮,安静必要时关闭门窗。

(3)用物准备:床刷,一次性刷套或半干的、浸有消毒液的扫床巾,污巾盆,必要时备床档。

(4)护士准备:衣帽整洁,洗手,戴口罩。

4.实施

卧有患者床整理步骤见表 2-6。

表 2-6　卧有患者床整理法

流程	步骤详解	要点与注意事项
1.核对解释	(1)备齐用物,携至床旁放妥,核对并检查床单位	◇确认患者的需要
	(2)向患者及其家属解释操作配合及注意事项	◇取得患者的信任、理解与配合
2.安置体位	移开床旁桌椅,酌情放平床头和床尾支架	◇便于彻底清扫
3.扫床单	(1)将枕头移向对侧,协助患者翻身侧卧于对侧,背向护士	◇必要时在对侧设床档,严防患者坠床
	(2)松开近侧各层被单,用扫床巾包裹床刷,依次扫净近侧中单、橡胶单	◇将患者枕下及身下各层彻底扫净
	(3)将近侧中单,橡胶单搭在患者身上	
	(4)自床头至床尾扫净大单上碎屑	
	(5)将扫净单逐层拉平铺好	
	(6)将枕头移向近侧,协助患者侧卧于已整理侧	◇面向患者协助翻身,必要时设床档以防坠床
	(7)转至对侧,同上法逐层扫净、铺好各单	
4.整理盖被	协助患者取舒适卧位,整理盖被,将棉胎与被套拉平,叠成被筒为患者盖好	◇动作幅度勿过大,以免产生气流使患者受凉
5.拍松枕头	取下枕头,拍松后放于患者头下	
6.整理	(1)按需支起床上支架,还原床旁桌椅,保持病房整洁美观	
	(2)整理用物	◇一次性刷套投入医疗废物桶,非一次性扫床巾应一人一巾,用后集中清洗、消毒,传染病患者的用物应先消毒
	(3)洗手,酌情记录	

5.评价

(1)护患沟通良好,患者主动配合。

(2)护士操作规范,动作轻稳、协调、安全、顺利。

(3)患者自觉舒适,未发生坠床等意外事件,床单位美观舒适。

6.健康教育

(1)向患者介绍卧有患者床整理的目的、配合方法及注意事项。

(2)使患者及其家属了解卧有患者床整理的重要意义。

(3)教会家庭病床的家属正确进行卧有患者床整理的方法。

(五)卧有患者床更换床单法

1.目的

(1)使病床保持洁净干燥,平整无皱褶、无碎屑,患者睡卧舒适,保持病房整洁美观。

(2)整理床单位时,协助患者变换卧位姿势,减轻疲劳,预防压疮及坠积性肺炎。

2.评估

(1)患者:自理程度、病情和意识,能否翻身侧卧,床上用品的清洁程度,是否需要排便。

(2)环境:温度是否适宜,场地是否宽敞,光线是否充足。同室病友是否有人进食、换药或进行其他治疗等。

(3)用物:用物是否备齐,床档是否处于备用状态,必要时还需准备干净衣裤。

3.计划

(1)患者准备:理解操作的目的、注意事项,主动配合操作。

(2)环境准备:环境宽敞、明亮,移去障碍物以便于操作。酌情调整室温,关闭门窗。

(3)用物准备:清洁的大单、中单、被套、枕套、床刷、一次性刷套或扫床巾,按需要备患者衣裤、床档等,必要时备便盆。

(4)护士准备:衣帽整洁,洗手,戴口罩。

4.实施

卧有患者床更换床单法见表2-7。

表 2-7 卧有患者床更换床单法

流程	步骤详情	要点与注意事项
1.床旁		
(1)核对	备齐用物,携至床旁放妥,核对	◇确认患者的需要
(2)解释	向患者及其家属解释操作配合及注意事项	◇取得患者的信任、理解与配合
(3)移桌椅	①移开床旁桌距床边 20 cm,移开床旁椅距床尾 15 cm	◇移动距离与铺备用床同
	②将清洁被服按更换顺序放于床尾椅上	
	③病情允许可放平床头和床尾支架	
2.换床单		
(1)松被	酌情拉起对侧床档,松开床尾盖被,协助患者侧卧对侧,背向护士,枕头随之移向对侧	◇能翻身者 ◇动作轻稳,防坠床
(2)扫单	①松开近侧各单,将污中单正面向内卷入患者身下	
	②扫净橡胶单上的碎屑,搭在患者身上	◇采用湿式方法清扫
	③将污大单正面向内卷入患者身下,扫净床褥碎屑,并拉平床褥	
(3)铺近侧单	①取清洁大单,将清洁大单中线与床中线对齐展开	◇中线与床中线对齐
	②将远侧半幅正面向内卷紧塞入患者身下(图2-9),近侧半幅自床头、床尾、中部按顺序展开拉紧铺好	◇表面平整,无皱褶;拉紧单,特别注意患者身下各层单子
	③放下橡胶单,铺上清洁中单,将远侧半幅正面向内卷紧塞入患者身下,近侧半幅中单连同橡胶单一并塞于床垫下铺好	◇大单包斜角,四角平整,无松散;表面平整,无皱褶
(4)改变卧位	移枕头并协助患者翻身侧卧于铺好的一侧,面向护士	◇酌情拉起近侧床档,放下对侧床档
(5)铺对侧单	①转至对侧,松开各单,将污中单卷至床尾大单上,扫净橡胶中单上的碎屑后搭于患者身上,然后将污大单从床头卷至床尾,与污中单一并放在护理车污衣袋内或护理车下层	

续表

流程	步骤详情	要点与注意事项
	②扫净床褥上碎屑,依次将清洁的大单、橡胶中单、中单逐层拉平铺好	◇采用湿式方法清扫;表面平整,无皱褶
	③移枕于床正中,协助患者平卧	
3.换被套	①松开被筒,解开污被套尾端带子,取出棉胎盖患者身上,并展平	◇减少暴露患者;棉胎潮湿者应更换
	②将清洁被套正面向内平铺在棉胎上	
	③一手伸入清洁被套内,抓住被套和棉胎上端一角,翻转清洁被套,同法翻转另一角	
	④翻转清洁被套,整理床头棉被,一手抓棉被下端,一手将清洁被套往下拉平,同时顺手将污被套撤出放入护理车污衣袋或护理车下层	
	⑤棉被上端可压在枕下或请患者抓住,护士至床尾将清洁被套逐层拉平系好带子,铺成被筒为患者盖好	◇被筒对称,两边与床沿齐,被尾整齐,中线正,内外无皱褶
4.换枕套	取出枕头,更换清洁枕套,拍松枕头	
5.协助整理	①枕套开口背门,放于患者头下	
	②支起床上支架,还原床旁桌椅,协助患者取舒适卧位,整理床单位,保持病房整洁美观	
	③扫床巾集中消毒清洗,污被服送供应室	◇一次性刷套投入医疗废物桶
	④洗手,记录	

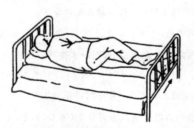

图 2-9　能侧卧患者更换床单法

5.评价

(1)护患沟通良好,解释符合临床实际,患者主动配合。

(2)护士操作规范熟练,手法轻稳,运用省力原则,动作应协调一致。

(3)患者舒适安全,未暴露。

6.健康教育

(1)向患者介绍卧有患者床更换床单的目的、配合方法及注意事项。

(2)让患者及其家属了解卧有患者床更换床单的意义。

(3)教会家庭病床患者的家属进行卧有患者床更换床单的方法。

(翟　义)

24

第三章

给 药 护 理

第一节　口服给药法

药物经口服后,被胃肠道吸收和利用,起到局部治疗或全身治疗的作用。

一、摆药

(一)用物

药柜(内有各种药品)、药盘(发药车)、小药卡、药杯、量杯(10～20 mL)、滴管、药匙、纱布或小毛巾、小水壶内盛温开水、服药单。

(二)操作方法

1.准备

洗净双手,戴口罩,备齐用物,依床号顺序将小药卡插于药盘上,并放好药杯。

2.按服药单摆药

一个患者的药摆好后,再摆第二个患者的药,先摆固体药再摆水剂药。

(1)固体药:左手持药瓶(标签在外)、右手掌心及小指夹住瓶盖,拇指、示指和中指持药匙取药,不可用手取药。

(2)水剂:先将药水摇匀,左手持量杯,拇指指在所需刻度,使与视线处于同一水平,右手持药瓶,标签向上,然后缓缓倒出所需药液。应以药液低面的刻度为准。同时有几种水剂时,应分别倒入另一药杯内。更换药液时,应用温开水冲洗量杯。倒毕,瓶口用湿纱布擦净,然后放回原处。

3.其他

(1)药液不足 1 mL 须用滴管吸取计量。1 mL=15 滴,滴管须稍倾斜。为使药量准确,应滴入已盛好少许冷开水药杯内,或直接滴于面包上或饼干上服用。

(2)患者的个人专用药,应注明姓名、床号、药名、剂量,以防差错。专用药不可借给他人用。

(3)摆完药后,应根据服药单查对一次,再由第二人核对无误后,方可发药。如需磨碎的药,可用乳钵研碎。用清洁巾盖好药盘待发。清洗滴管、乳钵等,清理药柜。

二、发药

(一)用物

温度适宜的开水、服药单、发药车。

(二)操作方法

1.准备

发药前先了解患者情况,暂不能服药者,应作交班。

2.发药查对,督促服药

按规定时间,携服药单送药到患者处,核对服药单及床头牌的床号、姓名,并呼唤患者姓名,准确听到回答后再发药,待患者服下后方可离开。

3.合理掌握给药时间

(1)抗生素、磺胺类药物应准时给药,以保持在血液中的有效浓度。

(2)健胃、助消化药物宜在饭前或饭间服。对胃黏膜有刺激的药宜在饭后服。

(3)对呼吸道黏膜有安抚作用的保护性止咳剂,服后不宜立即饮水,以免稀释药液降低药效。

(4)某些由肾脏排出的药物,如磺胺类,尿少时可析出结晶,引起肾小管堵塞,故应鼓励多饮水。

(5)对牙齿有腐蚀作用和使牙齿染色的药物,如铁剂,可用饮水管吸取,服后漱口。

(6)服用强心苷类药物应先测脉率、心率及节律,若脉率低于60次/分或节律不齐时不可服用。

(7)有配伍禁忌的药物,不宜在短时间内先后服用,如呋喃妥因与碳酸氢钠溶液等碱性药液。

(8)安眠药应就寝前服用。

发药完毕,再次与服药单核对一遍,看有无遗漏或差错。药杯集中处理。清洁药盘放回原处。需要时做好记录。

(三)注意事项

(1)严格遵守三查九对制度(操作前、中、后查,对床号、姓名、药名、剂量、浓度、时间、方法、过敏史和有效期),防止发生差错。

(2)老、弱、小儿及危重患者应协助服药,鼻饲者应先注入少量温开水,后将研碎溶解的药物由胃管注入,再注入少量温开水冲胃管。更换或停止药物,应及时告诉患者,若患者提出疑问,应重新核对清楚后再给患者服下。

(3)发药后,要密切观察服药后效果及有无不良反应,若有反应应及时与医师联系,给予必要的处理。

三、中心药站

有些医院设有中心药站,一般设在距各病房中心的位置,以便全院各病区领取住院患者用药。

病区护士每天上午于查房后把药盘、长期医嘱单送至中心药站,由药站专人处理医嘱、摆药、核对。口服药摆3次/天量,注射药物按一日总量备齐。然后由病区护士当面核对无误后,取回病区,按规定时间发药,发药前须经另一人核对。

各病区另设一药柜,备有少量常用药、贵重药、针剂等,作为临时应急用。所备之药须有固定基数,用后及时补充,交接班时按数点清。

(杨欣娣)

第二节　注射给药法

注射给药法是将无菌溶液经皮内、皮下、肌内、静脉途径注入体内,发挥治疗效能的方法。

一、药液吸取法

(一)从安瓿内吸取药液

将安瓿尖端药液弹至体部,用乙醇消毒安瓿颈部及砂锯,用砂锯锯出痕迹,然后重新消毒安瓿颈部,以消毒棉签拭去细屑,掰断安瓿。将针尖的斜面向下放入安瓿内的液面中,手持活塞柄抽动活塞吸取所需药量。吸毕将安瓿套于针头上或套上针帽备用。

(二)从密封瓶内吸取药液

开启铅盖的中央部分,用碘酒、乙醇消毒瓶盖,待干。往瓶内注入与所需药液等量空气(以增加瓶内压,避免瓶内负压,无法吸取),倒转药瓶及注射器,使针尖斜面在液面下,轻拉活塞柄吸取药液至所需量,再以示指固定针栓,拔出针头,套上针帽备用。

若密封瓶或安瓿内系粉或结晶时,应先注入所需量的溶剂,使药物溶化,然后吸取药液。(密封瓶内注入稀释液后,必须抽出等量空气,以免瓶内压力过高,当再次抽吸药液时,会将注射器活塞顶出而脱屑)。

黏稠、油剂可先加温(遇热变质的药物除外),或将药瓶用双手搓后再抽吸;混悬液应摇匀后再吸取。

(三)注射器内空气驱出术

一手指固定于针栓上,拇指、中指扶持注射器,针头垂直向上,一手抽动活塞柄吸入少量空气,然后摆动针筒,并使气泡聚集于针头口,稍推动活塞将气泡驱出。若针头偏于一侧则驱气时,应使针头朝上倾斜,使气泡集中于针头根部,如上法驱出气泡。

二、皮内注射法

将少量药液注入表皮与真皮之间的方法。

(一)目的

(1)各种药物过敏试验。

(2)预防接种。

(3)局部麻醉的起始步骤。

(二)用物

(1)注射盘或治疗盘内盛2%碘酒、70%乙醇、无菌镊(浸泡于消毒液瓶内)、砂锯、无菌棉签、开瓶器、弯盘。

(2)1 mL注射器、4.5号针头,药液按医嘱。

（三）注射部位

（1）药物过敏试验在前臂掌侧中、下段。

（2）预防接种常选三角肌下缘。

（四）操作方法

（1）备齐用物至患者处，核对无误，说明情况以取得合作。

（2）患者取坐位或卧位，选择注射部位，以70％乙醇消毒皮肤，待干。

（3）排尽注射器内空气，示指和拇指绷紧注射部位皮肤，右手持注射器，针尖斜面向上，与皮肤呈5°刺入皮内，放平注射器平行将针尖斜面全部进入皮内，左手拇指固定针栓，右手快速推注药液0.1 mL。也可右手持注射器左手推注药液，使局部可见半球形隆起的皮丘，皮肤变白，毛孔显露。

（4）注射毕，快速拔出针头。

（5）清理用物，归还原处，按时观察。

（五）注意事项

忌用碘酒消毒皮肤，并避免用力反复涂擦。注射后不可用力按揉，以免影响结果的观察。

三、皮下注射法

将少量药液注入皮下组织的方法。

（一）目的

（1）需迅速达到药效和此药不能或不宜口服时采用。

（2）局部供药，如局部麻醉用药。

（3）预防接种。

（二）用物

注射盘，1～2 mL注射器，5～6号针头，药液按医嘱。

（三）注射部位

上臂三角肌下缘、上臂外侧、股外侧、腹部、后背、前臂内侧中段。

（四）操作方法

（1）备齐用物携至患者处，核对无误，向患者解释以取得合作。

（2）助患者取坐位或卧位，选择注射部位，皮肤作常规消毒（用2％碘酒以注射点为中心，呈螺旋形向外涂擦，直径在5 cm以上，待干，然后用70％乙醇以同法脱碘两次，待干）。

（3）持注射器排尽空气。

（4）左手示指与拇指绷紧皮肤，右手持注射器、示指固定针栓，针尖斜面向上，与皮肤呈30°～40°，过瘦者可捏起注射部位皮肤快速刺入针头1/2～2/3，左手抽动活塞观察无回血后缓缓推注药液。

（5）推完药液，用干棉签放于针刺处，快速拔出针头后，轻轻按压。

（6）清理用物、归原处洗手记录。

（五）注意事项

（1）持针时，严格无菌操作右手示指固定针栓，切勿触及针柄，以免污染。

（2）针头刺入角度不宜超过45°，以免刺入肌层。

（3）对皮肤有刺激作用的药物，一般不作皮下注射。

（4）少于 1 mL 药液时,必须用 1 mL 注射器,以保证注入药量准确无误。

（5）需经常作皮下注射者,应建立轮流交替注射部位的计划,以达到在有限的注射部位吸收最大药量的效果。

四、肌内注射法

将少量药液注入肌肉组织的方法。

（一）目的

（1）与皮下注射同,注射刺激性较强或药量较多的药液。

（2）注射药物用于不宜或不能作静脉注射口服,且要求比皮下注射发挥疗效更迅速。

（二）用物

注射盘、2～5 mL 或 10 mL 注射器,6～7 号针头,药液按医嘱。

（三）注射部位

一般选肌肉较丰厚、离大神经、大血管较远的部位,其中以臀大肌、臀中肌、臀小肌最为常选,其次为股外侧肌及上臂三角肌。

1.臀大肌内注射射区定位法

（1）十字法:从臀裂顶点向左或向右侧,引一水平线,然后从该侧髂嵴最高点作一垂直平分线,其外上 1/4 处为注射区,但应避开内角(即髂后上棘与大转子连线)。

（2）连线法:取髂前上棘和尾骨连线的外上 1/3 交界处为注射区。

2.臀中肌、臀小肌内注射射区定位法

（1）构角法:以示指尖与中指尖分别置于髂前上棘和髂嵴下缘处,由髂嵴、示指、中指所构成的三角区内为注射区。

（2）三横指法:髂前上棘外侧三横指处(以患者自己手指宽度为标准)。

3.股外侧肌内注射射区定位法

在大腿中部外侧,位于膝上 10 cm,髋关节下 10 cm,此处血管少,范围较大,约 7.5 cm,适用于多次注射。

4.上臂三角肌内注射射区定位法

上臂外侧、自肩峰下 2～3 横指,但切忌向前或向后,以免损伤臂丛神经或桡神经,向后下方则可损伤腋神经。故此只能作小剂量注射。

（四）患者体位

为使患者的注射部位肌肉松弛,应尽量使患者体位舒适。

（1）侧卧位:下腿稍屈膝,上腿伸直。

（2）俯卧位:足尖相对,足跟分开。

（3）仰卧位:适用于病情危重不能翻身的患者。

（4）坐位:座位稍高,便于操作。非注射侧臀部坐于座位上,注射侧腿伸直。一般多为门诊或急诊患者所取。

（五）操作方法

（1）备齐用物携至患者处,核对无误后,向患者解释,以取得合作。

（2）助患者取合适卧位,选注射部位,戴手套按常规消毒皮肤,待干。

（3）排尽空气,左手拇指、示指分开并绷紧皮肤,右手执笔式持注射器,中指固定针栓,以前臂带动腕部的力量,将针头垂直快速刺入肌肉内。一般进针至针头 2/3,瘦者或小儿酌减,固定针栓(图 3-1)。

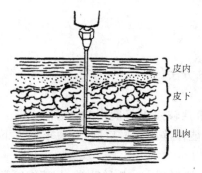

右侧标注:
皮内
皮下
肌肉

图 3-1　肌内注射进针深度

(4)松左手,抽动活塞,观察无回血后,缓慢推药液。如有回血,可拔出少许再行试抽,无回血方可推药,仍有回血,须另行注射。

(5)推完药用干棉签放于针刺处,快速拔出针头后,即轻压片刻。并对患者的配合致以谢意。

(6)清理用物、归还原处。

(六)肌内注射引起疼痛的原因

(1)注射针头不锐利或有钩,致使进针或拔针受阻。

(2)患者体位不良,致使注射部位肌肉处于紧张状态。

(3)注射点选择不当,未避开神经或注射部位肌肉不丰厚。

(4)操作不熟练,进针不稳,固定不牢,针头在组织内摆动,推药过快等。

(5)药物刺激性强,如硫酸阿托品、青霉素钾盐等。

(七)注意事项

(1)切勿将针柄全部刺入,以防从根部衔接处折断。万一折断,应保持局部与肢体不动,速用无菌止血钳夹住断端取出。若全部埋入肌肉内,即请外科医师诊治。

(2)臀部注射,部位要选择正确,偏内下方易伤及神经、血管,偏外上方易刺及髋骨,引起剧痛及断针。

(3)推药液时必须固定针栓,推速要慢,同时注意患者的表情及反应。如系油剂药液更应持牢针栓,以防用力过大针栓与针头脱开,药液外溢;若为混悬剂,进针前要摇匀药液,进针后持牢针栓,快速推药,以免药液沉淀造成堵塞或因用力过猛使药液外溢。

(4)需长期注射者,应经常更换注射部位,并用细长针头,以避免或减少硬结的发生。若一旦发生硬结,可采用理疗、热敷或外敷活血化瘀的中药如蒲公英、金黄散等。

(5)两岁以下婴幼儿不宜在臀大肌处注射,因幼儿尚未能独立行走,其臀部肌肉一般发育不好,有可能伤及坐骨神经,应选臀中肌、臀小肌处注射。

(6)两种药液同时注射又无配伍禁忌时,常采用分层注射法。当第一针药液注射完,随即拧下针筒,接上第二副注射器,并将针头拔出少许后向另一方向刺入拭抽无回血后,即可缓慢推药。

五、静脉注射法

(一)目的

(1)药物不宜口服、皮下或肌内注射时,需要迅速发生疗效者。

（2）做诊断性检查，由静脉注入药物，如肝、肾、胆囊等检查须注射造影剂或染料等。

(二)用物

注射盘、注射器（根据药液量准备）7～9 号针头或头皮针头，止血带、胶布、药液按医嘱。

(三)注射部位

（1）四肢浅静脉：肘部的贵要静脉、正中静脉、头静脉；腕部、手背及踝部或足背浅静脉等（图 3-2）。

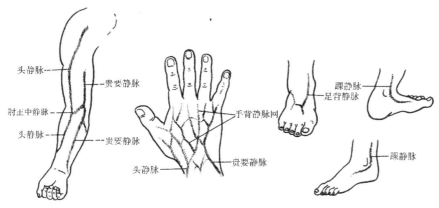

图 3-2 四肢浅静脉

（2）小儿头皮静脉：额静脉、颞静脉（图 3-3）。

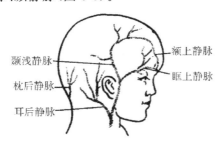

图 3-3 小儿头皮静脉

（3）股静脉：位于股三角区股鞘内，在腹股沟韧带下方，紧靠股动脉内侧约 0.5 cm 处，如在髂前上棘和耻骨结节之间划一连线，股动脉走向和该线的中点相交（图 3-4，图 3-5）。

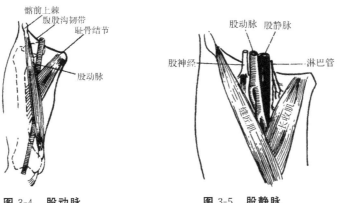

图 3-4 股动脉　　　　　图 3-5 股静脉

(四)操作方法

1.四肢浅表静脉注射术

(1)备齐用物携至患者处,核对无误后,说明情况,以取得合作。

(2)选静脉,在注射部位上方近心端6 cm处扎止血带,止血带末端向上。皮肤常规消毒,待干,同时嘱患者握拳,使静脉显露。备胶布2～3条。

(3)注射器接上头皮针头,排尽空气,在注射部位下方,以一手绷紧静脉下端皮肤并使其固定。另一手持针头使其针尖斜面向上,与皮肤呈15°～30°,由静脉上方或侧方刺入皮下,再沿静脉走向刺入静脉,见回血后将针头与静脉的角度调整好,顺静脉走向推进0.5～1.0 cm后固定。

(4)松止血带,嘱患者松拳,用胶布固定针头。若采血标本者,则止血带不放松,直接抽取血标本所需量,也不必胶布固定持抽到需用量后,迅速拔出针头,干棉球压迫止血。

(5)推完药液,以干棉签放于穿刺点上方,快速拔出针头后按压片刻,无出血为止。对患者的配合致以谢意。

(6)清理用物,归原处。

2.股静脉注射术

常用于急救时作加压输液、输血或采集血标本。

(1)患者仰卧,穿刺侧下肢伸直略外展(小儿应有人扶助固定),局部常规消毒皮肤,同时消毒术者左手示指和中指。

(2)于股三角区扪股动脉搏动最明显处,予以固定。

(3)右手持注射器,排尽空气,在腹股沟韧带下一横指、股动脉搏动内侧0.5 cm或呈45°或90°角刺入,抽动活塞见暗红色回血,提示已进入股静脉,固定针头,根据需要推注药液或采集血标本。

(4)注射或采血毕,拔出针头,用无菌纱布加压止血3～5分钟,以防出血或形成血肿。对患者或家属的配合致以谢意。

(5)清理用物,归原处,血标本则及时送检。

(五)注意事项

(1)严格执行无菌操作规则,防止感染。

(2)穿刺时务必沉着,切勿乱刺。一旦出现血肿,应立即拔出,按压局部,另选它处静脉注射。

(3)注射时应选粗直、弹性好、不易滑动而易固定的静脉,并避开关节及静脉瓣。

(4)需长期静脉给药者,为保护静脉,应有计划地由小到大,由远心端到近心端选血管进行注射。

(5)对组织有强烈刺激的药物,最好用一负等渗生理盐水注射器先行试穿,证实针头确在血管内后,再换注射器推药。在推注过程中,应试抽有无回血,检查针梗是否仍在血管内,经常听取患者的主诉,观察局部体征,如局部疼痛、肿胀或无回血时,表示针梗脱出静脉,应立即拔出,更换部位重新注射,以免药液外溢而致组织坏死。

(6)药液推注的速度,根据患者的年龄、病情及药物的性质而定,并随时听取患者的主诉和观察病情变化,以便调节。

(7)股静脉穿刺时,若抽出鲜红色血,提示穿入股动脉,应立即拔出针头,压迫穿刺点5～10分钟,直至无出血为止。一旦穿刺失败,切勿再穿刺,以免引起血肿,有出血倾向的患者,忌用此法。

(六)静脉注射失败的常见原因

(1)穿刺未及静脉,在皮下及脂肪层留针过多。

(2)针头刺入过深,穿过对侧血管壁,可见回血,如只推注少量药液时,患者有痛感,局部不一定隆起。

(3)针尖斜面刺入太少,一半在管腔外,虽可见回血,但当推注药液时局部隆起,患者诉胀痛。

(4)外观血管很清楚,触之很硬,针头刺入深度及方向皆正确,但始终无回血。大多因该血管注射次数过多,或药液的刺激,使血管壁增厚,管腔变窄,而难以刺入。

(5)皮下脂肪少,皮肤松弛,血管易滑动,针头不易刺入。

(七)特殊情况下静脉穿刺法

(1)肥胖患者:静脉较深,不明显,但较固定不滑动,可摸准后由静脉上方 30°～40°再行穿刺。

(2)消瘦患者:皮下脂肪少,静脉较滑动,穿刺时须固定静脉上下端。

(3)水肿患者:可按静脉走向的解剖位置,用手指压迫局部,以暂时驱散皮下水分,显露静脉后再穿刺。

(4)脱水患者:静脉塌陷,可局部热敷、按摩,待血管扩张显露后再穿刺。

(杨欣娣)

第三节　吸入给药法

一、氧气雾化吸入法

氧气雾化吸入法是利用氧气或压缩空气的压力,使药液形成雾状,使患者吸入呼吸道,以达到治疗目的。

(一)目的

(1)治疗呼吸道感染,消除炎症和水肿。

(2)解除支气道痉挛。

(3)稀释痰液,帮助祛痰。

(二)用物

(1)氧气雾化吸入器。

(2)氧气吸入装置一套(不用湿化瓶)或压缩空气机一套。

(3)药物根据病情而定。要求药液为水溶性、黏稠度低、对黏膜无刺激性、pH 呈中性、对患者无变态反应时方可作雾化吸入用。

(三)氧气雾化吸入器的原理

雾化吸入器(图 3-6)为一特制的玻璃装置,共有 5 个口,球形管内盛药液,A 管口接上氧气或压缩空气,当手按住 B 管口时,迫使高速气流从 C 管口冲出,则 D 管口附近空气压力突然降低,形成负压,而球内药液面大气压强比 D 管口压强大。因此,球管内药液经 D 管被吸出上升至 D 管口时,又被 C 管口的急速气流吹散成为雾状微粒,从 E 管口冲出,被吸入患者呼吸道。

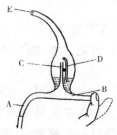

图 3-6　雾化吸入器

（四）操作方法

(1)按医嘱抽取药液,并用生理盐水或蒸馏水稀释至 3～5 mL 后注入雾化器。

(2)能起床者可在治疗室内进行。不能下床者则将用物携至患者处,核对无误后向患者解释,以取得合作。

(3)助患者取舒适卧位,半卧位或坐位,助患者漱口,以清洁口腔。

(4)氧气将雾化器 A 管口与氧气胶管相连接,调节氧流量达 6～10 L/min,使药液喷成雾状,即可使用。

(5)助患者持雾化器,将喷气 E 管口放入口中,并嘱紧闭口唇,吸气时以手指按住 B 管口,呼气时松开 B 管口。如此反复进行,若患者感到疲劳,可松开手指,休息片刻再进行吸入,直到药液全部雾化为止。一般 10～15 分钟即可将 5 mL 药液雾化完。

(6)治疗结束,取下雾化器,关闭氧气,助患者漱口,询问患者有无需要,整理床单。

(7)清理用物,按要求消毒、清洁雾化器,待干后备用。

（五）注意事项

(1)对初次治疗者,应教给使用氧气雾化器的方法。嘱患者吸入时,应作深吸气,以使药液到达支气道,呼气时,须将手指离开 B 管口,以防药液丢失。

(2)氧气雾化器的药液必须浸没 D 管底部,否则药液不能喷出。

(3)氧气装置上的湿化瓶要取下,否则湿润的氧气将使雾化器的药液被稀释。

二、超声波雾化吸入法

超声波雾化吸入是应用超声波声能,将药液变成细微的气雾,随患者的吸气而进入呼吸道及肺泡。超声波雾化的特点是雾量大小可以调节、雾滴小而均匀,直径在 5 μm 以下。药液随患者深而慢的呼吸可到达终末支气道及肺泡。

（一）目的

(1)消炎、镇咳、祛痰。

(2)解除支气道痉挛,使气道通畅,从而改善通气功能。

(3)呼吸道烧伤或胸部手术者,可预防控制呼吸道感染。

(4)配合人工呼吸器,湿化呼吸道或间歇雾化吸入药液。

(5)应用抗癌药物治疗肺癌。

（二）用物

治疗车上放超声波雾化器一套,药液,蒸馏水。

（三）超声波雾化的原理

超声波雾化器通电后超声波发生器输出高频电能,使水槽底部晶体换能器发生超声波声能,声能振动雾化罐底部的透声膜,作用于雾化罐内的液体,破坏了药液表面的张力和惯性,成为微细的雾粒,通过管道随患者吸气而进入呼吸道,吸入肺泡。

（四）操作方法

（1）水槽内放冷蒸馏水。蒸馏水要浸没雾化罐底部的透声膜。

（2）按医嘱将药液 30～50 mL 放入雾化罐内,检查无漏水后,放入水槽内,将水槽盖盖紧。

（3）备齐用物携至患者处,核对无误后说明情况,以取得合作。

（4）接通电源,先开电源开关,指示灯亮,预热 3 分钟,定时 15～20 分钟再开雾化开关,指示灯亮,根据需要调节雾量（高档 3 mL/min、中档 2 mL/min、低档 1 mL/min）,一般用中档。

（5）患者吸气时,将面罩置于口鼻上,呼气时启开,或将口含嘴放口中,闭口作深吸气,呼气时张口。

（6）治疗毕,先关雾化开关,再关电源开关,否则电子管易损坏。若有定时装置则到"OFF"位雾化自动停止,这时要关上电源开关。助患者取舒适卧位,整理床单。

（7）放掉水槽内水,按要求消毒清洗雾化罐、送风管、面罩或吸气道等,并擦干备用。

（五）注意事项

（1）水槽内无水切勿开机,否则会烧毁机心。

（2）若需连续使用时,须间歇 30 分钟,并更换水槽内蒸馏水,保证水温不超过 50 ℃。

（3）水槽底部的压电晶体片和雾化罐的透声膜,质脆且薄易破损,操作中不可用力按压,操作结束只能用纱布轻轻吸水。

（4）每次用毕切断电源开关,雾量调节应旋至"0"位。

（杨欣娣）

第四节　滴入给药法

一、眼滴药法

（一）目的

（1）防治眼病。

（2）眼部检查:如散瞳验光或查眼底。

（3）用于诊断性染色,如滴荧光素检查结膜、角膜上皮有无缺损或泪道通畅试验。

（二）用物

治疗盘内按医嘱备眼药水或眼药膏,消毒干棉球罐,弯盘,治疗碗内置浸有消毒液的小毛巾。

（三）操作方法

（1）洗净双手,戴口罩。备齐用物携至患者处,核对无误后向患者解释,以取得合作。

（2）助患者取仰卧位或坐位,头略后仰,用干棉球拭去眼分泌物、眼泪。

（3）嘱患者眼向上视,左手取一干棉球置于下眼睑处,并轻轻拉下,以露出下穹隆部,右手滴一滴眼药于下穹隆部结膜囊内后,轻提上眼睑覆盖眼球,使药液充满整个结膜囊内。

（4）以干棉球拭去溢出的眼药水,嘱患者闭眼1～2分钟。

（四）注意事项

（1）用药前严格遵守查对制度,尤其对散瞳、缩瞳及腐蚀性药物更要谨慎。每次为每位患者用药前,均须用消毒液消毒手指,以免交叉感染。

（2）药液不可直接滴在角膜上,并嘱患者滴药后勿用力闭眼,以防药液外溢。

（3）若用滴管吸药,每次吸入不可太多,亦不可倒置,滴药时不可距眼太近,应距眼睑2～3 cm。勿使滴管口碰及眼睑或睫毛,以免污染。

（4）若滴阿托品、毒扁豆碱、呋索碘铵等有一定毒性的药液,滴药后应用棉球压迫泪囊区2～3分钟,以免药液经泪道流入泪囊和鼻腔,被吸收后引起中毒反应,对儿童用药时应特别注意。

（5）易沉淀的混悬液,如可的松眼药水,滴药前要充分摇匀后再用,以免影响药效。

（6）正常结膜囊容量为0.02 mL,滴眼药每次一滴即够用,不宜太多,以免药液外溢。

（7）一般先右眼后左眼,以免用错药,如左眼病较轻,应先左后右,以免交叉感染。角膜有溃疡或眼部有外伤或眼球手术后,滴药后不可压迫眼球,也不可拉高上眼睑。

（8）数种药物同时用,前后两种药之间必须稍有间歇,不可同时滴入,如滴眼药水与涂眼膏同时用,应先滴药水,后涂眼膏。

二、鼻滴药法

（一）目的
治疗鼻部疾病或术前用药。

（二）用物
治疗盘内按医嘱备滴鼻药水或药膏、无菌干棉球罐、弯盘。

（三）操作方法

（1）备齐用物至患者处,说明情况,以取得合作。嘱患者先排出鼻腔内分泌物,或先行洗鼻。

（2）仰头位:适用于后组鼻窦炎或鼻炎患者。助患者仰卧,肩下垫枕头垂直后仰或将头垂直后仰悬于床缘,前鼻孔向上,手持一棉球以手指轻轻拉开鼻尖,使鼻孔扩张。一手持药液向鼻孔滴入每侧2～3滴,棉球轻轻塞于前鼻孔。

（3）侧头位:适用于前组鼻炎患者。卧向患侧,肩下垫枕,使头偏患侧并下垂,将药液滴入下方鼻孔2～3滴,棉球轻轻塞入前鼻孔。

（四）注意事项

（1）滴药时,滴瓶或滴管应置于鼻孔上方,勿触及鼻孔,以免污染药液。

（2）为使药液分布均匀和到达鼻窦的窦口,滴药后可将头部略向两侧轻轻转动,保持仰卧或侧卧3～5分钟,然后捏鼻起立。

三、耳滴药法

（一）目的

（1）治疗中耳炎、外耳道炎或软化盯聍。

（2）麻醉或杀死耳内昆虫类异物。

（二）用物

治疗盘内按医嘱备滴耳药无菌干棉球罐、弯盘、小棉签。

（三）操作方法

（1）备齐用物至患者处，说明情况，以取得合作。

（2）助患者侧卧，患耳向上或坐位偏向一侧肩部，使患耳向上。先用小棉签清洁耳道。

（3）手持棉球，然后轻提患者耳郭（成人向上方，小儿则向下方）以拉直外耳道。

（4）顺外耳道后壁缓缓滴入3～5滴药液，并轻提耳郭或在耳屏上加压，使气体排出，药液易流入。然后用棉球塞入外耳道口。

（5）滴药后保持原位片刻再起身，以免药液外流。

（四）注意事项

（1）若系麻醉或杀死耳内软化耵聍，每次滴药量可稍多些。以不溢出外耳道为度。滴药前也不必清洁耳道。每天滴5～6次，3天后予以洗出或取出。并向患者说明滴药后耵聍软化，可能引起耳部发胀不适。若两侧均有耵聍，不宜两侧同时进行。

（2）若系昆虫类异物，滴药目的在于使之麻醉或窒息死亡便于取出，可滴乙醚（有鼓膜穿孔者忌用，因为可引起眩晕）或乙醇。也可用各种油类如2％酚甘油、各种植物油、甘油等。使其翅或足粘着以限制活动，并因空气隔绝使之窒息死亡。滴后2～3分钟便可取出。

（杨欣娣）

第四章

呼吸内科护理

第一节　支气道扩张症

支气道扩张症是指直径大于 2 mm 的支气道由于管壁的肌肉和弹性组织破坏引起的慢性异常扩张。临床特点为慢性咳嗽、咳大量脓性痰和/或反复咯血。患者常有童年麻疹、百日咳或支气道肺炎等病史。随着人民生活条件的改善，麻疹、百日咳疫苗的预防接种，以及抗生素的应用，本病发病率已明显降低。

一、病因及发病机制

（一）支气道-肺组织感染和支气道阻塞

支气道-肺组织感染和支气道阻塞是支气道扩张的主要病因。感染和阻塞症状相互影响，促使支气道扩张的发生和发展。其中婴幼儿期支气道-肺组织感染是最常见的病因，如婴幼儿麻疹、百日咳、支气道肺炎等。

由于儿童支气道较细，易阻塞，且管壁薄弱，反复感染破坏支气道壁各层结构，尤其是平滑肌和弹性纤维的破坏削弱了对管壁的支撑作用。支气道炎使支气道黏膜充血、水肿、分泌物阻塞管腔，导致引流不畅而加重感染。支气道内膜结核、肿瘤、异物引起管腔狭窄、阻塞，也是导致支气道扩张的原因之一。由于左下叶支气道细长，且受心脏血管压迫引流不畅，容易发生感染，故支气道扩张左下叶比右下叶多见。肺结核引起的支气道扩张多发生在上叶。

（二）支气道先天性发育缺陷和遗传因素

此类支气道扩张较少见，如巨大气道-支气道症、Kartagener 综合征（支气道扩张、鼻窦炎和内脏转位）、肺囊性纤维化、先天性丙种球蛋白缺乏症等。

（三）全身性疾病

目前已发现类风湿关节炎、Crohn 病、溃疡性结肠炎、系统性红斑狼疮、支气道哮喘等疾病可同时伴有支气道扩张；有些不明原因的支气道扩张患者，其体液免疫和/或细胞免疫功能有不同程度的异常，提示支气道扩张可能与机体免疫功能失调有关。

二、临床表现

(一)症状

1.慢性咳嗽、大量脓痰

痰量与体位变化有关。晨起或夜间卧床改变体位时,咳嗽加剧、痰量增多。痰量多少可估计病情严重程度。感染急性发作时,痰量明显增多,每天可达数百毫升,外观呈黄绿色脓性痰,痰液静置后出现分层的特征:上层为泡沫;中层为脓性黏液;下层为坏死组织沉淀物。合并厌氧菌感染时痰有臭味。

2.反复咯血

50%~70%的患者有程度不等的反复咯血,咯血量与病情严重程度和病变范围不完全一致。大量咯血最主要的危险是窒息,应紧急处理。部分发生于上叶的支气道扩张,引流较好,痰量不多或无痰,以反复咯血为唯一症状,称为"干性支气道扩张"。

3.反复肺部感染

其特点是同一肺段反复发生肺炎并迁延不愈。

4.慢性感染中毒症状

反复感染者可出现发热、乏力、食欲减退、消瘦、贫血等,儿童可影响发育。

(二)体征

早期或干性支气道扩张多无明显体征,病变重或继发感染时在下胸部、背部常可闻及局限性、固定性湿啰音,有时可闻及哮鸣音;部分慢性患者伴有杵状指(趾)。

三、辅助检查

(一)胸部 X 线检查

早期无异常或仅见患侧肺纹理增多、增粗现象。典型表现是轨道征和卷发样阴影,感染时阴影内出现液平面。

(二)胸部 CT 检查

管壁增厚的柱状扩张或成串成簇的囊状改变。

(三)纤维支气道镜检查

有助于发现患者出血的部位,鉴别腔内异物、肿瘤或其他支气道阻塞原因。

四、诊断要点

根据患者有慢性咳嗽、大量脓痰、反复咯血的典型临床特征,以及肺部闻及固定而局限性的湿啰音,结合儿童时期有诱发支气道扩张的呼吸道病史,一般可作出初步临床诊断。胸部影像学检查和纤维支气道镜检查可进一步明确诊断。

五、治疗要点

治疗原则是保持呼吸道引流通畅,控制感染,处理咯血,必要时手术治疗。

(一)保持呼吸道通畅

1.药物治疗

祛痰药及支气道舒张药具有稀释痰液、促进排痰作用。

2.体位引流

对痰多且黏稠者作用尤其重要。

3.经纤维支气道镜吸痰

若体位引流排痰效果不理想,可经纤维支气道镜吸痰及生理盐水冲洗痰液,也可局部注入抗生素。

(二)控制感染

控制感染是支气道扩张急性感染期的主要治疗措施。应根据症状、体征、痰液性状,必要时参考细菌培养及药物敏感试验结果选用抗菌药物。

(三)手术治疗

对反复呼吸道急性感染或大咯血,病变局限在一叶或一侧肺组织,经药物治疗无效,全身状况良好的患者,可考虑手术切除病变肺段或肺叶。

六、常用护理诊断

(一)清理呼吸道无效

咳嗽、大量脓痰、肺部湿啰音与痰液黏稠和无效咳嗽有关。

(二)有窒息的危险

与痰多、痰液黏稠或大咯血造成气道阻塞有关。

(三)营养失调

乏力、消瘦、贫血、发育迟缓与反复感染导致机体消耗增加及患者食欲缺乏、营养物质摄入不足有关。

(四)恐惧

精神紧张、面色苍白、出冷汗与突然或反复大咯血有关。

七、护理措施

(一)一般护理

1.休息与环境

急性感染或咯血时应卧床休息,大咯血患者需绝对卧床,取患侧卧位。病室内保持空气流通,维持适宜的温、湿度,注意保暖。

2.饮食护理

提供高热量、高蛋白、高维生素饮食,发热患者给予高热量流质或半流质饮食,避免冰冷、油腻、辛辣食物诱发咳嗽。鼓励患者多饮水,每天1 500 mL以上,以稀释痰液。指导患者在咳痰后及进食前后用清水或漱口液漱口,保持口腔清洁,促进食欲。

(二)病情观察

观察痰液量、颜色、性质、气味和与体位的关系,记录24小时痰液排出量;定期测量生命体征,记录咯血量,观察咯血的颜色、性质及量;病情严重者需观察有无窒息前症状,发现窒息先兆,立即向医师汇报并配合处理。

(三)对症护理

1.促进排痰

(1)指导有效咳嗽和正确的排痰方法。

(2)采取体位引流者需依据病变部位选择引流体位,使病肺居上,引流支气道开口向下,利于痰液流出。一般于饭前 1 小时进行。引流时可配合胸部叩击,提高引流效果。

（3）必要时遵医嘱选用祛痰剂或 β_2 受体激动剂喷雾吸入,扩张支气道、促进排痰。

2.预防窒息

（1）痰液排除困难者,鼓励多饮水或雾化吸入,协助患者翻身、拍背或体位引流,以促进痰液排除,减少窒息发生的危险。

（2）密切观察患者的表情、神志、生命体征,观察并记录痰液的颜色、量与性质,及时发现和判断患者有无发生窒息的可能。如患者突然出现烦躁不安、神志不清,面色苍白或发绀、出冷汗、呼吸急促、咽喉部明显的痰鸣音,应警惕窒息的发生,并及时通知医师。

（3）对意识障碍、年老体弱、咳嗽咳痰无力、咽喉部明显的痰鸣音、神志不清者、突然大量呕吐物涌出等高危患者,立即做好抢救准备,如迅速备好吸引器、气道插管或气道切开等用物,积极配合抢救工作。

（四）心理护理

病程较长,咳嗽、咳痰、咯血反复发作或逐渐加重时,患者易产生焦虑、沮丧情绪。护士应多与其交谈,讲明支气道扩张反复发作的原因及治疗进展,帮助患者树立战胜疾病的信心,缓解焦虑不安情绪。咯血时医护人员应陪伴、安慰患者,帮助情绪稳定,避免因情绪波动加重出血。

（五）健康教育

1.疾病知识指导

帮助患者及家属了解疾病发生、发展与治疗、护理过程。与其共同制订长期防治计划。宣传防治百日咳、麻疹、支气道肺炎、肺结核等呼吸道感染的重要性;及时治疗上呼吸道慢性病灶;避免受凉,预防感冒;戒烟、减少刺激性气体吸入,防止病情恶化。

2.生活指导

讲明加强营养对机体康复的作用,使患者能主动摄取必需的营养素,以增强机体抗病能力。鼓励患者参加体育锻炼,建立良好的生活习惯,劳逸结合,以维护心、肺功能状态。

3.用药指导

向患者介绍常用药物的用法和注意事项,观察疗效及不良反应。指导患者及家属学习和掌握有效咳嗽、胸部叩击、雾化吸入和体位引流的方法,以利于长期坚持,控制病情的发展;了解抗生素的作用、用法和不良反应。

4.自我监测指导

定期复查。嘱患者按医嘱服药,教患者学会观察药物的不良反应。教会患者识别病情变化的征象,观察痰液量、颜色、性质、气味和与体位的关系,并记录 24 小时痰液排出量。如有咯血,窒息先兆,立即前往医院就诊。

（闫利利）

第二节　支气道肺炎

一、概述

肺炎是指终末气道、肺泡和肺间质的炎症,可由病原微生物、理化因素、免疫损伤、过敏及药物所致。细菌性肺炎是最常见的肺炎。也是最常见的感染性疾病之一。尽管新的强效抗生素不断投入应用,但其发病率和病死率仍很高,其原因可能有社会人口老龄化、吸烟人群的低龄化、伴有基础疾病、免疫功能低下,加之病原体变迁、医院获得性肺炎发病率增加、病原学诊断困难、抗生素的不合理使用导致细菌耐药性增加和部分人群贫困化加剧等因素有关。

（一）分类

肺炎可按解剖、病因或患病环境加以分类。

1.解剖分类

（1）大叶性（肺泡性）肺炎:为肺实质炎症,通常并不累及支气道。病原体先在肺泡引起炎症,经肺泡间孔（Cohn）向其他肺泡扩散,导致部分或整个肺段、肺叶发生炎症改变。致病菌多为肺炎链球菌。

（2）小叶性（支气道）肺炎:指病原体经支气道入侵,引起细支气道、终末细支气道和肺泡的炎症。病原体有肺炎链球菌、葡萄球菌、病毒、肺炎支原体及军团菌等。常继发于其他疾病,如支气道炎、支气道扩张、上呼吸道病毒感染及长期卧床的危重患者。

（3）间质性肺炎:以肺间质炎症为主,病变累及支气道壁及其周围组织,有肺泡壁增生及间质水肿。可由细菌、支原体、衣原体、病毒或肺孢子菌等引起。

2.病因分类

（1）细菌性肺炎:如肺炎链球菌、金黄色葡萄球菌、甲型溶血性链球菌、肺炎克雷伯杆菌、流感嗜血杆菌、铜绿假单胞菌、棒状杆菌、梭形杆菌等引起的肺炎。

（2）非典型病原体所致肺炎:如支原体、军团菌和衣原体等。

（3）病毒性肺炎:如冠状病毒、腺病毒、呼吸道合胞病毒、流感病毒、麻疹病毒、巨细胞病毒、单纯疱疹病毒等。

（4）真菌性肺炎:如白念珠菌、曲霉、放射菌等。

（5）其他病原体所致的肺炎:如立克次体（如 Q 热立克次体）、弓形体（如鼠弓形体）、寄生虫（如肺包虫、肺吸虫、肺血吸虫）等。

（6）理化因素所致的肺炎:如放射性损伤引起的放射性肺炎、胃酸吸入、药物等引起的化学性肺炎等。

3.患病环境分类

由于病原学检查阳性率低,培养结果滞后,病因分类在临床上应用较为困难,目前多按肺炎的获得环境分成两类,有利于指导经验治疗。

（1）社区获得性肺炎（community acquired pneumonia,CAP）是指在医院外罹患的感染性肺实质炎症,也称院外肺炎,包括具有明确潜伏期的病原体感染而在入院后平均潜伏期内发病的肺炎。常见致病菌为肺炎链球菌、流感嗜血杆菌、卡他莫拉菌和非典型病原体。

（2）医院获得性肺炎（hospital acquired pneumonia,HAP）简称医院内肺炎,是指患者入院时既不存在、也不处于潜伏期,而于入院 48 小时后在医院（包括老年护理院、康复院等）内发生的肺炎,也包括出院后 48 小时内发生的肺炎。无感染高危因素患者的常见病原体依次为肺炎链球菌、流感嗜血杆菌、金黄色葡萄球菌、铜绿假单胞菌、大肠埃希菌、肺炎克雷伯杆菌等;有感染高危因素患者的常见病原体依次为金黄色葡萄球菌、铜绿假单胞菌、肠杆菌属、肺炎克雷伯杆菌等。

（二）病因及发病机制

正常的呼吸道免疫防御机制（支气道内黏液-纤毛运载系统、肺泡巨噬细胞防御的完整性等）

使气道隆凸以下的呼吸道保持无菌。肺炎的发生主要由病原体和宿主两个因素决定。如果病原体数量多、毒力强和/或宿主呼吸道局部和全身免疫防御系统损害,即可发生肺炎。病原体可通过空气吸入、血行播散、邻近感染部位蔓延、上呼吸道定植菌的误吸引起社区获得性肺炎。医院获得性肺炎还可通过误吸胃肠道的定植菌(胃食管反流)和通过人工气道吸入环境中的致病菌引起。

二、肺炎链球菌肺炎

肺炎链球菌肺炎或称肺炎球菌肺炎,是由肺炎链球菌或称肺炎球菌所引起的肺炎,约占社区获得性肺炎的半数以上。通常急骤起病,以高热、寒战、咳嗽、血痰及胸痛为特征。X线胸片呈肺段或肺叶急性炎性实变,近年来因抗菌药物的广泛使用,致使本病的起病方式、症状及X线改变均不典型。

肺炎链球菌为革兰氏染色阳性球菌,多成双排列或短链排列。有荚膜,其毒力大小与荚膜中的多糖结构及含量有关。根据荚膜多糖的抗原特性,肺炎链球菌可分为86个血清型。成人致病菌多属1~9及12型,以第3型毒力最强,儿童则多为6、14、19及23型。肺炎链球菌在干燥痰中能存活数月,但在阳光直射1小时,或加热至52℃10分钟即可杀灭,对石炭酸等消毒剂亦甚敏感。机体免疫功能正常时,肺炎链球菌是寄居在口腔及鼻咽部的一种正常菌群,其带菌率常随年龄、季节及免疫状态的变化而有差异。机体免疫功能受损时,有毒力的肺炎链球菌入侵人体而致病。肺炎链球菌除引起肺炎外,少数可发生菌血症或感染性休克,老年人及婴幼儿的病情尤为严重。

本病以冬季与初春多见,常与呼吸道病毒感染相伴行。患者常为原先健康的青壮年或老年与婴幼儿,男性较多见。吸烟者、痴呆者、慢性支气道炎、支气道扩张、充血性心力衰竭、慢性病患者及免疫抑制宿主均易受肺炎链球菌侵袭。肺炎链球菌不产生毒素,不引起原发性组织坏死或形成空洞。其致病力是由于有高分子多糖体的荚膜对组织的侵袭作用,首先引起肺泡壁水肿,出现白细胞与红细胞渗出,含菌的渗出液经肺泡间孔(Cohn)向肺的中央部分扩展,甚至累及几个肺段或整个肺叶,因病变开始于肺的外周,故叶间分界清楚,易累及胸膜,引起渗出性胸膜炎。

病理改变有充血期、红肝变期、灰肝变期及消散期。表现为肺组织充血水肿,肺泡内浆液渗出及红、白细胞浸润,白细胞吞噬细菌,继而纤维蛋白渗出物溶解、吸收、肺泡重新充气。在肝变期病理阶段实际上并无确切分界,经早期应用抗菌药物治疗,此种典型的病理分期已很少见。病变消散后肺组织结构多无损坏,不留纤维瘢痕。极个别患者肺泡内纤维蛋白吸收不完全,甚至有成纤维细胞形成,形成机化性肺炎。老年人及婴幼儿感染可沿支气道分布(支气道肺炎)。若未及时使用抗菌药物,5%~10%的患者可并发脓胸,10%~20%的患者因细菌经淋巴管、胸导管进入血循环,可引起脑膜炎、心包炎、心内膜炎、关节炎和中耳炎等肺外感染。

(一)护理评估

1.健康史

肺炎的发生与细菌的侵入和机体防御能力的下降有关。吸入口咽部的分泌物或空气中的细菌、周围组织感染的直接蔓延、菌血症等均可成为细菌入侵的途径;吸烟、酗酒、年老体弱、长期卧床、意识不清、吞咽和咳嗽反射障碍、慢性或重症患者、长期使用糖皮质激素或免疫抑制剂、接受机械通气及大手术者均可因机体防御机制降低而继发肺炎。注意询问患者起病前是否存在机体抵抗力下降、呼吸道防御功能受损的因素,了解患者既往的健康状况。

2.身体状况

发病前常有受凉、淋雨、疲劳、醉酒、病毒感染史,多有上呼吸道感染的前驱症状。

(1)主要症状:起病多急骤,高热、寒战、全身肌肉酸痛,体温通常在数小时内升至 39～40 ℃,高峰在下午或傍晚,或呈稽留热,脉率随之增速。可有患侧胸部疼痛,放射到肩部或腹部,咳嗽或深呼吸时加剧。痰少,可带血或呈铁锈色,食欲锐减,偶有恶心、呕吐、腹痛或腹泻,易被误诊为急腹症。

(2)护理体检:患者呈急性病容,面颊绯红,鼻翼翕动,皮肤灼热、干燥,口角及鼻周有单纯疱疹;病变广泛时可出现发绀。有败血症者,可出现皮肤、黏膜出血点,巩膜黄染。早期肺部体征无明显异常,仅有胸廓呼吸运动幅度减小,叩诊稍浊,听诊可有呼吸音减低及胸膜摩擦音。肺实变时叩诊浊音、触觉语颤增强并可闻及支气道呼吸音。消散期可闻及湿啰音。心率增快,有时心律不齐。重症患者有肠胀气,上腹部压痛多与炎症累及膈胸膜有关。重症感染时可伴休克、急性呼吸窘迫综合征及神经精神症状,表现为神志模糊、烦躁、呼吸困难、嗜睡、谵妄、昏迷等。累及脑膜时有颈抵抗及出现病理性反射。

本病自然病程大致 1～2 周。发病 5～10 天,体温可自行骤降或逐渐消退;使用有效的抗菌药物后可使体温在 1～3 天内恢复正常。患者的其他症状与体征亦随之逐渐消失。

(3)并发症:肺炎链球菌肺炎的并发症近年来已很少见。严重败血症或毒血症患者易发生感染性休克,尤其是老年人。表现为血压降低、四肢厥冷、多汗、发绀、心动过速、心律失常等,而高热、胸痛、咳嗽等症状并不突出。其他并发症有胸膜炎、脓胸、心包炎、脑膜炎和关节炎等。

3.实验室及其他检查

(1)血常规检查:血白细胞计数(10～20)×10⁹/L,中性粒细胞多在 80% 以上,并有核左移,细胞内可见中毒颗粒。年老体弱、酗酒、免疫功能低下者的白细胞计数可不增高,但中性粒细胞的百分比仍增高。

(2)痰直接涂片作革兰氏染色及荚膜染色镜检:发现典型的革兰氏染色阳性、带荚膜的双球菌或链球菌,即可初步做出病原诊断。

(3)痰培养:24～48 小时可以确定病原体。痰标本送检应注意器皿洁净无菌,在抗菌药物应用之前漱口后采集,取深部咳出的脓性或铁锈色痰。

(4)聚合酶链反应(PCR)检测及荧光标记抗体检测:可提高病原学诊断率。

(5)血培养:10%～20% 患者合并菌血症,故重症肺炎应做血培养。

(6)细菌培养:如合并胸腔积液,应积极抽取积液进行细菌培养。

(7)X 线检查:早期仅见肺纹理增粗,或受累的肺段、肺叶稍模糊。随着病情进展,肺泡内充满炎性渗出物,表现为大片炎症浸润阴影或实变影,在实变阴影中可见支气道充气征,肋膈角可有少量胸腔积液。在消散期,X 线显示炎性浸润逐渐吸收,可有片状区域吸收较快,呈现"假空洞"征,多数病例在起病 3～4 周后才完全消散。老年患者肺炎病灶消散较慢,容易出现吸收不完全而成为机化性肺炎。

4.心理-社会评估

肺炎起病多急骤,短期内病情严重,加之高热和全身中毒症状明显,患者及家属常深感不安。当出现严重并发症时,患者会表现出忧虑和恐惧。

(二)主要护理诊断及医护合作性问题

1.体温过高

体温过高与肺部感染有关。

44

2.气体交换受损

气体交换受损与肺部炎症、痰液黏稠等引起呼吸面积减少有关。

3.清理呼吸道无效

清理呼吸道无效与胸痛、气道、支气道分泌物增多、黏稠及疲乏有关。

4.疼痛

胸痛与肺部炎症累及胸膜有关。

5.潜在并发症

感染性休克。

（三）护理目标

体温恢复正常范围；患者呼吸平稳，发绀消失；症状减轻呼吸道通畅；疼痛减轻，感染控制未发生休克。

（四）护理措施

1.一般护理

（1）休息与环境：保持室内空气清新，病室保持适宜的温、湿度，环境安静、清洁、舒适。限制患者活动，限制探视，避免因谈话过多影响体力。要集中安排治疗和护理活动，保证足够的休息，减少氧耗量，缓解头痛、肌肉酸痛、胸痛等症状。

（2）体位：协助或指导患者采取合适的体位。对有意识障碍患者，如病情允许可取半卧位，增加肺通气量；或侧卧位，以预防或减少分泌物吸入肺内。为促进肺扩张，每 2 小时变换体位 1 次，减少分泌物淤积在肺部而引起并发症。

（3）饮食与补充水分：给予高热量、高蛋白质、高维生素、易消化的流质或半流质饮食，以补充高热引起的营养物质消耗。宜少食多餐，避免压迫膈肌。若有明显麻痹性肠梗阻或胃扩张，应暂时禁食，遵医嘱给予胃肠减压，直至肠蠕动恢复。鼓励患者多饮水（1～2 L/天），来补充发热、出汗和呼吸急促所丢失的水分，并利于痰液排出。轻症者无须静脉补液，脱水严重者可遵医嘱补液，补液有利于加快毒素排泄和热量散发，尤其是食欲差或不能进食者。心脏病或老年人应注意补液速度，过快过多易导致急性肺水肿。

2.病情观察

监测患者神志、体温、呼吸、脉搏、血压和尿量，并做好记录。尤其应注意密切观察体温的变化。观察有无呼吸困难及发绀，及时适宜给氧。重点观察儿童、老年人、久病体弱者的病情变化，注意是否伴有感染性休克的表现。观察痰液颜色、性状和量，如肺炎球菌肺炎呈铁锈色，葡萄球菌肺炎呈粉红色乳状，厌氧菌感染者痰液多有恶臭等。

3.对症护理

（1）高热护理：寒战时注意保暖，及时添加被褥，给予热水袋时防止烫伤。高热时采用温水擦浴、冰袋、冰帽等物理降温措施，以逐渐降温为宜，防止虚脱。患者大汗时，及时协助擦汗和更换衣物，避免受凉。必要时遵医嘱使用退烧药。必要时遵医嘱静脉补液，补充因发热丢失的水分和盐，加快毒素排泄的热量散发。心脏病患者或老年人应注意补液速度，避免过快导致急性肺水肿。

（2）咳嗽、咳痰的护理：协助和鼓励患者有效咳嗽、排痰，及时清除口腔和呼吸道内痰液、呕吐物。痰液黏稠不易咳出时，在病情允许情况下可扶患者坐起，给予拍背，协助咳痰，遵医嘱应用祛痰药及超声雾化吸入，稀释痰液，促进痰的排出。必要时吸痰，预防窒息。吸痰前，注意告知病情。

(3)气急发绀的护理:监测动脉血气分析值,给予吸氧,提高血氧饱和度,改善发绀,增加患者的舒适度。氧流量一般为每分钟 4～6 L,若为 COPD 患者,应给予低流量低浓度持续吸氧。注意观察患者呼吸频率、节律、深度等变化,皮肤色泽和意识状态有无改变,如果病情恶化,准备气道插管和呼吸机辅助通气。

(4)胸痛的护理:维持患者舒适的体位。患者胸痛时,常随呼吸、咳嗽加重,可采取患侧卧位,在咳嗽时可用枕头等物夹紧胸部,必要时用宽胶布固定胸廓,以降低胸廓活动度,减轻疼痛。疼痛剧烈者,遵医嘱应用镇痛、止咳药,缓解疼痛和改善肺通气,如口服可待因。此外可用物理止痛和中药止痛擦剂。物理止痛,如按摩、针灸、经皮肤电刺激止痛穴位或局部冷敷等,可降低疼痛的敏感性。中药经皮肤吸收,无创伤,且发挥药效快,对轻度疼痛效果好。中药止痛擦剂具有操作简便、安全、毒副作用小,无药物依赖现象等优点。

(5)其他:鼓励患者经常漱口,做好口腔护理。口唇疱疹者局部涂液状石蜡或抗病毒软膏,防止继发感染。烦躁不安、谵妄、失眠者酌情使用地西泮或水合氯醛,禁用抑制呼吸的镇静药。

4.感染性休克的护理

(1)观察休克的征象:密切观察生命体征、实验室检查和病情的变化。发现患者神志模糊、烦躁、发绀、四肢湿冷、脉搏细数、脉压变小、呼吸浅快、面色苍白、尿量减少(每小时少于 30 mL)等休克早期症状时,及时报告医师,采取救治措施。

(2)环境与体位:应将感染性休克的患者安置在重症监护室,注意保暖和安全。取仰卧中凹位,抬高头胸部 20°,抬高下肢约 30°,有利于呼吸和静脉回流,增加心排血量。尽量减少搬动。

(3)吸氧:应给高流量吸氧,维持动脉氧分压在 8.0 kPa(60 mmHg)以上,改善缺氧状况。

(4)补充血容量:快速建立两条静脉通路,遵医嘱给予右旋糖酐或平衡液以维持有效血容量,降低血液的黏稠度,防止弥散性血管内凝血。随时监测患者一般情况、血压、尿量、尿比重、血细胞比容等;监测中心静脉压,作为调整补液速度的指标,中心静脉压<5 cmH₂O(0.49 kPa)可放心输液,达到10 cmH₂O(0.98 kPa)应慎重。以中心静脉压不超过 10 cmH₂O(0.98 kPa)、尿量每小时在 30 mL 以上为宜。补液不宜过多过快,以免引起心力衰竭和肺水肿。若血容量已补足而24 小时尿量仍<400 mL、尿比重<1.018 时,应及时报告医师,注意是否合并急性肾衰竭。

(5)纠正酸中毒:有明显酸中毒可静脉滴注 5% 的碳酸氢钠,因其配伍禁忌较多,宜单独输入。随时监测和纠正电解质和酸碱失衡等。

(6)应用血管活性药物的护理:遵医嘱在应用血管活性药物,如多巴胺、间羟胺(阿拉明)时,滴注过程中应注意防止液体溢出血管外,引起局部组织坏死和影响疗效。可应用输液泵单独静脉输入血管活性药物,根据血压随时调整滴速,维持收缩压在 12.0～13.3 kPa(90～100 mmHg),保证重要器官的血液供应,改善微循环。

(7)对因治疗:应联合、足量应用强有力的广谱抗生素控制感染。

(8)病情转归观察:随时监测和评估患者意识、血压、脉搏、呼吸、体温、皮肤、黏膜、尿量的变化,判断病情转归。如患者神志逐渐清醒、皮肤及肢体变暖、脉搏有力、呼吸平稳规则、血压回升、尿量增多,预示病情已好转。

5.用药护理

遵医嘱及时使用有效抗感染药物,注意观察药物疗效及不良反应。

(1)抗菌药物治疗:一经诊断即应给予抗菌药物治疗,不必等待细菌培养结果。首选青霉素 G,用药途径及剂量视病情轻重及有无并发症而定;对于成年轻症患者,可用 240 万 U/d,分 3 次肌内注射,或用普鲁卡因青霉素每 12 小时肌内注射 60 万 U。病情稍重者,宜用青霉素 G 240 万~480 万 U/d,分次静脉滴注,每 6~8 小时 1 次;重症及并发脑膜炎者,可增至 1 000 万~ 3 000 万 U/d,分 4 次静脉滴注。对青霉素过敏者或耐青霉素或多重耐药菌株感染者,可用呼吸氟喹诺酮类、头孢噻肟或头孢曲松等药物,多重耐药菌株感染者可用万古霉素、替考拉宁等。药物治疗 48~72 小时后应对病情进行评价,治疗有效表现为体温下降、症状改善、白细胞计数逐渐降低或恢复正常等。如用药 72 小时后病情仍无改善,需及时报告医师并作相应处理。

(2)支持疗法:患者应卧床休息,注意补充足够蛋白质、热量及维生素。密切监测病情变化,注意防止休克。剧烈胸痛者,可酌情用少量镇痛药,如可卡因 15 mg。不用阿司匹林或其他解热药,以免过度出汗、脱水及干扰真实热型,导致临床判断错误。鼓励饮水每天 1~2 L,轻症患者不需常规静脉输液,确有失水者可输液,保持尿比重在 1.020 以下,血清钠保持在 145 mmol/L 以下。中等或重症患者(PaO₂ <60 mmHg 或有发绀)应给氧。若有明显麻痹性肠梗阻或胃扩张,应暂时禁食、禁饮和胃肠减压,直至肠蠕动恢复。烦躁不安、谵妄、失眠者酌用地西泮 5 mg 或水合氯醛 1~1.5 g,禁用抑制呼吸的镇静药。

(3)并发症的处理:经抗菌药物治疗后,高热常在 24 小时内消退,或数天内逐渐下降。若体温降而复升或 3 天后仍不降者,应考虑肺炎链球菌的肺外感染,如脓胸、心包炎或关节炎等。持续发热的其他原因尚有耐青霉素的肺炎链球菌(PRSP)或混合细菌感染、药物热或并存其他疾病。肿瘤或异物阻塞支气道时,经治疗后肺炎虽可消散,但阻塞因素未除,肺炎可再次出现。10%~20%肺炎链球菌肺炎伴发胸腔积液者,应酌情取胸液检查及培养以确定其性质。若治疗不当,约 5%并发脓胸,应积极排脓引流。

6.心理护理

患病前健康状态良好的患者会因突然患病而焦虑不安;病情严重或患有慢性基础疾病的患者则可能出现消极、悲观和恐慌的心理反应。要耐心给患者讲解疾病的有关知识,解释各种症状和不适的原因,讲解各项诊疗、护理操作目的、操作程序和配合要点,使患者清楚大部分肺炎治疗、预后良好。询问和关心患者的需要,鼓励患者说出内心感受,与患者进行有效的沟通。帮助患者祛除不良心理反应,树立治愈疾病的信心。

7.健康指导

(1)疾病知识指导:让患者及家属了解肺炎的病因和诱因,有皮肤疖、痈、伤口感染、毛囊炎、蜂窝织炎时应及时治疗。避免受凉、淋雨、酗酒和过度疲劳,特别是年老体弱和免疫功能低下者,如糖尿病、慢性肺病、慢性肝病、血液病、营养不良、艾滋病等。天气变化时随时增减衣服,预防上呼吸道感染。可注射流感或肺炎免疫疫苗,使之产生免疫力。

(2)生活指导:劝导患者要注意休息,劳逸结合,生活有规律。保证摄取足够的营养物质,适当参加体育锻炼,增强机体抗病能力。对有意识障碍、慢性病、长期卧床者,应教会家属注意帮助患者经常改变体位、翻身、拍背,协助并鼓励患者咳出痰液,有感染征象时及时就诊。

(3)出院指导:出院后需继续用药者,应指导患者遵医嘱按时服药,向患者介绍所服药物的疗效、用法、疗程、不良反应,不能自行停药或减量。教会患者观察疾病复发症状,如出现发热、咳嗽、呼吸困难等不适表现时,应及时就诊。告知患者随诊的时间及需要准备的有关资料,如 X 线胸片等。

(五)护理评价

患者体温恢复正常;能进行有效咳嗽,痰容易咳出,显示咳嗽次数减少或消失,痰量减少;休克发生时及时发现并给予及时的处理。

三、其他类型肺炎

(一)葡萄球菌肺炎评估

葡萄球菌肺炎是由葡萄球菌引起的急性肺部化脓性炎症。葡萄球菌的致病物质主要是毒素与酶,具有溶血、坏死、杀白细胞和致血管痉挛等作用。其致病力可用血浆凝固酶来测定,阳性者致病力较强,是化脓性感染的主要原因。但其他凝固酶阴性的葡萄球菌亦可引起感染。随着医院内感染的增多,由凝固酶阴性葡萄球菌引起的肺炎也不断增多。

医院获得性肺炎中,葡萄球菌感染占 11%～25%。常发生于有糖尿病、血液病、艾滋病、肝病或慢性阻塞性肺疾病等原有基础疾病者。若治疗不及时或不当,病死率甚高。

1.临床表现

起病多急骤,寒战、高热,体温高达 39～40 ℃,胸痛,咳大量脓性痰,带血丝或呈脓血状。全身肌肉和关节酸痛,精神萎靡,病情严重者可出现周围循环衰竭。院内感染者常起病隐袭,体温逐渐上升,咳少量脓痰。老年人症状可不明显。

早期可无体征,晚期可有双肺散在湿啰音。病变较大或融合时可出现肺实变体征。但体征与严重的中毒症状和呼吸道症状不平行。

2.实验室及其他检查

(1)血常规:白细胞计数及中性粒细胞显著增加,核左移,有中毒颗粒。

(2)细菌学检查:痰涂片可见大量葡萄球菌和脓细胞,血、痰培养多为阳性。

(3)X 线检查:胸部 X 线显示短期内迅速多变的特征,肺段或肺叶实变,可形成空洞,或呈小叶状浸润,可有单个或多个液气囊腔,2～4 周后完全消失,偶可遗留少许条索状阴影或肺纹理增多等。

3.治疗要点

治疗要点为早期清除原发病灶,强有力的抗感染治疗,加强支持疗法,预防并发症。通常首选耐青霉素酶的半合成青霉素或头孢菌素,如苯唑西林、头孢呋辛等。对甲氧西林耐药株(MRSA)可用万古霉素、替考拉宁等治疗。疗程 2～3 周,有并发症者需 4～6 周。

(二)肺炎支原体肺炎评估

肺炎支原体肺炎是由肺炎支原体引起的呼吸道和肺部的急性炎症。常同时有咽炎、支气道炎和肺炎。肺炎支原体是介于细菌和病毒之间,兼性厌氧、能独立生活的最小微生物。健康人吸入患者咳嗽、打喷嚏时喷出的口鼻分泌物可感染,即通过呼吸道传播。病原体通常吸附宿主呼吸道纤毛上皮细胞表面,不侵入肺实质,抑制纤毛活动和破坏上皮细胞。其致病性可能与患者对病原体及其代谢产物的变态反应有关。

支原体肺炎占非细菌性肺炎的 1/3 以上,或各种原因引起的肺炎的 10%。以秋冬季发病较多,可散发或小流行,患者以儿童和青年人居多,婴儿间质性肺炎亦应考虑本病的可能。

1.临床表现

通常起病缓慢,潜伏期 2～3 周,症状主要为乏力、咽痛、头痛、咳嗽、发热、食欲缺乏、肌肉酸痛等。多为刺激性咳嗽,咳少量黏液痰,发热可持续 2～3 周,体温恢复正常后可仍有咳嗽。偶伴有胸骨后疼痛。

可见咽部充血、颈部淋巴结肿大等体征。肺部可无明显体征,与肺部病变的严重程度不相称。

2.实验室及其他检查

(1)血常规:血白细胞计数正常或略增高,以中性粒细胞为主。

(2)免疫学检查:起病2周后,约2/3的患者冷凝集试验阳性,滴度效价大于1:32,尤以滴度逐渐升高更有价值。约半数患者对链球菌MG凝集试验阳性。还可评估肺炎支原体直接检测、支原体IgM抗体、免疫印迹法和聚合酶链反应(PCR)等检查结果。

(3)X线检查:肺部可呈多种形态的浸润影,呈节段性分布,以肺下野为多见,有的从肺门附近向外伸展。3～4周后病变可自行消失。

3.治疗要点

肺炎支原体肺炎首选大环内酯类抗生素,如红霉素。疗程一般为2～3周。

(三)病毒性肺炎评估

病毒性肺炎评估是由上呼吸道病毒感染,向下蔓延所致的肺部炎症。常见病毒为甲、乙型流感病毒、腺病毒、副流感病毒、呼吸道合胞病毒和冠状病毒等。患者可同时受一种以上病毒感染,气道防御功能降低,常继发细菌感染。病毒性肺炎为吸入性感染,常有气道-支气道炎。呼吸道病毒通过飞沫与直接接触而迅速传播,可暴发或散发流行。

病毒性肺炎约占需住院的社区获得性肺炎的8%,大多发生于冬春季节。密切接触的人群或有心肺疾病者、老年人等易受感染。

1.临床表现

一般临床症状较轻,与支原体肺炎症状相似。起病较急,发热、头痛、全身酸痛、乏力等较突出。有咳嗽、少痰或白色黏液痰、咽痛等症状。老年人或免疫功能受损的重症患者,可表现为呼吸困难、发绀、嗜睡、精神萎靡,甚至并发休克、心力衰竭和呼吸衰竭,严重者可发生急性呼吸窘迫综合征。

本病常无显著的胸部体征,病情严重者有呼吸浅速、心率增快、发绀、肺部干湿性啰音。

2.实验室及其他检查

(1)血常规:白细胞计数正常、略增高或偏低。

(2)病原体检查:呼吸道分泌物中细胞核内的包涵体可提示病毒感染,但并非一定来自肺部。需进一步评估下呼吸道分泌物或肺活检标本培养是否分离出病毒。

(3)X线检查:可见肺纹理增多,小片状或广泛浸润。病情严重者,显示双肺呈弥漫性结节浸润,而大叶实变及胸腔积液者不多见。

3.治疗要点

病毒性肺炎以对症治疗为主,板蓝根、黄芪、金银花、连翘等中药有一定的抗病毒作用。对某些重症病毒性肺炎应采用抗病毒药物,如选用利巴韦林(病毒唑)、阿昔洛韦(无环鸟苷)等。

(四)真菌性肺炎评估

肺部真菌感染是最常见的深部真菌病。真菌感染的发生是机体与真菌相互作用的结果,最终取决于真菌的致病性、机体的免疫状态及环境条件对机体与真菌之间关系的影响。广谱抗生素、糖皮质激素、细胞毒药物及免疫抑制剂的广泛使用,人免疫缺陷病毒(HIV)感染和艾滋病增多使肺部真菌感染的机会增加。

真菌多在土壤中生长,孢子飞扬于空气中,极易被人体吸入而引起肺真菌感染(外源性);或使机体致敏。引起表现为支气道哮喘的过敏性肺泡炎。有些真菌为寄生菌,如念珠菌和放线菌,当机体免疫力降低时可引起感染。静脉营养疗法的中心静脉插管如留置时间过长。白念珠菌能在高浓度葡萄糖中生长,引起念珠菌感染中毒症。空气中到处有曲霉属孢子,在秋冬及阴雨季节。储藏的谷草发热霉变时更多。若大量吸入可能引起急性气道-支气道炎或肺炎。

1.临床表现

真菌性肺炎多继发于长期应用抗生素、糖皮质激素、免疫抑制剂、细胞毒药物或因长期留置导管、插管等诱发,其症状和体征无特征性变化。

2.实验室及其他检查

(1)真菌培养:其形态学辨认有助于早期诊断。

(2)X线检查:可表现为支气道肺炎、大叶性肺炎、弥漫性小结节及肿块状阴影和空洞。

3.治疗要点

真菌性肺炎目前尚无理想的药物,两性霉素 B 对多数肺部真菌仍为有效药物,但由于其不良反应较多,使其应用受到限制。其他药物尚有氟胞嘧啶、米康唑、酮康唑、制霉菌素等也可选用。

(五)重症肺炎评估

目前重症肺炎还没有普遍认同的标准,各国诊断标准不一,但都注重肺部病变的范围、器官灌注和氧合状态。我国制定的重症肺炎标准:①意识障碍。②呼吸频率＞30 次/分。③PaO_2＜8.0 kPa(60 mmHg),PO_2/FiO_2＜300,需行机械通气治疗。④血压＜12.0/8.0 kPa(90/60 mmHg)。⑤胸片显示双侧或多肺叶受累,或入院 48 小时内病变扩大≥50%。⑥少尿:尿量每小时＜20 mL,或每 4 小时＜80 mL,或急性肾衰竭需要透析治疗。

(闫利利)

第三节 肺 脓 肿

肺脓肿是由多种病原菌引起肺实质坏死的肺部化脓性感染。早期为肺组织的化脓性炎症,继而坏死、液化,由肉芽组织包绕形成脓肿。高热、咳嗽和咳大量脓臭痰为其临床特征。本病可见于任何年龄,青壮年男性及年老体弱有基础疾病者多见。自抗生素广泛应用以来,发病率有明显降低。

一、护理评估

(一)病因及发病机制

急性肺脓肿的主要病原体是细菌,常为上呼吸道、口腔的定植菌,包括需氧、厌氧和兼性厌氧菌。厌氧菌感染占主要地位,较重要的厌氧菌有核粒梭形杆菌、消化球菌等。常见的需氧和兼性厌氧菌为金黄色葡萄球菌、化脓链球菌(A 组溶血性链球菌)、肺炎克雷伯杆菌和铜绿假单胞菌等。免疫力低下者,如接受化学治疗、白血病或艾滋病患者其病原菌也可为真菌。根据不同病因和感染途径,肺脓肿可分为以下 3 种类型。

1.吸入性肺脓肿

吸入性肺脓肿是临床上最多见的类型,病原体经口、鼻、咽吸入致病,误吸为最主要的发病原因。正常情况下,吸入物可由呼吸道迅速清除,但当由于受凉、劳累等诱因导致全身或局部免疫力下降时;在有意识障碍,如全身麻醉或气道插管、醉酒、脑血管意外时,吸入的病原菌即可致病。此外,也可由上呼吸道的慢性化脓性病灶,如扁桃体炎、鼻窦炎、牙槽脓肿等脓性分泌物经气道被吸入肺内致病。吸入性肺脓肿发病部位与解剖结构有关,常为单发性,由于右主支气道较陡直,且管径较粗大,因而右侧多发。病原体多为厌氧菌。

2.继发性肺脓肿

继发性肺脓肿可继发于:①某些肺部疾病如细菌性肺炎、支气道扩张、空洞型肺结核、支气道肺癌、支气道囊肿等感染。②支气道异物堵塞也是肺脓肿尤其是小儿肺脓肿发生的重要因素。③邻近器官的化脓性病变蔓延至肺,如食管穿孔感染、膈下脓肿、肾周围脓肿及脊柱脓肿等波及肺组织引起肺脓肿。阿米巴肝脓肿可穿破膈肌至右肺下叶,形成阿米巴肺脓肿。

3.血源性肺脓肿

因皮肤外伤感染、痈、疖、骨髓炎、静脉吸毒、感染性心内膜炎等肺外感染病灶的细菌或脓毒性栓子经血行播散至肺部引起小血管栓塞,产生化脓性炎症、组织坏死导致肺脓肿。金黄色葡萄球菌、表皮葡萄球菌及链球菌为常见致病菌。

(二)病理

肺脓肿早期为含致病菌的污染物阻塞细支气管,继而形成小血管炎性栓塞,进而致病菌繁殖引起肺组织化脓性炎症、坏死,形成肺脓肿,继而肺坏死组织液化破溃经支气道部分排出,形成有气液平的脓腔。另因病变累及部位不同,可并发支气道扩张、局限性纤维蛋白性胸膜炎、脓胸、脓气胸、支气道胸膜瘘等。急性肺脓肿经积极治疗或充分引流,脓腔缩小甚至消失,或仅剩少量纤维瘢痕。如治疗不彻底或支气道引流不畅,炎症持续存在,超过 3 个月以上称为慢性肺脓肿。

(三)健康史

多数吸入性肺脓肿患者有齿、口咽部的感染灶,故要了解患者是否有口腔、上呼吸道慢性感染病灶如龋齿、化脓性扁桃体炎、鼻窦炎、牙周溢脓等;或手术、劳累、受凉等;是否应用了大量抗生素。

(四)身体状况

1.症状

急性肺脓肿患者,起病急,寒战、高热,体温高达 39～40 ℃,伴有咳嗽、咳少量黏液痰或黏液脓性痰,典型痰液呈黄绿色、脓性,有时带血。炎症累及胸膜可引起胸痛。伴精神不振、全身乏力、食欲减退等全身毒性症状。如感染未能及时控制,于发病后 10～14 天可突然咳出大量脓臭痰及坏死组织,痰量可达300～500 mL/d,痰静置后分三层。厌氧菌感染时痰带腥臭味。一般在咳出大量脓痰后,体温明显下降,全身毒性症状随之减轻。约 1/3 患者有不同程度的咯血,偶有中、大量咯血而突然窒息死亡者。部分患者发病缓慢,仅有一般的呼吸道感染症状。血源性肺脓肿多先有原发病灶引起的畏寒、高热等全身脓毒血症的表现。经数天或数周后出现咳嗽、咳痰,痰量不多,极少咯血。慢性肺脓肿患者除咳嗽、咳脓痰、不规则发热、咯血外,还有贫血、消瘦等慢性消耗症状。

2.体征

肺部体征与肺脓肿的大小、部位有关。早期病变较小或位于肺深部,多无阳性体征;病变发展较大时可出现肺实变体征,有时可闻及异常支气道呼吸音;病变累及胸膜时,可闻及胸膜摩擦音或胸腔积液体征。慢性肺脓肿常有杵状指(趾)、消瘦、贫血等。血源性肺脓肿多无阳性体征。

(五)实验室及其他检查

1.实验室检查

急性肺脓肿患者血常规白细胞计数明显增高,中性粒细胞在 90% 以上,多有核左移和中毒颗粒。慢性肺脓肿血白细胞可稍升高或正常,红细胞和血红蛋白减少。血源性肺脓肿患者的血培养可发现致病菌。并发脓胸时,可做胸腔脓液培养及药物敏感试验。

2.痰细菌学检查

气道深部痰标本细菌培养可有厌氧菌和/或需氧菌存在。血培养有助于确定病原体和选择有效的抗菌药物。

3.影像学检查

X 线胸片早期可见肺部炎性阴影,肺脓肿形成后,脓液排出,脓腔出现圆形透亮区和气液平面,四周有浓密炎症浸润。炎症吸收后遗留有纤维条索状阴影。慢性肺脓肿呈厚壁空洞,周围有纤维组织增生及邻近胸膜增厚。CT 能更准确定位及发现体积较小的脓肿。

4.纤维支气道镜检查

纤维支气道镜检查有助于明确病因、病原学诊断及治疗。

(六)心理、社会评估

部分肺脓肿患者起病多急骤,畏寒、高热伴全身中毒症状明显,厌氧菌感染时痰有腥臭味等,使患者及家属常深感不安。患者会表现出忧虑、悲观、抑郁和恐惧。

二、主要护理诊断及医护合作性问题

(一)体温过高

体温过高与肺组织炎症性坏死有关。

(二)清理呼吸道无效

清理呼吸道无效与脓痰聚积有关。

(三)营养失调,低于机体需要量

营养失调,低于机体需要量与肺部感染导致机体消耗增加有关。

(四)气体交换受损

气体交换受损与气道内痰液积聚、肺部感染有关。

(五)潜在并发症

咯血、窒息、脓气胸、支气道胸膜瘘。

三、护理目标

体温降至正常,营养改善,呼吸系统症状减轻或消失,未发生并发症。

四、护理措施

(一)一般护理

保持室内空气流通、适宜温湿度、阳光充足。晨起、饭后、体位引流后及睡前协助患者漱口,做好口腔护理。鼓励患者多饮水,进食高热量、高蛋白、高维生素等营养丰富的食物。

（二）病情观察

观察痰的颜色、性状、气味和静置后是否分层。准确记录 24 小时排痰量。当大量痰液排出时，要注意观察患者咳痰是否顺畅，咳嗽是否有力，避免脓痰引起窒息；当痰液减少时，要观察患者中毒症状是否好转，若中毒症状严重，提示痰液引流不畅，做好脓液引流的护理，以保持呼吸道通畅。若发现血痰，应及时报告医师，咯血量较多时，应严密观察体温、脉搏、呼吸、血压及神志的变化，准备好抢救药品和用品，嘱患者患侧卧位，头偏向一侧，警惕大咯血或窒息的突然发生。

（三）用药及体位引流护理

肺脓肿治疗原则是抗生素治疗和痰液引流。

1.抗生素治疗

吸入性肺脓肿一般选用青霉素，对青霉素过敏或不敏感者可用林可霉素、克林霉素或甲硝唑等药物。开始给药采用静脉滴注，体温通常在治疗后 3～10 天降至正常，然后改为肌内注射或口服。如抗生素有效，宜持续 8～12 周，直至胸片上空洞和炎症完全消失，或仅有少量稳定的残留纤维化。若疗效不佳，要注意根据细菌培养和药物敏感试验结果选用有效抗菌药物。遵医嘱使用抗生素、祛痰药、支气道扩张剂等药物，注意观察疗效及不良反应。

2.痰液引流

痰液引流可缩短病程，提高疗效。无大咯血、中毒症状轻者可进行体位引流排痰，每天 2～3 次，每次 10～15 分钟。痰黏稠者可用祛痰药、支气道舒张药或生理盐水雾化吸入以利脓液引流。有条件应尽早应用纤维支气道镜冲洗及吸引治疗，脓腔内还可注入抗生素，加强局部治疗。

3.手术治疗

内科积极治疗 3 个月以上效果不好，或有并发症可考虑手术治疗。

（四）心理护理

向患者及家属及时介绍病情，解释各种症状和不适的原因，说明各项诊疗、护理操作目的、操作程序和配合要点。由于疾病带来口腔脓臭气味使患者害怕与人接近，在帮助患者口腔护理的同时消除患者的紧张心理。主动关心并询问患者的需要，使患者增加治疗的依从性和信心，指导患者正确对待本病，使其勇于说出内心感受，并积极进行疏导。教育患者家属配合医护人员做好患者的心理指导，使患者树立治愈疾病的信心，以促进疾病早日康复。

（五）健康指导

1.疾病知识指导

指导患者及家属了解肺脓肿发生、发展、治疗和有效预防方面的知识。积极治疗肺炎、皮肤疖、痈或肺外化脓性等原发病灶。教会患者练习深呼吸，鼓励患者咳嗽并采取有效的咳嗽方式进行排痰，保持呼吸道的通畅，促进病变的愈合。对重症患者做好监护，教育家属及时发现病情变化，并及时向医师报告。

2.生活指导

指导患者生活要有规律，注意休息，劳逸结合，应增加营养物质的摄入。提倡健康的生活方式，重视口腔护理，在晨起、饭后、体位引流后、晚睡前要漱口、刷牙，防止污染分泌物误吸入下呼吸道。鼓励平日多饮水，戒烟、酒。保持环境整洁、舒适，维持适宜的室温与湿度，注意保暖，避免受凉。

3.用药指导

抗生素治疗非常重要，但需要时间较长，为防止病情反复，应遵从治疗计划。指导患者及家属根据医嘱服药,向患者讲解抗生素等药物的用药疗程、方法、不良反应,发现异常及时向医师报告。

4.加强易感人群护理

对意识障碍、慢性病、长期卧床者,应注意指导家属协助患者经常变换体位、翻身、拍背促进痰液排出,疑有异物吸入时要及时清除。有感染征象时应及时就诊。

五、护理评价

患者体温平稳,呼吸系统症状消失,营养改善,无并发症发生或发生后及时得到处理。

(康 岩)

第四节 慢性阻塞性肺疾病

慢性阻塞性肺疾病(chronic obstructive pulmonary disease,COPD)是一种以不完全可逆性气流受限为特征,呈进行性发展的肺部疾病。COPD 是呼吸系统疾病中的常见病和多发病,由于其患者数多,死亡率高,社会经济负担重,已成为一个重要的公共卫生问题。在世界范围内,COPD 的死亡率居所有死因的第四位。根据世界银行/世界卫生组织发表的研究,至 2020 年 COPD 将成为世界疾病经济负担的第五位。在我国,COPD 同样是严重危害人民群体健康的重要慢性呼吸系统疾病,1992 年对我国北部及中部地区农村 102 230 名成人调查显示,COPD 约占 15 岁以上人群的 3%,近年来对我国 7 个地区 20 245 名成年人进行调查,COPD 的患病率占 40 岁以上人群的 8.2%,患病率之高是十分惊人的。

COPD 与慢性支气道炎及肺气肿密切相关。慢性支气道炎(简称慢支)是指气道、支气道黏膜及其周围组织的慢性、非特异性炎症。如患者每年咳嗽、咳痰达 3 个月以上,连续两年或以上,并排除其他已知原因的慢性咳嗽,即可诊断为慢性支气道炎。阻塞性肺气肿(简称肺气肿)是指肺部终末细支气道远端气腔出现异常持久的扩张,并伴有肺泡壁和细支气道的破坏而无明显肺纤维化。当慢性支气道炎和/或肺气肿患者肺功能检查出现气流受限并且不能完全可逆时,可视为 COPD。如患者只有慢性支气道炎和/或肺气肿,而无气流受限,则不能视为 COPD,而视为 COPD 的高危期。支气道哮喘也具有气流受限。但支气道哮喘是一种特殊的气道炎症性疾病,其气流受限具有可逆性,它不属于 COPD。

一、护理评估

(一)病因及发病机制

确切的病因不清,可能与下列因素有关。

1.吸烟

吸烟是最危险的因素。国内外的研究均证明吸烟与慢支的发生有密切关系,吸烟者慢性支气道炎的患病率比不吸烟者高 2～8 倍,吸烟时间越长,量越大,COPD 患病率越高。烟草中的多种有害化学成分,可损伤气道上皮细胞使巨噬细胞吞噬功能降低和纤毛运动减退;黏液分泌增加,使气道净化能力减弱;支气道黏膜充血水肿、黏液积聚,而易引起感染。慢性炎症及吸烟刺激黏膜下感受器,引起支气道平滑肌收缩,气流受限。烟草、烟雾还可使氧自由基增多,诱导中性粒细胞释放蛋白酶,抑制抗蛋白酶系统,使肺弹力纤维受到破坏,诱发肺气肿形成。

2.职业性粉尘和化学物质

职业性粉尘及化学物质,如烟雾、变应原、工业废气及室内污染空气等,浓度过大或接触时间过长,均可导致与吸烟无关的 COPD。

3.空气污染

大气污染中的有害气体(如二氧化硫、二氧化氮、氯气等)可损伤气道黏膜,并有细胞毒作用,使纤毛清除功能下降,黏液分泌增多,为细菌感染创造条件。

4.感染

感染是 COPD 发生发展的重要因素之一。长期、反复感染可破坏气道正常的防御功能,损伤细支气道和肺泡。主要病毒为流感病毒、鼻病毒和呼吸道合胞病毒等;细菌感染以肺炎链球菌、流感嗜血杆菌、卡他莫拉菌及葡萄球菌为多见,支原体感染也是重要因素之一。

5.蛋白酶-抗蛋白酶失衡

蛋白酶对组织有损伤和破坏作用;抗蛋白酶对弹性蛋白酶等多种蛋白酶有抑制功能。在正常情况下,弹性蛋白酶与其抑制因子处于平衡状态。其中 α_1-抗胰蛋白酶(α_1-AT)是活性最强的一种。蛋白酶增多和抗蛋白酶不足均可导致组织结构破坏产生肺气肿。

6.其他

机体内在因素如呼吸道防御功能及免疫功能降低、自主神经功能失调、营养、气温的突变等都可能参与 COPD 的发生、发展。

(二)病理生理

COPD 的病理改变主要为慢性支气道炎和肺气肿的病理改变。COPD 对呼吸功能的影响,早期病变仅局限于细小气道,表现为闭合容积增大。病变侵入大气道时,肺通气功能明显障碍;随肺气肿的日益加重,大量肺泡周围的毛细血管受膨胀的肺泡挤压而退化,使毛细血管大量减少,肺泡间的血流量减少,导致通气与血流比例失调,使换气功能障碍。由通气和换气功能障碍引起缺氧和二氧化碳潴留,进而发展为呼吸衰竭。

(三)健康史

询问患者是否存在引起慢支的各种因素如感染、吸烟、大气污染、职业性粉尘和有害气体的长期吸入、过敏等;是否有呼吸道防御功能及免疫功能降低、自主神经功能失调等。

(四)身体状况

1.主要症状

(1)慢性咳嗽:晨间起床时咳嗽明显,白天较轻,睡眠时有阵咳或排痰。随病程发展可终生不愈。

(2)咳痰:一般为白色黏液或浆液性泡沫痰,偶可带血丝,清晨排痰较多。急性发作伴有细菌感染时,痰量增多,可有脓性痰。

(3)气短或呼吸困难:早期仅在体力劳动或上楼等活动时出现,随着病情发展逐渐加重,日常活动甚至休息时也感到气短。是 COPD 的标志性症状。

(4)喘息和胸闷:重度患者或急性加重时出现喘息,甚至静息状态下也感气促。

(5)其他:晚期患者有体重下降,食欲减退等全身症状。

2.护理体检

早期可无异常,随疾病进展慢性支气道炎病例可闻及干啰音或少量湿啰音。有喘息症状者可在小范围内出现轻度哮鸣音。肺气肿早期体征不明显,随疾病进展出现桶状胸,呼吸活动减弱,触觉语颤减弱或消失;叩诊呈过清音,心浊音界缩小或不易叩出,肺下界和肝浊音界下移,听诊心音遥远,两肺呼吸音普遍减弱,呼气延长,并发感染时,可闻及湿啰音。

3.COPD严重程度分级

根据第一秒用力呼气容积占用力肺活量的百分比($FEV_1/FVC\%$)、第一秒用力呼气容积占预计值百分比($FEV_1\%$预计值)和症状对COPD的严重程度做出分级。

Ⅰ级:轻度,$FEV_1/FVC<70\%$、$FEV_1\geqslant80\%$预计值,有或无慢性咳嗽、咳痰症状。

Ⅱ级:中度,$FEV_1/FVC<70\%$、50%预计值$\leqslant FEV_1<80\%$预计值,有或无慢性咳嗽、咳痰痒状。

Ⅲ级:重度,$FEV_1/FVC<70\%$、30%预计值$\leqslant FEV_1<50\%$预计值,有或无慢性咳嗽、咳痰症状。

Ⅳ级:极重度,$FEV_1/FVC<70\%$、$FEV_1<30\%$预计值或$FEV_1<50\%$预计值,伴慢性呼吸衰竭。

4.COPD病程分期

COPD按病程可分为急性加重期和稳定期,前者指在短期内咳嗽、咳痰、气短和/或喘息加重、脓痰量增多,可伴发热等症状;稳定期指咳嗽、咳痰、气短症状稳定或轻微。

5.并发症

COPD可并发慢性呼吸衰竭、自发性气胸、慢性肺源性心脏病。

(五)实验室及其他检查

1.肺功能检查

肺功能检查是判断气流受限的主要客观指标,对COPD诊断、严重程度评价、疾病进展、预后及治疗反应等有重要意义。第一秒用力呼气容积(FEV_1)占用力肺活量(FVC)的百分比($FEV_1/FVC\%$)是评价气流受限的敏感指标。第一秒用力呼气容积(FEV_1)占预计值百分比($FEV_1\%$预计值),是评估COPD严重程度的良好指标。当$FEV_1/FVC<70\%$及$FEV_1<80\%$预计值者,可确定为不能完全可逆的气流受限。FEV_1的逐渐减少,大致提示肺部疾病的严重程度和疾病进展的阶段。

肺气肿呼吸功能检查示残气量增加,残气量占肺总量的百分比增大,最大通气量低于预计值的80%;第一秒时间肺活量常低于60%;残气量占肺总量的百分比增大,往往超过40%;对阻塞性肺气肿的诊断有重要意义。

2.胸部X线检查

早期胸片可无变化,可逐渐出现肺纹理增粗、紊乱等非特异性改变,肺气肿的典型X线表现为胸廓前后径增大,肋间隙增宽,肋骨平行,膈低平。两肺透亮度增加,肺血管纹理减少或有肺大泡征象。X线检查对COPD诊断特异性不高。

3.动脉血气分析

早期无异常,随病情进展可出现低氧血症、高碳酸血症、酸碱平衡失调等,用于判断呼吸衰竭的类型。

4.其他

COPD合并细菌感染时,血白细胞增高,核左移。痰培养可能检出病原菌。

(六)心理、社会评估

COPD由于病程长、反复发作,每况愈下,给患者带来较重的精神和经济负担,出现焦虑、悲观、沮丧等心理反应,甚至对治疗丧失信心。病情一旦发展到影响工作和会导致患者心理压力增加,生活方式发生改变,也会影响到工作,甚至因无法工作孤独。

二、主要护理诊断及医护合作性问题

(一)气体交换受损

气体交换受损与气道阻塞、通气不足、呼吸肌疲劳、分泌物过多和肺泡呼吸有关。

(二)清理呼吸道无效

清理呼吸道无效与分泌物增多而黏稠、气道湿度减低和无效咳嗽有关。

(三)低效性呼吸型态

低效性呼吸型态与气道阻塞、膈肌变平及能量不足有关。

(四)活动无耐力

活动无耐力与疲劳、呼吸困难、氧供与氧耗失衡有关。

(五)营养失调,低于机体需要量

营养失调,低于机体需要量与食欲降低、摄入减少、腹胀、呼吸困难、痰液增多关。

(六)焦虑

焦虑与健康状况的改变、病情危重、经济状况有关。

三、护理目标

患者痰能咳出,喘息缓解;活动耐力增强;营养得到改善;焦虑减轻。

四、护理措施

(一)一般护理

1.休息和活动

患者采取舒适的体位,晚期患者宜采取身体前倾位,使辅助呼吸肌参与呼吸。发热、咳喘时应卧床休息,视病情安排适当的活动量,活动以不感到疲劳、不加重症状为宜。室内保持合适的温湿度,冬季注意保暖,避免直接吸入冷空气。

2.饮食护理

呼吸功的增加可使热量和蛋白质消耗增多,导致营养不良。应制订出高热量、高蛋白、高维生素的饮食计划。正餐进食量不足时,应安排少量多餐,避免餐前和进餐时过多饮水。餐后避免平卧,有利于消化。为减少呼吸困难,保存能量,患者饭前至少休息30分钟。每天正餐应安排在患者最饥饿、休息最好的时间。指导患者采用缩唇呼吸和腹式呼吸减轻呼吸困难。为促进食欲,提供给患者舒适的就餐环境和喜爱的食物,餐前及咳痰后漱口,保持口腔清洁;腹胀的患者应进软食,细嚼慢咽。避免进食产气的食物,如汽水、啤酒、豆类、马铃薯和胡萝卜等;避免易引起便秘的食物,如油煎食物、干果、坚果等。如果患者通过进食不能吸收足够的营养,可应用管喂饮食或全胃肠外营养。

(二)病情观察

观察咳嗽、咳痰的情况,痰液的颜色、量及性状,咳痰是否顺畅;呼吸困难的程度,能否平卧,与活动的关系,有无进行性加重;患者的营养状况、肺部体征及有无慢性呼吸衰竭、自发性气胸、慢性肺源性心脏病等并发症产生。监测动脉血气分析和水、电解质、酸碱平衡情况。

(三)氧疗的护理

呼吸困难伴低氧血症者,遵医嘱给予氧疗。一般采用鼻导管持续低流量吸氧,氧流量 $1\sim 2$ L/min。对 COPD 慢性呼吸衰竭者提倡进行长期家庭氧疗(LTOT)。LTOT 为持续低流量吸氧它能改变疾病的自然病程,改善生活质量。LTOT 是指一昼夜吸入低浓度氧 15 小时以上,并持续较长时间,使 $PaO_2 \geqslant 8.0$ kPa(60 mmHg),或 SaO_2 升至 90％的一种氧疗方法。LTOT 指征:①$PaO_2 \leqslant 7.3$ kPa(55 mmHg)或 $SaO_2 \leqslant 88\%$,有或没有高碳酸血症。②PaO_2 8.0～7.3 kPa(55～60 mmHg)或 $SaO_2 < 88\%$,并有肺动脉高压、心力衰竭所致的水肿或红细胞增多症(血细胞比容＞0.55)。LTOT 对血流动力学、运动耐力、肺生理和精神状态均会产生有益的影响,从而提高 COPD 患者的生活质量和生存率。

COPD 患者因长期二氧化碳潴留,主要靠缺氧刺激呼吸中枢,如果吸入高浓度的氧,反而会导致呼吸频率和幅度降低,引起二氧化碳潴留。而持续低流量吸氧维持 $PaO_2 \geqslant 9.0$ kPa(60 mmHg),既能改善组织缺氧,也可防止因缺氧状态解除而抑制呼吸中枢。护理人员应密切注意患者吸氧后的变化,如观察患者的意识状态、呼吸的频率及幅度、有无窒息或呼吸停止和动脉血气复查结果。氧疗有效指标:患者呼吸困难减轻、呼吸频率减慢、发绀减轻、心率减慢、活动耐力增加。

(四)用药护理

1.稳定期治疗用药

(1)支气道舒张药:短期应用以缓解症状,长期规律应用预防和减轻症状。常选用 β_2 肾上腺素受体激动剂、抗胆碱药、氨茶碱或其缓(控)释片。

(2)祛痰药:对痰不易咳出者可选用盐酸氨溴索或羧甲司坦。

2.急性加重期的治疗用药

使用支气道舒张药及对低氧血症者进行吸氧外,应根据病原菌类型及药物敏感情况合理选用抗生素治疗。如给予 β 内酰胺类/β 内酰胺酶抑制剂;第二代头孢菌素、大环内酯类或喹诺酮类。如出现持续气道阻塞,可使用糖皮质激素。

3.遵医嘱用药

遵医嘱应用抗生素,支气道舒张药,祛痰药物,注意观察疗效及不良反应。

(五)呼吸功能锻炼

COPD 患者需要增加呼吸频率来代偿呼吸困难,这种代偿多数是依赖于辅助呼吸肌参与呼吸,即胸式呼吸,而非腹式呼吸。然而胸式呼吸的有效性要低于腹式呼吸,患者容易疲劳。因此,护理人员应指导患者进行缩唇呼气、腹式呼吸、膈肌起搏(体外膈神经电刺激)、吸气阻力器等呼吸锻炼,以加强胸、膈呼吸肌肌力和耐力,改善呼吸功能。

1.缩唇呼吸

缩唇呼吸的技巧是通过缩唇形成的微弱阻力来延长呼气时间,增加气道压力,延缓气道塌陷。患者闭嘴经鼻吸气,然后通过缩唇(吹口哨样)缓慢呼气,同时收缩腹部。吸气与呼气时间比为1:2 或 1:3。缩唇大小程度与呼气流量,以能使距口唇15～20 cm 处,与口唇等高点水平的蜡烛火焰随气流倾斜又不至于熄灭为宜。

2.膈式或腹式呼吸

患者可取立位、平卧位或半卧位,两手分别放于前胸部和上腹部。用鼻缓慢吸气时,膈肌最大程度下降,腹肌松弛,腹部凸出,手感到腹部向上抬起。呼气时用口呼出,腹肌收缩,膈肌松弛,膈肌随腹腔内压增加而上抬,推动肺部气体排出,手感到腹部下降。

另外,可以在腹部放置小枕头、杂志或书锻炼腹式呼吸。如果吸气时,物体上升,证明是腹式呼吸。缩唇呼吸和腹式呼吸每天训练3～4次,每次重复8～10次。腹式呼吸需要增加能量消耗,因此指导患者只能在疾病恢复期如出院前进行训练。

(六)心理护理

COPD患者因长期患病,社会活动减少、经济收入降低等方面发生的变化,容易形成焦虑和压抑的心理状态,失去自信,躲避生活。也可由于经济原因,患者可能无法按医嘱常规使用某些药物,只能在病情加重时应用。医护人员应详细了解患者及其家庭对疾病的态度,关心体贴患者,了解患者心理、性格、生活方式等方面发生的变化,与患者和家属共同制订和实施康复计划,定期进行呼吸肌功能锻炼、合理用药等,减轻症状,增强患者战胜疾病的信心;对表现焦虑的患者,教会患者缓解焦虑的方法,如听轻音乐、下棋、做游戏等娱乐活动,以分散注意力,减轻焦虑。

(七)健康指导

1.疾病知识指导

使患者了解COPD的相关知识,识别和消除使疾病恶化的因素,戒烟是预防COPD的重要且简单易行的措施,应劝导患者戒烟;避免粉尘和刺激性气体的吸入;避免和呼吸道感染患者接触,在呼吸道传染病流行期间,尽量避免去人群密集的公共场所。指导患者要根据气候变化,及时增减衣物,避免受凉感冒。学会识别感染或病情加重的早期症状,尽早就医。

2.康复锻炼

使患者理解康复锻炼的意义,充分发挥患者进行康复的主观能动性,制订个体化的锻炼计划,选择空气新鲜、安静的环境,进行步行、慢跑、气功等体育锻炼。在潮湿、大风、严寒气候时,避免室外活动。教会患者和家属依据呼吸困难与活动之间的关系,判断呼吸困难的严重程度,以便合理的安排工作和生活。

3.家庭氧疗

对实施家庭氧疗的患者,护理人员应指导患者和家属做到以下几点。

(1)了解氧疗的目的、必要性及注意事项;注意安全,供氧装置周围严禁烟火,防止氧气燃烧爆炸;吸氧鼻导管需每天更换,以防堵塞,防止感染;氧疗装置定期更换、清洁、消毒。

(2)告诉患者和家属宜采取低流量(氧流量1～2 L/min或氧浓度25%～29%)吸氧,且每天吸氧的时间不宜少于10小时,因夜间睡眠时,部分患者低氧血症更为明显,故夜间吸氧不宜间断;监测氧流量,防止随意调高氧流量。

4.心理指导

引导患者适应慢性病并以积极的心态对待疾病,培养生活乐趣,如听音乐、培养养花种草等爱好,以分散注意力,减少孤独感,缓解焦虑、紧张的精神状态。

五、护理评价

氧分压和二氧化碳分压维持在正常范围内;能坚持药物治疗;能演示缩唇呼吸和腹式呼吸技术;呼吸困难发作时能采取正确体位,使用节能法;清除过多痰液,保持呼吸道通畅;使用控制咳嗽方法;增加体液摄入;减少症状恶化;根据身高和年龄维持正常体重;减少急诊就诊和入院的次数。

(康　岩)

第五节 呼吸衰竭

呼吸衰竭是指各种原因引起的肺通气和/或换气功能严重障碍,以致在静息状态下亦不能维持足够的气体交换,导致低氧血症伴(或不伴)高碳酸血症,进而引起一系列病理生理改变和相应临床表现的综合征。

一、病因与分类

(一)病因

1.气道阻塞性病变

气道-支气道的炎症、痉挛、肿瘤、异物、纤维化瘢痕,如慢性阻塞性肺疾病(COPD)、重症哮喘等引起气道阻塞和肺通气不足,或伴有通气/血流比例失调,导致缺氧和 CO_2 潴留,发生呼吸衰竭。

2.肺组织病变

各种累及肺泡和/或肺间质的病变,如肺炎、肺气肿、严重肺结核、弥漫性肺纤维化、肺水肿、硅沉着病等,均致肺泡减少、有效弥散面积减少、肺顺应性减低、通气/血流比例失调,导致缺氧或合并 CO_2 潴留。

3.肺血管疾病

肺栓塞、肺血管炎等可引起通气/血流比例失调,或部分静脉血未经过氧合直接流入肺静脉,导致呼吸衰竭。

4.胸廓与胸膜病变

胸部外伤造成连枷胸、严重的自发性或外伤性气胸、脊柱畸形、大量胸腔积液或伴有胸膜肥厚与粘连、强直性脊柱炎、类风湿性脊柱炎等,均可影响胸廓活动和肺脏扩张,造成通气减少及吸入气体分布不均,导致呼吸衰竭。

5.神经肌肉疾病

脑血管疾病、颅脑外伤、脑炎以及镇静催眠剂中毒,可直接或间接抑制呼吸中枢。脊髓颈段或高位胸段损伤(肿瘤或外伤)、脊髓灰质炎、多发性神经炎、重症肌无力、有机磷中毒、破伤风以及严重的钾代谢紊乱,均可累及呼吸肌,造成呼吸肌无力、疲劳、麻痹,导致呼吸动力下降而引起肺通气不足。

(二)分类

在临床实践中,通常按动脉血气分析、发病急缓及病理生理的改变进行分类。

1.按照动脉血气分析分类。

(1) I 型呼吸衰竭:即缺氧性呼吸衰竭,血气分析特点是 $PaO_2 < 8$ kPa(60 mmHg), $PaCO_2$ 降低或正常。主要见于肺换气障碍疾病,如严重肺部感染性疾病、间质性肺疾病、急性肺栓塞等。

(2) II 型呼吸衰竭:即高碳酸性呼吸衰竭,血气分析特点是 $PaO_2 < 8$ kPa(60 mmHg),同时伴有 $PaCO_2 > 6.7$ kPa(50 mmHg)。

2.按照发病急缓分类

(1)急性呼吸衰竭:由于某些突发的致病因素,如严重肺疾病、创伤、休克、电击、急性气道阻塞等,使肺通气和/或换气功能迅速出现严重障碍,在短时间内引起呼吸衰竭。

(2)慢性呼吸衰竭:指一些慢性疾病,如COPD、肺结核、间质性肺疾病、神经肌肉病变等,其中以COPD最常见,造成呼吸功能的损害逐渐加重,经过较长时间发展为呼吸衰竭。

3.按照发病机制分类

按照发病机制分类可分为通气性呼吸衰竭和换气性呼吸衰竭,也可分为泵衰竭和肺衰竭。

二、临床表现

(一)呼吸困难

呼吸困难是呼吸衰竭最早出现的症状。多数患者有明显的呼吸困难,可表现为频率、节律和幅度的改变。较早表现为呼吸频率增快,病情加重时出现呼吸困难,辅助呼吸肌活动加强,如三凹征。中枢性疾病或中枢神经抑制性药物所致的呼吸衰竭,表现为呼吸节律改变,如潮式呼吸、比奥呼吸等。

(二)发绀

发绀是缺氧的典型表现。当动脉血氧饱和度低于90%时,可在口唇、指甲出现发绀;严重休克等原因引起末梢循环障碍的患者,即使动脉血氧分压尚正常,也可出现发绀,称作外周性发绀。而真正由于动脉血氧饱和度降低引起的发绀,称作中央性发绀。

(三)精神神经症状

急性缺氧可出现精神错乱、躁狂、昏迷、抽搐等症状。如合并急性二氧化碳潴留,可出现嗜睡、淡漠、扑翼样震颤,以至呼吸骤停。

(四)循环系统表现

多数患者有心动过速;严重低氧血症、酸中毒可引起心肌损害,亦可引起周围循环衰竭、血压下降、心律失常、心搏停止。

(五)消化和泌尿系统表现

严重呼吸衰竭对肝、肾功能都有影响,部分病例可出现丙氨酸氨基转移酶与血浆尿素氮升高;个别病例可出现尿蛋白、红细胞和管型。因胃肠道黏膜屏障功能损伤,导致胃肠道黏膜充血水肿、糜烂渗血或应激性溃疡,引起上消化道出血。

三、诊断要点

除原发疾病和低氧血症及CO_2潴留导致的临床表现外,呼吸衰竭的诊断主要依靠血气分析。而结合肺功能、胸部影像学和纤维支气管镜等检查对于明确呼吸衰竭的原因至为重要。

(一)动脉血气分析

对于判断呼吸衰竭和酸碱失衡的严重程度及指导治疗具有重要意义。

(二)肺功能检测

尽管在某些重症患者,肺功能检测受到限制,但通过肺功能的检测能判断通气功能障碍的性质(阻塞性、限制性或混合性)及是否合并有换气功能障碍,并对通气和换气功能障碍的严重程度进行判断。

（三）胸部影像学检查

胸部影像学检查包括普通 X 线胸片、胸部 CT 和放射性核素肺通气/灌注扫描、肺血管造影等。

（四）纤维支气道镜检查

对于明确大气道情况和取得病理学证据具有重要意义。

四、治疗要点

呼吸衰竭总的治疗原则：加强呼吸支持，包括保持呼吸道通畅、纠正缺氧和改善通气等；呼吸衰竭病因和诱发因素的治疗；加强一般支持治疗和对其他重要脏器功能的监测与支持。

（一）保持呼吸道通畅

保持气道通畅的方法主要：①若患者昏迷应使其处于仰卧位，头后仰，托起下颌并将口打开；②清除气道内分泌物及异物；③若以上方法不能奏效，必要时应建立人工气道。人工气道的建立一般有三种方法，即简便人工气道、气道插管及气道切开。

（二）氧疗

通过增加吸入氧浓度来纠正患者缺氧状态的治疗方法即为氧疗。确定吸氧浓度的原则是保证 PaO_2 迅速提高到 8 kPa（60 mmHg）或血氧饱和度达 90% 以上的前提下，尽量减低吸氧浓度。

（三）增加通气量、改善 CO_2 潴留

1.呼吸兴奋剂

主要适用于以中枢抑制为主、通气量不足引起的呼吸衰竭，对以肺换气功能障碍为主所导致的呼吸衰竭患者，不宜使用。常用的药物有尼可刹米和洛贝林，用量过大可引起不良反应。

2.机械通气

呼吸衰竭时应用机械通气能维持必要的肺泡通气量，降低 $PaCO_2$；改善肺的气体交换效能；使呼吸肌得以休息，有利于恢复呼吸肌功能。

3.病因治疗

如前所述，引起急性呼吸衰竭的原发疾病多种多样，在解决呼吸衰竭本身造成危害的前提下，针对不同病因采取适当的治疗措施十分必要，也是治疗呼吸衰竭的根本所在。

4.一般支持疗法

呼吸衰竭患者由于摄入不足或代谢失衡，往往存在营养不良，需保证充足的营养及热量供给。

五、护理

（一）护理评估

评估患者发病缓急，既往有无慢性肺疾病或与肺疾病相关的住院史。任何可能导致呼吸衰竭的情况都应予以评估。评估患者的临床表现，如呼吸困难程度，是否发绀，有无精神神经症状，是否有心动过速，心律失常；是否有消化道出血等；评估有无异常呼吸音，重点评估患者血气分析结果，血电解质检查结果等。此外，应评估患者的心理－社会状况，呼吸衰竭患者常因呼吸困难产生焦虑或恐惧。由于治疗的需要，患者可能需要接受气道插管或气道切开，进行机械通气治疗，因此加重焦虑情绪。各种监测及治疗仪器也可能加重患者的心理负担。因此应了解患者及其家属对治疗的信心和对疾病的认知程度。

(二)护理措施

1.一般护理

(1)休息与活动:因活动会增加耗氧量,故对明显的低氧血症患者,应限制活动量;活动后不出现呼吸困难、心率增快为宜。协助患者取舒适体位,如半卧位或座位;对呼吸困难明显的患者,嘱其绝对卧床休息。

(2)饮食护理:呼吸衰竭由于呼吸功能增加、发热等因素,导致能量消耗增加,机体代谢处于负平衡。营养支持对于提高呼吸衰竭的抢救成功率及患者生活质量均有重要意义,故抢救时应常规鼻饲高蛋白、高脂肪、低碳水化合物及适量维生素和微量元素的流质饮食,必要时给予静脉高营养。如果可以经口进食,应少食多餐,以提供足够的能量,降低因进食增加的氧消耗。进食时应持续给氧,防止气短和进餐时血氧降低。肠外营养时应注意监测二氧化碳的变换,因为碳水化合物可能会加重高碳酸血症患者的二氧化碳潴留。

2.病情观察

观察患者的呼吸频率、节律和深度,使用辅助呼吸机的情况,呼吸困难的程度。监测生命体征,包括意识状况,重症患者需 24 小时监测血压、心率和呼吸等情况,注意氧饱和度的变化及有无肺性脑病的表现。观察缺氧及二氧化碳潴留的症状和体征,如有无发绀、球结膜水肿、肺部呼吸音及啰音变化;有无心律不齐,有无心力衰竭的症状和体征,尿量及水肿情况。昏迷者应评估瞳孔、肌张力、腱反射及病理反射。及时了解血气分析、尿常规、血电解质等检查结果。在病情观察过程中,有异常情况应及时通知医师。

3.预防受伤

许多因素会导致呼吸衰竭的患者受伤。缺氧和二氧化碳潴留会导致患者意识障碍;气道插管和机械通气可能造成患者气道或肺部的损伤;长期卧床和营养不良可能出现受压部位皮肤的损伤;应用肌肉松弛药物的患者,由于无法自主呼吸、说话和移动也增加了受伤的危险。护理人员应注意观察病患者,防止上述危险因素导致受伤。

4.用药护理

(1)茶碱类、β₂受体激动剂:这些药物能松弛支气道平滑肌,减少气道阻力,改善通气功能,缓解呼吸困难。

(2)呼吸兴奋剂:静脉点滴时速度不宜过快,注意观察呼吸频率、节律、神志变化及动脉血气的变化,以便调节剂量。如出现恶心、呕吐、烦躁、面色潮红、皮肤瘙痒等现象,需要减慢滴速。

(3)禁用镇静催眠药物:Ⅱ型呼吸衰竭的患者常因咳嗽、咳痰、呼吸困难而影响睡眠,缺氧及二氧化碳潴留引起烦躁不安,护理人员在执行医嘱时注意加以判断,禁用对呼吸有抑制作用的镇静催眠药物。

5.氧疗的护理

(1)氧疗的方法:包括鼻导管、鼻塞、面罩、气道内和呼吸机等给氧。①鼻导管或鼻塞吸氧时,其优点为简单、方便;不影响患者进食、咳痰。缺点为氧浓度不恒定,易受患者的呼吸影响,高流量时对局部黏膜有刺激,氧流量不能大于 7 L/min;②面罩:主要包括简单面罩、带储气囊无重复呼吸面罩和文丘里面罩,其优点为吸氧浓度相对稳定,可按需要调节,对鼻黏膜刺激小,缺点为在一定程度上影响患者进食及咳嗽,部分患者不能耐受。

(2)氧疗的观察:由于患者对氧疗反应不同,氧疗过程中,应密切观察氧疗效果,如吸氧后呼吸困难缓解、发绀减轻、心率减慢,表示氧疗有效;临床上必须根据患者血气结果及时调节吸氧流量或浓度,以防止发生氧中毒和二氧化碳麻醉;注意保持吸入氧气的湿化,以免干燥的氧气对呼吸道黏膜及气道黏液栓形成;输送氧气的面罩、导管、气道导管应定期更换消毒,防止交叉感染。

6.机械通气的护理

密切监测病情变化,如患者的意识状况、生命体征、准确记录出入量等;掌握呼吸机的参数,及时分析并解除呼吸机报警的原因;加强气道的护理工作,保持呼吸道通畅;预防并及时发现、处理可能的并发症等。

7.心理护理

由于对病情和预后的顾虑,患者往往会产生恐惧、忧郁心理,极易对治疗失去信心;尤其气道插管或气道切开行机械通气的患者,语言表达及沟通障碍,情绪烦躁,痛苦悲观,甚至产生绝望的心理反应,表现为拒绝治疗或对呼吸机产生依赖心理。多与患者交流,评估患者的焦虑程度;鼓励患者说出或写出引起或加剧焦虑的因素,教会患者自我放松等各种缓解焦虑的办法。如采用缓慢缩唇呼吸、渐进性放松和想象疾病已经好转等方法;向患者解释监护仪、各项操作、异常声音和器械的作用。患者对身边事物或事件的了解,有助于缓解焦虑;对于机械通气的患者,要让患者学会应用手势、写字等非语言沟通方式表达需求,以缓解焦虑、恐惧等心理反应,起到增强患者战胜疾病的信心和改善通气效果的作用。对于严重躁动的患者,可按医嘱应用镇静剂和肌松药物避免"人机对抗"。这些药物可以抑制清醒患者的自主呼吸,保证呼吸机采用最适当的通气方式。

(三)健康指导

1.疾病知识的介绍

向患者讲解疾病发病机制、发展和转归。语言力求通俗易懂。尤其对一些文化程度不高的老年患者应反复讲解。使患者理解康复保健的意义。

2.保健教育

教会患者缩唇呼吸、腹式呼吸、体位引流、有效咳嗽、咳痰的技术,提高患者的自我保健及护理能力,促进康复,延缓肺功能恶化。教会患者及家属合理使用氧疗,不要自行调大或减小氧流量。

3.用药指导

指导患者遵医嘱用药,熟悉药物的剂量、用法和注意事项。

4.生活指导

指导患者制订合理的活动及休息计划。注意增强体质,避免引起呼吸衰竭的各种诱因,教会患者提高预防呼吸道感染的方法,如冷水洗脸等耐寒训练。加强营养,增强体质。避免吸入刺激性气体,劝告吸烟患者戒烟。避免对机体的不良刺激,如劳累、情绪激动等。尽量减少与呼吸道感染者的接触,少去或不去人群拥挤的地方,避免交叉感染的发生。

5.自我病情监测

学会识别病情变化,如咳嗽加剧、痰液增多、色变黄、呼吸困难加重或神志改变,应及早就医。

（康　岩）

第五章

消化内科护理

第一节　反流性食管炎

反流性食管炎(reflux esophagitis,RE),是指胃、十二指肠内容物反流入食管所引起的食管黏膜炎症、糜烂、溃疡和纤维化等病变,甚至引起咽喉、气道等食管以外的组织损害。其发病男性多于女性,男女比例为(2～3)：1,发病率为1.92％。随着年龄的增长,食管下段括约肌收缩力的下降,胃、十二指肠内容物自发性反流,而使老年人反流性食管炎的发病率有所增加。

一、病因与发病机制

(一)抗反流屏障削弱

食管下括约肌是指食管末端3～4 cm长的环形肌束。正常人静息时压力为10～30 mmHg(1.3～4.0 kPa),为一高压带,防止胃内容物反流入食管。由于年龄的增长,机体老化导致食管下括约肌的收缩力下降引起食物反流。一过性食管下括约肌松弛也是反流性食管炎的主要发病机制。

(二)食管清除作用减弱

正常情况下,一旦发生食物的反流,大部分反流物通过1～2次食管自发和继发性的蠕动性收缩将食管内容物排入胃内,即容量清除,剩余的部分则由唾液缓慢地中和。老年人食管蠕动缓慢和唾液产生减少,影响了食管的清除作用。

(三)食管黏膜屏障作用下降

反流物进入食管后,可以凭借食管上皮表面黏液、不移动水层和表面 HCO_3^- 、复层鳞状上皮等构成上皮屏障,以及黏膜下丰富的血液供应构成的后上皮屏障,发挥其抗反流物对食管黏膜损伤的作用。随着机体老化,食管黏膜逐渐萎缩,黏膜屏障作用下降。

二、护理评估

(一)健康史

询问患者的饮食结构及习惯、有无长期服用药物史。

(二)身体评估

1.反流症状

反酸、反食、反胃(指胃内容物在无恶心和不用力的情况下涌入口腔)、嗳气等,多在餐后明显或加重,平卧或躯体前屈时易出现。

2.反流物引起的刺激症状

胸骨后或剑突下烧灼感、胸痛、吞咽困难等。常由胸骨下段向上伸延,常在餐后 1 小时出现,平卧、弯腰或腹压增高时可加重。反流物刺激食管痉挛导致胸痛,常发生在胸骨后或剑突下。严重时可为剧烈刺痛,可放射到后背、胸部、肩部、颈部、耳后,有的酷似心绞痛的特点。

3.其他症状

咽部不适,有异物感、棉团感或堵塞感,可能与酸反流引起食管上段括约肌压力升高有关。

4.并发症

(1)上消化道出血:因食管黏膜炎症、糜烂及溃疡可以导致上消化道出血。

(2)食管狭窄:食管炎反复发作致使纤维组织增生,最终导致瘢痕性狭窄。

(3)Barrett 食管:在食管黏膜的修复过程中,食管-贲门交界处 2 cm 以上的食管鳞状上皮被特殊的柱状上皮取代,称之为 Barrett 食管。Barrett 食管发生溃疡时,又称 Barrett 溃疡。Barrett食管是食管癌的主要癌前病变,其腺癌的发生率较正常人高 30～50 倍。

(三)辅助检查

1.内镜检查

内镜检查是反流性食管炎最准确、最可靠的诊断方法,能判断其严重程度和有无并发症,结合活检可与其他疾病相鉴别。

2.24 小时食管 pH 监测

应用便携式 pH 记录仪在生理状态下对患者进行 24 小时食管 pH 连续监测,可提供食管是否存在过度酸反流的客观依据。在进行该项检查前 3 天,应停用抑酸药与促胃肠动力的药物。

3.食管吞钡 X 线检查

对不愿意接受或不能耐受内镜检查者行该检查。严重患者可发现阳性 X 线征。

(四)心理-社会状况

反流性食管炎长期持续存在,病情反复、病程迁延,因此患者会出现食欲减退,体重下降,导致患者心情烦躁、焦虑;合并消化道出血时会使患者紧张、恐惧。应注意评估患者的情绪状态及对本病的认知程度。

三、常见护理诊断及问题

(一)疼痛

其与胃食管黏膜炎性病变有关。

(二)营养失调:低于机体需要量

其与害怕进食、消化吸收不良等有关。

(三)有体液不足的危险

其与合并消化道出血引起活动性体液丢失、呕吐及液体摄入量不足有关。

(四)焦虑

其与病情反复、病程迁延有关。

（五）知识缺乏

缺乏对反流性食管炎病因和预防知识的了解。

四、诊断要点与治疗原则

（一）诊断要点

临床上有明显的反流症状,内镜下有反流性食管炎的表现,食管过度酸反流的客观依据即可做出诊断。

（二）治疗原则

以药物治疗为主,对药物治疗无效或发生并发症者可做手术治疗。

1.药物治疗

目前多主张采用递减法,即开始使用质子泵抑制剂加促胃肠动力药,迅速控制症状,待症状控制后再减量维持。

（1）促胃肠动力药:目前主要常用的药物是西沙必利。常用量为每次 5～15 mg,每天 3～4 次,疗程 8～12 周。

（2）抑酸药:①H_2 受体拮抗剂（H_2RA）:西咪替丁 400 mg、雷尼替丁 150 mg、法莫替丁 20 mg,每天2 次,疗程 8～12 周。②质子泵抑制剂（PPI）:奥美拉唑 20 mg、兰索拉唑 30 mg、泮托拉唑 40 mg、雷贝拉唑 10 mg 和埃索美拉唑 20 mg,一日 1 次,疗程 4～8 周。③抗酸药:仅用于症状轻、间歇发作的患者作为临时缓解症状用。反流性食管炎有并发症或停药后很快复发者,需要长期维持治疗。H_2RA、西沙必利、PPI 均可用于维持治疗,其中以 PPI 效果最好。维持治疗的剂量因患者而异,以调整至患者无症状的最低剂量为合适剂量。

2.手术治疗

手术为不同术式的胃底折叠术。手术指征:①严格内科治疗无效;②虽经内科治疗有效,但患者不能忍受长期服药;③经反复扩张治疗后仍反复发作的食管狭窄;④确证由反流性食管炎引起的严重呼吸道疾病。

3.并发症的治疗

（1）食管狭窄:大部分狭窄可行内镜下食管扩张术治疗。扩张后予以长程 PPI 维持治疗可防止狭窄复发。少数严重瘢痕性狭窄需行手术切除。

（2）Barrett 食管:药物治疗是预防 Barrett 食管发生和发展的重要措施,必须使用 PPI 治疗及长期维持。

五、护理措施

（一）一般护理

为减少平卧时及夜间反流可将床头抬高 15～20 cm。避免睡前 2 小时内进食,白天进餐后亦不宜立即卧床。应避免食用使食管下括约肌压力降低的食物和药物,如高脂肪、巧克力、咖啡、浓茶及硝酸甘油、钙拮抗剂等。应戒烟及禁酒。减少一切影响腹压增高的因素,如肥胖、便秘、紧束腰带等。

（二）用药护理

遵医嘱给予药物治疗,注意观察药物的疗效及不良反应。

1.H₂受体拮抗剂

药物应在餐中或餐后即刻服用,若需同时服用抗酸药,则两药应间隔 1 小时以上。若静脉给药应注意控制速度,过快可引起低血压和心律失常。西咪替丁对雄性激素受体有亲和力,可导致男性乳腺发育、阳痿及性功能紊乱,应做好解释工作。该药物主要通过肾排泄,用药期间应监测肾功能。

2.质子泵抑制剂

奥美拉唑可引起头晕,应嘱患者用药期间避免开车或做其他必须高度集中注意力的工作。兰索拉唑的不良反应包括荨麻疹、皮疹、瘙痒、头痛、口苦、肝功能异常等,轻度不良反应不影响继续用药,较严重时应及时停药。泮托拉唑的不良反应较少,偶可引起头痛和腹泻。

3.抗酸药

该药在饭后 1 小时和睡前服用。服用片剂时应嚼服,乳剂给药前应充分摇匀。

抗酸剂应避免与奶制品、酸性饮料及食物同时服用。

(三)饮食护理

(1)指导患者有规律地定时进餐,饮食不宜过饱,选择营养丰富,易消化的食物。避免摄入过咸、过甜、过辣的刺激性食物。

(2)制订饮食计划:与患者共同制订饮食计划,指导患者及家属改进烹饪技巧,增加食物的色、香、味,刺激患者食欲。

(3)观察并记录患者每天进餐次数、量、种类,以了解其摄入营养素的情况。

六、健康指导

(一)疾病知识的指导

向患者及家属介绍本病的有关病因,避免诱发因素。保持良好的心理状态,平时生活要有规律,合理安排工作和休息时间,注意劳逸结合,积极配合治疗。

(二)饮食指导

指导患者加强饮食卫生和饮食营养,养成有规律的饮食习惯;避免过冷、过热、辛辣等刺激性食物及浓茶、咖啡等饮料;嗜酒者应戒酒。

(三)用药指导

根据病因及病情进行指导,嘱患者长期维持治疗,介绍药物的不良反应,如有异常及时复诊。

(张　娣)

第二节　慢性胃炎

慢性胃炎是由不同原因引起的胃黏膜慢性炎症。病变可局限于胃的一部分(常见于胃窦部),也可累及整个胃部。慢性胃炎一般可分为慢性浅表性胃炎、慢性萎缩性胃炎两大类,前者是慢性胃炎中最常见的一种,占 60%～80%,后者则由于易发生癌变而受到人们的关注。慢性胃炎的发病率随年龄增长而增加。

一、护理要点

合理应用药物,及时对症处理;戒除烟酒嗜好,养成良好的饮食习惯;做好健康指导,保持良好心理状态;重视疾病变化,定期检查随访。

二、护理措施

(1)慢性胃炎的患者应立即解除疲劳的工作状态而加强休息,必要时卧床休息。患者应撇开一切烦恼,保持安详、乐观的人生态度。周围环境应保持清洁、卫生和安静。可以听一点轻音乐,将有助于慢性胃炎的康复。

(2)改变不规律进食、过快进食或暴饮暴食等不良习惯,养成定时、定量规律进食的好习惯。进食宜细嚼慢咽,使食物与唾液充分混合,减少对胃黏膜的刺激。

(3)停止进食过冷、过烫、辛辣、高钠、粗糙的食物。患者最好以细纤维素,易消化的面食为主食。

(4)慢性胃炎的患者必须彻底戒除烟酒,最好也不要饮用浓茶。

(5)停止服用水杨酸类药物。对胃酸减少或缺乏者,可适当喝米醋。

三、用药及注意事项

(一)保护胃黏膜

1.硫糖铝

它能与胃黏膜中的黏蛋白结合,形成一层保护膜,是一种很好的胃黏膜保护药。同时,它还可以促进胃黏膜的新陈代谢。每次 10 g,每天 3 次。

2.生胃酮

生胃酮能促使胃黏液分泌增加和胃黏膜上皮细胞寿命延长,从而形成保护黏膜的屏障,增强胃黏膜的抵抗力。每次 50~100 mg,每天 3 次,对高血压患者不宜应用。

3.胃膜素

胃膜素为猪胃黏膜中提取的抗胃酸多糖质,遇水变为具有附着力的黏浆,附贴于胃黏膜而起保护作用,并有制酸作用。每次 2~3 g,每天 3 次。

4.麦滋林-S 颗粒

此药具有胃黏膜保护功能,最大的优点是不被肠道吸收入血,故几乎无任何不良反应。每次 0.67 g,每天 3 次。

(二)调整胃运动功能

1.甲氧氯普胺

甲氧氯普胺能抑制延脑的催吐化学感受器,有明显的镇吐作用;同时能调整胃窦功能,增强幽门括约肌的张力,防止和减少碱性反流。每次 5~10 mg,每天 3 次。

2.多潘立酮

多潘立酮作用较胃复安强而不良反应少,且不透过血-脑屏障,不会引起锥体外系反应,是目前较理想的促进胃蠕动的药物。每次 10~20 mg,每天 3 次。

3.西沙比利

西沙比利作用类似多潘立酮,但不良反应更小,疗效更好。每次 5 mg,每天 3 次。

(三)抗酸或中和胃酸

1.甲氰咪胍

它能使基础胃酸分泌减少约 80％,使各种刺激引起的胃酸分泌减少约 70％。每次 200 mg,每天 3 次。

2.西咪替丁

西咪替丁作用比较温和,而且能符合胃的生理功能,是比较理想的治疗胃酸增多的慢性浅表性胃炎的药物。每次 400 mg,每天 3 次。

(四)促胃酸分泌

1.卡泥汀

卡泥汀能促进胃肠功能,使唾液、胃液、胆液、胰液及肠液等的分泌增加,从而加强消化功能,有利于低酸的恢复。

2.多酶片

每片内含淀粉酶 0.12 g、胃蛋白酶 0.04 g、胰酶 0.12 g,作用也是加强消化功能。每次 2 片,每天 3 次。

(五)抗感染

1.庆大霉素

庆大霉素口服每次 4 万 U,每天 3 次;对于治疗诸如上呼吸道炎症、牙龈炎、鼻炎等慢性炎症,有较快较好的疗效。

2.德诺(De-Nol)

其主要成分是胶体次枸橼酸铋,具有杀灭幽门螺杆菌的作用。每次 240 mg,每天 2 次。服药时间最长不得超过 3 个月,因为久服胶体铋,有引起锥体外系中毒的危险。

3.三联疗法

三联疗法即胶体枸橼酸铋＋甲硝唑＋四环素或羟氨苄青霉素,是当前根治幽门螺杆菌的最佳方案,根治率可达 96％。用法:德诺每次 240 mg,每天 2 次;甲硝唑每次 0.4 g,每天 3 次;四环素每次 500 mg,每天 4 次;羟氨苄青霉素每次 1.0 g,每天 4 次。此方案连服 14 天为 1 个疗程。

四、健康指导

慢性胃炎由于病程较长,治疗进展缓慢,而且可能反复发作,所以患者常有严重焦虑,而焦虑不安、精神紧张,又是慢性胃炎病情加重的重要因素之一。如此恶性循环,必将严重影响慢性胃炎的治疗。因此,对患者进行心理疏导治疗,往往能收到良好的效果。告诫患者生活要有规律,保持乐观情绪;饮食应少食多餐,戒烟酒,以清淡无刺激性易消化为宜;禁用或慎用阿司匹林等可致溃疡的药物;定期复诊,如上腹疼痛节律发生变化或出现呕血、黑便时应立即就医。

(张 娣)

第三节 消化性溃疡

消化性溃疡是一种常见的胃肠道疾病,简称溃疡病,通常指发生在胃或十二指肠球部的溃疡,并分别称之为胃溃疡或十二指肠溃疡。事实上,本病可以发生在与酸性胃液相接触的其他胃肠道部位,包括食管下端、胃肠吻合术后的吻合口及其附近的肠襻,以及含有异位胃黏膜的Meckel 憩室。

消化性溃疡是一组常见病、多发病,人群中患病率高达 5%～10%,严重危害人们的健康。本病可见于任何年龄,以 20～50 岁为多,占 80%,10 岁以下或 60 岁以上者较少。胃溃疡(GU)常见于中年和老年人,男性多于女性,二者之比约为 3∶1。十二指肠球部溃疡(DU)多于胃溃疡,患病率是胃溃疡的 5 倍。

一、病因及发病机制

消化性溃疡病因和发病机制尚不十分明确,学说甚多,归纳起来有三个方面:损害因素的作用,即化学性、药物性等因素的直接破坏作用;保护因素的减弱;易感及诱发因素(遗传、性激素、工作负荷等)。目前认为胃溃疡多以保护因素减弱为主,而十二指肠球部溃疡则以损害因素的作用为主。

(一)损害因素作用

1.胃酸及胃蛋白酶分泌异常

31%～46%的 DU 患者胃酸分泌率高于正常高限(正常男 11.6～60.6 mmol/h,女 8.0～40.1 mmol/h)。因胃蛋白酶原随胃酸分泌,故患者中胃蛋白酶原分泌增加的百分比大致与胃酸分泌增加的百分比相同。

多数 GU 患者酸分泌率正常或低于正常,仅少数患者(如卓-艾综合征)酸分泌率高于正常。虽然如此,并不能排除胃酸及胃蛋白酶是某些 GU 的病因。通常认为在胃酸分泌高的溃疡患者中,胃酸和胃蛋白酶是导致发病的重要因素。

基础胃酸分泌增加可由下列因素所致:①胃泌素分泌增加(卓-艾综合征等)。②乙酰胆碱刺激增加(迷走神经功能亢进)。③组织胺刺激增加(系统性肥大细胞病或嗜碱性粒细胞白血病)。

2.药物性因素

阿司匹林、糖皮质激素、非类固醇抗炎药等可直接破坏胃黏膜屏障,被认为与消化性溃疡的发病有关。

3.胆汁及胰液反流

胆酸、溶血卵磷脂及胰酶是引起一些消化性溃疡的致病因素,尤其见于某些 GU。这些 GU患者幽门括约肌功能不全,胆汁和/或胰酶反流入胃造成胃炎,继发 GU。

胆汁及胰液损伤胃黏膜的机制可能是改变覆盖上皮细胞表面的黏液,损伤胃黏膜屏障,使黏膜更易受胃酸和胃蛋白酶的损害。

(二)保护因素减弱

1.黏膜防护异常

胃黏膜屏障由黏膜上皮细胞顶端的一层脂蛋白膜所组成,使黏膜免受胃内容损伤或在损伤后迅速地修复。黏液的分泌减少或结构异常均能使凝胶层黏液抵抗力减弱。胃黏膜血流减少导致细胞损伤与溃疡。胃黏膜缺血是严重内、外科疾病患者发生急性胃黏膜损伤的直接原因。胃小弯处易发溃疡可能与其侧支血管较少有关。黏膜碳酸氢盐和前列腺素分泌减少亦可使黏膜防御功能降低。

2.胃肠道激素

胃肠道黏膜与胰腺的内分泌细胞分泌多种肽类和胺类胃肠道激素(胰泌素、胆囊收缩素、血管活性肠肽、高血糖素、肠抑胃肽、生长抑素、前列腺素等)。它们具有一定生理作用,主要参与食物消化过程,调节胃酸/胃蛋白酶分泌,并能营养和保护胃肠黏膜,一旦这些激素分泌和调节失衡,即易产生溃疡。

(三)易感及诱发因素

1.遗传倾向

消化性溃疡有相当高的家族发病率。曾有报道20%～50%的患者有家族史,而一般人群的发病率仅为5%～10%。许多临床调查研究表明,DU患者的血型以"O"型多见,消化性溃疡伴并发症者也以"O"型多见,这与50%DU患者和40%GU患者不分泌ABH血型物质有关。DU与GU的遗传易感基因不同。提示GU与DU是两种不同的疾病。GU患者的子女患GU风险为一般人群的3倍,而DU患者的子女的风险则并不比一般人群高。曾有报道62%的儿童DU患者有家族史。消化性溃疡的遗传因素还直接表现为某些少见的遗传综合征。

2.性腺激素因素

国内报道消化性溃疡的男女性别比为(3.9～8.5):1,这种差异被认为与性激素作用有关。女性激素对消化道黏膜具有保护作用。生育期妇女罹患消化性溃疡明显少于绝经期后妇女,妊娠期妇女的发病率亦明显低于非妊娠期。现认为女性性腺激素,特别是孕酮,能阻止溃疡病的发生。

3.心理-社会因素

研究认为,消化性溃疡属于心理生理疾病的范畴,特别是DU与心理社会因素的关系尤为密切。与溃疡病的发生有关的心理社会因素主要:

(1)长期的精神紧张:不良的工作环境和劳动条件,长期的脑力活动造成的精神疲劳,加之睡眠不足,缺乏应有的休息和调节导致精神过度紧张。

(2)强烈的精神刺激:重大的生活事件,生活情景的突然改变,社会环境的变迁,如丧偶、离婚、自然灾害、战争动乱等造成的心理应激。

(3)不良的情绪反应:指不协调的人际关系,工作生活中的挫折,无所依靠而产生的心理上的"失落感"和愤怒、抑郁、忧虑、沮丧等不良情绪。消化系统是情绪反应的敏感器官系统,所以这些心理社会因素就会在其他一些内外致病因素的综合作用下,促使溃疡病的发生。

4.个性和行为方式

个性特点和行为方式与本病的发生也有一定关系,它既可作为本病的发病基础,又可改变疾病的过程,影响疾病的转归。溃疡病患者的个性和行为方式有以下几个特点:

(1)竞争性强,雄心勃勃。有的人在事业上虽取得了一定成就,但其精神生活往往过于紧张,即使在休息时,也不能取得良好的精神松弛。

(2)独立和依赖之间的矛盾,生活中希望独立,但行动上又不愿吃苦,因循守旧、被动、顺从、缺乏创造性、依赖性强,因而引起心理冲突。

（3）情绪不稳定，遇到刺激，内心情感反应强烈，易产生挫折感。

（4）惯于自我克制。情绪虽易波动，但往往喜怒不形于色，即使在愤怒时，也常常是"怒而不发"，情绪反应被阻抑，导致更为强烈的自主神经系统功能紊乱。

（5）其他。性格内向、孤僻、过分关注自己、不好交往、自负、焦虑、易抑郁、事无巨细、刻求井井有条等。

5.吸烟

吸烟与溃疡发病是否有关，尚不明确。但流行病学研究发现溃疡患者中吸烟比例较对照组高；吸烟量与溃疡病流行率呈正相关；吸烟者死于溃疡病者比不吸烟者多；吸烟者的 DU 较不吸烟者难愈合；吸烟者的 DU 复发率比不吸烟者高。吸烟与 GU 的发病关系则不清楚。

6.酒精及咖啡饮料

两者都能刺激胃酸分泌，但缺乏引起胃、十二指肠溃疡的确定依据。

二、症状和体征

（一）疼痛

溃疡疼痛的确切机制尚不明确。较早曾提出胃酸刺激是溃疡疼痛的直接原因。因溃疡疼痛发生于进餐后一段时期，此时胃内胃酸浓度达到最高水平。然而，以酸灌注溃疡病患者却不能诱发疼痛；"酸理论"亦不能解释十二指肠溃疡疼痛。由于溃疡痛与胃内压力的升高同步，故胃壁肌紧张度增高与十二指肠球部痉挛均被认为是溃疡痛的原因。溃疡周围水肿与炎症区域的肌痉挛，或溃疡基底部与胃酸接触可引起持续烧灼样痛。给溃疡病患者服用安慰剂，发现其具有与抗酸剂同样的缓解疼痛疗效，进食在有些患者反而会加重疼痛，因此溃疡疼痛的另一种机制可能与胃、十二指肠运动功能异常有关。

1.疼痛的性质与强度

溃疡痛常为绞痛、针刺样痛、烧灼样痛和钻痛，也可仅为烧灼样感或类似饥饿性胃收缩感以至难与饥饿感相区别。疼痛的程度因人而异，多数呈钝痛，可忍受，无须立即停止工作。老年人感觉迟钝，疼痛往往较轻。少数则剧痛，需使用止痛剂才可缓解。约 10% 的患者在病程中不觉疼痛，直至出现并发症时才被诊断，故被称之为无痛性溃疡。

2.疼痛的部位和放射

无并发症的 GU 的疼痛部位常在剑突下或上腹中线偏左；DU 多在剑突下偏右，范围较局限。疼痛常不放射。一旦发生穿透性溃疡或溃疡穿孔，则疼痛向背部、腹部其他部位，甚至肩部放射。有报道在一些吸烟的溃疡病患者，疼痛可向左下胸放射，类似心绞痛，称为胃心综合征。患者戒烟和溃疡治愈后，左下胸痛即消失。

3.疼痛的节律性

消化性溃疡病中一项最特别的表现是疼痛的出现与消失呈节律性，这与胃的充盈和排空有关。疼痛常与进食有明显关系。GU 疼痛多在餐后 0.5～2.0 小时出现，至下餐前消失，即有"进食→疼痛→舒适"的规律。DU 疼痛多在餐后 3～4 小时出现，进食后可缓解，即有"进食→舒适→疼痛"的规律。疼痛还可出现在晚间睡前或半夜痛醒，称为夜间痛。

4.疼痛的周期性

消化性溃疡的疼痛发作可延续数天或数周后自行缓解，称为溃疡痛小周期。每逢深秋至冬春季节交替时疼痛发作，构成溃疡痛的大周期。溃疡病病程的周期性原因不明，可能与机体全身反应,特别是神经系统兴奋性的改变有关,也与气候变化和饮食失调有关。一般饮食不当,情绪波动,气候突变等可加重疼痛;进食、饮牛奶、休息、局部热敷、服制酸药物可缓解疼痛。

(二)胃肠道症状

1.恶心、呕吐

溃疡病的呕吐为胃性呕吐,属反射性呕吐。呕吐前常有恶心且与进食有关。但恶心与呕吐并非是单纯性胃、十二指肠溃疡的症状。消化性溃疡患者发生呕吐很可能伴有胃潴留或与幽门附近溃疡刺激有关。刺激性呕吐于进食后迅速发生,患者在呕吐大量胃内容物后感觉轻松。幽门梗阻胃潴留所致呕吐很可能发生于清晨,呕吐物中含有隔宿的食物,并带有酸馊气味。

2.嗳气与胃灼热

(1)嗳气可见于溃疡病患者,此症状无特殊意义。多见于年轻的DU患者,可伴有幽门痉挛。

(2)胃灼热(亦称烧心)是位于心窝部或剑突后的发热感,见于60%~80%溃疡病患者,患者多有高酸分泌。可在消化性溃疡发病之前多年发生。胃灼热与溃疡痛相似,有在饥饿时与夜间发生的特点,且同样具有节律性与周期性。胃灼热发病机制仍有争论,目前多认为是由于反流的酸性胃内容物刺激下段食管的黏膜引起。

3.其他消化系统症状

消化性溃疡患者食欲一般无明显改变,少数有食欲亢进。由于疼痛常与进食有关,往往不敢多食。有些患者因长期疼痛或并发慢性胃、十二指肠炎,胃分泌与运动功能减退,导致食欲减退,这较多见于慢性GU。有些DU患者有周期性唾液分泌增多,可能与迷走神经功能亢进有关。

痉挛性便秘是消化性溃疡常见症状之一,但其原因与溃疡病无关,而与迷走神经功能亢进,严重偏食使纤维食物摄取过少以及药物(铝盐、铋盐、钙盐、抗胆碱能药)的不良反应有关。

(三)全身性症状

除胃肠道症状外,患者可有自主神经功能紊乱的症状,如缓脉、多汗等。久病更易出现焦虑、抑郁和失眠等精神症状。疼痛剧烈影响进食者可有消瘦及贫血。

三、并发症

约1/3的消化性溃疡患者病程中出现出血、穿孔或梗阻等并发症。

(一)出血

出血是消化性溃疡最常见的并发症,见于15%~20%的DU和10%~15%GU患者。它标志着溃疡病变处于高度活动期。发生出血的危险率与病期长短无关,1/4~1/3患者发生出血时无溃疡病史。出血多见于寒冷季节。

出血是溃疡腐蚀血管所致。急性出血最常见现象为黑便和呕血。仅50~75 mL的少量出血即可表现为黑便。GU者大量出血时有呕血伴黑便。DU则多为黑便,量多时反流入胃亦可表现为呕血。如大量血流快速通过胃肠道,粪色则为暗红或酱色。大量出血导致急性循环血量下降,出现体位性心动过速、血压脉压减小和直立性低血压,严重者发生休克。

(二)穿孔

溃疡严重,穿破浆膜层可致:十二指肠内容物经过溃疡穿孔进入腹膜腔即游离穿孔;溃疡侵蚀穿透胃、十二指肠壁,但被胰、肝、脾等实质器官所封闭而不形成游离穿孔;溃疡扩展至空腔脏器如胆总管、胰管、胆囊或肠腔形成瘘管。

6%~11%的DU和2%~5%的GU患者发生游离穿孔,甚至以游离穿孔为起病方式。老年男性及服用非类固醇抗炎药者较易发生游离穿孔。十二指肠前壁溃疡容易穿孔,偶有十二指肠后壁溃疡穿孔至小网膜囊引起背痛而非弥漫性腹膜炎症。GU 穿孔多位于小弯处。

游离穿孔的特点为突然出现、发展很快,有持续的剧烈疼痛。痛始于上腹部,很快发展为全腹痛,活动可加剧,患者多取仰卧不动的体位。腹部触诊压痛明显,腹肌广泛板样强直。由于体液向腹膜腔内渗出,常有血压降低、心率加快、血液浓缩及白细胞增高,而少有发热。16%患者血清淀粉酶轻度升高。75%患者的直立位胸腹部 X 线可见游离气体。经鼻胃管注入 400～500 mL空气或碘造影剂后摄片,更易发现穿孔。

有时,游离穿孔的临床表现可不典型:如穿孔很快闭合,腹腔细菌污染很轻,临床症状可很快自动改善;老年或有神经精神障碍者,腹痛及腹部体征不明显,仅表现为原因不明的休克;体液缓慢渗漏入腹膜腔而集积于右结肠旁沟,临床表现似急性阑尾炎。

溃疡穿孔至胰腺者通常有难治性溃疡疼痛。十二指肠后壁穿透者血清淀粉酶及脂酶水平可升高。偶尔,穿孔可引起瘘管,如十二指肠穿孔至胆总管瘘管,胃溃疡穿通至结肠或十二指肠瘘管。

穿孔死亡率为 5%～15%,而靠近贲门的高位胃溃疡的死亡率更高。

(三)幽门梗阻

约 5%DU 和幽门溃疡患者出现幽门梗阻。梗阻由水肿、平滑肌痉挛、纤维化或诸种因素合并所致,梗阻多为溃疡病后期表现。消化性溃疡并发梗阻的死亡率为 7%～26%。

由于梗阻使胃排空延缓,患者常出现恶心、呕吐、上腹部饱满、胀气、食欲减退、早饱、畏食和体重明显下降。上腹痛经呕吐后可暂时缓解。呕吐多在进食后 1 小时或更长时间后出现,吐出量大,为不含胆汁的未消化食物,此种症状可持续数周至数月。体格检查可见血容量不足征象(低血压、心动过速、皮肤黏膜干燥),上腹部蠕动波及胃部振水音。

实验室检查常有血液浓缩、肾前性氮质血症等血容量不足征象及呕吐引起的低钾低氯代谢性碱中毒。若体重丧失明显,可出现低蛋白血症。

(四)癌变

少数 GU 发生癌变,发生率不详。凡 45 岁以上患者,内科积极治疗无效者以及营养状态差、贫血、粪便隐血试验持续阳性者均应做钡餐、纤维胃镜检查及活组织病理检查,以尽早发现癌变。

四、检查

(一)血清胃泌素含量

放免法检测胃泌素可检出卓-艾综合征及其他高胃酸分泌性消化性溃疡。未服过大剂量的抗酸剂、H_2 受体拮抗剂或质子泵抑制剂等药者,如空腹血清胃泌素水平>200 pg/mL,应测定胃酸分泌量,以明确是否由于恶性贫血、萎缩性胃炎、胃癌或迷走神经切除等因素胃泌素反馈性增高。血清胃泌素含量及基础酸排量均增加仅见于少数疾病。测定静脉注射胰泌素后的血清胃泌素浓度,有助于确诊诊断不明的卓-艾综合征。

(二)胃酸分泌试验方法

胃酸分泌试验方法是在透视下将胃管置入胃内,管端位于胃窦,以吸引器吸取胃液,测定每次吸取的胃液量及酸浓度。健康人胃酸分泌量见表 5-1。GU 的酸排量与正常人相似,而 DU 则空腹和夜间均维持较高水平。胃酸分泌幅度在正常人和消化性溃疡患者之间重叠,GU 与 DU 之间亦有重叠,故胃酸分泌检查对溃疡病的定性诊断意义不大。对缺乏胃酸的溃疡病,应疑有癌变；胃酸很高，基础酸排量和最高酸排量明显增高，则提示胃泌素瘤可能。

表 5-1　健康男女性正常胃酸分泌的高限及低限值

	基础(mmol/h)	最高(mmol/h)	最大(mmol/h)	基础/最大(mmol/h)
男性(N=172)高限值	10.5	60.6	47.7	0.31
男性(N=172)低限值	0	11.6	9.3	0
女性(N=76)高限值	5.6	40.1	31.2	0.29
女性(N=76)低限值	0	8.0	5.6	0

(三)X线钡餐检查

X线钡餐检查是确定诊断的有效方法，尤其对临床表现不典型者。消化性溃疡在X线征象上出现形态和功能的改变，即直接征象与间接征象。由钡剂充填溃疡形成龛影为直接征象，是最可靠的诊断依据。溃疡病周围组织的炎性病变与局部痉挛产生钡餐检查时的局部压痛或激惹现象及溃疡愈合形成瘢痕收缩使局部变形均属于间接征象。

(四)纤维胃镜检查

胃镜检查对消化性溃疡的诊断和鉴别诊断有很大价值。该检查可以发现X线所难以发现的浅小溃疡，确切地判断溃疡的部位、数目、大小、深浅、形态及病期(活动期、愈合期、瘢痕期)，对随访溃疡的过程和判定治疗的效果有价值。胃镜检查还可在直视下作胃黏膜活组织检查等，故对溃疡良性、恶性的鉴别价值较大。

(五)粪便隐血试验

溃疡活动期，溃疡面有微量出血，粪隐血试验大都阳性，治疗1～2周后多转为阴性。如持续阳性，则疑有癌变。

(六)幽门螺杆菌(HP)感染检查

近来HP在消化性溃疡发病中的重要作用备受重视。我国人群中HP感染率为40%～60%。HP在GU和DU中的检出率更是分别高达70%～80%和90%～100%。诊断HP方法有多种：①直接从活检胃黏膜中细菌培养、组织涂片或切片染色查HP。②用尿素酶试验、^{14}C尿素呼吸试验、胃液尿素氮检测等方法测定胃内尿素酶活性。③血清学查抗HP抗体。④聚合酶链式反应技术查HP。

五、护理

(一)护理观察

1.腹痛

观察腹痛的部位、性质、强度，有无放射痛，与进食、服药的关系，腹痛有无周期性。

2.呕吐

观察呕吐物性质、气味、量、颜色、呕吐次数及与进食关系，注意有无因呕吐而致脱水和低钾、低钠血症以及低氯性碱中毒。

3.呕血和黑粪

观察呕血、便血的量、次数和性质。注意出血前有无恶心、呕吐、上腹不适、血中是否混有食物，以便与咯血相区别。半数以上溃疡出血者有38.5℃以下的低热，持续时间与出血时间一致，可作为出血活动的一个标志，故应每天多次测体温。

4.穿孔

由于老年人常有其他慢性病,穿孔时腹痛、腹肌紧张不明显,可无显著压痛和反跳痛,常易误诊,死亡率高,应予密切观察生命体征和腹部情况。

5.幽门梗阻观察以下情况可了解胃潴留程度

餐后 4 小时后胃液量(正常<300 mL),禁食 12 小时后胃液量(正常<200 mL),空腹胃注入 750 mL 生理盐水 30 分钟后胃液量(正常<400 mL)。

6.其他

注意观察有无影响溃疡愈合的焦虑和忧郁、饮食不节、熬夜、过度劳累、服药不正规,服用阿司匹林和肾上腺皮质激素、吸烟等。

(二)常规护理

1.休息

消化性溃疡属于典型的心身疾病,心理-社会因素对发病起着重要作用。因此,规律的生活和劳逸结合的工作安排,无论在本病的发作期或缓解期都十分重要。休息是消化性溃疡基本和重要的护理。休息包括精神休息和躯体休息。病情轻者可边工作边治疗,较重者应卧床数天至 2 周,继之休息 1~2 个月。平卧休息时胆汁反流明显减少,对胃溃疡患者有利。另外应保证充足的睡眠,服用适量镇静剂。

2.戒烟、酒及其他嗜好品

吸烟者,消化性溃疡的发病率较不吸烟者多。吸烟可使溃疡恶化或延迟溃疡愈合。吸烟会削弱十二指肠液中和胃酸的能力,还能引起十二指肠液反流入胃。患者戒烟后溃疡症状明显改善。有研究认为就 DU 患者而言,戒烟比服甲氰咪胍更重要。

酒精能损坏胃黏膜屏障引起胃炎而加重症状,延迟愈合。此外,还能减弱胰泌素对胰外分泌腺分泌水和碳酸氢根的作用,降低了胰液中和胃酸的能力。临床观察也显示消化性溃疡患者停止饮酒后症状减轻,故应劝患者戒酒。

咖啡等物质能刺激胃酸与胃蛋白酶分泌,还可使胃黏膜充血,加剧溃疡病症状。故应不饮或少饮咖啡、可口可乐、茶、啤酒等。

3.饮食

饮食护理是消化性溃疡病治疗的重要组成部分。饮食护理的目的是减轻机械性和化学性刺激、缓解和减轻疼痛。合理营养有利改善营养状况、纠正贫血,促进溃疡愈合,避免发生并发症。

(三)饮食护理原则

1.宜少量多餐,定时,定量进餐

每天 5~7 餐,每餐量不宜过饱,约为正常量的 2/3。因少量多餐可中和胃酸,减少胃酸对溃疡面的刺激,又可供给足够营养。少量多餐在急性消化性溃疡时更为适宜。

2.宜选食营养价值高、质软而易于消化的食物

如牛奶、鸡蛋、豆浆、鱼、嫩的瘦猪肉等食物,经加工烹调变得细软易消化,对胃肠无刺激。同时注意补充足够的热量及蛋白质和维生素。

3.蛋白质、脂肪、碳水化合物的供给要求

蛋白质按每天每千克体重 1~1.5 g 供给;脂肪按每天 70~90 g 供给,选择易消化吸收的乳融状脂肪(如奶油、牛奶、蛋黄、黄油、奶酪等),也可用适量的植物油,碳水化合物按每天 300~350 g 供给。选择易消化的糖类如粥、面条、馄饨等,但蔗糖不宜供给过多,否则可使胃酸增加,且易胀气。

4.避免化学性和机械性刺激的食物

化学刺激性的食物有咖啡、浓茶、可可、巧克力等这些食物可刺激胃酸分泌增加;机械性刺激的食物有油炸猪排、花生米、粗粮、芹菜、韭菜、黄豆芽等,这些食物可刺激胃黏膜表面血管和溃疡面。总之溃疡病患者不宜吃过咸、过甜、过酸、过鲜、过冷、过热及过硬的食物。

5.食物烹调必须切碎制烂

食物烹调必须切碎制烂可选用蒸、煮、余、烧、烩、焖等的烹调方法。不宜采用爆炒、滑溜、干炸、油炸、生拌、烟熏、腌腊等烹调方法。

6.必须预防便秘

溃疡病饮食中含粗纤维少,食物细软,易引起便秘,宜经常吃些润肠通便的食物如果子冻、果汁、菜汁等,可预防便秘。

溃疡病急性发作或出血刚停止后,进流质饮食,每天 6～7 餐。无消化道出血且疼痛较轻者宜进厚流质或少渣半流,每天 6 餐。病情稳定、自觉症状明显减轻或基本消失者,每天 6 餐细软半流质。基本愈合者每天 3 餐普食加 2 餐点心,不宜进食油煎、炸和粗纤维多的食物。

出现呕血、幽门梗阻严重或急性穿孔均应禁食。

(四)心理护理

在治疗护理过程中应注重教育,应把防病治病的基本知识介绍给患者,如让患者注意避免精神紧张和不良情绪的刺激,注意精神卫生,注意锻炼身体、增强体质、培养良好的生活习惯,生活有规律,注意劳逸结合,节制烟酒,慎用对胃黏膜有损害的药物等,使患者了解本病的规律性,治疗原则和方法,从而坚定战胜疾病的信心,自觉配合治疗和护理。在心理护理过程中,护士应当了解患者在疾病的不同时期所出现的心理反应,如否认、焦虑、抑郁、孤独感、依赖心理等心理反应,护理上重点要给患者以心理支持,特别帮助他们克服紧张、焦虑、抑郁等常见的心理问题,帮助他们进行认识重建,即认识个人、认识社会,调整和处理好人与人、个人与社会之间的关系,重新找到自己新的起点,减少疾病造成的痛苦和不安。心理护理中,护士应当实施针对性、个性化的心理护理。如对那些具有明显心理素质上弱点的患者,有易暴怒、抑郁、孤僻及多疑倾向者应及早通过心理指导加强其个性的培养,对那些有明显行为问题者,如酗酒、吸烟、多食、缺少运动及 A 型行为等,应用心理学技术指导其进行矫正;对那些工作和生活环境里存在明显应激源的人,应及时帮助其进行适当的调整,减少不必要的心理刺激。

(五)药物治疗护理

1.制酸剂

胃酸、胃蛋白酶对消化性溃疡的发病有重要作用。制酸药能中和胃酸从而缓解疼痛并降低胃蛋白酶的活性。常用的制酸药分可溶性和不溶性两种。可溶性抗酸药主要为碳酸氢钠,该药止痛效果快,但自肠道吸收迅速,大量及长期应用可引起钠潴留和代谢性碱中毒,且与胃酸相遇可产生 CO_2,引起腹胀和继发胃酸增高,故不宜单独使用,而应小剂量与其他抗酸药混合服用。不溶性抗酸药有氢氧化铝、碳酸铝、氧化铝、三矽酸镁等,作用缓慢而持久,肠道不吸收,可单独或联合用药。各种抗酸剂均有其特点,临床上常联合应用,以提高疗效,减少不良反应。抗酸药对缓解溃疡疼痛十分有效,是否能促进溃疡愈合,尚无肯定结论。

使用抗酸药应注意:①在饭后 1～2 小时服,可延长中和作用时间,而不可在餐前或就餐时服药。睡前加服 1 次,可中和夜间所分泌的大量酸。②片剂嚼碎后服用效果较好,因药物颗粒越小溶解越快,中和酸的作用越大,因此凝胶或溶液的效果最好,粉剂次之,片剂较差。③抗酸药除可引起便秘、腹泻外,尚可引起一些其他不良反应,特别是当患者有肾功能不全或心力衰竭时,如碳酸氢钠可造成钠潴留和碱中毒;碳酸钙剂量过大时,高血钙可刺激 G 细胞分泌大量胃泌素,引起胃酸分泌反跳而加重上腹痛;长期大量服用氢氧化铝后,因铝结合饮食中的磷,使肠道对磷的吸收减少,严重缺磷可引起食欲缺乏、软弱无力等,甚至导致软骨病或骨质疏松。

2.抗胆碱能药

这类药物可抑制迷走神经功能,因而具有减少胃酸分泌、解除平滑肌和血管痉挛、改善局部营养和延缓胃排空等作用,后者有利于延长抗酸药和食物对胃酸的中和,达到止痛目的。但其延缓胃排空引起胃窦部潴留,可促使胃酸分泌所以认为不宜用于胃溃疡。抗胆碱能药服后 2 小时出现最大药理作用,故常于餐后 6 小时及睡前服用。抗胆碱能药物最大缺点是不但能抑制胃酸分泌,也抑制乙酰胆碱在全身的生理作用,故有口干、视力模糊、心动过速、汗闭、便秘和尿潴留等不良反应,故溃疡出血、幽门梗阻、反流性食管炎、青光眼、前列腺肥大等患者均不宜使用。常用的药物:普鲁苯辛、胃疡平、胃复康、山莨菪碱、阿托品等。

3.H_2受体阻滞剂

组织胺通过两种受体而产生效应,其中与胃酸分泌有关的是 H_2 受体。阻滞 H_2 受体能抑制胃酸的分泌。代表药是西咪替丁,它对胃酸的分泌具有强大抑制作用。口服后很快被小肠所吸收,在 1～2 小时内血液浓度达高峰,可完全抑制由饮食或胃泌素所引起的胃酸分泌达6～7 小时。该药常于进餐时与食物同服。年龄大,伴有肾功能和其他疾病者易发生不良反应。常见的不良反应有头痛、腹泻、嗜睡、疲劳、肌痛、便秘等。其他常用的药物还有雷尼替丁、法莫替丁等。西咪替丁会影响华法林、茶碱或苯妥英的药物代谢,与抗酸剂合用时,间隔时间不小于2 小时。

4.丙谷胺及其他减少胃酸分泌药

丙谷胺的分子结构与胃泌素的末端相似,能抑制基础酸排量和最大酸排量,竞争性抑制胃泌素受体,并对胃黏膜有保护和促进愈合作用,其抑酸和缓解症状的作用较甲氰咪胍弱。该药常于饭前 15 分钟服,无明显不良反应。哌吡氮平能选择性拮抗乙酰胆碱的促胃分泌效应而不拮抗其他效应,很少有不良反应,宜餐前 90 分钟服用。胃复安为胃运动促进剂,能增强胃窦蠕动加速胃排空,减少食糜等对胃窦部的刺激而使胃酸分泌减少,还可减少胆汁反流,减轻胆汁对胃黏膜的损害。一般用药后 60～90 分钟可达作用高峰,故宜在餐前 30 分钟服用,严重的不良反应为锥体外系反应。

5.细胞保护剂

临床常用的细胞保护剂有多种。生胃酮能加强胃黏液分泌,强固胃黏膜屏障,促进胃黏膜再生。但具有醛固酮样效应,可引起高血压、水肿、水钠潴留、低血钾等不良反应,故高血压、心脏病、肾脏病和肝脏病患者慎用。服药的最佳时间为餐前 15～30 分钟和睡前服。胶态次枸橼酸铋,在酸性胃液中与溃疡坏死组织螯合,形成保护性铋蛋白凝固物,使溃疡面与胃酸、胃蛋白酶隔离。宜在餐前 1 小时和睡前服。严重肾功能不全者忌用,少数人服药后便秘、转氨酶升高。硫糖铝可与胃蛋白酶直接络合或结合,使酶失去活性而发挥作用,宜餐前 30 分钟及睡前服,偶见口干、便秘、恶心等不良反应。前列腺素 E_1 抑制胃酸分泌,保护黏膜屏障,主要用于非类固醇抗炎药合用者,最常见不良反应是腹泻和腹痛,孕妇忌用。

6.质子泵抑制剂

洛赛克(或奥美拉唑)直接抑制质子泵,有强烈的抑酸能力,疗效明显起效快,不良反应少而轻,无严重不良反应。

(六)急性大量出血的护理

1.急诊处理

首先按医嘱插入鼻胃管,建立静脉通道,输液开始宜快,可选用等渗盐水、林格液、右旋糖酐或其他血浆代用品,一般不用高渗溶液。观察意识、血压、脉搏、体温、面色、鼻胃管引出胃液量和颜色、皮肤(干、湿、温度)、肠鸣、上腹压痛、出入量。

2.重症监护

急诊处理后,患者应予重症监护。除密切观察生命体征和出血情况外,应抽血查血红蛋白、血球压积(出血 4～6 小时后才开始变化)、血型和交叉反应、凝血酶原时间、部分凝血酶原时间或激活部分凝血酶原时间、血钠(开始代偿性升高,补液后降低)、血钾(大量呕吐后降低。多次输液后可增高)、尿素氮(急性出血后 24～48 小时内升高,一般丢失 1 000 mL 血,尿素氮升高为正常值的2～5倍)、肌酐(肾灌注不足致肌酐升高)。向患者介绍为了确诊可能需做的钡餐、纤维胃镜、胃液分析等检查的过程,使患者受检时更好地合作。告知患者检查时体位、术前服镇静药可能会产生昏睡感,喉部喷局麻药会引起不适。及时了解胃镜检查结果,如无严重再出血应拔除鼻胃管以减少机械刺激。在恶心反射出现前,仍予禁食。

3.再出血

首先观察鼻胃管引出血量、颜色、患者生命体征。再次确定鼻胃管位置是否正确、引流瓶处于低位持续吸引、压力为 80 mmHg。如明确再次出血,安慰患者不必紧张,使患者相信医护人员是可以很好地处理再次出血。

4.胃管灌注

为使血管收缩,减少黏膜血流量,达到一过性止血效果,常经胃管灌注冰生理盐水或冷开水。灌注时抬高头位 30°～45°,关闭吸引管。灌注时应加快滴注速度,观察血压、体温、脉搏、寒战。发生寒战可多盖被,给患者解释不必紧张。注意寒战易诱发心律失常。灌注后注意有无输液过多的症状(呼吸困难)和体征(脉搏快,颈静脉怒张,肺部捻发音)。

(七)急性穿孔的护理

任何消化性溃疡均可发生穿孔,穿孔前常无明显诱因,有些可能由服肾上腺皮质激素、阿司匹林、饮酒和过度劳累诱发。上腹部难以忍受的剧痛及恶心呕吐,常是穿孔引起腹膜炎的症状。患者两腿卷曲,腹肌强直伴反跳痛,甚至出现面色苍白、出冷汗、脉搏细速、血压下降、休克。一般在穿孔后 6 小时内及时治疗,疗效较佳,若不及时抢救可危及生命。一经确诊,患者就应绝对卧床休息,禁食并留置胃管抽吸胃内容物进行胃肠减压。补液、应用抗生素控制腹腔感染。密切观察生命体征,及时发现和纠正休克,迅速做好各种术前准备。

(八)幽门梗阻的护理

功能性或器质性幽门梗阻的早期处理基本相同,包括:①纠正体液和电解质紊乱,严格正确记录每天出入量,抽血测定血清钾、钠、氯及血气分析,了解电解质及酸碱失衡情况,及时补充液体和电解质。②胃肠减压:幽门梗阻者每天清晨和睡前用 3%盐水或苏打水洗胃,保留 1 小时后排出。必要时行胃肠减压,连续 72 小时吸引胃内容物,可解除胃扩张和恢复胃张力,抽出胃液也可减轻溃疡周围的炎症和水肿。若对梗阻的性质不明,应作上消化道内镜或钡餐检查,同时也可估计治疗效果。病情好转给流质饮食,每晚餐后4 小时洗胃 1 次,测胃内潴留量,准确记录颜色、气味、性质。临床操作过程中常遇胃管不畅的情况,通常原因是胃管扭曲在口腔或咽部;胃管置入深度不够;胃管置入过深至幽门部或十二指肠内;胃管侧孔紧贴胃壁;食物残渣或凝血块阻塞。有报道胃肠减压过程中发生少见的并发症,如下胃管困难致环杓关节脱位,减压器故障大量气体入胃致腹膜炎,蛔虫堵塞致无效减压,胃管结扎致拔管困难等。③能进流质时,同时服用抗酸剂、甲氰咪胍等药物治疗。禁用抗胆碱能药物。

对并发症观察经处理后病情是否好转,若未见改善,作好手术准备,考虑外科手术。

(张 娣)

第四节 急性胰腺炎

急性胰腺炎是常见的急腹症之一,为胰酶对胰脏本身自身消化所引起的化学性炎症。胰腺病变轻重不等,轻者以水肿为主,临床经过属自限性,一次发作数天后即可完全恢复,少数呈复发性急性胰腺炎;重者胰腺出血坏死,易并发休克、胰假性囊肿和脓肿等,死亡率高达 25%～40%。

关于急性胰腺炎的发生率,目前尚无精确统计。国内报告急性胰腺炎患者占住院患者的0.32%～2.04%。本病患者一般女多于男,患者的平均年龄 50～60 岁。职业以工人多见。

一、病因及发病机制

胰腺是一个其有内、外分泌功能的实质性器官,胰腺的腺泡分泌胰液(外分泌),对食物的消化起重要作用;而散在地分布在胰腺内的胰岛,其功能细胞主要分泌胰岛素和胰高糖素(内分泌)。正常情况下,当胰液中无活力的胰蛋白酶原等进入十二指肠时,在碱性环境中被胆汁和十二指肠液中的肠激酶激活,成为具有消化能力的胰蛋白酶。在胆总管、胰管、壶腹部炎症、梗阻等病理情况下,多种胰酶在胰腺内被激活,并大量溢出管壁及腺泡壁外,导致胰腺自身消化,引起水肿、出血、坏死等,而产生急性胰腺炎。

引起急性胰腺炎的病因甚多。常见病因为胆道疾病、酗酒。急性胰腺炎的各种致病相关因素(表 5-2)。

表 5-2　急性胰腺炎致病相关因素

致病因素	具体情况
梗阻因素	①胆管结石。②乏特氏壶腹或胰腺肿瘤。③寄生虫或肿瘤使乳头阻塞。④胰腺分离现象并伴副胰管梗阻。⑤胆总管囊肿。⑥壶腹周围的十二指肠憩室。⑦奥狄氏括约肌压力增高。⑧十二指肠襻梗阻
毒素	①酒精。②甲醇。③蝎毒。④有机磷杀虫剂
药物	①肯定有关(有重要试验报告)硫唑嘌呤/6-巯基嘌呤、丙戊酸、雌激素、四环素、灭滴灵、呋喃妥因、速尿、磺胺、甲基多巴、阿糖胞苷、甲氰咪胍。②不一定有关(无重要试验报告)噻嗪利尿剂、利尿酸、降糖灵、普鲁卡因酰胺、氯噻酮、L-门冬酰胺酶、醋氨酚
代谢因素	①高甘油三脂血症。②高钙血症
外伤因素	①创伤-腹部钝性伤。②医源性——手术后、内镜下括约肌切开术、奥狄氏括约肌测压术
先天性因素	

续表

致病因素	具体情况
感染因素	①寄生虫——蛔虫、华支睾吸虫。②病毒——流行性腮腺炎、甲型肝炎、乙型肝炎、柯萨奇 B 病毒、EB 病毒。③细菌——支原体、空肠弯曲菌
血管因素	①局部缺血——低灌性(如心脏手术)。②动脉粥样硬化性栓子。③血管炎——系统性红斑狼疮、结节性多发性动脉炎、恶性高血压
其他因素	①穿透性消化性溃疡。②十二指肠克隆病。③妊娠有关因素。④儿科有关因素 Reye's 综合征、囊性纤维化特发性

(一)梗阻因素

胆石症常是老年人急性胰腺炎首次发作的原因,老年女性特别常见。一般认为是在胆石一过性阻塞胰管开口处或紧邻此开口处的总胆管时发生。如在胆石性胰腺炎发作后立即仔细收集和检查粪便,常常可以找到胆结石。胆石症引起胰腺炎的机制尚不清楚。可能是乏特氏壶腹被胆石阻塞,引起胆汁反流入胰管,损伤胰腺实质。也有认为是胰管一过性梗阻而无胆汁反流。

有人认为副乳头的先天畸形和狭窄必然引起胰腺炎。奥狄氏括约肌压力增高是急性胰腺炎反复发作的原因之一,据此内镜下括约肌切开术治疗已获得良好效果。胰小管或壶腹周围的小肿瘤也能引起胰腺炎。

(二)毒素和药物因素

酒精、甲醇、蝎毒和有机磷杀虫剂等均可引起急性胰腺炎。

药物诱发的胰腺炎通常与对药物的超敏有关而与剂量无关。其特点是在接触药物的第一个月内发生,通常病情轻且有自限性。与成人胰腺炎发病有关的药物最常见的是硫唑嘌呤及其类似物 6-疏基嘌呤。应用这类药物的个体中有 3%~5%发生胰腺炎,引起儿童胰腺炎最常见的药物是丙戊酸。

(三)代谢因素

甘油三酯水平超过 11.3 mmol/L 时,易发中至重度的急性胰腺炎。如其水平降至 5.65 mmol/L 以下,反复发作次数可明显减少。各种原因引起的高钙血症亦易发生急性胰腺炎。

(四)外伤因素

胰腺的创伤或手术都可引起胰腺炎。内窥镜逆行胰胆管造影所致创伤也可引起胰腺炎,发生率为 1%~5%。

(五)先天性因素

胰腺炎的易感性呈常染色体显性遗传。临床特点是儿童或青年期起病,逐渐演变成慢性胰腺炎和胰功能不全。胰腺结石可显著。少数家族还合并有氨基酸尿症。

(六)感染因素

血管功能不全(低容量灌注,动脉粥样硬化)和血管炎可能因减少胰腺血流而引起或加重胰腺炎。

二、临床表现

急性胰腺炎的临床表现和病程,取决于其病因、病理类型和治疗是否及时。水肿型胰腺炎一般3~5天内症状即可消失,但常有反复发作。如症状持续一周以上,应警惕已演变为出血坏死型胰腺炎。出血坏死型胰腺炎亦可在一开始时即发生,呈暴发性经过。

(一)腹痛

腹痛为本病最主要表现,约见于95%急性胰腺炎病例,多数突然发作,常在饱餐和饮酒后发生。轻重不一,轻者上腹钝痛,患者常能忍受,重者呈腹绞痛、钻痛或刀割痛。疼痛常呈持续性伴阵发性加剧。疼痛的部位可因病变的部位不同而异,通常在上中腹部。如炎症以胰头部为主,疼痛常在右上腹及中上腹部;如炎症以胰体、尾部为主,常为中上腹及左上腹疼痛,并向腰背放射。疼痛在弯腰或起坐前倾时可减轻。病情轻者腹痛3~5天缓解;出血坏死型的病情发展较快,腹痛延续较长。由于渗出液扩散至腹腔,腹痛可弥漫至全腹。极少数患者尤其年老体弱者可无腹痛或极轻微痛。

腹肌常紧张,并可有反跳痛。但不像消化道穿孔时表现的肌强硬,如检查者将手紧贴于患者腹部,仍可能按压下去。有时按压腹部反可使腹痛减轻。腹痛发生的原因是胰管扩张;胰腺炎症、水肿;渗出物、出血或胰酶消化产物进入后腹膜腔,刺激腹腔神经丛;化学性腹膜炎;胆管和十二指肠痉挛及梗阻。

(二)恶心、呕吐

84%的患者有频繁恶心和呕吐,常在进食后发生。呕吐物多为胃内容物,重者含胆汁甚至血样物。呕吐是机体对腹痛或胰腺炎症刺激的一种防御性反射。呕吐后,进入十二指肠的胃酸减少,从而减少胰泌素及缩胆素的释放,减少了胰液胰酶的分泌。

(三)发热

大多数患者有中度以上发热,少数可超过39.0 ℃,一般持续3~5天。发热系胰腺炎症或坏死产物进入血循环,作用于中枢神经系统体温调节中枢所致。多数发热患者中找不到感染的证据,但如果高热不退强烈提示合并感染或并发胰腺脓肿。

(四)黄疸

黄疸可于发病后1~2天出现,常为暂时性阻塞性黄疸。黄疸的发生主要由于肿大的胰头部压迫了胆总管所致。合并存在的胆道病变如胆石症和胆道炎症亦是黄疸的常见原因。少数患者后期可因并发肝损害而引起肝细胞性黄疸。

(五)低血压及休克

出血坏死型胰腺炎常发生低血压和休克。患者烦躁不安,皮肤苍白、湿冷、呈花斑状,脉细弱,血压下降,少数可在发病后短期内猝死。发生休克的机制主要有以下几点。

(1)胰舒血管素原释放,被胰蛋白酶激活后致血浆中缓激肽生成增多。缓激肽可引起血管扩张,毛细血管通透性增加,使血压下降。

(2)血液和血浆渗出到腹腔或后腹膜腔,引起血容量不足,这种体液丧失量可达血容量的30%。

(3)腹膜炎时大量体液流入腹腔或积聚于麻痹的肠腔内。

(4)呕吐丢失体液和电解质。

(5)坏死的胰腺释放心肌抑制因子使心肌收缩不良。

(6)少数患者并发肺栓塞、胃肠道出血。

(六)肠麻痹

肠麻痹是重型或出血坏死型胰腺炎的主要表现。初期,邻近胰腺的上腹部可见扩张的充气肠襻,后期则整个肠道均发生肠麻痹性梗阻。临床上以高度腹胀、肠鸣音消失为主要表现。肠麻痹可能是肠管对腹膜炎的一种反应。另外,炎症的直接作用,血管和循环的异常、低钠和低钾血症,肠壁神经丛的损害也是肠麻痹发生的重要促发因素。

(七)腹水

胰腺炎时常有少量腹水,由胰腺和腹膜在炎症过程中液体渗出或漏出所致。淋巴管受阻塞或不畅可能也起作用。偶尔出现大量的顽固性腹水,多由于假性囊肿中液体外漏引起。胰性腹水中淀粉酶含量甚高,以此可以与其他原因的腹水区别。

(八)胸膜炎

胸膜炎常见于严重病例,系腹腔内炎性渗出透过横膈微孔进入胸腔所引起的炎性反应。

(九)电解质紊乱

胰腺炎时,机体处于代谢紊乱状态,可以发生电解质平衡失调,血清钠、镁、钾常降低。特别是血钙降低,约见于 25% 的病例,常 <2.25 mmol/L(9 mg/dL),如 <1.75 mmol/L(7 mg/dL)提示预后不良。血钙下降的原因是大量钙沉积于脂肪坏死区,同时胰高糖素分泌增加刺激,降钙素分泌,抑制了肾小管对钙的重吸收。

(十)皮下瘀血斑

出血坏死型胰腺炎,因血性渗出物透过腹膜后渗入皮下,可在肋腹部形成蓝绿-棕色血斑,称为Grey-Turner 征;如在脐周围出现蓝色斑,称为 Cullen 征。此两种征象无早期诊断价值,但有确诊意义。

三、并发症

急性水肿型胰腺炎很少有并发症发生,而急性出血坏死型则常出现多种并发症。

(一)局部并发症

1.胰脓肿形成

出血坏死型胰腺炎起病 2～3 周以后,如继发细菌感染,于胰腺内及其周围可有脓肿形成。检查局部有包块,全身感染中毒症状。

2.胰假性囊肿

胰假性囊肿系由胰液和坏死组织在胰腺本身或其周围被包裹而成。常发生于出血坏死型胰腺炎起病后 3～4 周,多位于胰体尾部。囊肿可累及邻近组织,引起相应的压迫症状,如黄疸、门脉高压、肠梗阻、肾盂积水等。囊肿穿破可造成胰源性腹水。

3.胰性腹膜炎

含有活性胰酶的渗出物进入腹腔,可引起化学性腹膜炎。腹腔内出现渗出性腹水。如继发感染,则可引起细菌性腹膜炎。

4.其他

胰局部炎症和纤维素性渗出可累及周围脏器,引起脾周围炎、脾梗阻、脾粘连、结肠粘连(常见为脾曲综合征)、小肠坏死出血及肾周围炎。

(二)全身并发症

1.败血症

败血症常见于胰腺炎并发胰腺脓肿时,死亡率甚高。病原体大多数为革兰阴性杆菌,如大肠埃希菌、产碱杆菌、产气杆菌、铜绿假单胞菌等。患者表现为持续高热,白细胞升高,以及明显的全身毒性症状。

2.呼吸功能不全

因腹胀、腹痛,患者的膈运动受限,加之磷脂酶 A 和在该酶作用下生成的溶血卵磷脂对肺泡的损害,可发生肺炎、肺淤血、肺水肿、肺不张和肺梗死,患者出现呼吸困难,血氧饱和度降低,严重者发生急性呼吸窘迫综合征。

3.心律失常和心功能不全

因有效血容量减少和心肌抑制因子的释放,导致心肌缺血和损害,临床上表现为心律失常和急性心力衰竭。

4.急性肾衰

出血坏死型胰腺炎晚期,可因休克、严重感染、电解质紊乱和播散性血管内凝血而发生急性肾衰。

5.胰性脑病

出血坏死型胰腺炎时,大量活性蛋白水解酶、磷脂酶 A 进入脑内,损伤脑组织和血管,引起中枢神经系统损害综合征,称为胰性脑病。偶可引起脱髓鞘病变。患者可出现谵妄、意识模糊、昏迷、烦躁不安、抑郁、恐惧、妄想、幻觉、语言障碍、共济失调、震颤、反射亢进或消失及偏瘫等。脑电图可见异常。某些患者昏迷系并发糖尿病所致。

6.消化道出血

消化道出血可为上消化道或下消化道出血。上消化道出血主要为胃黏膜炎性糜烂或应激性溃疡,或因脾静脉阻塞引起食道静脉破裂。下消化道出血则由于结肠本身或结肠血管受累所致。近年来发现胰腺炎时可发生胃肠型微动脉瘤,瘤破裂后可引起大出血。

7.糖尿病

于 5%～35% 的患者在病程中出现糖尿病,常见于暴发性坏死型胰腺炎患者,系由 B 细胞遭到破坏,胰岛素分泌下降;A 细胞受刺激,胰高糖素分泌增加所致。严重病例可发生糖尿病酮症酸中毒和糖尿病昏迷。

8.慢性胰腺炎

重症胰腺炎病例可因胰腺泡大量破坏而并发胰外分泌功能不全,演变成慢性胰腺炎。

9.猝死

猝死见于极少数病例,由胰腺-心脏性反应所致。

四、检查

实验室检查对胰腺炎的诊断具有决定性意义,一般对水肿型胰腺炎,检测血清淀粉酶和尿淀粉酶已足够,对出血坏死型胰腺炎,则需检查更多项目。

(一)淀粉酶测定

血清淀粉酶常于起病后 2～6 小时开始上升,12～24 小时达高峰。一般大于 500 U(somogyi)。轻者24～72 小时即可恢复正常,最迟 3～5 天。如血清淀粉酶持续增高达 1 周以上,常提示有胰管阻塞或假性囊肿等并发症。病情严重度与淀粉酶升高程度之间并不一致,出血坏死型胰腺炎,因胰腺泡广泛破坏,血清淀粉酶值可正常甚至低于正常。若无肾功能不良,则尿淀粉酶常明显增高,一般在血清淀粉酶增高后2 小时开始增高,维持时间较长,在血清淀粉酶恢复正常后仍可增高。尿淀粉酶下降缓慢,为时可达1～2 周,故适用于起病后较晚入院的患者。

胰淀粉酶分子量约 55 000 D,易通过肾小球。急性胰腺炎时胰腺释放胰舒血管素,体内产生大量激肽类物质,引起肾小球通透性增加,肾脏对胰淀粉酶清除率增加,而对肌酐清除率无改变。故淀粉酶,肌酐清除率比率(cam/ccr)测定可提高急性胰腺炎的诊断特异性。正常人 cam/ccr 为 1.5%～5.5%。平均为3.1±1.1%,急性胰腺炎为 9.8±1.1%,胆总管结石时为 3.2±0.3%。cam/ccr＞5.5%即可诊断急性胰腺炎。

(二)血清胰蛋白酶测定

应用放射免疫法测定,正常人及非胰病患者平均为 400 ng/mL。急性胰腺炎时增高 10～40 倍。因胰蛋白酶仅来自胰腺,故具特异性。

(三)血清脂肪酶测定

血清脂肪酶正常范围为 0.2～1.5 U。急性胰腺炎时脂肪酶血中活性升高,常人于 1.7 U。该酶在病程中升高较晚,且持续时间较长,达 7～10 天。在淀粉酶恢复正常时,脂肪酶仍升高,故对起病后就诊较晚的急性胰腺炎病例有诊断价值。特别有助于与腮腺炎加以鉴别,后者无脂肪酶升高。

(四)血清正铁白蛋白(MHA)测定

腹腔内出血后,红细胞破坏释放的血红蛋白经脂肪酸和弹性蛋门酶作用,转变为正铁血红蛋白。正铁血红蛋白与白蛋白结合形成 MHA。出血坏死型胰腺炎起病 12 小时后血中 MHA 即出现,而水肿型胰腺炎呈阴性,故可作该两型胰腺炎的鉴别。

(五)血清电解质测定

急性胰腺炎时血钙通常≥2.12 mmol/L。血钙＜1.75 mmol/L。仅见于重症胰腺炎患者。低钙血症可持续至临床恢复后 4 周。如胰腺炎由高钙血症引起,则出现血钙升高。对任何胰腺炎发作期血钙正常的患者,在恢复期均应检查有无高钙血症存在。

(六)其他

测定 α_2 巨球蛋白、α_1 抗胰蛋白酶、磷脂酶 A_2、C-反应蛋白、胰蛋白酶原激活肽及粒细胞弹性蛋白酶等均有助于鉴别轻、重型急性胰腺炎,并能帮助病情判断。

五、护理

(一)休息

发作期绝对卧床休息,或取屈膝侧卧位等舒适体位,避免衣服过紧、剧痛而辗转不安者要防止坠床,保证睡眠,保持安静。

(二)输液

急性出血坏死型胰腺炎的抗休克和纠正酸碱平衡紊乱自入院始贯穿于整个病程中,护理上需经常、准确记录 24 小时出入量,依据病情灵活调节补液速度,保证液体在规定的时间内输完,每天尿量应＞500 mL。必要时建立两条静脉通道。

(三)饮食

饮食治疗是综合治疗中的重要环节。近来临床中发现,少数胰腺炎患者往往在有效的治疗后,因饮食不当而加重病情,甚至危及生命。采用分期饮食新法则取得较满意效果。胰腺炎的分期饮食分为禁食、胰腺炎Ⅰ号、胰腺炎Ⅱ号、胰腺炎Ⅲ号、低脂饮食五期。

1.禁食

绝对禁食可使胰腺安静休息,胰腺分泌减少至最低限度。患者需限制饮水,口渴者可含漱或湿润口唇。此期患者需静脉补充足够液体及电解质。禁食适用于胰腺炎的急性期,一般患者

2～3 天,重症患者5～7 天。

2.胰腺炎Ⅰ号饮食

该饮食内不含脂肪和蛋白质。主要食物有米汤、果子水、藕粉、每天 6 餐,每次约 100 mL,每天热量约为 1.4 kJ(334 卡),用于病情好转初期的试餐阶段。此期仍需给患者补充足够液体及电解质。Ⅰ号饮食适用于急性胰腺炎患者的康复初期,一般在病后 5～7 天。

3.胰腺炎Ⅱ号饮食

该饮食内含少量蛋白质,但不含脂肪。主要食物有小豆汤、果子水、藕粉、龙须面和少量鸡蛋清,每天 6 餐,每次约 200 mL,每天热量约为 1.84 kJ。此期可给患者补充少量液体及电解质。Ⅱ号饮食适用于急性胰腺炎患者的康复中期(病后 8～10 天)及慢性胰腺炎患者。

4.胰腺炎Ⅲ号饮食

该饮食内含有蛋白质和极少量脂类。主要食物有米粥、小豆汤、龙须面、菜末、鸡蛋清和豆油(5～10 g/d),每天 5 餐,每次约 400 mL,总热量约为 4.5 kJ。Ⅲ号饮食适用于急、慢性胰腺炎患者康复后期,一般在病后 15 天左右。

5.低脂饮食

该饮食内含有蛋白质和少量脂肪(约 30 g),每天 4～5 餐,用于基本痊愈患者。

(四)营养

急性胰腺炎时,机体处于高分解代谢状态,代谢率可高于正常水平的 20%～25%,同时由于感染使大量血浆渗出。因此如无合理的营养支持,必将使患者的营养状况进一步恶化,降低机体抵抗力、延缓康复。

1.全胃肠外营养(TPN)支持的护理

急性胰腺炎特别是急性出血坏死型胰腺炎患者的营养任务主要由 TPN 来承担。TPN 具有使消化道休息、减少胰腺分泌、减轻疼痛、补充体内营养不良、刺激免疫机制、促进胰外漏自发愈合等优点。近来更有代谢调理学说认为通过营养支持供给机体所需的能源和氮源,同时使用药物或生物制剂调理体内代谢反应,可降低分解代谢,共同达到减少机体蛋白质的分解,保存器官结构和功能的目的。应用 TPN 时需严密监护,最初数天每 6 小时检查血糖、尿糖,每 1～2 天检测血钾、钠、氯、钙、磷;定期检测肝、肾功能;准确记录 24 小时出入量;经常巡视,保持输液速度恒定,不突然更换无糖溶液;每天或隔天检查导管、消毒插管处皮肤,更换无菌敷料,防止发生感染。一旦发生感染要立即拔管,尖端部分常规送细菌培养。TPN 支持一般经过 2 周左右的时间,逐渐过渡到肠道营养(EN)支持。

2.EN 支持的护理

EN 即从空肠造口管中滴入要素饮食,混合奶、鱼汤、菜汤、果汁等多种营养。EN 护理要求如下。

(1)应用不能过早,一定待胃肠功能恢复、肛门排气后使用。

(2)EN 开始前 3 天,每 6 小时监测尿糖 1 次,每天监测血糖、电解质、酸碱度、血红蛋白、肝功能,病情稳定后改为每周 2 次。

(3)营养液浓度从 5% 开始渐增加到 25%,多以 20% 以下的浓度为宜。现配现用,4 ℃下保存。

(4)营养液滴速由慢到快,从 40 mL/h(15～20 滴/分)逐渐增加到 100～120 mL/h。由于小肠有规律性蠕动,当蠕动波近造瘘管时可使局部压力增高,甚至发生滴入液体逆流,因此在滴入过程中要随时调节滴速。

（5）滴入空肠的溶液温度要恒定在 40 ℃左右，因肠管对温度非常敏感，故需将滴入管用温水槽或热水袋加温，如果应用不当很容易发生腹胀、恶心、呕吐、腹痛、腹泻等症状。

（6）灌注时取半卧位，滴注时床头升高 45°，注意电解质补充，不足的部分可用温盐水代替。

3.口服饮食的护理

经过 3～4 周的 EN 支持，此时患者进入恢复阶段，食欲增加，护理上要指导患者订好食谱，少吃多餐，食物要多样化，告诫患者切不可暴饮暴食增加胰腺负担，防止再次诱发急性胰腺炎。

（五）胃肠减压

抽吸胃内容和胃内气体可减少胰腺分泌，防止呕吐。虽本疗法对轻-中度急性胰腺炎无明显疗效，但对并发麻痹性肠梗阻的严重病例，胃肠减压是不可缺少的治疗措施。减压同时可向胃管内间歇注入氢氧化铝凝胶等碱性药物中和胃酸，间接抑制胰腺分泌。腹痛基本缓解后即可停止胃肠减压。

（六）药物治疗的护理

1.镇痛解痉

予阿托品、654-2、普鲁苯辛、可待因、水杨酸、异丙嗪、度冷丁等及时对症处理减轻患者痛苦。据报道静脉滴注硫酸镁有一定镇痛效果。禁单用吗啡止痛，因其可引起奥狄括约肌痉挛加重疼痛。抗胆碱能药亦不宜长期使用。

2.预防感染

轻症急性水肿型胰腺炎通常无须使用抗生素。出血坏死型易并发感染，应使用足量有效抗生素。处理时应按医嘱正确使用抗生素，合理安排输注顺序，保证体内有效浓度，保持患者体表清洁，尤其应注意口腔及会阴部清洁，出汗多时应尽快擦干并及时更换衣、裤等。

3.抑制胰腺分泌

抗胆碱能药物、制酸剂、H_2 受体拮抗剂、胰岛素与胰高糖素联合应用、生长抑素、降钙素、缩胆囊素受体拮抗剂（丙谷胺）等均有抑制胰腺分泌作用。使用时注意抗胆碱能药不能用于有肠麻痹者及老年人，H_2 受体拮抗剂可有皮肤过敏。

4.抗胰酶药物

早期应用抗胰酶药物可防止向重型转化和缩短病程。常用药有 FOY（Gabexate Meslate）、Micaclid、胞二磷胆碱、6-氨基己酸等。使用前二者时应控制速度，药液不可溢出血管外，注意测血压，观察有无皮疹发生。对有精神障碍者慎用胞二磷胆碱。

5.胰酶替代治疗

慢性胰功能不全者需长期用胰浸膏。每餐前服效佳。注意观察少数患者可出现过敏和叶酸水平下降。

（七）心理护理

对急性发作患者应予以充分的安慰，帮助患者减轻或去除疼痛加重的因素。由于疼痛持续时间长，患者常有不安和郁闷而主诉增多，护理时应以耐心的态度对待患者的痛苦和不安情绪，耐心听取其诉说，尽量理解其心理状态。采用松弛疗法，皮肤刺激疗法等方法减轻疼痛。对禁食等各项治疗处理方法及重要意义向患者充分解释，关心、支持和照顾患者，使其情绪稳定、配合治疗，促进病情好转。

（张　娣）

第五节 慢性胰腺炎

慢性胰腺炎是一种伴有胰实质进行性毁损的慢性炎症,我国以胆石症为常见原因,国外则以慢性酒精中毒为主要病因。慢性胰腺炎可伴急性发作,称为慢性复发性胰腺炎。由于本病临床表现缺乏特异性,可为腹痛、腹泻、消瘦、黄疸、腹部肿块、糖尿病等,易被误诊为消化性溃疡、慢性胃炎、胆管疾病、肠炎、消化不良、胃肠神经官能症等。本病虽发病率不高,但近年来有逐步增高的趋势。

一、病因

慢性胰腺炎的发病因素与急性胰腺炎相似,主要有胆管系统疾病、酒精、腹部外伤、代谢和内分泌障碍、营养不良、高钙血症、高脂血症、血管病变、血色病、先天性遗传性疾病、肝脏疾病及免疫功能异常等。

二、临床表现

慢性胰腺炎的症状繁多且无特异性。典型病例可出现五联症,即上腹疼痛、胰腺钙化、胰腺假性囊肿、糖尿病及脂肪泻。但是同时具备上述五联症的患者较少,临床上常以某一或某些症状为主要特征。

(一)腹痛

腹痛为最常见症状,见于 $60\%\sim100\%$ 的病例,疼痛常剧烈,并持续较长时间。一般呈钻痛或钝痛,绞痛少见。多局限于上腹部,放射至季肋下,半数以上病例放射至背部。疼痛发作的频度和持续时间不一,一般随着病变的进展,疼痛期逐渐延长,间歇期逐渐变短,最后整天腹痛。在无痛期,常有轻度上腹部持续隐痛或不适。

痛时患者取坐位,膝屈曲,压迫腹部可使疼痛部分缓解,躺下或进食则加重(这种体位称为胰体位)。

(二)体重减轻

体重减轻是慢性胰腺炎常见的表现,见于 3/4 以上病例。主要由于患者担心进食后疼痛而减少进食所致。少数患者因胰功能不全、消化吸收不良或糖尿病而有严重消瘦,经过补充营养及助消化剂后,体重减轻往往可暂时好转。

(三)食欲减退

食欲减退常有食欲欠佳,特别是厌油类或肉食。有时食后腹胀、恶心和呕吐。

(四)吸收不良

吸收不良表现疾病后期,胰脏丧失 90% 以上的分泌能力,可引起脂肪泻。患者有腹泻,大便量多、带油滴、恶臭。由于脂肪吸收不良,临床上也可出现脂溶性维生素缺乏症状。碳水化合物的消化吸收一般不受影响。

(五)黄疸

少数病例可出现明显黄疸(血清胆红素高达 20 mg/dL),由胰腺纤维化压迫胆总管所致,但更常见假性囊肿或肿瘤的压迫所致。

(六)糖尿病症状

约 2/3 的慢性胰腺炎病例有葡萄糖耐量减低,半数有显性糖尿病,常出现于反复发作腹痛持续几年以后。当糖尿病出现时,一般均有某种程度的吸收不良存在。糖尿病症状一般较轻,易用胰岛素控制。偶可发生低血糖、糖尿病酸中毒、微血管病变和肾病变。

(七)其他

少数病例腹部可扪及包块,易误诊为胰腺肿瘤。个别患者呈抑郁状态或有幻觉、定向力障碍等。

三、并发症

慢性胰腺炎的并发症甚多,一些与胰腺炎有直接关系,另一些则可能是病因(如酒精)作用的后果。

(一)假性囊肿

假性囊肿见于 9%～48% 的慢性胰腺炎患者。多数为单个囊肿。囊肿大小不一,表现多样。假性囊肿内胰液泄漏至腹腔,可引起胰性无痛性腹水,呈隐匿起病,腹水量甚大,内含高活性淀粉酶。

巨大假性囊肿,压迫胃肠道,可引起幽门或十二指肠近端狭窄,甚至压迫十二指肠空肠交接处和横结肠,引起不全性或完全性梗阻。假性囊肿破入邻近脏器可引起内瘘。囊肿内胰酶腐蚀囊肿壁内小血管可引起囊肿内出血,如腐蚀邻近大血管,可引起消化道出血或腹腔内出血。

(二)胆管梗阻

8%～55% 的慢性胰腺炎患者发生胆总管的胰内段梗阻,临床上有无黄疸不定。有黄疸者中罕有需手术治疗者。

(三)其他

酒精性慢性胰腺炎可合并存在酒精性肝硬化。慢性胰腺炎患者好发口腔、咽、肺、胃和结肠癌肿。

四、实验室检查

(一)血清和尿淀粉酶测定

慢性胰腺炎急性发作时血尿淀粉酶浓度和 Cam/Ccr 比值可一过性地增高。随着病变的进展和较多的胰实质毁损,在急性炎症发作时可不合并淀粉酶升高。测定血清胰型淀粉酶同工酶(Pam)可作为反映慢性胰腺炎时胰功能不全的试验。

(二)葡萄糖耐量试验

葡萄糖耐量试验可出现糖尿病曲线。有报告慢性胰腺炎患者中 78.7% 试验阳性。

(三)胰腺外分泌功能试验

在慢性胰腺炎时有 80%～90% 病例胰外分泌功能异常。

(四)吸收功能试验

最简便的是做粪便脂肪和肌纤维检查。

(五)血清转铁蛋白放射免疫测定

慢性胰腺炎血清转铁蛋白明显增高,特别对酒精性钙化性胰腺炎有特异价值。

五、护理

(一)体位

协助患者卧床休息,选择舒适的卧位。有腹膜炎者宜取半卧位,利于引流和使炎症局限。

(二)饮食

脂肪对胰腺分泌具有强烈的刺激作用并可使腹痛加剧。因此,一般以适量的优质蛋白、丰富的维生素、低脂无刺激性半流质或软饭为宜,如米粥、藕粉、脱脂奶粉、新鲜蔬菜及水果等。每天脂肪供给量应控制在 20～30 g,避免粗糙、干硬、胀气及刺激性食物或调味品。少食多餐、禁止饮酒。对伴糖尿病患者,应按糖尿病饮食进餐。

(三)疼痛护理

绝对禁酒、避免进食大量肉类饮食、服用大剂量胰酶制剂等均可使胰液与胰酶的分泌减少,缓解疼痛。护理中应注意观察疼痛的性质、部位、程度及持续时间,有无腹膜刺激征。协助取舒适卧位以减轻疼痛。适当应用非麻醉性镇痛剂,如阿司匹林、消炎痛、布洛芬、扑热息痛等非团体抗炎药。对腹痛严重,确实影响生活质量者,可酌情使用麻醉性镇痛剂,但应避免长期使用,以免导致患者对药物产生依赖性。给药20～30分钟后须评估并记录镇痛药物的效果及不良反应。

(四)维持营养需要量

蛋白-热量营养不良在慢性胰腺炎患者是非常普遍的。进餐前 30 分钟为患者镇痛,以防止餐后腹痛加剧,使患者惧怕进食。进餐时胰酶制剂同食物一起服用,可以保证酶和食物适当混合,取得满意效果。同时,根据医嘱及时给予静脉补液,保证热量供给,维持水、电解质、酸碱平衡。严重的慢性胰腺炎患者和中至重度营养不良者,在准备手术阶段应考虑提供肠外或肠内营养支持。护理上需加强肠内、外营养液的输注护理,防止并发症。

(五)心理护理

因病程迁延,反复疼痛、腹泻等症状,患者常有消极悲观的情绪反应,对手术及预后的担心常引起焦虑和恐惧。护理上应关心患者,采用同情、安慰、鼓励法与患者沟通,稳定患者情绪,讲解疾病知识,帮助患者树立战胜疾病的信心。

(张　娣)

第六节　肝　硬　化

肝硬化是一种由不同病因引起的慢性进行性弥漫性肝病。病理特点为广泛的肝细胞变性坏死、再生结节形成、结缔组织增生,致使正常肝小叶结构破坏和假小叶形成。临床可有多系统受累,主要表现为肝功能损害和门静脉高压,晚期出现消化道出血、肝性脑病、感染等严重并发症。在我国,肝硬化是常见疾病和主要死因之一。本病占内科总住院人数的 4.3%～14.2%。

一、病因与发病机制

(一)病毒性肝炎

病毒性肝炎主要为乙型病毒性肝炎,其次为丙型肝炎,或乙型加丁型重叠感染,甲型和戊型一般不发展为肝硬化。

(二)日本血吸虫病

我国长江流域血吸虫病流行区多见。反复或长期感染血吸虫病者,虫卵及其毒性产物在肝脏汇管区刺激结缔组织增生,导致肝纤维化和门脉高压,称为血吸虫病性肝纤维化。

(三)酒精中毒

长期大量饮酒者,乙醇及其中间代谢产物(乙醛)直接引起酒精性肝炎,并发展为肝硬化,酗酒所致的长期营养失调也对肝脏起一定损害作用。

(四)药物或化学毒物

长期服用双醋酚丁、甲基多巴等药物,或长期反复接触磷、砷、四氯化碳等化学毒物,可引起中毒性肝炎,最终演变为肝硬化。

(五)胆汁淤积

持续存在肝外胆管阻塞或肝内胆汁淤积时,高浓度的胆汁酸和胆红素损害肝细胞,导致肝硬化。

(六)循环障碍

慢性充血性心力衰竭、缩窄性心包炎、肝静脉或下腔静脉阻塞等使肝脏长期淤血,肝细胞缺氧、坏死和结缔组织增生,最后发展为肝硬化。

(七)遗传和代谢疾病

由于遗传性或代谢性疾病,某些物质或其代谢产物沉积于肝,造成肝损害,并可致肝硬化,如肝豆状核变性、血色病、半乳糖血症和 α_1-抗胰蛋白酶缺乏症。

(八)营养失调

食物中长期缺乏蛋白质、维生素、胆碱等,以及慢性炎症性肠病,可引起营养不良和吸收不良,降低肝细胞对致病因素的抵抗力,成为肝硬化的直接或间接病因。

此外,部分病例发病原因难以确定,称为隐源性肝硬化,其中部分病例与无黄疸型病毒性肝炎,尤其是丙型肝炎有关。自身免疫性肝炎也可发展为肝硬化。各种病因引起的肝硬化,其病理变化和发展演变过程是基本一致的。特征为广泛肝细胞变性坏死,结节性再生,弥漫性结缔组织增生,假小叶形成。上述病理变化造成肝内血管扭曲、受压、闭塞而致血管床缩小,肝内门静脉、肝静脉和肝动脉小分支之间发生异常吻合而形成短路,导致肝血循环紊乱。这些严重的肝内血循环障碍,是形成门静脉高压的病理基础,且使肝细胞营养障碍加重,促使肝硬化病变进一步发展。

二、临床表现

肝硬化的病程发展通常比较缓慢,可隐伏 3~5 年或更长时间。临床上分为肝功能代偿期和失代偿期。

(一)代偿期

早期症状轻,以乏力、食欲缺乏为主要表现,可伴有恶心、厌油腻、腹胀、上腹隐痛及腹泻等。症状常因劳累或伴发病而出现,经休息或治疗可缓解。患者营养状况一般或消瘦,肝轻度大,质地偏硬,可有轻度压痛,脾轻至中度大。肝功能多在正常范围内或轻度异常。

(二)失代偿期

失代偿期主要为肝功能减退和门静脉高压所致的全身多系统症状和体征。

1.肝功能减退

(1)全身症状和体征:一般状况与营养状况均较差,乏力、消瘦、不规则低热、面色灰暗黧黑

（肝病面容）、皮肤干枯粗糙、水肿、舌炎、口角炎等。

（2）消化道症状：食欲减退甚至畏食、进食后上腹饱胀不适、恶心、呕吐、稍进油腻肉食易引起腹泻，因腹水和胃肠积气而腹胀不适。肝细胞有进行性或广泛性坏死时可出现黄疸。

（3）出血倾向和贫血：常有鼻出血、牙龈出血、皮肤紫癜和胃肠出血等倾向，系肝合成凝血因子减少、脾功能亢进和毛细血管脆性增加所致。贫血可因缺铁、缺乏叶酸和维生素 B_{12}，脾功能亢进等因素引起。

（4）内分泌失调：①雌激素增多、雄激素和糖皮质激素减少，肝对雌激素的灭活功能减退，故体内雌激素增多。雌激素增多时，通过负反馈抑制腺垂体分泌促性腺激素及促肾上腺皮质激素的功能，致雄激素和肾上腺糖皮质激素减少。雌激素与雄激素比例失调，男性患者常有性欲减退、睾丸萎缩、毛发脱落及乳房发育；女性患者可有月经失调、闭经、不孕等。部分患者出现蜘蛛痣，主要分布在面颈部、上胸、肩背和上肢等上腔静脉引流区域；手掌大小鱼际和指端腹侧部位皮肤发红称为肝掌。肾上腺皮质功能减退，表现为面部和其他暴露部位皮肤色素沉着。②醛固酮和抗利尿激素增多、肝功能减退时对醛固酮和抗利尿激素的灭活作用减弱，致体内醛固酮及抗利尿激素增多。醛固酮作用于远端肾小管，使钠重吸收增加；抗利尿激素作用于集合管，使水的重吸收增加。水钠潴留导致尿少、水肿，并促进腹水形成。

2.门静脉高压

（1）脾大：门静脉高压致脾静脉压力增高，脾淤血而肿大，一般为轻、中度大，有时可为巨脾。上消化道大量出血时，脾脏可暂时缩小，待出血停止并补足血容量后，脾脏再度增大。晚期脾大常伴有对血细胞破坏增加，使周围血中白细胞、红细胞和血小板减少，称为脾功能亢进。

（2）侧支循环的建立和开放：正常情况下，门静脉系与腔静脉系之间的交通支很细小，血流量很少。门静脉高压形成后，来自消化器官和脾脏的回心血液流经肝脏受阻，使门腔静脉交通支充盈扩张，血流量增加，建立起侧支循环（图 5-1）。

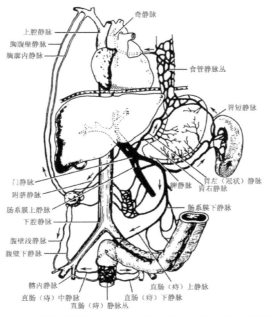

图 5-1　门静脉回流受阻时,侧支循环血流方向示意图

临床上重要的侧支循环：①食管下段和胃底静脉曲张，主要是门静脉系的胃冠状静脉和腔静脉系的食管静脉、奇静脉等沟通开放，常在恶心、呕吐、咳嗽、负重等使腹内压突然升高，或因粗糙食物机械损伤、胃酸反流腐蚀损伤时，导致曲张静脉破裂出血，出现呕血、黑便及休克等表现。②腹壁静脉曲张，由于脐静脉重新开放，与附脐静脉、腹壁静脉等连接，在脐周和腹壁可见迂曲静脉以脐为中心向上及下腹壁延伸。③痔核形成，为门静脉系的直肠上静脉与下腔静脉系的直肠中、下静脉吻合扩张形成，破裂时引起便血。

（3）腹水：这是肝硬化肝功能失代偿期最为显著的临床表现。腹水出现前，常有腹胀，以饭后明显。大量腹水时腹部隆起，腹壁绷紧发亮，患者行动困难，可发生脐疝，膈抬高，出现呼吸困难、心悸。部分患者伴有胸腔积液。

腹水形成的因素：①门静脉压力增高使腹腔脏器毛细血管床静水压增高，组织间液回吸收减少而漏入腹腔。②低白蛋白血症系指血浆白蛋白＜30 g/L，肝功能减退使白蛋白合成减少及蛋白质摄入和吸收障碍，低白蛋白血症时血浆胶体渗透压降低，血管内液外渗。③肝淋巴液生成过多，肝静脉回流受阻时，肝内淋巴液生成增多，超过胸导管引流能力，淋巴管内压力增高，使大量淋巴液自肝包膜和肝门淋巴管渗出至腹腔。④抗利尿激素及继发性醛固酮增多，引起水钠重吸收增加。⑤肾脏因素，有效循环血容量不足致肾血流量减少，肾小球滤过率降低，排钠和排尿量减少。

3.肝脏情况

早期肝脏增大，表面尚平滑，质中等硬；晚期肝脏缩小，表面可呈结节状，质地坚硬，一般无压痛，但在肝细胞进行性坏死或并发肝炎和肝周围炎时可有压痛与叩击痛。

三、并发症

（一）上消化道出血

上消化道出血为本病最常见的并发症。由于食管下段或胃底静脉曲张破裂，引起突然大量的呕血和黑便，常引起出血性休克或诱发肝性脑病，死亡率高。

（二）感染

由于患者抵抗力低下、门腔静脉侧支循环开放等因素，增加细菌入侵繁殖机会，易并发感染如肺炎、胆道感染、大肠埃希菌败血症、自发性腹膜炎等。自发性腹膜炎系指无任何邻近组织炎症的情况下发生的腹膜和/或腹水的细菌性感染。其主要原因是肝硬化时单核-吞噬细胞的噬菌作用减弱，肠道内细菌异常繁殖并经由肠壁进入腹膜腔，以及带菌的淋巴液漏入腹腔引起感染，致病菌多为革兰阴性杆菌。患者可出现发热、腹痛、腹胀、腹膜刺激征、腹水迅速增长或持续不减，少数病例发生中毒性休克。

（三）肝性脑病

肝性脑病是晚期肝硬化的最严重并发症。

（四）原发性肝癌

肝硬化患者短期内出现肝脏迅速增大、持续性肝区疼痛、腹水增多且为血性、不明原因的发热等，应考虑并发原发性肝癌，需作进一步检查。

（五）功能性肾衰竭

功能性肾衰竭又称肝肾综合征，表现为少尿或无尿、氮质血症、稀释性低钠血症和低尿钠，但肾无明显器质性损害。主要由于肾血管收缩和肾内血液重新分布，导致肾皮质血流量和肾小球滤过率下降等因素引起。

（六）电解质和酸碱平衡紊乱

出现腹水和其他并发症后患者电解质紊乱趋于明显,常见的如下。

1.低钠血症

长期低钠饮食致原发性低钠,长期利尿和大量放腹水等致钠丢失,抗利尿激素增多使水潴留超过钠潴留而致稀释性低钠。

2.低钾低氯血症与代谢性碱中毒

进食少、呕吐、腹泻、长期应用利尿剂或高渗葡萄糖液、继发性醛固酮增多等可引起低钾低氯,而低钾低氯血症可致代谢性碱中毒,诱发肝性脑病。

四、护理

（一）护理目标

患者能描述营养不良的原因,遵循饮食计划,保证各种营养物质的摄入;能叙述腹水和水肿的主要原因,腹水和水肿有所减轻,身体舒适感增加;能了解常见并发症防治知识,尽力避免并发症;无皮肤破损或感染,焦虑减轻或消失。

（二）护理措施

1.一般护理

(1)休息和活动:休息代偿期患者宜适当减少活动、避免劳累、保证休息,失代偿期尤当出现并发症时患者需卧床休息。

(2)饮食护理:饮食以高热量、高蛋白(肝性脑病除外)和维生素丰富而易消化的食物为原则。盐和水的摄入视病情调整,有腹水者应低盐或无盐饮食,钠限制在每天 500～800 mg(氯化钠1.2～2.0 g),进水量限制在每天 1 000 mL 左右。应向患者介绍各种食物的成分,例如高钠食物有咸肉、酱菜、酱油、罐头食品、含钠味精等,应尽量少食用;含钠较少的食物有粮谷类、瓜茄类、水果等;含钾多的食物有水果、硬壳果、马铃薯、干豆、肉类等。评估患者有无不恰当的饮食习惯而加重水钠潴留,切实控制钠和水的摄入量。限钠饮食常使患者感到食物淡而无味,可适量添加柠檬汁、食醋等,改善食品的调味,以增进食欲。禁酒,忌用对肝有损害药物。有食管静脉曲张者避免进食粗糙、坚硬食物。避免损伤曲张静脉,食管胃底静脉曲张者应食菜泥、肉末、软食,进餐时细嚼慢咽,咽下的食团宜小且外表光滑,切勿混入糠皮、硬屑、鱼刺、甲壳等,药物应磨成粉末,以防损伤曲张的静脉导致出血。

2.体液过多的护理

(1)休息和体位:多卧床休息,卧床时尽量取平卧位,以增加肝、肾血流量,改善肝细胞的营养,提高肾小球滤过率。可抬高下肢,以减轻水肿。阴囊水肿者可用托带托起阴囊,以利水肿消退。大量腹水者卧床时可取半卧位,以使膈下降,有利于呼吸运动,减轻呼吸困难和心悸。

(2)避免腹内压骤增:大量腹水时,应避免使腹内压突然剧增的因素,例如剧烈咳嗽、打喷嚏、用力排便等。

(3)用药护理:使用利尿剂时应特别注意维持水电解质和酸碱平衡。利尿速度不宜过快,以每天体重减轻不超过 0.5 kg 为宜。

(4)病情监测:观察腹水和下肢水肿的消长,准确记录出入量,测量腹围、体重,并教会患者正确的测量和记录方法。进食量不足、呕吐、腹泻者,或遵医嘱应用利尿剂、放腹水后更应密切观察。监测血清电解质和酸碱度的变化,以及时发现并纠正水电解质、酸碱平衡紊乱,防止肝性脑病、功能性肾衰竭的发生。

(5)腹腔穿刺放腹水的护理:术前说明注意事项,测量体重、腹围、生命体征,排空膀胱以免误伤;术中及术后监测生命体征,观察有无不适反应;术毕用无菌敷料覆盖穿刺部位,如有溢液可用明胶海绵处置;术毕缚紧腹带,以免腹内压骤然下降;记录抽出腹水的量、性质和颜色,标本及时送检。

3.活动无耐力的护理

肝硬化患者的精神、体力状况随病情进展而减退,疲倦乏力、精神不振逐渐加重,严重时衰弱而卧床不起。应根据病情适当安排休息和活动。代偿期患者无明显的精神、体力减退,可参加轻工作,避免过度疲劳;失代偿期患者以卧床休息为主,但过多的躺卧易引起消化不良、情绪不佳,故应视病情安排适量的活动,活动量以不感到疲劳、不加重症状为度。

4.有皮肤完整性受损危险的护理

肝硬化患者因常有皮肤干燥、水肿,有黄疸时可有皮肤瘙痒和长期卧床等因素,易发生皮肤破损和继发感染。除常规的皮肤护理、预防压疮措施外,应注意沐浴时避免水温过高,或使用有刺激性的皂类和沐浴液,沐浴后可使用性质柔和的润肤品,以减轻皮肤干燥和瘙痒;皮肤瘙痒者给予止痒处理,嘱患者勿用手抓搔,以免皮肤破损。

5.心理护理

及时了解并减轻各种焦虑,护理人员应关心患者,鼓励其说出心中的顾虑与疑问,护士应耐心倾听并给予解答。

6.健康指导

(1)心理指导:护士应帮助患者和家属掌握本病的有关知识和自我护理方法,分析和消除不利于个人和家庭应对的各种因素,家属应理解和关心患者,细心观察、及早识别病情变化,例如当患者出现性格、行为改变等可能为肝性脑病的前驱症状时,或消化道出血等其他并发症时,应及时就诊。定期门诊随诊。

(2)休息指导:保证身心两方面的休息,应有足够的休息和睡眠,生活起居有规律。活动量以不加重疲劳感和其他症状为度。应十分注意情绪的调节和稳定。在安排好治疗、身体调理的同时,勿过多考虑病情,遇事豁达开朗。

(3)生活指导:注意保暖和个人卫生,预防感染。切实遵循饮食治疗原则和计划,安排好营养食谱。

(4)用药指导:按医师处方用药,加用药物需征得医师同意,以免服药不当而加重肝脏负担和肝功能损害。应向患者详细介绍所用药物的名称、剂量、给药时间和方法,教会其观察药物疗效和不良反应。例如服用利尿剂者,如出现软弱无力、心悸等症状时,提示低钠、低钾血症,应及时就医。

(三)护理评价

患者能自己选择符合饮食治疗计划的食物,保证每天所需热量、蛋白质、维生素等营养成分的摄入;能陈述减轻水钠潴留的有关措施,正确测量和记录出入量、腹围和体重,腹水和皮下水肿及其引起的身体不适有所减轻;能按计划进行活动和休息,活动未致疲乏感加重,活动耐力增加;皮肤无破损和感染,瘙痒感减轻或消失。

(张　娣)

第六章

神经内科护理

第一节 蛛网膜下腔出血

蛛网膜下腔出血系指脑底部或脑表面的血管破裂,血液直接流入蛛网膜下腔,又称自发性蛛网膜下腔出血,以先天性脑动脉瘤为多见。由脑实质内或脑外伤出血破入脑室系统或蛛网膜下腔者,称继发性蛛网膜下腔出血。故本病为多种病因引起的临床综合征。

一、病因及发病机制

(一)病因

蛛网膜下腔出血最常见的病因为先天性动脉瘤,其次为动静脉畸形和脑动脉硬化性动脉瘤,再次为各种感染所引起的脑动脉炎、脑肿瘤、血液病、胶原系统疾病和抗凝治疗并发症等。部分病例病因未明。颅内动脉瘤多为单发,多发者仅占15‰。好发于脑基底动脉环交叉处。脑血管畸形多见于天幕上脑凸面或中深部,脑动脉硬化性动脉瘤则多见于脑底部。动脉瘤破裂处脑实质破坏并继发脑血肿、脑水肿。镜下可见动脉变性、纤维增生和坏死。

(二)发病机制

由于先天性及病理性血管的管壁薄弱,内弹力层和肌层纤维的中断,有的血管发育不全及变性,尤其在血管分叉处往往承受压力大,在血流冲击下血管易自行破裂,或当血压增高时被冲裂而出血。此外,由于血液的直接刺激,或血细胞破坏释放大量促血管痉挛物质(去甲肾上腺素等),使脑动脉痉挛,如果出血量大将会引起严重颅内压增高,甚至脑疝。

二、临床表现

在活动状态下急性起病,任何年龄组均可发病,以青壮年居多,其临床特点如下所述。

(一)头痛

患者突感头部剧痛难忍如爆炸样疼痛,先由某一局部开始,继而转向全头剧痛,这往往指向血管破裂部位。

(二)呕吐

呕吐常并发于头痛后,患者反复呕吐,多呈喷射性。

97

（三）意识障碍

患者可出现烦躁不安、躁动不宁、谵妄及胡言乱语，意识模糊，甚至昏迷或抽搐，大小便失禁。

（四）脑膜刺激征

脑膜刺激征为常见且具有诊断意义的体征。在起病早期或深昏迷状态下可能缺如，应注意密切观察病情变化。

（五）其他

定位体征往往不明显，绝大部分病例无偏瘫，但有的可出现附加症状，低热、腰背痛、腹痛和下肢痛等。如为脑血管畸形引起常因病变部位不同，而表现为不同的局灶性体征。如为脑动脉瘤破裂引起，多位于脑底 Willis 环，其临床表现：①后交通动脉常伴有第Ⅲ脑神经麻痹；②前交通动脉可伴有额叶功能障碍；③大脑中动脉可伴有偏瘫或失语；④颈内动脉可伴有一过性失明，轻偏瘫或无任何症状。

三、辅助检查

（一）腰椎穿刺

出血后两小时，脑脊液压力增高，外观呈均匀、血性且不凝固，此检查具诊断价值。3～4 天内出现胆红质，使脑脊液黄变，一般持续 3～4 周。

（二）心电图

心电图可有心肌缺血缺氧性损伤，房室传导阻滞，房颤等改变。

（三）脑血管造影或数字减影

脑血管造影或数字减影以显示有无脑动脉瘤或血管畸形，并进一步了解动脉瘤的部位，大小或血管畸形的供血情况，以利手术治疗。

（四）CT 扫描

CT 平扫时可见出血部位、血肿大小及积血范围（脑基底池、外侧裂池、脑穹隆面和脑室等）。增强扫描可发现动脉瘤或血管畸形。

（五）经颅多普勒超声波检查

此检查对脑血流状况可做出诊断，并对手术适应证能提供客观指标。

四、诊断要点

（一）诊断

1.病史

各年龄组均可发病，以青壮年居多，青少年以先天性动脉瘤为多，中老年以动脉硬化性动脉瘤出血为多。既往可有头痛史及有关原发病病史。

2.诱因

可有用力排便、咳嗽、情绪激动、过劳和兴奋紧张等诱因。

3.临床征象

急性起病，以剧烈头痛、呕吐，脑膜刺激征阳性，绝大部分患者无偏瘫，腰椎穿刺为血性脑脊液即可确诊。但脑动脉瘤和脑血管畸形主要靠脑血管造影或数字减影来判断病变部位、性质及范围大小。

（二）鉴别诊断

本病应与脑出血、出血性脑炎及结核性脑膜炎相鉴别，后者具有明显的脑实质受损的定位体征，以及全身症状突出并有特征性脑脊液性状。CT 扫描脑出血显示高密度影，血肿位于脑实质内。

五、治疗要点

总的治疗原则为控制脑水肿，预防再出血及脑血管痉挛、脑室积水的产生，同时积极进行病因治疗。急性期首先以内科治疗为主。

（1）保持安静，头部冷敷，绝对卧床 4～6 周，烦躁时可选用镇静剂。保持大便通畅，避免用力排便、咳嗽和情绪激动等引起颅内压增高的因素。

（2）减轻脑水肿，降低颅内压，仍是治疗急性出血性脑血管病的关键。发病 2～4 小时内脑水肿可达高峰，严重者导致脑疝而死亡。

（3）止血剂对蛛网膜下腔出血有一定帮助。① 6-氨基己酸（EACA）：18～24 g 加入 5%～10% 葡萄糖液 500～1 000 mL 内静脉滴注，1～2 次/天，连续使用 7～14 天或口服 6～8 g/d，3 周为 1 个疗程。但肾功能障碍应慎用。②抗血纤溶芳酸（PAMBA）：可控制纤维蛋白酶的形成。每次 500～1 000 mg 溶于 5%～10% 葡萄糖液 500 mL 内静脉滴注，1～2 次/天，维持 2～3 周，停药采取渐减。③其他止血剂。酌情适当相应选用如止血环酸（AMCHA）、仙鹤草素溶液、卡巴克络（安络血）、酚磺乙胺（止血敏）及云南白药等。

（4）防治继发性脑血管痉挛：在出血后 96 小时左右开始应用钙离子通道阻滞剂尼莫地平，首次剂量 0.35 mg/kg，以后按 0.3 mg/kg，每 4 小时 1 次，口服，维持 21 天，疗效颇佳。还可试用前列环素、纳洛酮和血栓素等。

（5）预防再出血：一般，首次出血后 2 周内为再出血高峰，第 3 周后渐少。临床上在 4 周内视为再出血的危险期，故需绝对安静卧床，避免激动，用力咳嗽或打喷嚏，并低盐少渣饮食，保持大便通畅。

（6）手术治疗：一旦明确动脉瘤应争取早期手术根除治疗，可选用瘤壁加固术，瘤颈夹闭术，用微导管血管内瘤体填塞等手术，以防瘤体再次破裂出血。动静脉畸形部位浅表，而不影响神经功能障碍，亦可用电凝治疗或手术切除。如出现脑积水可采用侧脑室分流术。

六、护理评估

（一）病史评估

起病形式，有无诱因；检查及治疗经过；心理-社会状况。

（二）身体评估

意识、瞳孔、生命体征、精神状态、头痛程度、颈项强直和生活自理状况。

（三）实验室及其他

腰穿、CT、MRI 和 DSA。

七、护理诊断及合作性问题

（一）疼痛

其与颅内压增高、血液刺激脑膜或继发性脑血管痉挛有关。

（二）恐惧

其与剧烈疼痛、担心再次出血有关。

（三）潜在并发症

再出血、脑疝。

八、护理目标

（1）患者的头痛减轻或消失。

（2）患者未发生严重并发症。

（3）患者的基本生活需要得到满足。

九、护理措施

其与脑出血护理相似。主要是防止再出血。

（1）应绝对卧床休息 4～6 周，抬高床头 15°～30°，避免搬动和过早离床活动，保持环境安静，严格限制探视，避免各种刺激。

（2）多食蔬菜、水果，保持大便通畅，避免过度用力排便；避免辛辣刺激性强的食物，戒烟酒。

（3）保持乐观情绪，避免精神刺激和情绪激动。防止咳嗽和打喷嚏，对剧烈头痛和躁动不安者，可应用止痛剂、镇静剂。

（4）密切观察病情，初次发病第 2 周最易发生再出血。如患者再次出现剧烈头痛、呕吐、昏迷和脑膜刺激征等情况，及时报告医师并处理。

十、护理评价

患者头痛逐渐得到缓解。患者情绪稳定，未发生严重并发症。

十一、健康指导

（一）预防再出血

告知患者情绪稳定对疾病恢复和减少复发的意义，使患者了解遵医嘱绝对卧床并积极配合治疗和护理。指导家属关心、体贴患者，在精神和物质上对患者给予支持，减轻患者的焦虑、恐惧等不良心理反应。日常生活指导见本节"脑出血"。告知患者和家属再出血的表现，发现异常，及时就诊。女性患者 1～2 年内避孕。

（二）疾病知识指导

向患者和家属介绍疾病的病因、诱因、临床表现、应进行的相关检查、病程和预后、防治原则和自我护理的方法。SAH 患者一般在首次出血后 3 天内或 3～4 周后进行 DSA 检查，以避开脑血管痉挛和再出血的高峰期。应告知脑血管造影的相关知识，使患者和家属了解进行 DSA 检查以明确和去除病因的重要性，积极配合。

（高玉娟）

第二节 偏 头 痛

偏头痛是一类发作性且常为单侧的搏动性头痛。发病率各家报告不一,Solomon 描述约 6％的男性,18％的女性患有偏头痛,男女之比为 1∶3;Wilkinson 的数字为约 10％的英国人口患有偏头痛;Saper 报告在美国约有 2 千 3 百万例人患有偏头痛,其中男性占 6％,女性占 17％。偏头痛多开始于青春期或成年早期,约 25％的患者于 10 岁以前发病,55％的患者发生在 20 岁以前,90％以上的患者发生于 40 岁以前。在美国,偏头痛造成的社会经济负担为 10 亿～17 亿美元。在我国也有大量患者因偏头痛而影响工作、学习和生活。多数患者有家庭史。

一、病因与发病机制

偏头痛的确切病因及发病机制仍处于讨论之中。很多因素可诱发、加重或缓解偏头痛的发作。通过物理或化学的方法,学者们也提出了一些学说。

(一)激发或加重因素

对于某些个体而言,很多外部或内部环境的变化可激发或加重偏头痛发作。

(1)激素变化:口服避孕药可增加偏头痛发作的频度;月经是偏头痛常见的触发或加重因素("周期性头痛");妊娠、性交可触发偏头痛发作("性交性头痛")。

(2)某些药物:某些易感个体服用心痛定、消心痛或硝酸甘油后可出现典型的偏头痛发作。

(3)天气变化:特别是天气转热、多云或天气潮湿。

(4)某些食物添加剂和饮料:最常见者是酒精性饮料,如某些红葡萄酒;奶制品,奶酪,特别是硬奶酪;咖啡;含亚硝酸盐的食物,如汤、热狗;某些水果,如柑橘类水果;巧克力("巧克力性头痛");某些蔬菜;酵母;人工甜食;发酵的腌制品如泡菜;味精。

(5)运动:头部的微小运动可诱发偏头痛发作或使之加重,有些患者因惧怕乘车引起偏头痛发作而不敢乘车;踢足球的人以头顶球可诱发头痛("足球运动员偏头痛");爬楼梯上楼可出现偏头痛。

(6)睡眠过多或过少。

(7)一顿饭漏吃或延后。

(8)抽烟或置身于烟中。

(9)闪光、灯光过强。

(10)紧张、生气、情绪低落和哭泣("哭泣性头痛"):很多女性逛商场或到人多的场合可致偏头痛发作;国外有人骑马时尽管拥挤不到一分钟,也可使偏头痛加重。

在激发因素中,剂量、联合作用及个体差异尚应考虑。如对于敏感个体,吃一片橘子可能不致引起头痛,而吃数枚橘子则可引起头痛。有些情况下,吃数枚橘子也不引起头痛发作,但如同时有月经的影响,这种联合作用就可引起偏头痛发作。有的个体在商场中待一会儿即出现发作,而有的个体仅于商场中久待才出现偏头痛发作。

偏头痛尚有很多改善因素。有人于偏头痛发作时静躺片刻,即可使头痛缓解。有人于光线较暗淡的房间闭目而使头痛缓解。有人于头痛发作时喜以双手压迫双颞侧,以期使头痛缓解,有人通过冷水洗头使头痛得以缓解。妇女绝经后及妊娠3个月后偏头痛趋于缓解。

（二）有关发病机制的几个学说

1.血管活性物质

在所有血管活性物质中,5-HT学说是学者们提及最多的一个。人们发现,偏头痛发作期血小板中5-HT浓度下降,而尿中5-HT代谢物5-HT羟吲哚乙酸增加。脑干中5-HT能神经元及去甲肾上腺素能神经元可调节颅内血管舒缩。很多5-HT受体拮抗剂治疗偏头痛有效,以利血压耗竭5-HT可加速偏头痛发生。

2.三叉神经血管脑膜反应

曾通过刺激啮齿动物的三叉神经,可使其脑膜产生炎性反应,而治疗偏头痛的药物,麦角胺、双氢麦角胺、Sumatriptan(舒马普坦)等可阻止这种神经源性炎症。在偏头痛患者体内可检测到由三叉神经所释放的降钙素基因相关肽(CGRP),而降钙素基因相关肽为强烈的血管扩张剂。双氢麦角胺、Sumatriptan既能缓解头痛,又能降低降钙素基因相关肽含量。因此,偏头痛的疼痛是由神经血管性炎症产生的无菌性脑膜炎。Wilkinson认为,三叉神经分布于涉痛区域,偏头痛可能就是一种神经源性炎症。Solomon在复习儿童偏头痛的研究文献后指出,儿童眼肌瘫痪型偏头痛的复视源于海绵窦内颈内动脉的肿胀伴第Ⅲ对脑神经的损害。另一种解释是小脑上动脉和大脑后动脉肿胀造成的第Ⅲ对脑神经的损害,也可能为神经的炎症。

3.内源性疼痛控制系统障碍

中脑水管周围及第四脑室室底灰质含有大量与镇痛有关的内源性阿片肽类物质,如脑啡肽、β-内啡呔等。正常情况下,这些物质通过对疼痛传入的调节而起镇痛作用。虽然报告的结果不一,但多数报告显示偏头痛患者脑脊液或血浆中β-内啡肽或其类似物降低,提示偏头痛患者存在内源性疼痛控制系统障碍。这种障碍导致患者疼痛阈值降低,对疼痛感受性增强,易于发生疼痛。鲑钙紧张素治疗偏头痛的同时可引起患者血浆β-内啡肽水平升高。

4.自主功能障碍

自主功能障碍很早即引起了学者们的重视。瞬时心率变异及心血管反射研究显示,偏头痛患者存在交感功能低下。24小时动态心率变异研究提示,偏头痛患者存在交感、副交感功能平衡障碍。也有学者报道,偏头痛患者存在瞳孔直径不均,提示这部分患者存在自主功能异常。有人认为在偏头痛患者中的猝死现象可能与自主功能障碍有关。

5.偏头痛的家族聚集性及基因研究

偏头痛患者具有肯定的家族聚集性倾向。遗传因素最明显,研究较多的是家族性偏瘫型偏头痛及基底型偏头痛。有先兆偏头痛比无先兆偏头痛具有更高的家族聚集性。有先兆偏头痛和偏瘫发作可在同一个体交替出现,并可同时出现于家族中,基于此,学者们认为家族性偏瘫型偏头痛和非复杂性偏头痛可能具有相同的病理生理和病因。Baloh等报告了数个家族,其家族中多个成员出现偏头痛性质的头痛,并有眩晕发作或原发性眼震,有的晚年继发进行性周围性前庭功能丧失,有的家族成员发病年龄趋于一致,如均于25岁前出现症状发作。

有报告,偏瘫型偏头痛家族基因缺陷与19号染色体标志点有关,但也有发现提示有的偏瘫型偏头痛家族与19号染色体无关,提示家族性偏瘫型偏头痛存在基因的变异。与19号染色体有关的家族性偏瘫型偏头痛患者出现发作性意识障碍的频度较高,这提示在各种与19号染色体有关的偏头痛发作的外部诱发阈值较低是由遗传决定的。Ophoff报告,34例与19号染色体有关的家族性偏瘫型偏头痛家族,在电压闸门性钙通道 α_1 亚单位基因代码功能区域存在4种不同的错义突变。

有一种伴有发作间期眼震的家族性发作性共济失调,其特征是共济失调。眩晕伴以发作间期眼震,为显性遗传性神经功能障碍,这类患者约有50%出现无先兆偏头痛,临床症状与家族性偏瘫型偏头痛有重叠,二者亦均与基底型偏头痛的典型状态有关,且均可有原发性眼震及进行性共济失调。Ophoff报告了2例伴有发作间期眼震的家族性共济失调家族,存在19号染色体电压依赖性钙通道基因的突变,这与在家族性偏瘫型偏头痛所探测到的一样。所不同的是其阅读框架被打断,并产生一种截断的 α_1 亚单位,这导致正常情况下可在小脑内大量表达的钙通道密度的减少,由此可能解释其发作性及进行性加重的共济失调。同样的错义突变如何导致家族性偏瘫型偏头痛中的偏瘫发作尚不明。

Baloh报告了三个伴有双侧前庭病变的家族性偏头痛家族。家族中多个成员经历偏头痛性头痛、眩晕发作(数分钟),晚年继发前庭功能丧失,晚期,当眩晕发作停止,由于双侧前庭功能丧失导致平衡障碍及走路摆动。

6.血管痉挛学说

颅外血管扩张可伴有典型的偏头痛性头痛发作。偏头痛患者是否存在颅内血管的痉挛尚有争议。以往认为偏头痛的视觉先兆是由血管痉挛引起的,现在有确切的证据表明,这种先兆是由于皮层神经元活动由枕叶向额叶的扩布抑制(3 mm/min)造成的。血管痉挛更像是视网膜性偏头痛的始动原因,一些患者经历短暂的单眼失明,于发作期检查,可发现视网膜动脉的痉挛。另外,这些患者对抗血管痉挛剂有反应。与偏头痛相关的听力丧失和/或眩晕可基于内听动脉耳蜗和/或前庭分支的血管痉挛来解释。血管痉挛可导致内淋巴管或囊的缺血性损害,引起淋巴液循环损害,并最终发展成为水肿。经颅多普勒(TCD)脑血流速度测定发现,不论是在偏头痛发作期还是发作间期,均存在血流速度的加快,提示这部分患者颅内血管紧张度升高。

7.离子通道障碍

很多偏头痛综合征所共有的临床特征与遗传性离子通道障碍有关。偏头痛患者内耳存在局部细胞外钾的积聚。当钙进入神经元时钾退出。因为内耳的离子通道在维持富含钾的内淋巴和神经元兴奋功能方面是至关重要的,脑和内耳离子通道的缺陷可导致可逆性毛细胞除极及听觉和前庭症状。偏头痛中的头痛则是继发现象,这是细胞外钾浓度增加的结果。偏头痛综合征的很多诱发因素,包括紧张、月经,可能是激素对有缺陷的钙通道影响的结果。

8.其他学说

有人发现偏头痛于发作期存在血小板自发聚集和黏度增加。另有人发现,偏头痛患者存在 TXA_2、PGI_2 平衡障碍、P物质及神经激肽的改变。

二、临床表现

(一)偏头痛发作

Saper在描述偏头痛发作时将其分为5期来叙述。需要指出的是,这5期并非每次发作所必备的,有的患者可能只表现其中的数期,大多数患者的发作表现为两期或两期以上,有的仅表现其中的一期。另一方面,每期特征可以存在很大不同,同一个体的发作也可不同。

1.前驱期

60%的偏头痛患者在头痛开始前数小时至数天出现前驱症状。前驱症状并非先兆,不论是有先兆偏头痛还是无先兆偏头痛均可出现前驱症状。可表现为精神、心理改变,如精神抑郁、疲乏无力、懒散、昏昏欲睡，也可情绪激动。易激惹、焦虑、心烦或欣快感等。尚可表现为自主神经症状，如面色苍白、发冷、厌食或明显的饥饿感、口渴、尿少、尿频、排尿费力、打哈欠、颈项发硬、恶心、肠蠕动增加、腹痛、腹泻、心慌、气短和心率加快，对气味过度敏感等，不同患者前驱症状具有很大的差异，但每例患者每次发作的前驱症状具有相对稳定性。这些前驱症状可在前驱期出现，也可于头痛发作中、甚至持续到头痛发作后成为后续症状。

2.先兆

约有 20％的偏头痛患者出现先兆症状。先兆多为局灶性神经症状，偶为全面性神经功能障碍。典型的先兆应符合下列 4 条特征中的 3 条，即重复出现，逐渐发展，持续时间不多于 1 小时，并跟随出现头痛。大多数病例先兆持续 5～20 分钟。极少数情况下，先兆可突然发作，也有的患者于头痛期间出现先兆性症状，尚有伴迁延性先兆的偏头痛，其先兆不仅始于头痛之前，尚可持续到头痛后数小时至 7 天。

先兆可为视觉性的、运动性的和感觉性的，也可表现为脑干或小脑性功能障碍。最常见的先兆为视觉性先兆，约占先兆的 90％。如闪电、暗点、单眼黑蒙、双眼黑蒙、视物变形和视野外空白等。闪光可为锯齿样或闪电样闪光、城垛样闪光。视网膜动脉型偏头痛患者眼底可见视网膜水肿，偶可见樱红色黄斑。仅次于视觉现象的常见先兆为麻痹。典型的是影响一侧手和面部，也可出现偏瘫。如果优势半球受累，可出现失语。数十分钟后出现对侧或同侧头痛，多在儿童期发病。这称为偏瘫型偏头痛。偏瘫型偏头痛患者的局灶性体征可持续 7 天以上，甚至在影像学上发现脑梗死。偏头痛伴迁延性先兆和偏头痛性偏瘫以前曾被划入"复杂性偏头痛"。偏头痛反复发作后出现眼球运动障碍称为眼肌瘫痪型偏头痛。多为动眼神经麻痹所致，其次为滑车神经和展神经麻痹。多有无先兆偏头痛病史，反复发作者麻痹可经久不愈。如果先兆涉及脑干或小脑，则这种状况被称为基底型偏头痛，又称基底动脉型偏头痛。可出现头昏、眩晕、耳鸣、听力障碍、共济失调和复视，视觉症状包括闪光、暗点、黑蒙、视野缺损和视物变形。双侧损害可出现意识抑制，后者尤见于儿童。尚可出现感觉迟钝，偏侧感觉障碍等。

偏头痛先兆可不伴头痛出现，称为偏头痛等位症。多见于儿童偏头痛。有时见于中年以后，先兆可为偏头痛发作的主要临床表现而头痛很轻或无头痛。也可与头痛发作交替出现，可表现为闪光、暗点、腹痛、腹泻、恶心、呕吐、复发性眩晕、偏瘫、偏身麻木及精神心理改变。如儿童良性发作性眩晕、前庭性美尼尔氏病和成人良性复发性眩晕。有跟踪研究显示，为数不少的以往诊断为美尼尔氏病的患者，其症状大多数与偏头痛有关。有报告描述了一组成人良性复发性眩晕患者，年龄 7～55 岁，晨起发病症状表现为反复发作的头晕、恶心、呕吐及大汗，持续数分钟至 3～4 天。发作开始及末期表现为位置性眩晕，发作期间无听觉症状。发作间期几乎所有患者均无症状，这些患者眩晕发作与偏头痛有着几个共同的特征，包括可因酒精、睡眠不足、情绪紧张造成及加重，女性多发，常见于经期。

3.头痛

头痛可出现于围绕头或颈部的任何部位，可位颞侧、额部和眶部。多为单侧痛，也可为双侧痛，甚至发展为全头痛，其中单侧痛者约占 2/3。头痛性质往往为搏动性痛，但也有的患者描述为钻痛。疼痛程度往往为中、重度痛，甚至难以忍受。往往是晨起后发病，逐渐发展，达高峰后逐渐缓解。也有的患者于下午或晚上起病，成人头痛大多历时 4 小时至 3 天，而儿童头痛多历时 2 小时至 2 天。尚有持续时间更长者，可持续数周。有人将发作持续 3 天以上的偏头痛称为偏头痛持续状态。

头痛期间不少患者伴随出现恶心、呕吐、视物不清、畏光和畏声等,喜独居。恶心为最常见伴随症状,达一半以上,且常为中、重度恶心。恶心可先于头痛发作,也可于头痛发作中或发作后出现。近一半的患者出现呕吐,有些患者的经验是呕吐后发作即明显缓解。其他自主功能障碍也可出现,如尿频、排尿障碍、鼻塞、心慌、高血压和低血压,甚至可出现心律失常。发作累及脑干或小脑者可出现眩晕、共济失调、复视、听力下降、耳鸣和意识障碍。

4.头痛终末期

此期为头痛开始减轻至最终停止这一阶段。

5.后续症状期

为数不少的患者于头痛缓解后出现一系列后续症状。表现怠倦、困钝和昏昏欲睡。有的感到精疲力竭、饥饿感或厌食、多尿、头皮压痛和肌肉酸痛。也可出现精神心理改变,如烦躁、易怒、心境高涨或情绪低落、少语、少动等。

(二)儿童偏头痛

儿童偏头痛是儿童期头痛的常见类型。儿童偏头痛与成人偏头痛在一些方面有所不同。性别方面,发生于青春期以前的偏头痛,男女患者比例大致相等,而成人期偏头痛,女性比例大大增加,约为男性的 3 倍。

儿童偏头痛的诱发及加重因素有很多与成人偏头痛一致,如劳累和情绪紧张可诱发或加重头痛,为数不少的儿童可因运动而诱发头痛,儿童偏头痛患者可有睡眠障碍,而上呼吸道感染及其他发热性疾病在儿童比成人更易使头痛加重。

在症状方面,儿童偏头痛与成人偏头痛亦有区别。儿童偏头痛持续时间常较成人短。偏瘫型偏头痛多在儿童期发病,成年期停止,偏瘫发作可从一侧到另一侧,这种类型的偏头痛常较难控制。反复的偏瘫发作可造成永久性神经功能缺损,并可出现病理征,也可造成认知障碍。基底动脉型偏头痛,在儿童也比成人常见,表现闪光、暗点、视物模糊和视野缺损,也可出现脑干、小脑及耳症状,如眩晕、耳鸣、耳聋和眼球震颤。在儿童出现意识恍惚者比成人多,尚可出现跌倒发作。有些偏头痛儿童尚可仅出现反复发作性眩晕,而无头痛发作。一个平时表现完全正常的儿童可突然恐惧、大叫、面色苍白、大汗、步态蹒跚、眩晕和旋转感,并出现眼球震颤,数分钟后可完全缓解,恢复如常,称之为儿童良性发作性眩晕,属于一种偏头痛等位症。这种眩晕发作典型地始于 4 岁以前,可每天数次发作,其后发作次数逐渐减少,多数于 7~8 岁以后不再发作。与成人不同,儿童偏头痛的前驱症状常为腹痛,有时可无偏头痛发作而代之以腹痛、恶心、呕吐和腹泻,称为腹型偏头痛等位症。在偏头痛的伴随症状中,儿童偏头痛出现呕吐较成人更加常见。

儿童偏头痛的预后较成人偏头痛好。6 年后约有一半儿童不再经历偏头痛,约 1/3 的偏头痛得到改善。而始于青春期以后的成人偏头痛常持续几十年。

三、诊断与鉴别诊断

(一)诊断

偏头痛的诊断应根据详细的病史做出,特别是头痛的性质及相关的症状非常重要。如头痛的部位、性质、持续时间、疼痛严重程度、伴随症状及体征、既往发作的病史及诱发或加重因素等。

对于偏头痛患者应进行细致的一般内科查体及神经科检查,以除外症状与偏头痛有重叠、类似或同时存在的情况。诊断偏头痛虽然没有特异性的实验室指标,但有时给予患者必要的实验室检查非常重要,如血、尿、脑脊液及影像学检查,以排除器质性病变。特别是中年或老年期出现的头痛,更应排除器质性病变。当出现严重的先兆或先兆时间延长时,有学者建议行颅脑 CT 或MRI 检查。也有学者提议,当偏头痛发作每月超过 2 次时,应警惕偏头痛的原因。

国际头痛协会(IHS)头痛分类委员会于 1962 年制定了一套头痛分类和诊断标准,这个旧的分类与诊断标准在世界范围内应用了 20 余年,至今我国尚有部分学术专著仍在沿用或参考这个分类。1988 年,国际头痛协会头痛分类委员会制定了新的关于头痛、脑神经痛及面部痛的分类和诊断标准。目前,临床及科研多采用这个标准。本标准将头痛分为 13 个主要类型,包括了总数 129 个头痛亚型。其中,常见的头痛类型为偏头痛、紧张型头痛、丛集性头痛和慢性发作性偏头痛,而偏头痛又被分为七个亚型(表 6-1~表 6-4)。这七个亚型中,最主要的两个亚型是无先兆偏头痛和有先兆偏头痛,其中最常见的是无先兆偏头痛。

表 6-1　偏头痛分类

无先兆偏头痛	视网膜型偏头痛
有先兆偏头痛	可能为偏头痛前驱或与偏头痛相关联的儿童期综合征
偏头痛伴典型先兆	儿童良性发作性眩晕
偏头痛伴迁延性先兆	儿童交替性偏瘫
家族性偏瘫型偏头痛	偏头痛并发症
基底动脉型偏头痛	偏头痛持续状态
偏头痛伴急性先兆发作	偏头痛性偏瘫
眼肌瘫痪型偏头痛	不符合上述标准的偏头痛性障碍

表 6-2　国际头痛协会(1988)关于无先兆偏头痛的定义

诊断标准:

1.至少 5 次发作符合第 2~4 项标准

2.头痛持续 4~72 小时(未治疗或没有成功治疗)

3.头痛至少具备下列特征中的 2 条

　(1)位于单侧

　(2)搏动性质

　(3)中度或重度(妨碍或不敢从事每天活动)

　(4)因上楼梯或类似的日常体力活动而加重

4.头痛期间至少具备下列 1 条

　(1)恶心和/或呕吐

　(2)畏光和畏声

5.至少具备下列 1 条

　(1)病史、体格检查和神经科检查不提示器质性障碍

　(2)病史和/或体格检查和/或神经检查确实提示这种障碍(器质性障碍),但被适当的观察所排除

　(3)这种障碍存在,但偏头痛发作并非在与这种障碍有密切的时间关系上首次出现

表 6-3　国际头痛协会(1988)关于有先兆偏头痛的定义

有先兆偏头痛

先前用过的术语:经典型偏头痛,典型偏头痛;眼肌瘫痪型、偏身麻木型、偏瘫型和失语型偏头痛

诊断标准:

1.至少 2 次发作符合第 2 项标准

2.至少符合下列 4 条特征中的 3 条

    (1)一个或一个以上提示局灶大脑皮质或脑干功能障碍的完全可逆性先兆症状

    (2)至少一个先兆症状逐渐发展超过 4 分钟,或 2 个或 2 个以上的症状接着发生

    (3)先兆症状持续时间不超过 60 分钟,如果出现 1 个以上先兆症状,持续时间可相应增加

    (4)继先兆出现的头痛间隔期在 60 分钟之内(头痛尚可在先兆前或与先兆同时开始)

3.至少具备下列 1 条

    (1)病史:体格检查及神经科检查不提示器质性障碍

    (2)病史和/或体格检查和/或神经科检查确实提示这障碍,但通过适当的观察被排除

    (3)这种障碍存在,但偏头痛发作并非在与这种障碍有密切的时间关系上首次出现

有典型先兆的偏头痛

诊断标准:

1.符合有先兆偏头痛诊断标准,包括第 2 项全部 4 条标准

2.有一条或一条以上下列类型的先兆症状

    (1)视觉障碍

    (2)单侧偏身感觉障碍和/或麻木

    (3)单侧力弱

    (4)失语或非典型言语困难

表 6-4　国际头痛协会(1988)关于儿童偏头痛的定义

1.至少 5 次发作符合第(1)、(2)项标准	③中度或重度
(1)每次头痛发作持续 2~48 小时	④可因常规的体育活动而加重
(2)头痛至少具备下列特征中的 2 条	2.头痛期间内至少具备下列 1 条
①位于单侧	(1)恶心和/或呕吐
②搏动性质	(2)畏光和畏声

国际头痛协会的诊断标准为偏头痛的诊断提供了一个可靠的、可量化的诊断标准,对于临床和科研的意义是显而易见的,有学者特别提到其对于临床试验及流行病学调查有重要意义。但临床上有时遇到患者并不能完全符合这个标准,对这种情况学者们建议随访及复查,以确定诊断。

由于国际头痛协会的诊断标准掌握起来比较复杂,为了便于临床应用,国际上一些知名的学者一直在探讨一种简单化的诊断标准。其中 Solomon 介绍了一套简单标准,符合这个标准的患者 99%符合国际头痛协会关于无先兆偏头痛的诊断标准。这套标准较易掌握,供参考。

(1)具备下列 4 条特征中的任何 2 条,即可诊断无先兆偏头痛:①疼痛位于单侧;②搏动性痛;③恶心;④畏光或畏声。

（2）另有 2 条符加说明：①首次发作者不应诊断；②应无器质性疾病的证据。

（二）鉴别诊断

偏头痛应与下列疼痛相鉴别。

1.紧张型头痛

紧张型头痛又称肌收缩型头痛。其临床特点：头痛部位较弥散，可位于前额、双颞、顶、枕及颈部。头痛性质常呈钝痛，头部压迫感、紧箍感，患者常述犹如戴着一个帽子。头痛常呈持续性，可时轻时重。多有头皮、颈部压痛点，按摩头颈部可使头痛缓解，多有额、颈部肌肉紧张。多少伴有恶心、呕吐。

2.丛集性头痛

丛集性头痛又称组胺性头痛，Horton 综合征。表现为一系列密集的、短暂的和严重的单侧钻痛。与偏头痛不同，头痛部位多局限并固定于一侧眶部、球后和额颞部。发病时间常在夜间，并使患者痛醒。发病时间固定，起病突然而无先兆，开始可为一侧鼻部烧灼感或球后压迫感，继之出现特定部位的疼痛，常疼痛难忍，并出现面部潮红，结膜充血、流泪、流涕和鼻塞。为数不少的患者出现 Horner 征，可出现畏光，不伴恶心、呕吐。诱因可为发作群集期饮酒、兴奋或服用扩血管药引起。发病年龄常较偏头痛晚，平均 25 岁，男女之比约4：1。罕见家族史。治疗包括：非甾体类消炎止痛剂；激素治疗；睾丸素治疗；吸氧疗法（国外介绍为100％氧，8～10 L/min，共10～15分钟，仅供参考）；麦角胺咖啡因或双氢麦角碱睡前应用，对夜间头痛特别有效；碳酸锂疗效尚有争议，但多数介绍其有效，但中毒剂量有时与治疗剂量很接近，曾有老年患者（精神患者）服一片致昏迷者，建议有条件者监测血锂水平，不良反应有胃肠道症状、肾功能改变、内分泌改变、震颤和眼球震颤和抽搐等；其他药物尚有钙通道阻滞剂、sumatriptan 等。

3.痛性眼肌麻痹

痛性眼肌麻痹又称 Tolosa-Hunt 综合征，是一种以头痛和眼肌麻痹为特征，涉及特发性眼眶和海绵窦的炎性疾病。病因可为颅内颈内动脉的非特异性炎症，也可能涉及海绵窦。常表现为球后及眶周的顽固性胀痛、刺痛，数天或数周后出现复视，并可有第Ⅲ、第Ⅳ和第Ⅵ对脑神经受累表现，间隔数月数年后复发，需行血管造影以排除颈内动脉瘤。皮质类固醇治疗有效。

4.颅内占位所致头痛

占位早期，头痛可为间断性或晨起为重，但随着病情的发展，多成为持续性头痛，进行性加重，可出现颅内高压的症状与体征，如头痛、恶心、呕吐和视乳头水肿，并可出现局灶症状与体征，如精神改变。偏瘫、失语、偏身感觉障碍、抽搐、偏盲、共济失调和眼球震颤等，典型者鉴别不难。但需注意，也有表现为十几年的偏头痛，最后被确诊为巨大血管瘤者。

四、防治

（一）一般原则

偏头痛的治疗策略包括两个方面：对症治疗及预防性治疗。对症治疗的目的在于消除、抑制或减轻疼痛及伴随症状。预防性治疗用来减少头痛发作的频度及减轻头痛严重性。对偏头痛患者是单用对症治疗还是同时采取对症治疗及预防性治疗，要具体分析。一般说来，如果头痛发作频度较小，疼痛程度较轻，持续时间较短，可考虑单纯选用对症治疗。如果头痛发作频度较大，疼痛程度较重，持续时间较长，对工作、学习和生活影响较明显，则在给予对症治疗的同时，给予适当的预防性治疗。总之，既要考虑到疼痛对患者的影响，又要考虑到药物不良反应对患者的影响,有时还要参考患者个人的意见。Saper 的建议是每周发作 2 次以下者单独给予药物性对症治疗,而发作频繁者应给予预防性治疗。

不论是对症治疗还是预防性治疗均包括两个方面,即药物干预及非药物干预。

非药物干预方面,强调患者自助。嘱患者详细记录前驱症状、头痛发作与持续时间及伴随症状,找出头痛诱发及缓解的因素,并尽可能避免。如避免某些食物,保持规律的作息时间、规律饮食。不论是在工作日,还是周末抑或假期,坚持这些方案对于减轻头痛发作非常重要,接受这些建议对 30%患者有帮助。另有人倡导有规律的锻炼,如长跑等,可能有效地减少头痛发作。认知和行为治疗,如生物反馈治疗等,已被证明有效,另有患者于头痛时进行痛点压迫,于凉爽、安静和暗淡的环境中独处,或以冰块冷敷均有一定效果。

(二)药物对症治疗

偏头痛对症治疗可选用非特异性药物治疗,包括简单的止痛药,非甾体类消炎药及麻醉剂。对于轻、中度头痛,简单的镇痛药及非甾体类消炎药常可缓解头痛的发作。常用的药物有脑清片、扑热息痛、阿司匹林、萘普生、吲哚美辛、布洛芬和颅痛定等。麻醉药的应用是严格限制的,Saper 提议主要用于严重发作,其他治疗不能缓解,或对偏头痛特异性治疗有禁忌或不能忍受的情况下应用。偏头痛特异性 5-HT 受体拮抗剂主要用于中、重度偏头痛。偏头痛特异性 5-HT 受体拮抗剂结合简单的止痛剂,大多数头痛可得到有效的治疗。

5-HT 受体拮抗剂治疗偏头痛的疗效是肯定的。麦角胺咖啡因片剂(每片含酒石酸麦角胺 1 mg,咖啡因 100 mg),既能抑制去甲肾上腺素的再摄取,又能拮抗其与 β-肾上腺素受体的结合,于先兆期或头痛开始后服用 1 片,常可使头痛发作终止或减轻。如效果不明显,于数小时后加服 1 片,每天不超过 4 片,每周用量不超过 10 片。该药缺点是不良反应较多,并且有成瘾性,有时剂量会越来越大。常见不良反应为消化道症状、心血管症状,如恶心、呕吐、胸闷和气短等。孕妇,心肌缺血、高血压和肝肾疾病等患者忌用。

麦角碱衍生物酒石酸麦角胺,Sumatriptan 和二氢麦角胺为偏头痛特异性药物,均为 5-HT 受体拮抗剂。这些药物作用于中枢神经系统和三叉神经中受体介导的神经通路,通过阻断神经源性炎症而起到抗偏头痛作用。

酒石酸麦角胺主要用于中、重度偏头痛,特别是当简单的镇痛治疗效果不足或不能耐受时。其有多项作用:既是 $5-HT_{1A}$、$5-HT_{1B}$、$5-HT_{1D}$ 和 $5-HT_{1F}$ 受体拮抗剂,又是 α-肾上腺素受体拮抗剂,通过刺激动脉平滑肌细胞 5-HT 受体而产生血管收缩作用;它可收缩静脉容量性血管、抑制交感神经末端去甲肾上腺素再摄取。作为 $5-HT_1$ 受体拮抗剂,它可抑制三叉神经血管系统神经源性炎症,其抗偏头痛活性中最基础的机制可能在此,而非其血管收缩作用。其对中枢神经递质的作用对缓解偏头痛发作亦是重要的。给药途径有口服、舌下及直肠给药。生物利用度与给药途径关系密切。口服及舌下含化吸收不稳定,直肠给药起效快,吸收可靠。为了减少过多应用导致麦角胺依赖性或反跳性头痛,一般每周应用不超过 2 次,应避免大剂量连续用药。

Saper 总结酒石酸麦角胺在下列情况下慎用或禁用:年龄 55～60 岁(相对禁忌);妊娠或哺乳;心动过缓(中至重度);心室疾病(中至重度);胶原-肌肉病;心肌炎;冠心病,包括血管痉挛性心绞痛;高血压(中至重度);肝、肾损害(中至重度);感染或高热/败血症;消化性溃疡性疾病;周围血管病;严重瘙痒。另外,该药可加重偏头痛造成的恶心、呕吐。

Sumatriptan 亦适用于中、重度偏头痛发作。作用于神经血管系统和中枢神经系统,通过抑制或减轻神经源性炎症而发挥作用。曾有人称 Sumatriptan 为偏头痛治疗的里程碑。皮下用药

2 小时,约 80% 的急性偏头痛有效。尽管 24~48 小时内 40% 的患者重新出现头痛,这时给予第 2 剂仍可达到同样的有效率。口服制剂的疗效稍低于皮下给药,起效亦稍慢,通常在 4 小时内起效。皮下用药后 4 小时给予口吸制剂不能预防再出现头痛,但对皮下用药后 24 小时内出现的头痛有效。

Sumatriptan 具有良好的耐受性,其不良反应通常较轻和短暂,持续时间常在 45 分钟以内,包括注射部位的疼痛、耳鸣、面红、烧灼感、热感、头昏、体重增加、颈痛及发音困难。少数患者于首剂时出现非心源性胸部压迫感,仅有很少患者于后续用药时再出现这些症状。罕见引起与其相关的心肌缺血。

Saper 总结应用 Sumatriptan 注意事项及禁忌证:年龄>55~60 岁(相对禁忌证);妊娠或哺乳;缺血性心肌病(心绞痛、心肌梗塞病史和记录到的无症状性缺血);不稳定型心绞痛;高血压(未控制);基底型或偏瘫型偏头痛;未识别的冠心病(绝经期妇女,男性>40 岁,心脏病危险因素如高血压、高脂血症、肥胖、糖尿病、严重吸烟及强阳性家族史);肝肾功能损害(重度);同时,应用单胺氧化酶抑制剂或单胺氧化酶抑制剂治疗终止后 2 周内;同时应用含麦角胺或麦角类制剂(24 小时内),首次剂量可能需要在医师监护下应用。

酒石酸二氢麦角胺的效果超过酒石酸麦角胺。大多数患者起效迅速,在中、重度发作特别有用,也可用于难治性偏头痛。与酒石酸麦角胺有共同的机制,但其动脉血管收缩作用较弱,有选择性收缩静脉血管的特性,可静脉注射、肌内注射及鼻腔吸入。静脉注射途径给药起效迅速。肌内注射生物利用度达 100%。鼻腔吸入的绝对生物利用度 40%,应用酒石酸二氢麦角胺后再出现头痛的频率较其他现有的抗偏头痛剂小,这可能与其半衰期长有关。

酒石酸二氢麦角胺较酒石酸麦角胺具有较好的耐受性、恶心和呕吐的发生率及程度非常低,静脉注射最高,肌内注射及鼻吸入给药低。极少成瘾和引起反跳性头痛。通常的不良反应包括胸痛、轻度肌痛和短暂的血压上升。不应给予有血管痉挛反应倾向的患者,包括已知的周围性动脉疾病、冠状动脉疾病(特别是不稳定性心绞痛或血管痉挛性心绞痛)或未控制的高血压。注意事项和禁忌证同酒石酸麦角胺。

(三)药物预防性治疗

偏头痛的预防性治疗应个体化,特别是剂量的个体化。可根据患者体重、一般身体情况和既往用药体验等选择初始剂量,逐渐加量,如无明显不良反应,可连续用药 2~3 天,无效时再接用其他药物。

1.抗组织胺药物

苯噻啶为一有效的偏头痛预防性药物。可每天 2 次,每次 0.5 mg 起,逐渐加量,一般可增加至每天 3 次,每次 1.0 mg,最大量不超过 6 mg/d。不良反应为嗜睡、头昏、体重增加等。

2.钙通道拮抗剂

氟桂利嗪,每晚 1 次,每次 5~10 mg,不良反应有嗜睡、锥体外系反应、体重增加和抑郁等。

3.β-受体阻滞剂

普萘洛尔,开始剂量 3 次/天,10 mg/次,逐渐增加至 60 mg/d,也有介绍 120 mg/d,心率<60 次/分者停用。哮喘、严重房室传导阻滞者禁用。

4.抗抑郁剂

阿密替林每天 3 次,25 mg/次,逐渐加量。可有嗜睡等不良反应,加量后不良反应明显。氟西汀 20 mg/片,每晨 1 片,饭后服,该药初始剂量及有效剂量相同,服用方便,不良反应有睡眠障碍、胃肠道症状等,常较轻。

5.其他

非甾体类消炎药,如萘普生;抗惊厥药,如卡马西平、丙戊酸钠等;舒必剂、泰必利;中医中药(辨证施治、辨经施治、成方加减和中成药)等皆可试用。

(四)关于特殊类型偏头痛

与偏头痛相关的先兆是否需要治疗及如何治疗,目前尚无定论。通常先兆为自限性的、短暂的,大多数患者于治疗尚未发挥作用时可自行缓解。如果患者经历复发性、严重的和明显的先兆,考虑舌下含化尼非地平,但头痛有可能加重,且疗效亦不肯定。给予 Sumatriptan 及酒石酸麦角胺的疗效亦尚处观察之中。

(五)关于难治性、严重偏头痛性头痛

这类头痛主要涉及偏头痛持续状态,头痛常不能为一般的门诊治疗所缓解。患者除持续的进展性头痛外尚有一系列生理及情感症状,如恶心、呕吐、腹泻、脱水、抑郁和绝望,甚至自杀倾向。用药过度及反跳性依赖、戒断症状常促发这些障碍。这类患者常需收入急症室观察或住院,以纠正患者存在的生理障碍,如脱水等;排除伴随偏头痛出现的严重的神经内科或内科疾病;治疗纠正药物依赖;预防患者于家中自杀等。应注意患者的生命体征,可做心电图检查。药物可选用酒石酸二氢麦角胺、Sumatriptan、鸦片类及止吐药,必要时亦可谨慎给予氯丙嗪等。可选用非肠道途径给药,如静脉或肌内注射给药。一旦发作控制,可逐渐加入预防性药物治疗。

(六)关于妊娠妇女的治疗

Schulman 建议给予地美罗注射剂或片剂,并应限制剂量。还可应用泼尼松,其不易穿过胎盘,在妊娠早期不损害胎儿,但不宜应用太频。如欲怀孕,最好尽最大可能不用预防性药物并避免应用麦角类制剂。

(七)关于儿童偏头痛

儿童偏头痛用药的选择与成人有很多重叠,如止痛药物、钙离子通道拮抗剂、抗组织胺药物等,但也有人质疑酒石酸麦角胺药物的疗效。如能确诊,重要的是对儿童及其家长进行安慰,使其对本病有一个全面的认识,以缓解由此带来的焦虑,对治疗当属有益。

五、护理

(一)护理评估

1.健康史

(1)了解头痛的部位、性质和程度:询问是全头痛还是局部头痛;是搏动性头痛还是胀痛、钻痛;是轻微痛、剧烈痛还是无法忍受的疼痛。偏头痛常描述为双侧颞部的搏动性疼痛。

(2)头痛的规律:询问头痛发病的急缓,是持续性还是发作性,起始与持续时间,发作频率,激发或缓解的因素,与季节、气候、体位、饮食、情绪、睡眠和疲劳等的关系。

(3)有无先兆及伴发症状:如头晕、恶心、呕吐、面色苍白、潮红、视物不清、闪光、畏光、复视、耳鸣、失语、偏瘫、倦睡、发热和晕厥等。典型偏头痛发作常有视觉先兆和伴有恶心、呕吐和畏光。

(4)既往史与心理-社会状况:询问患者的情绪、睡眠、职业情况及服药史,了解头痛对日常生活、工作和社交的影响,患者是否因长期反复头痛而出现恐惧、忧郁或焦虑心理。大部分偏头痛患者有家族史。

2.身体状况

检查意识是否清楚,瞳孔是否等大等圆、对光反射是否灵敏;体温、脉搏、呼吸和血压是否正常;面部表情是否痛苦,精神状态怎样;眼睑是否下垂、有无脑膜刺激征。

3.主要护理问题及相关因素

(1)偏头痛:与发作性神经血管功能障碍有关。

(2)焦虑:与偏头痛长期、反复发作有关。

(3)睡眠形态紊乱:与头痛长期反复发作和/或焦虑等情绪改变有关。

(二)护理措施

1.避免诱因

告知患者可能诱发或加重头疼的因素,如情绪紧张、进食某些食物、饮酒、月经来潮和用力性动作等;保持环境安静、舒适及光线柔和。

2.指导减轻头疼的方法

如指导患者缓慢深呼吸,听音乐、练气功和生物反馈治疗,引导式想象,冷敷、热敷及理疗、按摩和指压止痛法等。

3.用药护理

告知止痛药物的作用与不良反应,让患者了解药物依赖性或成瘾性的特点,如大量使用止痛剂,滥用麦角胺咖啡因可致药物依赖。指导患者遵医嘱正确服药。

（高玉娟）

第三节 癫 痫

一、定义

(一)癫痫

癫痫是一组由不同病因所引起,脑部神经元过度同步化,且常具有自限性的异常放电所导致的综合征,以发作性、短暂性、重复性及通常为刻板性的中枢神经系统功能失常为特征。

(二)痫性发作

痫性发作为大脑神经元的一次不正常的过度放电,并包括高度同步的一些行为上的改变。

(三)急性发作

由于大脑结构出现损害或代谢障碍,或急性全身性的代谢紊乱而引起的痫性发作,例如低血糖、酒精中毒等可能引起易感个体痫性发作。

二、病因

癫痫的病因复杂,是获得性和遗传性因素等多因素共同作用的结果。目前,根据病因分为三类,即症状性、特发性(遗传性)和隐源性。病因与年龄有明显的关系。在新生儿期病因主要为感染、代谢异常(如维生素 B_6 依赖、低血糖、低钙血症)、出生时缺氧、颅内出血和脑部发育异常;婴儿或年龄小的儿童的病因主要为热性惊厥、遗传代谢性或发育异常性疾病、原发性/遗传性综合征、感染、发育异常和退行性变化；儿童和青春期年轻人主要病因为海马硬化、原发性/遗传性综合征、退行性疾病、发育异常、创伤和肿瘤；成年人最常见的病因为创伤、肿瘤、脑血管病、先天性代谢病、酒精/药物、海马硬化、感染、多发性硬化和退行性疾病；老年人的主要病因为脑血管病、药物/酒精、肿瘤、创伤和退行性变化（如痴呆病）。

三、发病机制

尚不完全清楚，一些重要的发病环节已为人类所知，发病机制，见图 6-2。

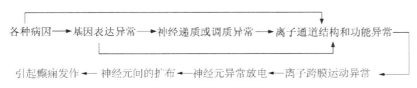

图 6-2　癫痫发病机制

四、分类

（一）癫痫发作的国际分类

1981，年国际抗癫痫联盟关于癫痫发作的分类参照两个标准：①发作起源于一侧或双侧脑部；②发作时有无意识丧失。其依据是脑电图和临床表现，详见表 6-5。

表 6-5　1981 年癫痫发作的国际分类

分类	分类
Ⅰ.部分性（局灶性，局限性）发作	Ⅱ.全身（全面）发作
单纯部分性发作	失神发作
运动症状发作	典型失神发作
躯体感觉或特殊感觉症状性发作	不典型失神发作
有自主神经症状的发作	肌阵挛发作
有精神症状的发作	阵挛性发作
复杂部分性发作	强直发作
单纯部分性发作起病，继而意识丧失	强直阵挛发作
发作开始就有意识丧失	失张力发作
部分性发作进展至继发全身发作	Ⅲ.不能分类的癫痫发作
单纯部分性发作继发全身发作	
复杂部分性发作继发全身发作	
单纯部分性发作进展成复杂部分性发作，然后继发全身发作	

（二）癫痫和癫痫综合征的分类

癫痫和癫痫综合征的分类见表 6-6。

表 6-6　1989 年癫痫和癫痫综合征的国际分类

分类	分类
Ⅰ.与部位有关的癫痫（局部性、局灶性、部分性）	隐源性或症状性癫痫
与发病年龄有关的特发性癫痫	West 综合征（婴儿痉挛）

分类	分类
具有中央颞区棘波的良性儿童期癫痫	Lennox-Gastaut 综合征
具有枕区发放的良性儿童期癫痫	肌阵挛-起立不能性癫痫
原发性阅读性癫痫	肌阵挛失神发作性癫痫
症状性	症状性全身性癫痫
儿童慢性进行性局限型癫痫状态	无特殊病因
有特殊促发方式的癫痫综合征	早发性肌阵挛性脑病
颞叶癫痫	伴爆发抑制的早发性婴儿癫痫性脑病
额叶癫痫	其他症状性全身性发作
枕叶癫痫	特殊性综合征
顶叶癫痫	其他疾病状态下的癫痫发作
隐源性:通过发作类型、临床特征、病因学以及解剖学定位	Ⅲ.不能确定为局灶性或全身性的癫痫或癫痫综合征
Ⅱ.全身型癫痫和癫痫综合征	有全身性和部分性发作的癫痫
与年龄有关的特发性全面性癫痫	新生儿癫痫
良性家族性新生儿惊厥	婴儿重症肌阵挛性癫痫
良性新生儿惊厥	慢波睡眠中伴有连续性棘慢波的癫痫
良性婴儿阵挛性癫痫	获得性癫痫性失语
儿童失神发作	其他不能确定的发作
青少年失神发作	没有明确的全身或局灶特征的癫痫
青少年肌阵挛性癫痫	Ⅳ.特殊综合征
觉醒时全身强直阵挛发作的癫痫	热性惊厥
其他全身性特发性癫痫	孤立单次发作或孤立性单次癫痫状态
特殊活动诱导的癫痫	由乙醇、药物、子痫、非酮症高血糖等因素引起急性代谢或中毒情况下出现的发作

五、癫痫发作的临床表现

癫痫发作的共同特征:发作性、短暂性、重复性和刻板性。不同类型癫痫发作的特点分述如下。

(一)部分性发作

此类发作起始时的临床表现和脑电图均提示发作起源于大脑皮质的局灶性放电,根据有无意识改变和继发全身性发作又分为以下几类。

1.单纯部分性发作

单纯部分性发作起病于任何年龄,发作时患者意识始终存在,异常放电限于局部皮质内,发作时的临床表现取决于异常放电的部位。分为以下 4 类。

(1)部分运动性发作:皮质运动区病灶诱发的局灶性运动性癫痫表现为身体相应部位的强直和阵挛。痫性放电按人体运动区的分布顺序扩展时称 Jackson 发作,多起始于拇指和示指、口角或趾和足。阵挛从起始部位逐渐扩大,可以扩展至一侧肢体或半身,但不扩展至全身。神志始终清楚。发作过后可有一过性发作的肢体瘫痪,称 Todd 瘫痪,可持续数分钟至数天。病灶位于辅助运动区时,发作表现为头或躯体转向病灶的对侧、一侧上肢外展伴双眼注视外展的上肢。

(2)部分感觉(体觉性发作或特殊感觉)性发作:不同感觉中枢的痫性病灶可诱发相应的临床表现,如针刺感、麻木感、视幻觉、听幻觉、嗅幻觉、眩晕和异味觉等。

(3)自主神经性发作:包括上腹部不适感、呕吐、面色苍白、潮红、竖毛、瞳孔散大和尿失禁等。

(4)精神性发作:表现为情感障碍、错觉、结构性幻觉、识别障碍和记忆障碍等。

2.复杂部分性发作

复杂部分性发作起病于任何年龄,但青少年多见。痫性放电通常起源于颞叶内侧或额叶,也可起源于其他部位。发作时有意识障碍,发作期脑电图有单侧或双侧不同步的病灶。常见以下类型:①单纯部分性发作开始,继而意识障碍;②自动症:系在癫痫发作过程中或发作后意识朦胧状态下出现的协调的、相适应的不自主动作,事后往往不能回忆,自动症可表现为进食样自动症、模仿样自动症、手势样自动症、词语性自动症、走动性自动症、假自主运动性自动症和性自动症等;③仅有意识障碍;④意识障碍伴有自动症。发作后常有疲惫、头昏、嗜睡,甚至定向力不全等。

3.部分性发作进展为继发全面性发作

部分性发作进展为继发全面性发作可表现为全身强直-阵挛、强直或阵挛,发作时脑电图为部分性发作迅速泛化成为两侧半球全面性发放。单纯部分性发作可发展为复杂部分性发作,单纯或复杂部分性发作也可进展为全面性发作。

(二)全面性发作

全面性发作的临床表现和脑电图都提示双侧大脑半球同时受累,临床表现多样,多伴有意识障碍并可能是首发症状,分为 6 类。

1.全面性强直-阵挛发作(generalized tonic-clonic seizure,GTCS)

这是最常见的发作类型之一,以意识丧失和全身对称性抽搐为特征,伴自主神经功能障碍。大多数发作前无先兆,部分患者可有历时极短含糊不清或难以描述的先兆。其后进入:①强直期,患者突然出现肌肉的强直性收缩,影响到呼吸肌时发生喘鸣、尖叫、面色青紫,可出现舌咬伤、尿失禁,持续 10～30 秒进入阵挛期;②阵挛期,表现为一张一弛的阵挛惊厥性运动,呼吸深而慢,口吐白沫,全身大汗淋漓,持续 30 秒至数分钟;③阵挛后期,阵挛期之末出现深呼吸,所有肌肉松弛。整个发作过程持续 5～10 分钟,部分患者进入深睡状态。清醒后常感到头昏、头痛和疲乏无力。发作间期脑电图半数以上有多棘慢复合波、棘慢复合波或尖慢复合波。发作前瞬间脑电活动表现为波幅下降,呈抑制状态,强直期呈双侧性高波幅棘波爆发,阵挛期为双侧性棘波爆发与慢波交替出现,发作后为低波幅不规则慢波。

2.强直性发作

强直性发作多见于弥漫性脑损害的儿童,睡眠中发作较多。表现为全身或部分肌肉的强直性收缩,往往使肢体固定于某种紧张的位置,伴意识丧失、面部青紫、呼吸暂停和瞳孔散大等。发作持续数秒至数十秒。发作间期脑电图可有多棘慢复合波或棘慢复合波,发作时为广泛性快活动或 10～25 Hz 棘波,其前后可有尖慢复合波。

3.阵挛性发作

阵挛性发作几乎都发生于婴幼儿,以重复性阵挛性抽动伴意识丧失为特征,持续 1 至数分钟。发作间期脑电图可有多棘慢复合波或棘慢复合波,发作时为 10～15 Hz 棘波或棘慢复合波。

4.肌阵挛发作

肌阵挛发作发生于任何年龄。表现为突发短促的震颤样肌收缩,可对称性累及全身,可突然倒地,也可能限于某个肌群,轻者仅表现为头突然前倾。单独或成簇出现,刚入睡或清晨欲醒时发作频繁。发作间期脑电图呈现双侧同步的 3~4 Hz 多棘慢复合波或棘慢复合波,发作时可见广泛性棘波或多棘慢复合波。

5.失神发作

失神发作分为典型失神和非典型失神发作。①典型失神发作:儿童期起病,预后较好,有明显的自愈倾向。表现为突然发生和突然终止的意识丧失,同时中断正在进行的活动。有时也可伴有自动症或轻微阵挛,一般只有几秒钟。发作后即刻清醒,继续发作前活动,每天可发作数次至数百次。脑电图在发作期和发作间期均可在正常的背景上出现双侧同步对称的 3 Hz 棘慢复合波。②非典型失神发作:多见于有弥漫性脑损害的患儿,常合并智力减退,预后较差。发作和终止均较典型者缓慢,肌张力改变明显。发作期和发作间期脑电图表现为不规则、双侧不对称、不同步的棘慢复合波。两者鉴别见表6-7。

表 6-7 **典型失神发作与非典型失神发作的鉴别**

鉴别要点	典型失神发作	非典型失神发作
持续时间	10~20 秒	较长
意识丧失	完全	不完全
开始	突然	不太突然
终止	突然	不太突然
发作次数	每天多次	较少
过度换气	常可诱发	不常诱发
合并现象	短暂眼睑阵挛	自动症、肌张力变化和自主神经表现
年龄	4~20 岁	任何年龄
病因	原发性	症状性
脑电图	背景正常,双侧对称同步2~4 Hz 棘慢复合波	背景异常,不对称不规则 2~2.5 Hz 棘(尖)慢复合爆发,阵发性快波
治疗	疗效好	疗效差

6.失张力发作

失张力发作多见于发育障碍性疾病和弥漫性脑损害,儿童期发病。表现为部分或全身肌肉张力突然丧失,出现垂颈、张口、肢体下垂、跌倒发作或猝倒等。持续数秒至 1 分钟。可与强直性、非典型失神发作交替出现。发作间期脑电图为多棘慢复合波,发作时表现为多棘慢复合波、低电压、快活动脑电图。

六、常见癫痫及癫痫综合征的临床表现

(一)与部位有关的癫痫

1.与发病年龄有关的特发性癫痫

(1)具有中央-颞区棘波的良性儿童性癫痫:好发于 2~13 岁,有显著的年龄依赖性,多于15~16 岁前停止发作。男女比例为 1.5:1。发作与睡眠关系密切,大约75%的患儿只在睡眠时

发生。多表现为部分性发作,出现口部、咽部和一侧面部的阵挛性抽搐,偶尔可以涉及同侧上肢,有时会发展为全面强直-阵挛发作,特别是在睡眠中。一般,体格检查、神经系统检查及智力发育均正常。脑电图显示中央颞区单个或成簇出现的尖波或棘波,可仅局限于中颞部或中央区,也可向周围扩散。异常放电与睡眠密切相关,睡眠期异常放电明显增多。

(2)具有枕区放电的良性儿童癫痫:好发年龄 1～14 岁,4～5 岁为发病高峰。发作期主要表现为视觉异常和运动症状。一般,首先表现为视觉异常,如一过性视力丧失、视野暗点、偏盲和幻视等。视觉异常之后或同时可出现一系列的运动症状,如半侧阵挛、复杂部分发作伴自动症和全身强直阵挛发作。发作后常常伴有头痛和呕吐,约 30% 的患者表现为剧烈的偏侧头痛。17% 还伴有恶心、呕吐。发作频率不等,清醒和睡眠时都有发作。一般,体格检查、神经系统检查及智力发育均正常。典型发作间期脑电图表现为背景正常,枕区出现高波幅的双相棘波。棘波位于枕区或后颞,单侧或双侧性。

(3)原发性阅读性癫痫:由阅读引起,没有自发性发作的癫痫综合征。临床表现为阅读时出现下颌痉挛,常伴有手臂的痉挛,如继续阅读则会出现全身强直-阵挛发作。

2.症状性癫痫

(1)颞叶癫痫:主要发生在青少年,起病年龄为 10～20 岁,62% 的患者在 15 岁以前起病。发作类型有多种,主要包括单纯部分性发作、复杂部分性发作及继发全身性发作。发作先兆常见,如上腹部感觉异常、似曾相识、嗅觉异常、幻视和自主神经症状等。复杂部分性发作多表现为愣神,各种自动症如咀嚼、发音、重复动作及复杂的动作等。发作间期脑电图正常或表现为一侧或双侧颞区尖波/棘波、尖慢波/棘慢波和慢波。蝶骨电极或长程监测可以提高脑电图阳性率。

(2)额叶癫痫:发作形式表现为单纯性或复杂性部分性发作,常伴有继发全身性发作。丛集性发作,每次发作时间短暂,刻板性突出,强直或姿势性发作及下肢双侧复杂的运动性自动症明显,易出现癫痫持续状态。发作间期脑电图可显示正常、背景不对称、额区尖波/棘波、尖慢波/棘慢波和慢波。

(3)枕叶癫痫:发作形式主要为伴有视觉异常的单纯性发作,伴有或不伴有继发全身性发作。复杂部分性发作是因为发放扩散到枕叶以外的区域所致。视觉异常表现为发作性盲点、偏盲、黑蒙、闪光、火花、光幻视及复视等,也可出现知觉性错觉,如视物大小的变化或距离变化及视物变形;非视觉性症状表现为眼和头强直性或阵挛性向病灶对侧或同侧转动,有时只有眼球转动,眼睑抽动或强迫性眼睑闭合。可见眼震。发作间期脑电图表现为枕部背景活动异常,如一侧性 α 波波幅降低、缺如或枕部尖波/棘波。

(4)顶叶癫痫:发作形式为单纯部分性发作,伴有或不伴有继发全身性发作。通常有明显主观感觉异常症状。少数有烧灼样疼痛感。

(5)儿童慢性进行性局限型癫痫状态:表现为持续数小时、数天,甚至数年的,仅影响身体某部分的节律性肌阵挛。脑电图表现为中央区局灶性棘慢波,但无特异性。

(6)有特殊促发方式的癫痫综合征:指发作前始终存在环境或内在因素所促发的癫痫。有些癫痫发作由特殊感觉或知觉所促发(反射性癫痫),也可由高级脑功能的整合(如记忆或模式认知)所促发。

(二)全身型癫痫和癫痫综合征

1.与发病年龄有关的特发性癫痫

(1)良性家族性新生儿惊厥:发病年龄通常在出生后 2～3 天。男女发病率大致相当。惊厥形式以阵挛为主,有时呈强直性发作,也可表现为呼吸暂停,持续时间一般 1～3 分钟,起病开始日内发作频繁,以后发作减少,有些病例的散在发作持续数周。发作期脑电图可见快波、棘波。发作间期脑电图检查正常。部分有病例局灶性或多灶性异常。

(2)良性新生儿惊厥:发作常在出生后 3～4 天发生,男孩多于女孩。惊厥形式以阵挛为主,可从一侧开始,然后发展到另一侧,很少为全身四肢同时阵挛,发作持续时间为 1～3 分钟。发作频繁。1/3 患儿出现呼吸暂停。惊厥开始时神经系统检查正常,惊厥持续状态时可出现昏睡状态及肌张力低下。60％病例发作间期脑电图可见交替出现的尖样 θ 波,部分可显示局灶性异常。发作期 EEG 可见有规律的棘波或慢波。

(3)良性婴儿肌阵挛癫痫:病前精神运动发育正常。发病年龄为出生后 4 个月至 3 岁,男孩多见。部分患者有热性惊厥史或惊厥家族史。发作表现为全身性粗大肌阵挛抽动,可引起上肢屈曲,如累及下肢可出现跌倒。发作短暂,1～3 秒。发作主要表现在清醒时,无其他类型的发作。脑电图背景活动正常,发作间期脑电图正常或有短暂的全导棘慢波、多棘慢波爆发,发作期全导棘慢波或多棘慢波爆发。

(4)儿童失神发作:发病年龄 3～10 岁,发病高峰年龄为 6～7 岁,男女之比约为 2：3。发作形式为典型的失神发作。表现为突然意识丧失,但不跌倒,精神活动中断,正在进行的活动停止。两眼凝视前方,持续数秒钟,绝大多数在 30 秒以内,很少超过 45 秒。随之意识恢复。发作频繁,每天数次至数百次。临床表现可分为简单失神和复杂失神两种。简单失神发作仅有上述表现,约占 10％。复杂失神发作占大多数,表现为失神发作同时可伴有其他形式的发作,常见为轻微阵挛、失张力、自动症和自主神经的症状。患儿智力发育正常,神经系统检查无明显异常。脑电图表现为正常背景上双侧同步的 3 Hz 的棘慢波综合。光和过度换气可诱发发作。

(5)青少年期失神发作:在青春期或青春期前开始发作,无性别差异。发作形式为典型的失神发作,但其他临床表现与儿童失神癫痫不同。约 80％伴有强直-阵挛发作。大部分患者在醒后不久发生。15％～20％的病例伴有肌阵挛发作。发作频率明显少于儿童失神发作。智力发育正常。脑电图背景正常,发作期和发作间期显示 3 Hz 弥散性棘慢波综合。

(6)青少年肌阵挛性癫痫:发病年龄主要集中在 8～22 岁,平均发病年龄为 15 岁,发病无性别差异。发作形式以肌阵挛为主。约 30％的患者发展为强直-阵挛、阵挛-强直-阵挛和失神发作。发作常出现在夜间、凌晨或打盹后。最早的症状往往是醒后不久即出现肌阵挛或起床不久手中所拿的物品突然不自主地掉落。85％的患儿在起病数月或数年后出现全面性强直-阵挛发作,10％～15％的患儿有失神发作。患者神经系统发育及智能均正常,神经影像学检查正常。一般不能自行缓解,亦无进行性恶化。发作期脑电图表现为广泛、快速和对称的多棘慢波,随后继发少数慢波。发作间期脑电图可有快速、广泛和不规则的棘慢波放电,睡眠剥夺、闪光刺激等可诱发发作。

(7)觉醒时全身强直阵挛发作的癫痫:起病于 10～20 岁,主要于醒后不久发作,第 2 个发作高峰为傍晚休息时间,绝大部分以全身强直阵挛发作为唯一发作形式。剥夺睡眠和其他外界因素可激发发作。常有遗传因素。

(8)其他全身性特发性癫痫:指其他自发性癫痫,如不属于上述综合征之一,可归于本项内。

(9)特殊活动诱导的癫痫:包括反射性癫痫及其他非特异因素(不眠、戒酒、药物戒断和过度换气)诱发的癫痫。

2.隐源性或症状性癫痫

（1）West 综合征（婴儿痉挛）：是一类病因不同、几乎只见于婴儿期的、有特异性脑电图表现且抗癫痫药物治疗效果不理想的癫痫综合征。由特异性三联征组成：婴儿痉挛、精神运动发育迟滞及 EEG 高度节律失调。85%～90%的患儿在出生后 1 年内发病，发病高峰为 6～8 个月。发病性别无显著差异。痉挛可为屈曲性、伸展性和混合性三种形式。

（2）Lennox-Gastaut 综合征：特发性 LGS 无明确病因。症状性 LGS 的病因主要包括：围生期脑损伤、颅内感染、脑发育不良、结节性硬化和代谢性疾病等。LGS 的主要特点包括：起病年龄早，多在 4 岁前发病，1～2 岁最多见；发作形式多样，可表现为强直发作、肌阵挛发作、不典型失神发作、失张力发作和全身强直-阵挛性发作等多种发作类型并存；发作非常频繁；常伴有智力发育障碍。脑电图表现为背景活动异常、慢棘慢波复合（<3 Hz）。

（3）肌阵挛-猝倒性癫痫：常有遗传因素。起病年龄为 6 个月至 6 岁，发病高峰年龄为 3～4 岁。发作形式多样，常见轴性肌阵挛发作，以头、躯干为主，表现为突然、快速地用力点头、向前弯腰，同时两臂上举。有时，在肌阵挛后出现肌张力丧失，表现为屈膝、跌倒和不能站立。发病前智力发育正常，发病后有智力减退。脑电图早期有 4～7 Hz 节律，余正常，以后可有不规则快棘慢综合波或多棘慢波综合波。

（4）肌阵挛失神发作性癫痫：起病年龄 2～12.5 岁，发病高峰年龄为 7 岁，男性略多于女性。发作类型以失神发作和肌阵挛发作为主。表现为失神发作伴双侧节律性肌阵挛性抽动，发作持续时间较失神发作长，10～60 秒。约一半患儿在发病前即有不同程度的智力低下，但无其他神经系统的异常发现。脑电图上可见双侧同步对称、节律性的 3 Hz 棘慢复合波，类似失神发作。

3.症状性全身性癫痫及癫痫综合征

症状性全身性癫痫及癫痫综合征包括无特殊病因的早期肌阵挛性癫痫性脑病、伴爆发抑制的早发性婴儿癫痫性脑病，其他症状性全身性癫痫和有特殊病因的癫痫。

（1）早发性肌阵挛性脑病：出生后 3 个月内（多在 1 个月内）起病，男女发病率大致相当。病前无脑发育异常。初期为非连续性的单发肌阵挛（全身性或部分性），然后为怪异的部分性发作，大量的肌阵挛或强直阵挛。脑电图特征为"爆发-抑制"，随年龄增长可逐渐进展为高度节律失调。家族性病例常见，提示与先天代谢异常有关。

（2）伴爆发抑制的早发性婴儿癫痫性脑病：又称大田原综合征。新生儿及婴儿早期起病，半数以上发病在 1 个月以内，男女发病率无明显差异。发作形式以强直痉挛为主。常表现为"角弓反张"姿势，极度低头、肢伸向前、身体绷紧。发作极为频繁。伴有严重的精神运动障碍，常在 4～6 个月时进展为婴儿痉挛。脑电图呈周期性爆发抑制波形是本病的特点，但并非本病所特有。

（三）不能分类的癫痫

1.新生儿癫痫

由于新生儿的特点，癫痫发作的临床表现常容易被忽略。发作包括眼水平性偏斜、伴或不伴阵挛、眼睑眨动或颤动、吸吮、咂嘴及其他颊-唇-口动作、游泳或踏足动作，偶尔为呼吸暂停发作。新生儿发作还见于肢体的强直性伸展、多灶性阵挛性发作和局灶性阵挛性发作。脑电图表现为爆发抑制性活动。

2.婴儿重症肌阵挛性癫痫

婴儿重症肌阵挛性癫痫起病年龄 1 岁以内，病因不清。发作形式以肌阵挛为主。早期为发热诱发长时间的全身性或一侧性惊厥发作，常被误诊为婴儿惊厥。1～4 岁以后渐出现无热惊厥。易发生癫痫持续状态。进行性精神运动发育倒退,特别是语言发育迟缓。60%的患儿有共济失调,20%的患儿有轻度的锥体束征。脑电图表现为广泛性棘慢波、多棘慢波。

3.慢波睡眠中伴有连续性棘慢波的癫痫

本型癫痫由各种发作类型联合而成。在睡眠中有部分性或全身性发作,当觉醒时为不典型失神,不出现强直发作。特征脑电图表现为在慢波睡眠相中持续的弥散性棘慢波。

4.获得性癫痫性失语

获得性癫痫性失语又称 Landau-Kleffner 综合征(LKS),主要特点为获得性失语和脑电图异常。本病的病因尚未明确,发病年龄在 18 个月至 13 岁,约 90%在 2～8 岁起病。男性发病略高于女性。发病前患儿语言功能正常。失语表现为能听到别人说话的声音,但不能理解语言的意义,逐渐发展为不能用语言进行交流,甚至完全不能表达。患儿已有的书写或阅读功能也逐渐丧失。失语的发展过程有 3 种类型:突发性失语,症状时轻时重,最终可以恢复;失语进行性发展,最终导致不可恢复的失语;临床逐渐出现失语,病情缓慢进展,失语恢复的情况不尽一致。80%的患者合并有癫痫发作。约一半患者以癫痫为首发症状,而另一半以失语为首发症状。癫痫的发作形式包括部分运动性发作、复杂部分性发作、全面性强直-阵挛发作、失张力发作或不典型发作。清醒和睡眠时均有发作。发作的频率不等。70%的患儿有精神行为异常,表现为多动、注意力不集中、抑郁、暴躁、智力减退、易激动和破坏性行为,有些患儿可表现为孤独症样动作。发作间期清醒脑电图背景活动多正常,异常脑电活动可见于单侧或双侧颞区单个或成簇的棘波、尖波或 1.5～2.5 Hz 的棘慢波综合。睡眠时异常放电明显增多,阳性率几乎 100%。有时异常放电呈弥漫性分布。

(四)特殊癫痫综合征

热性惊厥指初次发作在 1 个月至 6 岁,在上呼吸道感染或其他感染性疾病的初期,当体温在 38 ℃以上时突然出现的惊厥,排除颅内感染或其他导致惊厥的器质性或代谢性异常。有明显的遗传倾向。发病与年龄有明显的依赖性,首次发作多见于 6 个月至 3 岁。

七、癫痫的诊断思路

(一)确定是否为癫痫

1.病史

癫痫有两个重要特征,即发作性和重复性。发作性是指突然发生,突然停止;重复性是指在一次发作后,间隔一定时间后会有第二次乃至更多次相同的发作。癫痫患者就诊时间多在发作间歇期,体格检查多正常,因此诊断主要根据病史。但患者发作时常有意识丧失,难以自述病情,只能依靠目睹患者发作的亲属及其他在场人员描述,经常不够准确。医师如能目睹患者的发作,对诊断有决定性的作用。

2.脑电图检查

脑电图的痫性放电是癫痫的一个重要特征,也是诊断癫痫的主要证据之一。某些形式的电活动对癫痫的诊断具有特殊的意义。与任何其他检查一样,脑电图检查也有其局限性,对临床表现为痫性发作的患者,脑电图检查正常不能排除癫痫,脑电图出现癫痫波形,而临床无癫痫发作的患者也不能诊断癫痫,只能说明其存在危险因素。目前,脑电图检查主要:常规脑电图检查、携带式脑电图检查及视频脑电图监测。随着视频脑电图监测的临床应用,提高了癫痫诊断的阳性率。

（二）明确癫痫发作的类型或癫痫综合征

不同类型的癫痫治疗方法亦不同,发作类型诊断错误可能导致药物治疗的失败。

（三）确定病因

脑部 MRI、CT 检查可确定脑结构性异常或损害。

八、癫痫的治疗

（一）药物治疗

首先明确癫痫诊断,然后根据脑电图(EEG)、神经影像学检查进一步确诊、确定发作类型及可能属于哪种癫痫综合征,最后确定病因,尤其对首次发作者。应注意,已知的与癫痫相关的可逆性代谢异常状态,如低、高血钠症,低、高血糖症,低血钙等;某些疾病,如高血压脑病、脑炎和颅内占位等;药物撤退或中毒,如酒精、巴比妥类等。一般情况下,首次发作后暂不进行药物治疗,通常推荐有计划的随诊。有多次(两次或两次以上)发作,其发作间隔≥24 小时,应开始有规律运用抗癫痫药物治疗。用药前应向患者及其家属说明癫痫治疗的长期性、药物的毒副作用和生活中的注意事项。依从性是应用抗癫痫药物成败的关键因素之一。

根据发作类型选择抗癫痫药物（AEDS）,部分性发作选择卡马西平(CBZ)和苯妥英钠(PHT),其次为丙戊酸钠(VPA)、奥卡西平(OXC)、氨己烯酸(VGB)、苯巴比妥(PB)、扑痫酮(PMD)、拉莫三嗪(LTG)、加巴喷丁(GBP)和托吡酯(TPM);全身性发作时,选用 VPA。症状性癫痫选用 CBZ 或 PHT;Lennox-Gastaut 综合征选用氯硝安定和 VPA;婴儿痉挛选用 ACTH、VPA 和硝基安定。失神发作首选乙琥胺(ESM),但在我国首选为 VPA,其次为 LTG、氯硝安定。肌阵挛发作首选 VPA,其次为 LTG、氯硝安定。原发性 GTCS 首选 VPA、CBZ、PHT。

1.治疗原则

精简用药种类,坚持单药治疗。约 80％的癫痫患者单药治疗有效,且比药物合用不良反应少;无药物相互作用;依从性比药物合用好;费用相对较少。所有新诊断的癫痫患者只要可能都应选用单药治疗。

2.联合用药原则

如单药治疗确实无效,可考虑在一种有效或效差的 AEDS 基础上加第 2 种 AEDS。其一般原则:①尽量不选择化学结构或作用机制相似的药物,如 PB＋PMD 和 PHT＋CBZ;②药物之间相互作用大的一般不搭配,如 PHT＋CBZ(均为肝酶诱导剂);③毒副反应相同或可能产生特殊反应者不宜搭配,如PBC＋CBZ(加重嗜睡)。坚持长期规则用药,AEDS 控制发作后必须坚持长期服用的原则,除非出现严重不良反应,否则不宜随意减量或停药,以免诱发癫痫状态。

3.个体化治疗方案

每例患者应根据不同的发作类型和癫痫综合征、年龄和个体特殊情况(如妊娠、肝肾功能损害患者),从小剂量(小儿按千克体重)开始逐渐加量,观察临床反应,参考血药浓度,个体化调整维持剂量的大小。进行药物监测可提高药物的有效性和安全性,当有相互作用的药物联用时、癫痫发作控制不理想时、有药物中毒的迹象或症状出现时及加药或改变剂量后近 2 周时都应检查血药浓度。

4.疗程与增减药、停药原则

增药适当快,减药一定要慢。有缓慢减药(1～2 年)与快速减药(1.5～9 个月)两种方式。据资料统计,两种方式减药后癫痫复发的危险性无差异。但对有耐药性的药物,如 PB 要慢减,一种药停完后再停另一种药。

5.停药的条件

当癫痫患者用药≥2 年无发作、24 小时脑电图无痫样放电可考虑停药;一般,需要 5～12 个月的时间完全停用。停药前应再次检查脑电图及药物血浓度。如停药后复发,需重新治疗,复发后用药应持续 3～5 年再考虑停药,甚至有可能要终生服药。

目前有许多新的 AEDS 运用于临床,最常见的有托吡酯(妥泰,TPM)、加巴喷丁(GBP)、拉莫三嗪(LTG)、氨己烯酸(VGB)、唑尼沙胺(ZNS)、非氨酯(FBM)、替加平(TGB)、乐凡替拉西坦(LEV),米拉醋胺(milacemide)、氟柳双胺(progabide)、氟苯桂嗪(西比灵)和司替戊醇(stiripentol)等。新的 AEDS 可用于添加治疗和单一治疗,但基于目前临床应用有限、新药价格昂贵,一般多作为添加药物治疗顽固性癫痫,作为单一治疗的临床应用有待进一步总结经验。

(二)迷走神经刺激治疗

近年来,国外有学者采用间断迷走神经刺激辅助治疗癫痫,控制癫痫发作能取得一定疗效。临床实验研究表明,迷走神经刺激疗法可使发作减少 75%,高频率刺激优于低频率刺激。迷走神经刺激后常见的不良反应有声音嘶哑、轻咳、咽痛和感觉异常等,但治疗结束后,上述不良反应消失。迷走神经刺激疗法对心肺功能无明显影响,对难治性癫痫治疗是一种安全有效的新办法。

(三)手术治疗

目前,癫痫的治疗尽管有神经外科手术、立体定向放射或生物反馈技术等方法,但控制癫痫主要还是药物治疗。癫痫患者经过正规的抗癫痫药物治疗,最终仍有 15%～20%成为难治性癫痫,这部分癫痫采用内科的药物治疗是无法控制发作的,因而应考虑外科手术治疗。但是,难治性癫痫的手术是否成功,关键在于手术前定位是否准确,应采用多种检查,但主要是电生理检查。一般头皮脑电图不能准确定位,必须做硬膜下电极或深部电极配合 Video 监测,监测到患者的临床发作,仔细分析发作前瞬间、发作中及发作后脑电图变化才能准确定出引起癫痫发作的病灶。MRI、MRC(磁共振波谱)可起到重要辅助作用。此外,SPECT、PET 对癫痫病灶定位有重要价值,但并非绝对特异,对癫痫病灶定位一定要多方检查、综合分析,避免失误。目前,癫痫的手术治疗主要有以下几种:①大脑半球切除术;②局部、脑叶和多个脑叶切除术;③颞叶切除术;④胼胝体切开术;⑤立体定向术。

九、癫痫的护理

(一)主要护理诊断及医护合作性问题

1.清理呼吸道无效

其与癫痫发作时意识丧失有关。

2.生活自理缺陷

其与癫痫发作时意识丧失有关。

3.知识缺乏

其缺乏长期正确服药的知识。

4.有受伤的危险

其与癫痫发作时意识突然丧失、全身抽搐有关。

5.有窒息的危险

其与癫痫发作时喉头痉挛、意识丧失、气道分泌物增多误入气道有关。

6.潜在并发症

脑水肿、酸中毒或水电解质失衡。

（二）护理目标

（1）患者呼吸道通畅。

（2）未发生外伤、窒息等并发症。

（3）患者的生活需要得到满足。

（4）对疾病的过程、预后和预防有一定了解。

（三）护理措施

1.一般护理

保持环境安静，避免过劳、便秘、睡眠不足、感情冲动及强光刺激等；适当参加体力和脑力活动，劳逸结合，做力所能及的工作，间歇期可下床活动，出现先兆即刻卧床休息；癫痫发作时应有专人护理，并加以防护，以免坠床及碰伤。切勿用力按压患者的肢体以免骨折。

2.饮食护理

给予清淡饮食，避免过饱，戒烟、酒。因发作频繁不能进食者给予鼻饲流质。

3.症状护理

当患者正处在意识丧失和全身抽搐时，首先应采取保护性措施，防止发生意外，而不是先给药。

（1）防止外伤：迅速使患者就地躺下，用厚纱布包裹的压舌板或筷子、纱布和手绢等置于上、下臼齿间以防咬伤舌头及颊部；癫痫发作时切勿用力按压抽搐的肢体，以免造成骨折及脱臼；抽搐停止前，护理人员应守护在床边观察患者是否意识恢复，有无疲乏、头痛等。

（2）防止窒息：患者应取头低侧卧位，下颌稍向前，解开衣领和腰带，取下活动性假牙，及时吸出痰液。必要时，托起下颌，将舌用舌钳拉出，以防舌后坠引起呼吸道阻塞。不可强行喂食、喂水，以免误入气道窒息或致肺内感染。

4.用药护理

根据癫痫发作的类型遵医嘱用药，切不可突然停药、间断和不规则服药，注意观察用药疗效和不良反应。

5.癫痫持续状态护理

严密观察病情变化，一旦发生癫痫持续状态，应立即采取相应的抢救措施：

（1）立即按医嘱地西泮10～20 mg 缓慢静脉推注，速度每分钟不超过2 mg，用药中密切观察呼吸、心律、血压的变化，如出现呼吸变浅、昏迷加深和血压下降，应暂停注射。

（2）保持病室环境安静，避免外界各种刺激，应设专人守护，床周加设护栏以保护患者免受外伤。护理人员的所有操作动作要轻柔，尽量集中。

（3）严密观察病情变化，做好生命体征、意识和瞳孔等方面的监测，及时发现并处理高热、周围循环衰竭和脑水肿等严重并发症。

（4）连续抽搐者应控制入液量，按医嘱快速静脉滴注脱水剂，并给氧气吸入，以防缺氧所致脑水肿。

（5）保持呼吸道通畅和口腔清洁，防止继发感染。

6.心理护理

癫痫患者常因反复发作、长期服药而精神负担加重，感到生气、焦虑和无能为力。护理人员应了解患者的心理状态,有针对性提供帮助。避免采取强制性措施等损害患者自尊心的行为。鼓励患者正确认识疾病,克服自卑心理,努力消除诱发因素,以乐观心态接受治疗。鼓励家属、亲友向患者表达不嫌弃和关爱的情感,解除患者的精神负担,增强其自信心。

7.健康指导

(1)避免诱发因素:向患者及家属介绍本病基本知识及发作时家庭紧急护理方法。避免诱发因素如过度疲劳、睡眠不足、便秘、感情冲动、受凉感冒和饥饿过饱等,反射性癫痫还应避免突然的声光刺激、惊吓和外耳道刺激等因素。

(2)合理饮食:保持良好的饮食习惯,给予清淡且营养丰富的饮食为宜,不宜辛辣、过咸,避免饥饿或过饱,戒烟酒。

(3)适当活动:鼓励患者参加有益的社交活动,适当参与体力和脑力活动,做力所能及的工作,注意劳逸结合,保持乐观情绪。

(4)注意安全:避免单独行动,禁止参与危险性的工作和活动,如攀高、游泳、驾驶车辆和带电作业等;随身携带简要病情诊疗卡,注明姓名、地址、病史和联系电话等,以备发作时取得联系,便于抢救。

(5)用药指导:应向患者及家属说明遵守用药原则的重要性,要坚持长期、规律服药,不得突然停药、减药和漏服药等。注意药物不良反应,一旦发现立即就医。

(四)护理评价

患者的基本生活需要得到满足,能够避免诱因,有效地预防发作,积极配合治疗。未发生并发症。

(高玉娟)

第四节　帕　金　森　病

帕金森病旧称震颤麻痹,是发生于中年以上的中枢神经系统慢性进行性变性疾病,病因至今不明。多缓慢起病,逐渐加重。病变主要在黑质和纹状体。其他疾病累及锥体外系统也可引起同样的临床表现者,则称为震颤麻痹综合征或帕金森综合征。由 James Parkinson(1817)首先描述。65 岁以上人群患病率为 1 000/10 万,随年龄增高,男性稍多于女性。

一、临床表现

(一)震颤

肢体和头面部不自主抖动,这种抖动在精神紧张时和安静时尤为明显,病情严重时抖动呈持续性,只有在睡眠后消失。

(二)肌肉僵直,肌张力增高

肌肉僵直,肌张力增高表现为手指伸直,掌指关节屈曲,拇指内收,腕关节伸直,头前倾,躯干俯屈,髋关节和膝关节屈曲等特殊姿势。

(三)运动障碍

运动减少,动作缓慢,写字越写越小,精细动作不能完成,开步困难,慌张步态,走路前冲,呈碎步,面部缺乏表情。

(四)其他症状

多汗、便秘、油脂脸、直立性低血压和精神抑郁症状等,部分患者伴有智力减退。

二、体格检查

(一)震颤

检查可发现静止性、姿势性震颤,手部可有搓丸样动作。

(二)肌强直

患肢肌张力增高,可因均匀的阻力而出现"铅管样强直",如伴有震颤则似齿轮样转动,称为"齿轮样强直"。四肢躯干颈部和面部肌肉受累出现僵直,患者出现特殊姿态。

(三)运动障碍

平衡反射、姿势反射和翻正反射等障碍及肌强直导致的一系列运动障碍,写字过小症以及慌张步态等。

(四)自主神经系统体征

仅限于震颤一侧的大量出汗和皮脂腺分泌增加等体征,食管、胃及小肠的功能障碍导致吞咽困难和食管反流,以及顽固性便秘等。

三、辅助检查

(一)MRI

唯一的改变为在 T_2 相上呈低信号的红核和黑质网状带间的间隔变窄。

(二)正电子发射计算机断层扫描(PET)

PET 可检出纹状体摄取功能下降,其中又以壳核明显,尾状核相对较轻,即使症状仅见于单侧的患者也可查出双侧纹状体摄功能降低。尚无明确症状的患者,PET 若检出纹状体的摄取功能轻度下降或处于正常下界,以后均发病。

四、诊断

(一)诊断思维

(1)帕金森病实验室检查及影像学检查多无特殊异常,临床诊断主要依赖发病年龄、典型临床症状及治疗性诊断(即应用左旋多巴有效)。

(2)帕金森病诊断明确后,还须进行 UPDRS 评分及分级,来评判帕金森病的严重程度并指导下步治疗。

(二)鉴别诊断

1.脑炎后帕金森综合征

通常所说的昏睡性脑炎所致帕金森综合征,已近 70 年未见报道,因此该脑炎所致脑炎后帕金森综合征也随之消失。近年报道病毒性脑炎患者可有帕金森样症状,但本病有明显感染症状,可伴有脑神经麻痹、肢体瘫痪、抽搐、昏迷等神经系统损害的症状,脑脊液可有细胞数轻-中度增高、蛋白增高、糖减低等。病情缓解后其帕金森样症状随之缓解,可与帕金森病鉴别。

2.肝豆状核变性

隐性遗传性疾病约 1/3 有家族史,青少年发病,可有肢体肌张力增高、震颤、面具样脸、扭转痉挛等锥体外系症状。具有肝脏损害,角膜 K-F 环及血清铜蓝蛋白降低等特征性表现。可与帕金森病鉴别。

3.特发性震颤

特发性震颤属显性遗传病,表现为头、下颌、肢体不自主震颤,震颤频率可高可低,高频率者甚似甲状腺功能亢进,低频者甚似帕金森震颤。本病无运动减少、肌张力增高及姿势反射障碍,并于饮酒后消失,普萘洛尔治疗有效等,可与原发性帕金森病鉴别。

4.进行性核上性麻痹

本病也多发于中老年,临床症状可有肌强直、震颤等锥体外系症状。但本病有突出的眼球凝视障碍,肌强直以躯干为重、肢体肌肉受累轻而较好的保持了肢体的灵活性,颈部伸肌张力增高致颈项过伸与帕金森病颈项屈曲显然不同,均可与帕金森病鉴别。

5.Shy-Drager 综合征

临床常有锥体外系症状,但因有突出的自主神经症状,如晕厥、直立性低血压、性功能及膀胱功能障碍,左旋多巴制剂治疗无效等,可与帕金森病鉴别。

6.药物性帕金森综合征

过量服用利血平、氯丙嗪、氟哌啶醇及其他抗抑郁药物均可引起锥体外系症状,因有明显的服药史,并于停药后减轻可资鉴别。

7.良性震颤

良性震颤指没有脑器质性病变的生理性震颤(肉眼不易觉察)和功能性震颤。功能性震颤包括:①生理性震颤加强(肉眼可见)多呈姿势性震颤,与肾上腺素能的调节反应增强有关;也见于某些内分泌疾病,如嗜铬细胞瘤、低血糖、甲状腺功能亢进。②可卡因和乙醇中毒以及一些药物的不良反应;癔症性震颤,多有心因性诱因,分散注意力可缓解震颤。③其他,如情绪紧张时和做精细动作时出现的震颤。良性震颤临床上无肌强直、运动减少和姿势异常等帕金森病的特征性表现。

五、治疗

(一)一般治疗

因本病的临床表现为震颤、强直、运动障碍、便秘和生活不能自理,故家属及医务人员应鼓励帕金森病早期患者多做主动运动,尽量继续工作,培养业余爱好,多吃蔬菜、水果或蜂蜜,防止摔跤,避免刺激性食物和烟酒。对晚期卧床患者,应勤翻身,多在床上做被动运动,以防发生关节固定、压疮及坠积性肺炎。

(二)药物治疗

帕金森病宜首选内科治疗,多数患者可通过内科药物治疗缓解症状。

各种药物治疗虽能使患者的症状在一定时期内获得一定程度的好转,但皆不能阻止本病的自然发展。药物治疗必须长期坚持,而长期服药则药效减退和不良反应难以避免。虽然有相当一部分患者通过药物治疗可获得症状改善,但即使目前认为效果较好的左旋多巴或复方多巴(美多芭及信尼麦),也有 15% 左右患者根本无效。用于治疗本病的药物种类繁多,现今最常用者仍为抗胆碱能药和多巴胺替代疗法。

1.抗胆碱能药物

该类药物最早用于 Parkinson 病的治疗,常用者为苯海索 2 mg,每天 3 次口服,可酌情增加;

东莨菪碱 0.2 mg,每天 3～4 次口服;苯甲托品 2～4 mg,每天 1～3 次口服等。因苯甲托品对周围副交感神经的阻滞作用,不良反应多,应用越来越少。

2.多巴胺替代疗法

此类药物主要补充多巴胺的不足,使乙酰胆碱-多巴胺系统重获平衡而改善症状。最早使用的是左旋多巴,但其可刺激外周多巴胺受体,引起多方面的外周不良反应,如恶心、呕吐、厌食等消化道症状和血压降低、心律失常等心血管症状。目前不主张单用左旋多巴治疗,用它与苄丝肼或甲基多巴肼的复合制剂。常用的药物有美多芭、息宁或帕金宁。

(1)美多芭:是左旋多巴和苄丝肼 4:1 配方的混合剂。对病变早期的患者,开始剂量可用 62.5 mg,日服 3 次。如患者开始治疗时症状显著,则开始剂量可为 125 mg,每天 3 次;如效果不满意,可在第 2 周每天增加 125 mg,第 3 周每天再增加 125 mg。如果患者的情况仍不满意,则应每隔 1 周每天再增加 125 mg。如果美多芭的日剂量>1 000 mg,需再增加剂量只能每月增加 1 次。该药明显减少了左旋多巴的外周不良反应,但却不能改善其中枢不良反应。

(2)息宁:是左旋多巴和甲基多巴肼 10:1 的复合物,开始剂量可用 125 mg,日服 2 次,以后根据病情逐渐加量。其加药的原则和上述美多芭的加药原则是一致的。帕金宁是左旋多巴和甲基多巴肼 10:1 的复合物的控释片,它可使左旋多巴血浓度更稳定并达 4～6 小时,有利于减少左旋多巴的剂末现象、开始现象和剂量高峰多动现象。但是,控释片也有一些缺陷,如起效慢,并且由于在体内释放缓慢,有可能在体内产生蓄积作用,反而有时出现异动症的现象,改用美多芭后消失。

3.多巴胺受体激动剂

多巴胺受体激动剂能直接激动多巴胺能神经细胞突触受体,刺激多巴胺释放。

(1)溴隐亭:最常用,对震颤疗效好,对运动减少和强直均不及左旋多巴,常用剂量维持量为每天 15～40 mg。

(2)协良行:患者使用时应逐步增加剂量,以达到不出现或少出现不良反应的目的。一般来讲,增加到每天 0.3 mg 是比较理想的剂量,但对于个别早期的患者,可能并不需要增加到这个剂量,那么可以在你认为合适的剂量长期服用而不再增加。如果效果不理想,还可以根据病情的需要及对药物的耐受情况,每隔 5 天增加 0.025 mg 或 0.05 mg。

(3)泰舒达:使用剂量是每天 100～200 mg。可以从小剂量每天 50 mg 开始,逐渐增加剂量。在帕金森病的早期,可以单独使用泰舒达治疗帕金森病,剂量最大可增加至每天 150 mg。如果和左旋多巴合并使用,剂量可以维持在每天 50～150 mg。一般每使用 250 mg 左旋多巴,可考虑合并使用泰舒达 50 mg 左右。

(三)外科手术治疗

1.立体定向手术治疗

立体定向手术包括脑内核团毁损、慢性电刺激和神经组织移植。

(1)脑内核团毁损。①第一次手术适应证:长期服药治疗无效或药物治疗不良反应严重者;疾病进行性缓慢发展已超过 3 年;年龄在 70 岁以下;工作能力和生活能力受到明显限制(按 Hoehn 和 Yahr 分级为Ⅱ～Ⅳ级);术后短期复发,同侧靶点再手术。②第二次对侧靶点毁损手术适应证:第一次手术效果好,术后震颤僵直基本消失,无任何并发症者;手术近期疗效满意并保持在 12 个月以上;年龄在 70 岁以下;两次手术间隔时间要 1 年;目前无明显自主神经功能紊乱症状或严重精神症状,病情仍维持在Ⅱ～Ⅳ级。

禁忌证:症状很轻,仍在工作者;年老体弱;出现严重关节挛缩或有明显精神障碍;严重的心、肝、肾功能不全,高血压脑动脉硬化者或有其他手术禁忌者。

(2)脑深部慢性电刺激(DBS):目前 DBS 最常用的神经核团为丘脑腹中间核(VIM),丘脑底核(STN)和苍白球腹后部(PVP)。

慢性刺激术控制震颤的效果优于丘脑腹外侧核毁损术,后者发生并发症也常影响手术的成功。通过改变刺激参数可减少不必要的不良反应,远期疗效可靠。该法尚可用于非帕金森性震颤,如多发硬化和创伤后震颤。

丘脑底核(STN)也是刺激术时选用的靶点。有学者(1994 年)报道应用此方法观察治疗一例运动不能的帕金森病患者。靶点定位方法为脑室造影,并参照立体定向脑图谱,同时根据慢性电极刺激和电生理记录进行调整。发现神经元活动自发增多的区域位于 AC-PC 平面下 2~4 mm,AC-PC 线中点旁 10 mm。对该处进行 130 Hz 刺激,可立即缓解运动不能症状(主要在对侧肢体),但不诱发半身舞蹈症等运动障碍。上述观察表明,对 STN 进行慢性电刺激可用于治疗运动严重障碍的帕金森病患者。

2.脑细胞移植和基因治疗

帕金森病脑细胞移植术和基因治疗已在动物实验上取得很大成功,但最近临床研究显示,胚胎脑移植只能轻微改善 60 岁以下患者的症状,并且 50% 的患者在手术后出现不随意运动的不良反应,因此,目前此手术还不宜普遍采用。基因治疗还停留在实验阶段。

六、护理

(一)护理评估

1.健康史评估

(1)询问患者职业,农民的发病率较高,主要是他们与杀虫剂、除草剂接触有关。

(2)评估患者家族中有无患此病的人,帕金森病与家族遗传有关,患者的家族发病率为7.5%~94.5%。

(3)评估患者居住、生活、工作的环境,农业环境中神经毒物(杀虫剂、除草剂),工业环境中暴露重金属等是帕金森病的重要危险因素。

2.临床观察评估

帕金森病常为 50 岁以上的中老年人发病,发病年龄平均为 55 岁,男性稍多,起病缓慢,进行性发展,首发症状多为动作不灵活与震颤,随着病程的发展,可逐渐出现下列症状和体征。

(1)震颤:常为首发症状,多由一侧上肢远端(手指)开始,逐渐扩展到同侧下肢及对侧肢体,下颌、口唇、舌及头部通常最后受累,典型表现是静止性震颤,拇指与屈曲的食指间呈"搓丸样"动作,安静或休息时出现或明显,随意运动时减轻或停止,紧张时加剧,入睡后消失。

(2)肌强直:肌强直表现为屈肌和伸肌同时受累,被动运动关节时始终保持增高的阻力,类似弯曲软铅管的感觉,故称"铅管样强直";部分患者因伴有震颤,检查时可感到在均匀掌的阻力中出现断续停顿,如同转动齿轮感,称为"齿轮样强直",是由于肌强直与静止性震颤叠加所致。

(3)运动迟缓:表现为随意动作减少,包括行动困难和运动迟缓,并因肌张力增高,姿势反射障碍而表现一系列特征性运动症状,如起床、翻身、步行、方向变换等运动迟缓;面部表情肌活动减少,常常双眼凝视,瞬目运动减少,呈现"面具"脸;手指做精细动作如扣纽扣、系鞋带等困难;书写时字越写越小,呈现"写字过小征"。

(4)姿势步态异常:站立时呈屈曲体姿,步态障碍甚为突出,患者自坐位、卧位起立困难,迈步后即以极小的步伐向前冲去,越走越快,不能及时停步或转弯,称慌张步态。

(5)其他症状:反复轻敲眉弓上缘可诱发眨眼不止。口、咽、腭肌运动障碍,讲话缓慢,语音低沉、单调,流涎,严重时可有吞咽困难。还有顽固性便秘、直立性低血压等;睡眠障碍;部分患者疾病晚期可出现认知功能减退、抑郁和视幻觉等,但常不严重。

3.诊断性检查评估

(1)头颅 CT:CT 可显示脑部不同程度的脑萎缩表现。

(2)生化检测:采用高效液相色谱(HPLC)可检测到脑脊液和尿中 HVA 含量降低。

(3)基因检测:DNA 印迹技术、PCR、DNA 序列分析等在少数家族性帕金森病患者可能会发现基因突变。

(4)功能显像检测:采用 PET 或 SPECT 与特定的放射性核素检测,可发现帕金森病患者脑内 DAT 功能显著降低,且疾病早期即可发现,D_2 型 DA 受体(D_2R)活性在疾病早期超敏、后期低敏,以及 DA 递质合成减少,对帕金森病的早期诊断、鉴别诊断及病情进展监测均有一定的价值。

(二)护理问题

1.运动障碍

帕金森病患者由于其基底核或黑质发生病变,以致负责运动的锥体外束发生功能障碍,患者运动的随意肌失去了协调与控制,产生运动障碍并随之带来一定的意外伤害。

(1)跌倒:震颤、关节僵硬、动作迟缓、协调功能障碍常是患者摔倒的原因。

(2)误吸:舌头、唇、颈部肌肉和眼睑亦有明显的震颤及吞咽困难。

2.营养摄取不足

患者常因手、头不自主的震颤,进食时动作太慢,常常无法独立吃完一顿饭,以致未能摄取日常所需热量,因此,约有 70% 的患者有体重减轻的现象。

3.便秘

由于药物的不良反应、缺乏运动、胃肠道中缺乏唾液(因吞咽能力丧失,唾液由口角流出),液体摄入不足及肛门括约肌无力,所以大多数患者有便秘。

4.尿潴留

吞咽功能障碍以致水分摄取不足,贮存在膀胱的尿液不足 200~300 mL 则不会有排尿的冲动感;排尿括约肌无力引起尿潴留。

5.精神障碍

疾病使患者运动障碍。协调功能不良、顺口角流唾液,而且又无法进行日常生活的活动,因此患者会有心情抑郁、产生敌意、罪恶感或无助感等情绪反应。由于外观的改变,有些患者还会发生因自我形象的改变而造成与社会隔离的问题。

(三)护理目标

(1)患者未发生跌倒或跌倒次数减少。

(2)患者有足够的营养;患者进食水时不发生呛咳。

(3)患者排便能维持正常。

(4)患者能维持部分自我照顾的能力。

(5)患者及家属的焦虑症状减轻。

(四)护理措施

1.安全护理

(1)安全配备,由于患者行动不便,在病房楼梯两旁、楼道、门把附近的墙上,增设沙发或木制的扶手,以增加患者开、关门的安全性;配置牢固且高度适中的座厕、沙发或椅。以利于患者坐下或站起,并在厕所、浴室增设可供扶持之物,使患者排便及穿脱衣服方便;应给患者配置助行器辅助设备;呼叫器置于患者床旁,日常生活用品放在患者伸手可及处。

(2)定时巡视,主动了解患者的需要,既要指导和鼓励患者增强自我照顾能力,做力所能及的事情,又要适当协助患者洗漱、进食、沐浴、如厕等。

(3)防止患者自伤。患者动作笨拙,常有失误,应谨防其进食时烫伤。端碗持筷困难者尽量选择不易打碎的不锈钢餐具,避免使用玻璃和陶瓷制品。

2.饮食护理

(1)增加饮食中的热量、蛋白质的含量及容易咀嚼的食物;吃饭少量多餐。定时监测体重变化;在饮食中增加纤维与液体的摄取,以预防便秘。

(2)进食时,营造愉快的气氛,因患者吞咽困难及无法控制唾液,所以有的患者喜欢单独进食;应将食物事先切成小块或磨研,并给予粗大把手的叉子或汤匙,使患者易于把持;给予患者充分的进食时间,若进食中食物冷却了,应予以温热。

(3)吞咽障碍严重者,吞咽可能极为困难,在进食或饮水时有呛咳的危险,而造成吸入性肺炎,故不要勉强进食,可改为鼻饲喂养。

3.保持排便畅通

给患者摄取足够的营养与水分,并教导患者解便与排尿时吸气后闭气,利用增加腹压的方法解便与排尿。另外,依患者的习惯,在进食后半小时应试着坐于马桶上排便。

4.运动护理

告之患者运动锻炼的目的在于防止和推迟关节僵直和肢体挛缩,与患者和家属共同制定锻炼计划,以克服运动障碍的不良影响。

(1)尽量参与各种形式的活动,如散步、太极拳、床边体操等。注意保持身体和各关节的活动强度与最大活动范围。

(2)对于已出现某些功能障碍或坐起已感到困难的患者,要有目的、有计划地锻炼。告诉患者知难而退或由他人包办只会加速功能衰退。如患者感到坐立位变化有困难,应每天做完一般运动后,反复练习起坐动作。

(3)必须指导患者注意姿势,以预防畸形。应小心观察头与颈部是否有弯曲的倾向。正确姿势有助于头、颈直立。躺于床上时,不应垫枕头,且患者应定期俯卧。

(4)本病常使患者起步困难和步行时突然僵住,因此嘱患者步行时思想要放松。尽量跨大步伐;向前走时脚要抬高,双臂摆动,目视前方而不要注视地面;转弯时,不要碎步移动,否则会失去平衡;护士和家属在协助患者行走时,不要强行拖着患者走;当患者感到脚黏在地上时,可告诉患者先向后退一步,再往前走,这样会比直接向前容易。

(5)过度震颤者让他坐在有扶手的椅子上,手抓着椅臂,可以稍加控制震颤。

(6)晚期患者出现显著的运动障碍时,要帮助患者活动关节,按摩四肢肌肉,注意动作轻柔,勿给患者造成疼痛。

(7)鼓励患者尽量试着独立完成日常生活的活动,自己安排娱乐活动,培养兴趣。

(8)让患者穿轻便宽松的衣服,可减少流汗与活动的束缚。

5.合并抑郁症的护理

帕金森病患者的抑郁与帕金森疾病程度呈正相关,即患者的运动障碍愈重对其神经心理的影响愈严重。在护理患者时要教会患者一些心理调适技巧;重视自己的优点和成就;尽量维持过去的兴趣和爱好,积极参加文体活动,寻找业余爱好;向医师、护士及家人倾诉内心想法,疏泄郁闷,获得安慰和同情。

6.睡眠异常的护理

(1)创造良好的睡眠环境:建议帕金森病患者要有舒适的睡眠环境,如室温和光线适宜;床褥不宜太软,以免翻身困难;为运动过缓和僵直较重的患者提供方便上下床的设施;卧室内放尿壶及便器,有利于患者夜间如厕等。避免在有限的睡眠时间内实施影响患者睡眠的医疗护理操作。必须进行的治疗和护理操作应穿插于患者的自然觉醒时,以减少被动觉醒次数。

(2)睡眠卫生教育:指导患者养成良好的睡眠习惯和方式。建立比较规律的活动和休息时间表。

(3)睡眠行为干预。①刺激控制疗法:只在有睡意时才上床;床及卧室只用于睡眠,不能在床上阅读、看电视或工作;若上床15~20分钟不能入睡,则应考虑换别的房间,仅在又有睡意时才上床(目的是重建卧室与睡眠间的关系);无论夜间睡多久,清晨应准时起床;白天不打瞌睡。②睡眠限制疗法:教导患者缩短在床上的时间及实际的睡眠时间,直到允许躺在床上的时间与期望维持的有效睡眠时间一样长。当睡眠效率超过90%时,允许增加15~20分钟卧床时间。睡眠效率低于80%,应减少15~20分钟卧床时间。睡眠效率80%~90%,则保持卧床时间不变。最终,通过周期性调整卧床时间直至达到适度的睡眠时间。③依据睡眠障碍的不同类型和药物的半衰期遵医嘱有的放矢地选择镇静催眠药物,并主动告知患者及家属使用镇静催眠药的原则,即最小剂量、间断、短期用药,注意停药反弹、规律停药等。

7.治疗指导

药物不良反应的观察如下。

(1)遵医嘱准时给药,预防或减少"开关"现象、剂末现象、异动症的发生。

(2)药物治疗初起可出现胃肠不适,表现为恶心、呕吐等,有些患者可出现幻觉。但这些不良反应可以通过逐步增加剂量或降低剂量的办法得到克服。特别值得指出的是,有一部分患者过分担心药物的不良反应,表现为尽量推迟使用治疗帕金森病的药物,或过分地减少药物的服用量,这不仅对疾病的症状改善没有好处,长期如此将导致患者的心、肺、消化系统等出现严重问题。

(3)精神症状:服用安坦、金刚烷胺药物后,患者易出现幻觉,当患者表述一些离谱事时,护士应考虑到是服药引起的幻觉,立即报告医师,遵医嘱给予停药或减药,以防其发生意外。

8.功能神经外科手术治疗护理

(1)手术方法:外科治疗方法目前主要有神经核团细胞毁损手术与脑深部电刺激器埋置手术两种方式。原理是为了抑制脑细胞的异常活动,达到改善症状的目的。

(2)手术适应证:诊断明确的原发性帕金森病患者都是手术治疗的适合人群,尤其是对左旋多巴(美多芭或息宁)长期服用以后疗效减退,出现了"开关"波动现象、异动症和"剂末"恶化效应的患者。

(3)手术并发症:因手术靶点的不同,会有不同的并发症。苍白球腹后部(PVP)切开术可能出现偏盲或视野缺损,丘脑腹外侧核(VIM)毁损术可出现感觉异常如嘴唇、指尖麻木等,丘脑底核(STN)毁损术可引起偏瘫。

(4)手术前护理:①术前教育,相关知识教育。②术前准备,术前一天头颅备皮;对术中、术后应用的抗生素遵医嘱做好皮试;嘱患者晚 12:00 后开始禁食、水、药;嘱患者清洁个人卫生,并在术前晨起为患者换好干净衣服。③术前 30 分钟给予患者术前哌替啶 25 mg 肌内注射;并将一片美巴多备好交至接手术者以便术后备用。④患者离病房后为其备好麻醉床、无菌小巾、一次性吸痰管、心电监护。

(5)手术后护理:①交接患者:术中是否顺利、有无特殊情况发生、术后意识状态、伤口的引流情况等。②安置患者于麻醉床上,头枕于无菌小巾上,取平卧位,嘱患者卧床 2 天,减少活动,以防诱发颅内出血;嘱患者禁食、水、药 6 小时后逐渐改为流食、半流食、普通饮食。③术后治疗效果观察:原有症状改善情况并记录。④术后并发症的观察:术后患者会出现脑功能障碍、脑水肿、颅内感染、颅内出血等合并症。因此,术后严密观察患者神志、瞳孔变化,有无高热、头疼、恶心、呕吐等症状;有无偏盲、视野变窄及感知觉异常;观察患者伤口有无出血及分泌物等。⑤心电监测、颅脑监测 24 小时,低流量吸氧 6 小时。

9.给予患者及家属心理的支持

对于心情抑郁的患者,应鼓励其说出对别人依赖感的感受。对于怀有敌意、罪恶感或无助感的患者,应给予帮助与支持,提供良好的照顾。寻找患者有兴趣的活动,鼓励患者参与。

10.健康教育

(1)指导术后服药,针对手术的患者,要让患者认识到手术虽然改善运动障碍,但体内多巴胺缺乏客观存在,仍需继续服药。

(2)指导日常生活中的运动训练,告知患者运动锻炼的目的在于防止和推迟关节僵直和肢体挛缩,与患者和家属共同制定锻炼计划,以克服运动障碍的不良影响。①关节活动度的训练:脊柱、肩、肘、腕、指、髋、膝、踝及趾等各部位都应进行活动度训练。对于脊柱,主要进行前屈后伸、左右侧屈及旋转运动。②肌力训练:上肢可进行哑铃操或徒手训练;下肢股四头肌的力量和膝关节控制能力密切相关,可进行蹲马步或反复起坐练习;腰背肌可进行仰卧位的桥式运动或俯卧位的燕式运动,腹肌力量较差行仰卧起坐训练。③姿势转换训练:必须指导患者注意姿势,以预防畸形。应小心观察头与颈部是否有弯曲的倾向。正确姿势有助于头、颈直立。躺于床上时,不应垫枕头,且患者应定期俯卧,注意翻身、卧位转为坐位、坐位转为站位训练。④重心转移和平衡训练:训练坐位平衡时可让患者重心在两臀间交替转移,也可训练重心的前后移动。训练站立平衡时双足分开 5～10 cm,让患者从前后方或侧方取物,待稳定后便可突然施加推或拉外力,最好能诱发患者完成迈步反射。⑤步行步态训练:对于下肢起步困难者,最初可用脚踢患者的足跟部向前,用膝盖推挤患者腘窝使之迈出第一步,以后可在患者足前地上放一矮小障碍物,提醒患者迈过时方能起步。抬腿低可进行抬高腿练习,步距短的患者行走时予以提醒;步频快则应给予节律提示。对于上下肢动作不协调的患者,一开始嘱患者做一些站立相的两臂摆动,幅度可较大;还可站于患者身后,两人左、右手分别共握一根体操棒,然后喊口令一起往前走。手的摆动频率由治疗师通过体操棒传给患者。⑥让患者穿轻便宽松的衣服,可减少流汗与活动的束缚。

(高玉娟)

第七章

内分泌科护理

第一节 甲状腺功能亢进症

甲状腺功能亢进症(简称甲亢)指由多种病因导致的甲状腺激素(TH)分泌过多,引起各系统兴奋性增高和代谢亢进为主要表现的一组临床综合征。其中以毒性弥漫性甲状腺肿(Graves病)最多见。

一、病因

(一)遗传因素

弥漫性毒性甲状腺肿是器官特异性自身免疫病之一,有显著的遗传倾向。

(二)免疫因素

弥漫性毒性甲状腺肿的体液免疫研究较为深入。最明显的体液免疫特征为血清中存在甲状腺细胞促甲状腺激素(TSH)受体抗体。即甲状腺细胞增生,TH合成及分泌增加。

(三)环境因素

环境因素对本病的发生、发展有重要影响,如细菌感染、性激素、应激等,可能是该病发生和恶化的重要诱因。

二、临床表现

(一)一般临床表现

1.甲状腺激素分泌过多综合征

(1)高代谢综合征:多汗怕热、疲乏无力、体重锐减、低热和皮肤温暖潮湿。

(2)精神神经系统:焦躁易怒、神经过敏、紧张忧虑、多言好动、失眠不安、思想不集中和记忆力减退等。

(3)心血管系统:心悸、胸闷、气短,严重者可发生甲亢性心脏病。

(4)消化系统:常表现为食欲亢进,多食消瘦。重者可有肝功能异常,偶有黄疸。

(5)肌肉骨骼系统:部分患者有甲亢性肌病、肌无力和周期性瘫痪。

(6)生殖系统:女性月经常有减少或闭经。男性有勃起功能障碍,偶有乳腺发育。

（7）内分泌系统：早期血促肾上腺皮质激素（ACTH）及 24 小时尿 17-羟皮质类固醇升高，继而受过高 T_3、T_4 抑制而下降。

（8）造血系统：血淋巴细胞数升高，白细胞计数偏低，血容量增加，可伴紫癜或贫血，血小板寿命缩短。

2.甲状腺肿

（1）弥漫性、对称性甲状腺肿大。

（2）质地不等、无压痛。

（3）肿大程度与甲亢轻重无明显关系。

（4）甲状腺上下可触及震颤，闻及血管杂音，为诊断本病的重要体征。

3.眼征

（1）单纯性突眼：眼球轻度突出，瞬目减少，眼裂增宽。

（2）浸润性突眼：眼球突出明显，眼睑肿胀，眼球活动受限，结膜充血水肿，严重者眼睑闭合不全、眼球固定、角膜外露而形成角膜溃疡、全眼炎，甚至失明。

（二）特殊临床表现

（1）甲亢危象：①高热（40 ℃以上）；②心率快（＞140 次/分）；③烦躁不安、呼吸急促、大汗、恶心、呕吐和腹泻等，严重者可出现心力衰竭、休克及昏迷。

（2）甲状腺毒症性心脏病主要表现为心排血量增加、心动过速、心房颤动和心力衰竭。

（3）淡漠型甲状腺功能亢进症：①多见于老年患者，起病隐袭；②明显消瘦、乏力、头晕、淡漠、昏厥等；③厌食、腹泻等消化系统症状。

（4）T_3 型甲状腺毒症多见于碘缺乏地区和老年人，实验室检查：血清总三碘甲腺原氨酸（TT_3）与游离三碘甲腺原氨酸（FT_3）均增高，而血清总甲状腺素（TT_4）、血清游离甲状腺素（FT_4）正常。

（5）亚临床型甲状腺功能亢进症血清 FT_3、FT_4 正常，促甲状腺激素（TSH）降低。

（6）妊娠期甲状腺功能亢进症：①妊娠期甲状腺激素结合球蛋白增高，引起 TT_4 和 TT_3 增高。②一过性甲状腺毒症。③新生儿甲状腺功能亢进症。④产后由于免疫抑制的解除，弥漫性毒性甲状腺肿易于发生，称为产后弥漫性毒性甲状腺肿。

（7）胫前黏液性水肿多发生在胫骨前下 1/3 的部位，也见于足背、踝关节、肩部、手背或手术瘢痕处，偶见于面部，皮损大多为对称性。

（8）Graves 眼病（甲状腺相关性眼病）。

三、辅助检查

（一）实验室检查

检测血清游离甲状腺素（FT_4）、游离三碘甲腺原氨酸（FT_3）和促甲状腺激素（TSH）。

（二）影像学及其他检查

放射性核素扫描、CT 检查、B 超检查、MRI 检查等有助于甲状腺、异位甲状腺肿和球后病变性质的诊断，可根据需要选用。

四、处理原则和治疗要点

（一）抗甲状腺药物

口服抗甲状腺药物是治疗甲亢的基础措施，也是手术和 ^{131}I 治疗前的准备阶段。常用的抗甲状腺药物包括硫脲类(丙硫氧嘧啶、甲硫氧嘧啶等)和咪唑类(甲巯咪唑、卡比马唑等)。

(二)^{131}I治疗甲亢

目的是破坏甲状腺组织,减少甲状腺激素产生。该方法简单、经济,治愈率高,尚无致畸、致癌、不良反应增加的报道。

(三)手术治疗

通常采取甲状腺次全切术,两侧各留下2～3 g甲状腺组织。

五、护理评估

(一)病史

详细询问过去健康情况,有无甲亢家族史,有无病毒感染,应激因素,诱发因素,生活方式,饮食习惯,排便情况;查询上次住院的情况,药物使用情况,以及出院后病情控制情况;询问最近有无疲乏无力、怕热多汗、大量进食却容易饥饿、甲状腺肿大、眼部不适、高热的症状。

(二)身体状况

评估生命体征的变化,包括体温是否升高,脉搏是否加快,脉压是否增大等;情绪是否发生变化;有无体重下降,是否贫血。观察和测量突眼度;观察甲状腺肿大的程度,是否对称,有无血管杂音等。

(三)心理-社会评估

询问对甲状腺疾病知识的了解情况,患病后对日常生活的影响,是否有情绪上的变化,如急躁易怒,易与身边的人发生冲突或矛盾;了解所在社区的医疗保健服务情况。

六、护理措施

(一)饮食护理

(1)给予高蛋白、高维生素、矿物质丰富、高热量饮食。

(2)适量增加奶类、蛋类、瘦肉类等优质蛋白以纠正体内的负氮平衡,多摄取新鲜蔬菜和水果。

(3)多饮水,保证每天2 000～3 000 mL,以补充腹泻、出汗等所丢失的水分。若患者并发心脏疾病应避免大量饮水,以预防水肿和心力衰竭的发生。

(4)为避免引起患者精神兴奋,不宜摄入刺激性的食物及饮料,如浓茶、咖啡等。

(5)为减少排便次数,不宜摄入过多的粗纤维食物。

(6)限制含碘丰富的食物,不宜食海带、紫菜等海产品,慎食卷心菜、甘蓝等易致甲状腺肿的食物。

(二)用药护理

(1)指导患者正确用药,不可自行减量或停药。

(2)观察药物不良反应:①粒细胞缺乏症多发生在用药后2～3个月内。定期复查血常规,如血白细胞计数<$3×10^9$/L或中性粒细胞计数<$1.5×10^9$/L,应考虑停药,并给予升白药物。②如伴咽痛、发热、皮疹等症状须立即停药。③药疹较常见,可用抗组胺药控制,不必停药,发生严重皮疹时应立即停药,以免发生剥脱性皮炎。④发生肝坏死、中毒性肝炎、精神病、狼疮样综合征、胆汁淤滞综合征、味觉丧失等应立即停药进行治疗。

(三)休息与活动

评估患者目前的活动情况,与患者共同制订日常活动计划。不宜剧烈活动,活动时以不感疲劳为好,适当休息,保证充足睡眠,防止病情加重。如有心力衰竭或严重感染者应严格卧床休息。

(四)环境

保持病室安静,避免嘈杂,限制探视时间,告知家属不宜提供兴奋、刺激的信息,以减少患者激动、易怒的精神症状。甲亢患者因怕热多汗,应安排通风良好的环境,夏天使用空调,保持室温凉爽而恒定。

(五)生活护理

协助患者完成日常的生活护理,如洗漱、进餐、如厕等。对大量出汗的患者,加强皮肤护理,应随时更换浸湿的衣服及床单,防止受凉。

(六)心理护理

耐心细致地解释病情,提高患者对疾病的认知水平,让患者及其家属了解其情绪、性格改变是暂时的,可因治疗而得到改善,鼓励患者表达内心感受,理解和同情患者,建立互信关系。与患者共同探讨控制情绪和减轻压力的方法,指导和帮助患者正确处理生活中的突发事件。

(七)病情观察

观察患者精神状态和手指震颤情况,注意有无焦虑、烦躁、心悸等甲亢加重的表现,必要时使用镇静剂。

(八)眼部护理

采取保护措施,预防眼睛受到刺激和伤害。外出戴深色眼镜,减少光线、灰尘和异物的侵害。经常用眼药水湿润眼睛,避免过度干燥;睡前涂抗生素眼膏,眼睑不能闭合者用无菌纱布或眼罩覆盖双眼。指导患者当眼睛有异物感、刺痛或流泪时,勿用手直接揉眼睛。睡眠或休息时,抬高头部,使眶内液回流减少,减轻球后水肿。

七、健康指导

(一)疾病知识指导

为患者讲解有关甲亢的疾病知识,指导患者注意加强自我保护,上衣领宜宽松,避免压迫甲状腺,严禁用手挤压甲状腺以免 TH 分泌过多,加重病情。对有生育需要的女性患者,应告知其妊娠可加重甲亢,宜治愈后再妊娠。育龄女性在[131]I 治疗后的 6 个月内应当避孕。妊娠期间监测胎儿发育。鼓励患者保持身心愉快,避免精神刺激或过度劳累,建立和谐的人际关系和良好的社会支持系统。

(二)患者用药指导

坚持遵医嘱按剂量、按疗程服药,不可随意减量或停药。对妊娠期甲亢患者,应指导其避免各种对母亲及胎儿造成影响的因素,宜选用抗甲状腺药物治疗,禁用[131]I 治疗,慎用普萘洛尔。产后如需继续服药,则不宜哺乳。

(三)定期监测及复查

指导患者服用抗甲状腺药物,开始的第 1~3 个月,每周检查血常规 1 次,每隔 1~2 个月做甲状腺功能测定,每天清晨卧床时自测脉搏,定期测量体重。脉搏减慢、体重增加是治疗有效的标志。若出现高热、恶心、呕吐、不明原因腹泻、突眼加重等症状,警惕甲状腺危象可能,应及时就诊。指导患者出院后定期复查甲状腺功能、甲状腺彩超等。

(林海霞)

第二节 甲状腺功能减退症

甲状腺功能减退症(简称甲减)是由各种原因导致的甲状腺激素合成和分泌减少(低甲状腺激素血症),或组织利用不足(甲状腺激素抵抗)而引起的全身性低代谢并伴各系统功能减退的综合征。其病理征表现为黏液性水肿。起病于胎儿或新生儿的甲减称为呆小病,常伴有智力障碍和发育迟缓。起病于成人者称成年型甲减。本节主要介绍成年型甲减。

一、病因

(一)自身免疫损伤
常见于自身免疫性甲状腺炎引起 TH 合成和分泌减少。

(二)甲状腺破坏
甲状腺切除术后、^{131}I 治疗后导致的甲状腺功能减退。

(三)中枢性甲减
由垂体外照射、垂体大腺瘤、颅咽管瘤及产后大出血引起的促甲状腺激素释放激素(TRH)和促甲状腺激素(TSH)产生和分泌减少所致。

(四)碘过量
可引起具有潜在性甲状腺疾病者发生甲减,也可诱发和加重自身免疫性甲状腺炎。

(五)抗甲状腺药物使用
硫脲类药物、锂盐等可抑制 TH 合成。

二、临床表现

甲减多病程较长、病情轻或早期可无症状,其临床表现与甲状腺激素缺乏的程度有关。

(一)一般表现
1.基础代谢率降低
体温偏低、怕冷,易疲倦、无力,水肿、体重增加,反应迟钝、健忘、嗜睡等。

2.黏液性水肿面容
面部虚肿、面色苍白或呈姜黄色,部分患者鼻唇增厚、表情淡漠、声音低哑、说话慢且发音不清。

3.皮肤及附属结构
皮肤苍白、干燥、粗糙少光泽,肢体凉。少数病例出现胫前黏液性水肿。指甲生长缓慢、厚脆,表面常有裂纹,毛发稀疏干燥、眉毛外 1/3 脱落。

(二)各系统表现
1.心血管系统
主要表现为心肌收缩力减弱、心动过缓、心排血量降低。久病者由于胆固醇增高,易并发冠心病,10％的患者伴发高血压。

2.消化系统

主要表现为便秘、腹胀、畏食等,严重者可出现麻痹性肠梗阻或黏液水肿性巨结肠。

3.内分泌生殖系统

主要表现为性欲减退,女性常有月经过多或闭经情况。

4.肌肉与关节

主要表现为肌肉乏力,暂时性肌强直、痉挛和疼痛等。

5.血液系统

主要表现为贫血。

6.黏液水肿性昏迷

主要表现为低体温(<35 ℃)、嗜睡、呼吸减慢、心动过缓、血压下降、四肢肌肉松弛、腱反射减弱或消失、血压明显降低,甚至发生昏迷、休克而危及生命。

三、辅助检查

(一)实验室检查

血常规检查、血生化检查、尿常规检查、甲状腺功能检查。

(二)影像学及其他检查

颈部 B 超检查、心电图检查、胸部 X 线检查、头 MRI 检查、头 CT 检查。

四、处理原则及治疗要点

(一)替代治疗

首选左甲状腺素钠片口服。替代治疗时,需从最小剂量开始用药,之后根据 TSH 目标调整剂量,逐渐纠正甲减而不产生明显不良反应,使血 TSH 和 TH 水平恒定在正常范围内。

(二)对症治疗

有贫血者补充铁剂、维生素 B_{12}、叶酸等。胃酸分泌过少者补充稀盐酸,与 TH 合用疗效好。

(三)亚临床甲减的处理

亚临床甲减引起的血脂异常可导致动脉粥样硬化,部分亚临床甲减也可发展为临床甲减。目前认为只要患者有高胆固醇血症、血清 TSH>10 mU/L,就需要给予左甲状腺素钠片进行替代治疗。

(四)黏液性水肿昏迷的治疗

(1)立即静脉补充 TH,清醒后改口服维持治疗。

(2)保持呼吸道通畅,吸氧,同时给予保暖。

(3)糖皮质激素持续静脉滴注,待患者清醒后逐渐减量、停药。根据需要补液。

(4)祛除诱因,治疗原发病。

五、护理评估

(一)病史

(1)详细了解患者患病的起始时间,有无诱因,发病的缓急,主要症状及其特点。

(2)评估患者有无进食异常或营养异常,有无排泄功能异常和体力减退等。

（3）评估患者有无失眠、瞌睡、记忆力下降、注意力不集中、畏寒、手足搐搦、四肢感觉异常或麻痹等症状。

（4）评估患者既往检查情况，是否遵从医嘱治疗，用药及治疗效果。

（5）询问患者家族有无类似疾病发生。

（二）身体状况

（1）观察有无体温降低、脉搏减慢等体征。

（2）观察患者有无记忆力减退、反应迟钝和表情淡漠等表现。

（3）观察患者皮肤有无干燥发凉、粗糙脱屑、毛发脱落和黏液性水肿等表现。

（4）有无畏食、腹胀和便秘等。

（5）有无肌肉乏力、暂时性肌强直、痉挛、疼痛等表现，有无关节病变。

（6）有无心肌收缩力减弱、心动过缓、心排血量下降等表现。

（三）心理-社会状况

（1）评估患者患病后的精神、心理变化。

（2）评估疾病对患者日常生活、学习或工作、家庭的影响，是否适应角色的转变。

（3）评估患者对疾病的认知程度。

（4）评估社会支持系统，如家庭成员、经济状况等能否满足患者的医疗护理需求。

六、护理措施

（一）心理护理

多与患者接触交流，鼓励患者表达其感受，交谈时语言温和，耐心倾听，消除患者的陌生感和紧张感。耐心向患者解释病情，消除紧张和顾虑，保持一个健康的心态，积极面对疾病，使其积极配合治疗，树立信心。

（二）饮食护理

给予高维生素、高蛋白、低钠、低脂饮食。宜进食粗纤维食物，促进排便。桥本甲状腺炎所致的甲减应避免摄取含碘食物和药物，以免诱发严重的黏液性水肿。

（三）低体温护理

（1）保持室内空气新鲜，每天通风，调节室温在22～24 ℃，注意保暖。可通过添加衣服，包裹毛毯，睡眠时加盖棉被，冬季外出时戴手套、穿棉鞋，以避免着凉。

（2）注意监测生命体征变化，观察有无体温过低、心律失常等表现，并给予及时处理。

（四）便秘护理

指导患者每天定时排便，养成规律的排便习惯。适当地按摩腹部，多进食富含粗纤维的蔬菜、水果、全麦制品。根据患者病情、年龄进行适度的运动，如慢走、慢跑，促进胃肠蠕动。

（五）用药护理

通常需要终身服药，从小剂量开始，逐渐加量至达到完全替代剂量。空腹或餐前30分钟口服，一般与其他药物分开服用。如用泻剂，观察排便的次数、量，有无腹痛、腹胀等麻痹性肠梗阻的表现。

（六）黏液水肿昏迷的护理

（1）应立即建立静脉通路，给予急救药物。

（2）保持呼吸道通畅，给予吸氧，必要时配合气道插管术或气道切开术。

（3）监测生命体征和动脉血气分析的变化，记录 24 小时出入液量。

（4）给予保暖，避免局部热敷，以免烫伤和加重循环不良。

七、健康指导

（一）疾病知识指导

讲解疾病发生原因及注意事项，如地方性缺碘者可采用碘化盐。药物引起者应调整剂量或停药。注意个人卫生，注意保暖，避免在人群集中的地方停留时间过长，预防感染和创伤。慎用催眠、镇静、止痛等药物。

（二）饮食原则

遵循高蛋白、高维生素、低钠、低脂肪的饮食原则。

（三）药物指导

向其解释终身坚持服药的必要性。不可随意停药或更改剂量，否则可能导致心血管疾病，如心肌缺血、心肌梗死或充血性心力衰竭。替代治疗效果最佳的指标为血 TSH 恒定在正常范围内，长期行替代治疗者宜每 6～12 个月检测 1 次。对有心脏病、高血压、肾炎的患者，注意剂量的调整。服用利尿药时，指导患者记录 24 小时出入量。

（四）病情观察

观察患者的症状和体征改善情况，如出现明显的药物不良反应或并发症，应及时给予处置。讲解黏液性水肿昏迷发生的原因及表现，若出现低血压、心动过缓、体温＜35 ℃等，应及时就医。指导患者自我监测甲状腺激素服用过量的症状，如出现多食消瘦、脉搏＞100 次/分、心律失常、体重减轻、发热、大汗、情绪激动等情况，及时报告医师。指导患者定期复查肝肾功能、甲状腺功能、血常规、心电图等。

（五）定期复查甲状腺功能

药物治疗开始后 4～8 周或剂量调整后检测 TSH，TSH 恢复正常后每 6～12 个月检查 1 次甲状腺功能。监测体重，以了解病情控制情况，及时调整用药剂量。

（林海霞）

第三节　库欣综合征

一、疾病概述

（一）概念和特点

库欣综合征（Cushing syndrome）是由各种原因引起肾上腺皮质分泌过量的糖皮质激素所致病症的总称，以满月脸、多血质外貌、向心性肥胖、皮肤紫纹、痤疮、继发性糖尿病、高血压、骨质疏松等为主要表现。

（二）相关病理生理

高皮质醇血症是本病主要病生理学基础。皮质醇为人体代谢及应激等所必需，过量则引起全身代谢紊乱，导致临床综合征的发生。

(三)病因与诱因

肾上腺皮质主要受下丘脑-垂体的调节形成下丘脑-垂体-肾上腺皮质轴。这个轴的任何环节出现紊乱,都会影响肾上腺皮质的功能,使其分泌的激素发生变化,导致机体产生一系列病理生理过程,引起肾上腺皮质疾病。因此本病既可原发于肾上腺疾病,也可继发于下丘脑垂体疾病。

1.依赖 ACTH 的 Cushing 综合征

(1)Cushing 病最常见,约占 Cushing 综合征的 70%,指垂体 ACTH 分泌过多,伴肾上腺皮质增生。垂体多有微腺瘤,也有未能发现肿瘤者。

(2)异位 ACTH 综合征,是由于垂体以外的恶性肿瘤产生 ACTH,刺激肾上腺皮质增生,分泌过量的皮质醇。最常见的是肺癌(约占 50%),其次是胸腺癌和胰腺癌(各约 10%),甲状腺髓样癌。鼻咽症等。

2.不依赖 ACTH 的 Cushing 综合征

(1)肾上腺皮质腺瘤:占 Cushing 综合征的 15%～20%。

(2)肾上腺皮质癌:占 Cushing 综合征的 5%以下,病情重,进展快。

(3)不依赖 ACTH 的双侧肾上腺小结节性增生:患者血中 ACTH 低或检测不到,大剂量地塞米松不能抑制。发病机制与遗传和免疫有关。

(4)不依赖 ACTH 的双侧肾上腺大结节性增生:可能为抑胃肽促进皮质醇分泌,同时又反馈抑制垂体和下丘脑。

(四)临床表现

1.脂肪代谢障碍

向心性肥胖,多数为轻至中度肥胖、满月脸、水牛背、多血质、紫纹等。锁骨上窝脂肪垫。颈部及锁骨上窝堆积有特征性。

2.蛋白质代谢障碍

患者蛋白质分解加速、合成减少,以致负氮平衡状态,而引起皮肤弹性纤维断裂,可见微血管的红色紫纹。毛细血管脆性增加易有皮下淤血。肌萎缩及无力。骨质疏松,病理性骨折。

3.糖代谢障碍

有半数患者糖耐量低减,改 20%有显性糖尿病,外周组织糖利用减少,肝糖输出增多,糖异生增加。

4.电解质紊乱

过多皮质醇致潴钠排钾,高血压,低血钾(去氧皮质铜盐皮质样作用)、水肿及夜尿增加,低血钾性碱中毒(异位 ACTH 综合征和肾上腺皮致癌)。

5.心血管病变

高血压常见,皮质醇和脱氧皮质酮等增多是其主要原因。患者伴有动脉硬化和肾小动脉硬化,既是高血压的后果,又可加重高血压。

6.感染

长期皮质醇分泌增多使患者免疫功能减弱,患者容易感染某些化脓性细菌、真菌和病毒性疾病。因皮质醇增多使发热等机体防御反应被抑制,患者的感染征象往往不显著,易造成漏诊,后果严重。

7.造血系统及血液改变

大量的皮质醇使红细胞计数和血红蛋白含量偏高,且患者皮肤菲薄而呈多血质面容,白细胞总数及中性粒细胞增多,淋巴细胞和嗜酸性粒细胞减少。

8.性功能异常

女患者出现月经减少、不规则或停经表现,多伴有不孕、轻度脱毛、痤疮等。男患者性欲减退、阴茎缩小、睾丸变软、男性性征减少等。

9.神经、精神障碍

患者常有不同程度的精神、情绪变化,如情绪不稳定、有之快感、烦躁、失眠,严重者精神变态,个别可发生偏执狂。

10.皮肤色素沉着

异位 ACTH 综合征患者皮肤色素明显加深。

(五)实验室及其他检查

(1)血浆皮质醇测定:血浆皮质醇水平增高且昼夜节律消失,早晨高于正常,晚上不显著低于早晨。

(2)24 小时尿 17-羟皮质类固醇、血游离皮质醇升高。

(3)地塞米松抑制试验:小剂量地塞米松抑制试验,尿 17-羟皮质类固醇不能被抑制到对照值的 50% 以下;大剂量地塞米松试验:能被抑制到对照值的 50% 以下者病变多为垂体性,不能被抑制者可能为原发性肾上腺皮质肿瘤或异位 ACTH 综合征这是确诊 Cushing 病的必须试验。

(4)ATCH 试验:垂体性 Cushing 病和异位 ACTH 综合征者有反应,原发性肾上腺皮质肿瘤者多数无反应。

(5)影像学检查:括肾上腺超声检查、蝶鞍 X 线、垂体 CT、MRI 等检查可发现相应病变。

(六)治疗原则

(1)Cushing 病:常采用手术、放射治疗或药物等方法来去除、破坏病灶或抑制肾上腺皮质激素的合成。

(2)肾上腺肿瘤:经检查明确腺瘤部位后,手术切除可根治。

(3)不依赖 ACTH 小结节性或大结节性双侧肾上腺增生,作双侧肾上腺切除术,术后作激素替代治疗。

(4)异位 ACTH 综合征:应治疗原发性肿瘤,根据具体病情做手术、放疗和化疗。如不能根治,则需用肾上腺皮质激素合成阻滞药。

二、护理评估

(一)一般评估

1.患者主诉

如皮肤瘀斑、多血质、近端肌无力、乏力、抑郁、向心性肥胖、糖尿病、高血压或月经不规律等症状。

2.生命体征(T、P、R、BP)

生命体征基本正常。

3.相关记录

体重、饮食、皮肤、出入量等记录结果。

(二)身体评估

注意患者有无出现典型的满月脸、多血质、向心性肥胖、皮肤紫纹、痤疮、糖尿病倾向、高血压和骨质疏松等。

(三)心理-社会评估

患者在疾病治疗过程中的心理反应与需求,家庭及社会支持情况,引导患者正确配合疾病的治疗与护理。

(四)辅助检查结果评估

1.实验室检查

各型 Cushing 综合征共有的糖皮质激素分泌异常—皮质醇分泌增多,失去昼夜分泌节律,且不能被小剂量地塞米松抑制。

2.ATCH 试验

垂体性 Cushing 病和异位 ACTH 综合征者有反应,原发性肾上腺皮质肿瘤者多数无反应。

3.影像学检查

包括肾上腺超声检查、蝶鞍 X 线、垂体 CT、MRI 等检查可发现相应病变。

(五)主要用药的评估

主要用药为作用于下丘脑-垂体的神经递质:如赛庚啶、溴隐亭、奥曲肽、二氯二苯二氯乙烷等,多数药物作用缺乏特异性,效果一般。

(1)用药剂量、用药的方法(静脉注射、口服)的评估与记录。

(2)症状和体征改善,激素水平及生化指标恢复正常或接近正常,长期控制防止复发。

三、主要护理诊断/问题

(一)活动无耐力

与蛋白质分解过多、肌肉萎缩有关。

(二)自我形象紊乱

与 Cushing 综合征引起身体外观改变有关。

(三)体液过多

与糖皮质激素过多引起水钠潴留有关。

(四)有感染的危险

与长期皮质醇分泌过多抑制免疫功能及高血糖引起的白细胞吞噬功能降低有关。

(五)有受伤的危险

与代谢异常引起钙吸收障碍,导致骨质疏松及疾病所致皮肤菲薄有关。

四、护理措施

(一)病情观察

向心性肥胖的表现,紫纹,满月脸的变化。有无咽痛、发热,注意观察注射部位皮肤,定期监测血压、血糖、血 K^+、Na^+、Cl^- 水平,询问患者睡眠情况。

(二)饮食护理

给予高蛋白、高维生素、低脂、低盐、含钾和钙丰富的饮食,含钾丰富的食品有菠菜、橘子、香蕉、猕猴桃等,含钙丰富的食品有豆制品、牛奶、虾等。

(三)适当活动

鼓励患者做一些力所能及的活动,以增强完成日常自理活动的耐受性,减缓肌肉萎缩的进程。同时嘱其感到疲劳时,应适当休息。

(四)心理护理

鼓励患者表达自己的感受,耐心倾听患者的倾诉;对于其所表现出来的情绪反应,给予理解,避免一些刺激性的言行;安慰患者,向患者说明当激素水平控制至正常后,症状、体征即可消失;嘱患者的亲友关心、体贴患者,与护士一起帮助患者树立战胜疾病的信心。

(五)预防感染

对患者的日常生活进行保健指导,向患者及家属说明保持皮肤、口腔、会阴等清洁卫生的重要性,注意保暖,预防上呼吸道感染。护理人员做到保持病室通风,温湿度适宜,并定期进行紫外线照射消毒;保持床单清洁、干燥。

(六)防止外伤、骨折、皮肤破损

保持地面清洁、干燥、无障碍物,以减少患者摔倒受伤的危险;经常巡视患者,及时满足生活需求;嘱患者穿柔软宽松的衣裤,不要系腰带;嘱其在活动中避免范围过大、运动量过强。

(七)健康教育

(1)为患者及其家属讲解本病各种症状、体征出现的原因以及各种治疗护理措施的依据及其重要性,使其能够自觉坚持饮食、饮水、活动、自我保护及治疗等要求。为了解治疗后机体激素水平,需定期复查。

(2)除肾上腺皮质腺瘤手术切除效果良好外,其他方法疗效均欠佳。如肾上腺切除术者约10%复发,且有 10%~15%出现 Nelson 综合征;垂体放射治疗虽有较高治愈率,但并发症亦较多;经蝶窦显微外科手术是治疗垂体性 Cushing 综合征最重要的进展,但不适用于大腺瘤者。

五、护理效果评估

(1)患者相应的症状和体征有所改善。

(2)患者激素水平及生化指标恢复正常或接近正常。

(3)患者未发生皮肤破损、感染等并发症或发生时被及时发现和处理。

(林海霞)

第四节 高 脂 血 症

高脂血症是指脂质代谢或运转异常而使血浆中一种或几种脂质高于正常的一类疾病。由于血脂在血液中是以脂蛋白的形式进行运转的,因此高脂血症实际上也可认为是高脂蛋白血症。老年人高脂血症的发病率明显高于年轻人。血浆低密度脂蛋白(LDL)、血清总胆固醇(TC)、高密度脂蛋白(HDL)与临床心血管病事件发生密切相关。

一、护理评估

(一)健康史

(1)询问患者病史,主要是引起高脂血症的相关疾病,如有无糖尿病、甲状腺功能减退症、肾病综合征、透析、肾移植、胆道阻塞等。

（2）询问患者有无高脂饮食、嗜好油炸食物、酗酒、运动少等不良生活和饮食习惯。

（二）临床表现

患者血脂中一项或多项脂质检测指标超过正常值范围。此外,部分患者的临床特征是眼睑黄斑瘤、肌腱黄色瘤及皮下结节状黄色瘤(好发于肘、膝、臀部)。易伴发动脉粥样硬化、肥胖或糖尿病。少数患者有肝、脾大。此外,患者常有眩晕、心悸、胸闷、健忘、肢体麻木等自觉症状,但多数患者虽血脂高而无任何自觉症状。

（三）实验室及其他检查

1.血脂

常规检查血浆 TC 和 TG 的水平。我国血清 TC 的理想范围是低于 5.20 mmol/L,5.23～5.69 mmol/L 为边缘升高,高于 5.72 mmol/L 为升高。TG 的合适范围是低于 1.70 mmol/L,高于 1.70 mmol/L 为升高。

2.脂蛋白

正常值 LDL<3.12 mmol/L,3.15～3.61 mmol/L 为边缘升高,＞3.64 mmol/L 为升高;正常 HDL≥1.04 mmol/L,<0.91 mmol/L 为减低。

（四）心理-社会状况

了解老年患者对高脂血症的认识和患病的态度,治疗的需求。

二、主要护理诊断

（一）活动无耐力

与肥胖导致体力下降有关。

（二）知识缺乏

患者缺乏高脂血症的有关知识。

（三）个人应对无效

与不良饮食习惯有关。

三、护理目标

（1）患者体重接近或恢复正常。

（2）患者血脂指标恢复正常或趋于正常。

（3）患者自觉饮食习惯得到纠正。

四、主要护理措施

1.建立良好的生活习惯,纠正不良的生活方式

（1）饮食:由于降血脂药物的不良反应及考虑治疗费用,并且大部分人经过饮食控制可以使血脂水平有所下降,故提倡首先采用饮食治疗。饮食控制应长期坚持地进行。膳食宜清淡、低脂肪。烹调食用油用植物油,每天低于 25 g。少吃动物脂肪、内脏、甜食、油炸食品及含热量较高的食品,宜多吃新鲜蔬菜和水果,少饮酒、不吸烟。设计饮食治疗方案时应仔细斟酌膳食,尽可能与患者的生活习惯相吻合。以便使患者可接受而又不影响营养需要的最低程度。主食每天不要超过 300 g 可适当饮绿茶,以利降低血脂。

（2）休息:生活要有规律,注意劳逸结合,保证充足睡眠。

（3）运动：鼓励老年人进行适当的体育锻炼，如散步、慢跑、太极拳、门球等，不仅能增加脂肪的消耗、减轻体重，而且可减轻高脂血症。活动量应根据患者的心脑功能、生活习惯和身体状况而定，提倡循序渐进，不宜剧烈运动。运动后个人最大心率的80%，若经过饮食和调节生活方式达半年以上，血脂仍未降至正常水平，则可考虑使用药物治疗。

2.用药护理

对饮食治疗无效，或有冠心病、动脉粥样硬化等危险因素的患者应考虑药物治疗。治疗前应向患者进行药物治疗目的、药物的作用与不良反应等方面的详细指导，以利长期合作。向患者详述服药的剂量和时间，并定期随诊，监测血脂水平。常用的调节血脂药有以下几种：

（1）羟甲基戊二酰辅酶A（hydroxy-methyl-glutaryl coenzyme A，HMG-CoA）：主要能抑制胆固醇的生物合成。

（2）贝特类：此类药不良反应较轻微，主要有恶心、呕吐、腹泻等胃肠道症状。肝肾功能不全者忌用。

（3）胆酸螯合树脂质：此类药阻止胆酸或胆固醇从肠道吸收，使其随粪便排出。不良反应有胀气、恶心、呕吐、便秘，并干扰叶酸、地高辛、甲状腺素及脂溶性维生素的吸收。

（4）烟酸：有明显的调脂作用。主要不良反应有面部潮红、瘙痒、胃肠道症状。

3.心理护理

主动关心患者，耐心解答其各种问题，使患者明了本病经过合理的药物和非药物治疗病情可控制，解除患者思想顾虑，使其保持乐观情绪，树立战胜疾病的信心，并长期坚持治疗，以利控制病情。

五、健康教育

（1）向患者及其家属讲解老年高脂血症的有关知识，使其明了糖尿病、肾病综合征和甲减等可引起高脂血症，积极治疗原发病。

（2）引导患者及其家属建立健康的生活方式，坚持低脂肪、低胆固醇、低糖、清淡的饮食原则，控制体重；生活规律，坚持运动，劳逸结合；戒烟、戒酒。

（3）嘱咐患者严格遵医嘱服药，定期监测血脂、肾功能等。

（林海霞）

第五节 肥 胖 症

肥胖症是由包括遗传和环境因素在内的多种因素相互作用而引起的体内脂肪堆积过多、分布异常、体重增加的一组慢性代谢性疾病。根据肥胖的病因，可分为单纯性肥胖与继发性肥胖两大类。单纯性肥胖症是指无明显的内分泌和代谢性疾病病因引起的肥胖，它属于非病理性肥胖。单纯性肥胖是各类肥胖中最常见的一种，占肥胖人群的95%左右。许多城市的流行病学调查显示单纯性肥胖的患病率随着年龄的增长而增加，不同年龄段的患病率是不同的。本节主要讲述单纯性肥胖患者的护理。

一、病因与发病机制

单纯性肥胖的病因和发病机制尚未完全阐明,其主要原因是遗传因素和环境因素共同作用的结果。总的来说,热量摄入多于热量消耗使脂肪合成增加是肥胖的物质基础。正常脂肪组织主要由脂肪细胞、少数成纤维细胞和少量细胞间胶原物质组成。脂肪组织平均含脂肪约 80%,含水约 18%,含蛋白质约 2%。深部脂肪组织比皮下脂肪组织含水略多,肥胖者脂肪组织含水量增多。当肥胖发生时,一般仅见脂肪细胞的明显肥大,但是当缓慢长期持续肥胖时,脂肪细胞既肥大,同时数量也增多。

二、临床表现

任何年龄都可以发生肥胖,但是女性单纯性肥胖者发病多在分娩后和绝经期后,男性多在 35 岁以后。喜欢进食肥肉、甜食、油腻食物或啤酒者容易发胖。睡前进食和多吃少动为单纯性肥胖的常见原因。一般轻度肥胖症无自觉症状。中重度肥胖症可以引起气急、关节痛、肌肉酸痛、体力活动减少、焦虑及忧郁等。肥胖症常有高胰岛素血症、血脂异常症、高尿酸血症、糖尿病、脂肪肝、胆囊疾病、高血压、冠心病、睡眠呼吸暂停综合征、静脉血栓等疾病伴发。

三、辅助检查

(一)体重指数(BMI)

BMI=体重(kg)/身高(m)^2,是较常用的指标,可以更好反映肥胖的情况。我国正常人的 BMI 在 24 以下,≥24 即为超重,≥28 为肥胖。

(二)理想体重(IBW)

可衡量身体肥胖程度,主要用于计算饮食中热量。40 岁以下,IBW(kg)=身高(cm)−105;40 岁以上 IBW(kg)=身高(cm)−100,但通常认为合理体重范围为理想体重±10%。

(三)腰围(WC)

WHO 建议男性 WC>94 cm,女性 WC>80 cm 诊断为肥胖。中国肥胖问题工作组建议,我国成年男性 WC≥85 cm,女性 WC≥80 cm 为腹型肥胖的诊断界限。

(四)腰/臀比(WHR)

以肋骨下缘至髂前上棘之间的中点的径线为腹围长度与以骨盆最突出点的径线为臀部围长(以 cm 为单位)之比所得的比值。正常成人 WHR 男性<0.90、女性<0.85,超过此值为内脏型肥胖。

(五)血液生化

单纯性肥胖者可有口服糖耐量异常,故应检查空腹及餐后 2 小时血糖;可合并有高脂血症,严重者有乳糜血,应定期检查血脂;血尿酸可有升高,但机制尚未清楚。

(六)腹部 B 超

检查肝脏和胆囊,有无脂肪肝、胆结石、慢性胆囊炎。

四、治疗要点

防治的两个关键环节是减少热能摄取及增加热能消耗。治疗方法强调以行为、饮食、运动为主的综合疗法,必要时辅以药物或手术治疗。继发性肥胖症应针对病因进行治疗,各种并发症与伴随病应给予相应处理。结合患者实际情况制订合理减肥目标极为重要,体重短期内迅速下降而不能维持往往使患者失去信心。

五、护理措施

(一)教育与行为护理

(1)评估患者:评估患者发病的原因,体重增加的情况,饮食习惯、进餐量及次数,排便习惯。有无行动困难、腰痛、便秘、怕热、多汗、头晕、心悸等伴随症状及其程度。观察是否存在影响摄食行为的精神心理因素。

(2)制订个体化饮食计划和目标,对患者进行行为教育,包括食物的选择与烹饪,摄食行为等,护士应检查计划执行情况。

(3)教导患者改变不良饮食行为技巧,如增加咀嚼次数,减慢进食速度;进餐时集中注意力,避免边看电视、边听广播或边阅读边吃饭。避免在社交场合因为非饥饿原因进食。

(4)克服疲乏、厌烦、抑郁期间的进食冲动。

(二)饮食护理

(1)合理分配营养比例:碳水化合物、蛋白质、脂肪所提供能量的比例,分别占总热量的$60\%\sim65\%$、$15\%\sim20\%$和25%左右。

(2)合理搭配饮食:适量优质蛋白质、复合碳水化合物(例如谷类)、足够的新鲜蔬菜($400\sim500$ g/d)和水果($100\sim200$ g/d)、适量维生素及微量营养素。

(3)避免进食油煎食品、方便面、快餐、巧克力等,少食甜食,可进食胡萝卜、芹菜、黄瓜、西红柿、苹果等低热量食物来满足"饱腹感"。

(4)提倡少食多餐,可每天$4\sim5$餐,每餐$7\sim8$分饱,因为有资料表明若每天2餐,可增加皮脂厚度和血清胆固醇水平。限制饮酒,鼓励患者多饮水。

(三)运动护理

制订个体化运动方案,提倡有氧运动,循序渐进并持之以恒。建议每次运动$30\sim60$分钟,包括前后10分钟的热身及整理运功,持续运动20分钟左右。运动形式包括散步、快走、慢跑、游泳、跳舞、做广播体操、打太极拳、各种球类活动等。运动方式及运动量根据患者的年龄、性别、病情及有无并发症等情况确定。避免运动过度或过猛,避免单独运动。

(四)用药护理

应指导患者正确服药,并观察和及时处理药物的不良反应。如西布曲明的不良反应有头痛、畏食、口干、失眠、心率加快等,一些受试者服药后血压轻度升高,因此禁用于患有冠心病、充血性心力衰竭、心律失常和脑卒中的患者。奥利司他主要的不良反应是胃肠积气、大便次数增多和脂肪泻,恶臭,肛门的周围常有脂滴溢出而容易污染内裤,应指导患者及时更换,并注意肛门周围皮肤护理。

(五)精神心理调适

对因焦虑、抑郁等不良情绪导致进食量增加的患者,应针对其精神心理状态给予相应的辅导;对于有严重心理问题的患者建议转入心理专科治疗。

(六)病情观察

观察患者的体重变化,并评估其营养状况,是否对日常生活产生影响或引起并发症。注意热量摄入过低是否引起衰弱、脱发、抑郁、甚至心律失常,因此必须严密观察并及时按医嘱处理。

（七）健康指导

对患者进行健康教育，说明肥胖对健康的危害性，使他们了解肥胖症与心血管疾病、高血压、糖尿病、血脂异常等患病率密切相关。宣讲基本的营养、饮食知识，培养患者养成健康的饮食习惯。

（林海霞）

第六节 尿 崩 症

尿崩症（DI）是指精氨酸加压素（AVP）[又称抗利尿激素（ADH）]，严重缺乏或部分缺乏（称中枢性尿崩症），以及肾脏对 AVP 不敏感，致肾远曲小管和集合管对水的重吸收减少（称肾性尿崩症），从而引起多尿、烦渴、多饮与低密度尿为特征的一组综合征。正常人每天尿量仅 1.5 L 左右。任何情况使 ADH 分泌不足或不能释放，或肾脏对 ADH 不反应都可使尿液无法浓缩而有多尿，随之有多饮。尿崩症可发生于任何年龄，但以青少年为多见。男性多于女性，男女之比为 2∶1。

一、病因分类

（一）中枢性尿崩症

任何导致 AVP 合成、分泌与释放受损的情况都可引起本症的发生，中枢性尿崩症的病因有原发性、继发性与遗传性三种。

1.原发性

病因不明者占 1/3～1/2。此型患者的下丘脑视上核与室旁核内神经元数目减少，Nissil 颗粒耗尽。AVP 合成酶缺陷，神经垂体缩小。

2.继发性

中枢性尿崩症可继发于下列原因导致的下丘脑-神经垂体损害，如颅脑外伤或手术后、肿瘤等；感染性疾病，如结核、梅毒、脑炎等；浸润性疾病，如结节病、肉芽肿病；脑血管病变，如血管瘤；自身免疫性疾病，有人发现患者血中存在针对下丘脑 AVP 细胞的自身抗体；Sheehan 综合征等。

3.遗传性

一般症状轻，可无明显多饮多尿。临床症状包括尿崩症、糖尿病、视神经萎缩和耳聋，是一种常染色体隐性遗传疾病，常为家族性，患者从小多尿，本症可能因为渗透压感受器缺陷所致。

（二）肾性尿崩症

肾脏对 AVP 产生反应的各个环节受到损害导致肾性尿崩症，病因有遗传性与继发性两种。

1.遗传性

呈 X 连锁隐性遗传方式，由女性遗传，男性发病，多为家族性。近年已把肾性尿崩症基因即 G 蛋白耦联的 AVP-V2R 基因精确定位于 X 染色体长臂端粒 Xq28 带上。

2.继发性

肾性尿崩症可继发于多种疾病导致的肾小管损害，如慢性肾盂肾炎、阻塞性尿路疾病、肾小管性酸中毒、肾小管坏死、淀粉样变、骨髓瘤、肾脏移植与氮质血症。代谢紊乱如低钾血症、高钙血症也可导致肾性尿崩症。多种药物可致肾性尿崩症,如庆大霉素、头孢唑林、诺氟沙星、阿米卡星、链霉素、大剂量地塞米松、过期四环素、碳酸锂等。应用碳酸锂的患者中 20%～40% 可致肾性尿崩症,其机制可能是锂盐导致了细胞 cAMP 生成障碍,干扰肾脏对水的重吸收。

二、诊断要点

(一)临床特征

(1)大量低密度尿,尿量超过 3 L/d。

(2)因鞍区肿瘤过大或向外扩展者,常有蝶鞍周围神经组织受压表现,如视力减退、视野缺失。

(3)有渴觉障碍者,可出现脱水、高钠血症、高渗状态、发热、抽搐等,甚至脑血管意外。

(二)实验室检查

(1)尿渗透压:为 50～200 mOsm/L,明显低于血浆渗透压,血浆渗透压可高于 300 mOsm/L (正常参考值为 280～295 mOsm/L)。

(2)血浆抗利尿激素值:降低(正常基础值为 1.0～1.5 pg/mL),尤其是禁水和滴注高渗盐水时仍不能升高,提示垂体抗利尿激素储备能力降低。

(3)禁水试验:是最常用的诊断垂体性尿崩症的功能试验。

方法:试验前测体重、血压、尿量、尿密度、尿渗透压。以后每 2 小时排尿,测尿量、尿密度、尿渗透压、体重、血压等,至尿量无变化、尿密度及尿渗透压持续两次不再上升为止。抽血测定血浆渗透压,并皮下注射抗利尿激素(水剂)5 U,每小时再收集尿量,测尿密度、尿渗透压 1～2 次。一般需禁水 8～12 小时以上。如有血压下降、体重减轻 3 kg 以上时,应终止试验。

三、鉴别要点

(一)精神性多饮性多尿

有精神刺激史,主要表现为烦渴、多饮、多尿、低密度尿,与尿崩症极相似,但 AVP 并不缺乏,禁水试验后尿量减少,尿密度增高,尿渗透压上升,注射升压素后尿渗透压和尿密度变化不明显。

(二)糖尿病多饮多尿

糖尿病为高渗性利尿,尿糖阳性,尿密度高,血糖高。

(三)高钙血症

甲旁亢危象时血钙增高。尿钙增高,肾小管对抗利尿激素反应下降,产生多饮多尿,亦是高渗利尿,尿密度增高。

(四)其他

如慢性肾功能不全、肾上腺皮质功能减退。

四、规范化治疗

(一)中枢性尿崩症

1.病因治疗

针对各种不同的病因积极治疗有关疾病,以改善继发于此类疾病的尿崩症病情。

2.药物治疗

轻度尿崩症患者仅需多饮水,如长期多尿,每天尿量 >4 000 mL 时因可能造成肾脏损害而致肾性尿崩症,需要药物治疗。

(1)抗利尿激素制剂:①1-脱氨-8-右旋精氨酸血管升压素(DDAVP):为目前治疗尿崩症的首选药物,可由鼻黏膜吸入,每天2次,每次10~20 μg(儿童患者为每次5 μg,每天1次),肌内注射制剂每毫升含4 μg,每天1~2次,每次1~4 μg(儿童患者每次0.2~1.0 μg)。②长效尿崩停针(鞣酸加压素油剂注射液):每毫升油剂注射液含5 U,从0.1 mL开始肌内注射,必要时可加至0.2~0.5 mL。疗效持续5~7天。长期应用2年左右可因产生抗体而减效,过量则可引起水潴留,导致水中毒。故因视病情从小剂量开始,逐渐调整用药剂量与间隔时间。③粉剂尿崩停:每次吸入20~50 mg,每4~6小时1次。长期应用可致萎缩性鼻炎,影响吸收或过敏而引起支气道痉挛,疗效亦减弱。④赖氨酸血管升压素粉剂(尿崩灵):为人工合成粉剂,由鼻黏膜吸入,疗效持续3~5小时,每天吸入2~3次。长期应用亦可发生萎缩性鼻炎。⑤神经垂体素水剂:每次5~10 μg,每天2~3次,皮下注射。作用时间短,适用于一般尿崩症,注射后有头痛、恶心、呕吐及腹痛不适等症状,故多数患者不能坚持用药。⑥抗利尿素纸片:每片含AVP 10 μg,可于白天或睡前舌下含化,使用方便,有一定的疗效。⑦神经垂体素喷雾剂:赖氨酸血管升压素与精氨酸血管升压素均有此制剂,疗效与粉剂相当,久用亦可致萎缩性鼻炎。

(2)口服治疗尿崩症药物。①氢氯噻嗪:小儿每天2 mg/kg,成人每次25 mg,每天3次,或50 mg,每天2次,服药过程中应限制钠盐摄入,同时应补充钾(每天60 mg氯化钾)。②氯磺丙脲:每次0.125~0.25 g,每天1~2次,一般每天剂量不超过0.5 g。服药24小时后开始起作用,4天后出现最大作用,单次服药72小时后恢复疗前情况。③氯贝丁酯:用量为每次0.5~0.75 g,每天3次,24~48小时迅速起效,可使尿量下降,尿渗透压上升。④卡马西平:为抗癫痫药物,其抗尿崩作用机制大致同氯磺丙脲,用量每次0.2 g,每天2~3次,作用迅速,尿量可减至2 000~3 000 mL,不良反应为头痛、恶心、疲乏、眩晕、肝损害与白细胞数减低等。⑤吲达帕胺:为利尿、降压药物,其抗尿崩作用机制可能类似于氢氯噻嗪。用量为每次2.5~5 mg,每天1~2次。用药期间应监测血钾变化。

(二)肾性尿崩症

由药物引起的或代谢紊乱所致的肾性尿崩症,只要停用药物,纠正代谢紊乱,就可以恢复正常。如果为家族性的,治疗相对困难,可限制钠盐摄入,应用噻嗪类利尿剂、前列腺素合成酶抑制剂(如吲哚美辛),上述治疗可将尿量减少80%。

五、护理措施

按内科及本系统疾病的一般护理常规。

(一)病情观察

(1)准确记录患者尿量、尿比重、饮水量,观察液体出入量是否平衡,以及体重变化。

(2)观察饮食情况,如食欲缺乏及便秘、发热、皮肤干燥、倦怠、睡眠不佳等症状。

(3)观察脱水症状,如头痛、恶心、呕吐、胸闷、虚脱、昏迷。

(二)对症护理

(1)对于多尿、多饮者应给予扶助与预防脱水,根据患者的需要供应水。

(2)测尿量、饮水量、体重,从而监测液体出入量,正确记录,并观察尿色、尿比重等及电解质、血渗透压情况。

(3)患者因夜间多尿而失眠、疲劳及精神焦虑等,应给予护理照料。

（4）注意患者出现的脱水症状，一旦发现要尽早补液。

（5）保持皮肤、黏膜的清洁。

（6）有便秘倾向者及早预防。

（7）药物治疗及检查时，应注意观察疗效及不良反应，嘱患者准确用药。

（三）一般护理

（1）患者夜间多尿，白天容易疲倦，要注意保持安静舒适的环境。

（2）在患者身边经常备足温开水。

（3）定时测血压、体温、脉搏、呼吸及体重，以了解病情变化。

（四）健康指导

（1）患者由于多尿、多饮，要嘱患者在身边备足温开水。

（2）注意预防感染，尽量休息，适当活动。

（3）指导患者记录尿量及体重变化。

（4）准确遵医嘱给药，不得自行停药。

（5）门诊定期随访。

（林海霞）

第七节　糖　尿　病

糖尿病（diabetes mellitus，DM）是一组由多病因引起的以慢性高血糖为特征的代谢性疾病，是由胰岛素分泌和/或作用缺陷所引起。糖尿病是常见病、多发病。据国际糖尿病联盟统计，2011 年全球有糖尿病患者 3.66 亿，比 2010 年的 2.85 亿增加近 30%。我国成年人糖尿病患病率达 9.7%，而糖尿病前期的比例更高达 15.5%。因此，糖尿病是严重威胁人类健康的世界性公共卫生问题。

一、分型

（一）1 型糖尿病

1 型糖尿病：胰岛 B 细胞破坏，常导致胰岛素绝对缺乏。

（二）2 型糖尿病

2 型糖尿病：从以胰岛素抵抗为主伴胰岛素分泌不足到以胰岛素分泌不足为主伴胰岛素抵抗。

（三）其他特殊类型糖尿病

其他特殊类型糖尿病指病因相对比较明确，如胰腺炎、库欣综合征等引起的一些高血糖状态。

（四）妊娠期糖尿病

妊娠期糖尿病指妊娠期间发生的不同程度的糖代谢异常。

二、病因与发病机制

糖尿病的病因和发病机制至今未完全阐明。总的来说，遗传因素及环境因素共同参与其发病过程。胰岛素由胰岛 B 细胞合成和分泌,经血液循环到达体内各组织器官的靶细胞,与特异受体结合并引发细胞内物质代谢效应。该过程中任何一个环节发生异常,均可导致糖尿病。

(一)1 型糖尿病

1.遗传因素

遗传因素在 1 型糖尿病发病中起重要作用。

2.环境因素

糖尿病可能与病毒感染、化学毒物和饮食因素有关。

3.自身免疫

有证据支持 1 型糖尿病为自身免疫性疾病。

4.1 型糖尿病的自然史

1 型糖尿病的发生发展经历以下阶段。

(1)个体具有遗传易感性,临床无任何异常。

(2)某些触发事件,如病毒感染引起少量 B 细胞破坏并启动自身免疫过程。

(3)出现免疫异常,可检测出各种胰岛细胞抗体。

(4)B 细胞数目开始减少,仍能维持糖耐量正常。

(5)B 细胞持续损伤达到一定程度时(通常只残存 10%～20%的 B 细胞),胰岛素分泌不足,出现糖耐量降低或临床糖尿病,需用外源胰岛素治疗。

(6)B 细胞几乎完全消失,需依赖外源胰岛素维持生命。

(二)2 型糖尿病

1.遗传因素与环境因素

有资料显示遗传因素主要影响 B 细胞功能。环境因素包括年龄增加、现代生活方式改变、营养过剩、体力活动不足、子宫内环境及应激、化学毒物等。

2.胰岛素抵抗和 B 细胞功能缺陷

胰岛素抵抗是指胰岛素作用的靶器官对胰岛素作用的敏感性降低。B 细胞功能缺陷主要表现为胰岛素分泌异常。

3.糖耐量减低和空腹血糖调节受损

糖耐量减低是葡萄糖不耐受的一种类型。空腹血糖调节受损是指一类非糖尿病性空腹血糖异常,其血糖浓度高于正常,但低于糖尿病的诊断值。目前认为两者均为糖尿病的危险因素,是发生心血管病的危险标志。

4.临床糖尿病

达到糖尿病的诊断标准(表 7-1)。

表 7-1 **糖尿病诊断标准**(WHO,1999)

诊断标准	静脉血浆葡萄糖水平
(1)糖尿病症状＋随机血糖或	≥11.1 mmol/L
(2)空腹血浆血糖(FPG)或	≥7.0 mmol/L
(3)葡萄糖负荷后两小时血糖(2 小时 PG)	≥11.1 mmol/L
无糖尿病症状者,需改天重复检查,但不做第 3 次 OGTT	

注:空腹的定义是至少 8 小时没有热量的摄入;随机是指一天当中的任意时间而不管上次进餐的时间及食物摄入量

三、临床表现

(一)代谢紊乱综合征

1."三多一少"

多饮、多食、多尿和体重减轻。

2.皮肤瘙痒

患者常有皮肤瘙痒,女性患者可出现外阴瘙痒。

3.其他症状

四肢酸痛、麻木、腰痛、性欲减退、月经失调、便秘和视物模糊等。

(二)并发症

1.糖尿病急性并发症

(1)糖尿病酮症酸中毒(diabetic ketoacidosis,DKA):为最常见的糖尿病急症,以高血糖、酮症和酸中毒为主要表现。DKA最常见的诱因是感染,其他诱因有胰岛素治疗中断或不适当减量、饮食不当、各种应激及酗酒等。临床表现为早期三多一少,症状加重;随后出现食欲缺乏、恶心、呕吐,多尿、口干、头痛、嗜睡,呼吸深快,呼气中有烂苹果味(丙酮);后期严重失水、尿量减少、眼球下陷、皮肤黏膜干燥,血压下降、心率加快,四肢厥冷;晚期出现不同程度意识障碍。

(2)高渗高血糖综合征:是糖尿病急性代谢紊乱的另一临床类型,以严重高血糖、高血浆渗透压、脱水为特点,无明显酮症酸中毒,患者常有不同程度的意识障碍或昏迷。本病起病缓慢,最初表现为多尿、多饮,但多食不明显或反而食欲缺乏;随病情进展出现严重脱水和神经精神症状,患者反应迟钝、烦躁或淡漠、嗜睡,逐渐陷入昏迷、出现抽搐,晚期尿少甚至尿闭,但无酸中毒样深大呼吸。与DKA相比,失水更为严重、神经精神症状更为突出。

(3)感染性疾病:糖尿病容易并发各种感染,血糖控制差者更易发生,病情也更严重。

(4)低血糖:一般将血糖≤2.8 mmol/L作为低血糖的诊断标准,而糖尿病患者血糖值≤3.9 mmol/L就属于低血糖范畴。低血糖有两种临床类型,即空腹低血糖和餐后(反应性)低血糖。低血糖的临床表现呈发作性,具体分为两类:①自主(交感)神经过度兴奋表现为多有出汗、颤抖、心悸、紧张、焦虑、饥饿、流涎、软弱无力、面色苍白、心率加快、四肢冰凉和收缩压轻度升高等。②脑功能障碍表现为初期表现为精神不集中、思维和语言迟钝、头晕、嗜睡、视物不清、步态不稳,后可有幻觉、躁动、易怒、性格改变、认知障碍,严重时发生抽搐和昏迷。

2.糖尿病慢性并发症

(1)微血管病变:这是糖尿病的特异性并发症。微血管病变主要发生在视网膜、肾、神经和心肌组织,尤其以肾脏和视网膜病变最为显著。

(2)大血管病变:这是糖尿病最严重、突出的并发症,主要表现为动脉粥样硬化。动脉粥样硬化主要侵犯主动脉、冠状动脉、脑动脉、肾动脉和肢体外周动脉等。

(3)神经系统并发症:以周围神经病变最常见,通常为对称性,下肢较上肢严重,病情进展缓慢。患者常先出现肢端感觉异常,如呈袜子或手套状分布,伴麻木、烧灼、针刺感或如踏棉垫感,可伴痛觉过敏、疼痛;后期可有运动神经受累,出现肌力减弱甚至肌萎缩和瘫痪。

(4)糖尿病足:指与下肢远端神经异常和不同程度周围血管病变相关的足部溃疡、感染和/或深层组织破坏,主要表现为足部溃疡、坏疽。糖尿病足是糖尿病最严重且需治疗费用最多的慢性并发症之一,是糖尿病非外伤性截肢的最主要原因。

(5)其他:糖尿病还可引起黄斑病、白内障、青光眼、屈光改变和虹膜睫状体病变等。牙周病是最常见的糖尿病口腔并发症。

在我国,糖尿病是导致成人失明、非创伤性截肢的主要原因;心血管疾病是使糖尿病患者致残、致死的主要原因。

四、辅助检查

(一)尿糖测定

尿糖受肾糖阈的影响。尿糖呈阳性只提示血糖值超过肾糖阈(大约10 mmol/L),尿糖呈阴性不能排除糖尿病可能。

(二)血糖测定

血糖测定的方法有静脉血葡萄糖测定、毛细血管血葡萄糖测定和 24 小时动态血糖测定3 种。前者用于诊断糖尿病,后两种仅用于糖尿病的监测。

(三)口服葡萄糖耐量试验

当血糖高于正常范围而又未达到诊断糖尿病标准时,须进行口服葡萄糖耐量试验(OGTT)。OGTT 应在无摄入任何热量 8 小时后,清晨空腹进行,75 g 无水葡萄糖,溶于 250～300 mL 水中,5～10 分钟内饮完,空腹及开始饮葡萄糖水后 2 小时测静脉血浆葡萄糖。儿童服糖量按1.75 g/kg计算,总量不超过 75 g。

(四)糖化血红蛋白 A_1 测定

糖化血红蛋白 A_1 测定:其测定值者取血前 8～12 周血糖的总水平,是糖尿病病情控制的监测指标之一,正常值是 3%～6%。

(五)血浆胰岛素和 C 肽测定

主要用于胰岛 B 细胞功能的评价。

(六)其他

根据病情需要选用血脂、肝肾功能等常规检查,急性严重代谢紊乱时的酮体、电解质、酸碱平衡检查,心、肝、肾、脑、眼科及神经系统的各项辅助检查等。

五、治疗要点

糖尿病管理须遵循早期和长期、积极而理性、综合治疗和全面达标、治疗措施个体化等原则。国际糖尿病联盟(IDF)提出糖尿病综合管理 5 个要点(有"五驾马车"之称):糖尿病健康教育、医学营养治疗、运动治疗、血糖监测和药物治疗。

(一)健康教育

健康教育是重要的基础管理措施,是决定糖尿病管理成败的关键。每位糖尿病患者均应接受全面的糖尿病教育,充分认识糖尿病并掌握自我管理技能。

(二)医学营养治疗

医学营养治疗是糖尿病基础管理措施,是综合管理的重要组成部分。详见饮食护理。

(三)运动疗法

在糖尿病的管理中占重要地位,尤其对肥胖的 2 型糖尿病患者,运动可增加胰岛素敏感性,有助于控制血糖和体重。运动的原则是适量、经常性和个体化。详见运动护理。

（四）药物治疗

1.口服药物治疗

（1）促胰岛素分泌剂。①磺脲类药物：其作用不依赖于血糖浓度。常用的有格列苯脲、格列吡嗪、格列齐特、格列喹酮和格列美脲等。②非磺脲类药物：降血糖作用快而短，主要用于控制餐后高血糖。如瑞格列奈和那格列奈。

（2）增加胰岛素敏感性药物。①双胍类：常用的药物有二甲双胍。二甲双胍通常每天剂量500～1 500 mg，分 2～3 次口服，最大剂量不超过每天2 g。②噻唑烷二酮类：也称格列酮类，有罗格列酮和吡格列酮两种制剂。

（3）α-葡萄糖苷酶抑制剂：作为 2 型糖尿病第一线药物，尤其适用于空腹血糖正常（或偏高）而餐后血糖明显升高者。常用药物有阿卡波糖和伏格列波糖。

2.胰岛素治疗

胰岛素治疗是控制高血糖的重要和有效手段。

（1）适应证：①1 型糖尿病。②合并各种严重的糖尿病急性或慢性并发症。③处于应激状态，如手术、妊娠和分娩等。④2 型糖尿病血糖控制不满意，B 细胞功能明显减退者。⑤某些特殊类型糖尿病。

（2）制剂类型：按作用快慢和维持作用时间长短，可分为速效、短效、中效、长效和预混胰岛素5 类。根据胰岛素的来源不同，可分为动物胰岛素、人胰岛素和胰岛素类似物。

（3）使用原则：①胰岛素治疗应在综合治疗基础上进行。②胰岛素治疗方案应力求模拟生理性胰岛素分泌模式。③从小剂量开始，根据血糖水平逐渐调整。

（五）人工胰

人工胰由血糖感受器、微型电子计算机和胰岛素泵组成。目前尚未广泛应用。

（六）胰腺和胰岛细胞移植

治疗对象主要为 1 型糖尿病患者，目前尚局限于伴终末期肾病的患者。

（七）手术治疗

部分国家已将减重手术（代谢手术）推荐为肥胖 2 型糖尿病患者的可选择的治疗方法之一，我国也已开展这方面的治疗。

（八）糖尿病急性并发症的治疗

1.糖尿病酮症酸中毒

对于早期酮症患者，仅需给予足量短效胰岛素和口服液体，严密观察病情，严密监测血糖、血酮变化，调节胰岛素剂量。对于出现昏迷的患者应立即抢救，具体方法如下。

（1）补液：是治疗的关键环节。基本原则是"先快后慢，先盐后糖"。在 1～2 小时内输入0.9%氯化钠溶液 1 000～2 000 mL，前 4 小时输入所计算失水量的 1/3。24 小时输液量应包括已失水量和部分继续失水量，一般为 4 000～6 000 mL，严重失水者可达 6 000～8 000 mL。

（2）小剂量胰岛素治疗：每小时 0.1 U/kg 的短效胰岛素加入生理盐水中持续静脉滴注或静脉泵入。根据血糖值调节胰岛素的泵入速度，血糖下降速度一般以每小时 3.9～6.1 mmol/L（70～110 mg/dL）为宜，每 1～2 小时复查血糖；病情稳定后过渡到胰岛素常规皮下注射。

（3）纠正电解质及酸碱平衡失调：①轻度酸中毒一般不必补碱。补碱指征为血 pH<7.1，HCO_3^-<5 mmol/L。应采用等渗碳酸氢钠（1.25%～1.40%）溶液。补碱不宜多、过快，以避免诱发或加重脑水肿。②根据血钾和尿量补钾。

(4)防治诱因和处理并发症：如休克、严重感染、心力衰竭、心律失常、肾衰竭、脑水肿和急性胃扩张等。

2.高渗高血糖综合征

治疗原则同 DKA。严重失水时,24 小时补液量可达 6 000~10 000 mL。

3.低血糖

对轻至中度的低血糖,口服糖水或含糖饮料,进食面包、饼干、水果等即可缓解。重者和疑似低血糖昏迷的患者,应及时测定毛细血管血糖,甚至无须血糖结果,及时给予 50％葡萄糖 60~100 mL 静脉注射,继以 5％~10％葡萄糖液静脉滴注。另外,应积极寻找病因,对因治疗。

(九)糖尿病慢性并发症的治疗

1.糖尿病足

控制高血糖、血脂异常和高血压,改善全身营养状况和纠正水肿等;神经性足溃疡给予规范的伤口处理;给予扩血管和改善循环治疗;有感染出现时给予抗感染治疗;必要时行手术治疗。

2.糖尿病高血压

血脂紊乱和大血管病变,要控制糖尿病患者血压＜17.3/10.7 kPa(130/80 mmHg);如尿蛋白排泄量达到 1 g/24 小时,血压应控制低于 16.7/10.0 kPa(125/75 mmHg)。低密度脂蛋白胆固醇(LDL-C)的目标值为＜2.6 mmol/L。

3.糖尿病肾病

早期筛查微量蛋白尿及评估 GFR。早期应用血管紧张素转化酶抑制剂或血管紧张素Ⅱ受体阻滞剂,除可降低血压外,还可减轻微量清蛋白尿和使 GFR 下降缓慢。

4.糖尿病视网膜病变

定期检查眼底,必要时尽早使用激光进行光凝治疗。

5.糖尿病周围神经病变

早期严格控制血糖并保持血糖稳定是糖尿病神经病变最重要和有效的防治方法。在综合治疗的基础上,采用多种维生素及对症治疗可改善症状。

六、护理措施

(一)一般护理

1.饮食护理

应帮助患者制订合理、个性化的饮食计划,并鼓励和督促患者坚持执行。

(1)制订总热量。①计算理想体重(简易公式法):理想体重(kg)＝身高(cm)－105。②计算总热量:成年人休息状态下每天每千克理想体重给予热量 105~126 kJ,轻体力劳动 126~147 kJ,中度体力劳动 147~167 kJ,重体力劳动＞167 kJ。儿童、孕妇、乳母、营养不良和消瘦以及伴有消耗性疾病者应酌情增加,肥胖者酌减,使体重逐渐恢复至理想体重的±5％。

(2)食物的组成和分配。①食物组成:总的原则是高碳水化合物、低脂肪、适量蛋白质和高纤维的膳食。碳水化合物所提供的热量占饮食总热量的 50％~60％,蛋白质的摄入量占供能比的 10％~15％,脂肪所提供的热量不超过总热量的 30％,饱和脂肪酸不应超过总热量的 7％,每天胆固醇摄入量宜＜300 mg。②确定每天饮食总热量和碳水化合物、脂肪、蛋白质的组成后,按每克碳水化合物、蛋白质产热 16.7 kJ,每克脂肪产热 37.7 kJ,将热量换算为食品后制订食谱,可按每天三餐分配为 1/5、2/5、2/5 或 1/3、1/3、1/3。

(3)注意事项。①超重者,禁食油炸、油煎食物,炒菜宜用植物油,少食动物内脏、蟹黄、蛋黄、鱼子、虾子等含胆固醇高的食物。②每天食盐摄入量应＜6 g,限制摄入含盐高的食物,如加工食品、调味酱等。③严格限制各种甜食:包括各种糖果、饼干、含糖饮料、水果等。为满足患者口味,可使用甜味剂。对于血糖控制较好者,可在两餐之间或睡前加水果,例如,苹果、梨、橙子等。④限制饮酒量,尽量不饮白酒,不宜空腹饮酒。每天饮酒量≤1 份标准量(1 份标准量:啤酒350 mL 或红酒 150 mL 或低度白酒 45 mL,各约含乙醇 15 g)。

2.运动护理

(1)糖尿病患者运动锻炼的原则:有氧运动、持之以恒和量力而行。

(2)运动方式的选择:有氧运动为主,如散步、慢跑、快走、骑自行车、做广播体操、打太极拳和球类活动等。

(3)运动量的选择:合适的运动强度为活动时患者的心率达到个体 60％的最大氧耗量,简易计算方法:心率＝170－年龄。

(4)运动时间的选择:最佳运动时间是餐后 1 小时(以进食开始计时)。每天安排一定量的运动,至少每周 3 次。每次运动时间 30～40 分钟,包括运动前作准备活动和运动结束时的整理运动时间。

(5)运动的注意事项:①不宜空腹时进行,运动过程应补充水分,携带糖果,出现低血糖症状时,立即食用。②运动过程中出现胸闷、胸痛、视物模糊等应立即停止运动,并及时处理。③血糖＞14 mmol/L,应减少活动,增加休息。④随身携带糖尿病卡以备急需。⑤运动时,穿宽松的衣服,棉质的袜子和舒适的鞋子,可以有效排汗和保护双脚。

(二)用药护理

1.口服用药的护理

指导患者正确服用口服降糖药,了解各类降糖药的作用、剂量、用法、不良反应和注意事项。

(1)口服磺脲类药物的护理:①协助患者于早餐前 30 分钟服用,每天多次服用的磺脲类药物应在餐前 30 分钟服用。②严密观察药物的不良反应。最主要的不良反应是低血糖,护士应教会患者正确识别低血糖的症状及如何及时应对和选择医疗支持。③注意药物之间的协同与拮抗。水杨酸类、磺胺类、保泰松、利血平、β 受体阻滞剂等药物与磺脲类药物合用时会产生协同作用,增强后者的降糖作用;噻嗪类利尿剂、呋塞米、依他尼酸、糖皮质激素等药物与磺脲类药物合用时会产生拮抗作用,降低后者的降糖作用。

(2)口服双胍类药物的护理:①指导患者餐中或餐后服药。②如出现轻微胃肠道反应,给予患者讲解和指导,以减轻患者的紧张或恐惧心理。③用药期间限制饮酒。

(3)口服 α-葡萄糖苷酶抑制剂类药物的护理:①应与第一口饭同时服用。②本药的不良反应有腹部胀气、排气增多或腹泻等症状,在继续使用或减量后消失。③服用该药时,如果饮食中淀粉类比例太低,而单糖或啤酒过多则疗效不佳。④出现低血糖时,应直接给予葡萄糖口服或静脉注射,进食淀粉类食物无效。

(4)口服噻唑烷二酮类药物的护理:①每天服用 1 次,可在餐前、餐中、餐后任何时间服用,但服药时间应尽可能固定。②密切观察有无水肿、体重增加等不良反应,缺血性心血管疾病的风险增加,一旦出现应立即停药。③如果发现食欲缺乏等情况,警惕肝功能损害。

2.使用胰岛素的护理

(1)胰岛素的保存:①未开封的胰岛素放于冰箱 4～8 ℃冷藏保存,勿放在冰箱门上,以免震荡受损。②正在使用的胰岛素在常温下(≤28 ℃)可使用28天,无须放入冰箱。③运输过程尽量保持低温,避免过热、光照和剧烈晃动等,否则可因蛋白质凝固变性而失效。

(2)胰岛素的注射途径:包括静脉注射和皮下注射。注射工具有胰岛素专用注射器、胰岛素笔和胰岛素泵。

(3)胰岛素的注射部位:皮下注射胰岛素时,宜选择皮肤疏松部位,如上臂三角肌、臀大肌、大腿前侧、腹部等。进行运动锻炼时,不要选择大腿、臂部等要活动的部位注射。注射部位要经常更换,如在同一区域注射,必须与上次注射部位相距1 cm以上,选择无硬结的部位。

(4)胰岛素不良反应的观察与处理:①低血糖反应。②变态反应表现为注射部位瘙痒,继而出现荨麻疹样皮疹,全身性荨麻疹少见。处理措施包括更换高纯胰岛素,使用抗组胺药及脱敏疗法,严重反应者中断胰岛素治疗。③注射部位皮下脂肪萎缩或增生时,采用多点、多部位皮下注射和及时更换针头可预防其发生。若发生则停止注射该部位后可缓慢自然恢复。④胰岛素治疗初期可发生轻度水肿,以颜面和四肢多见,可自行缓解。⑤部分患者出现视物模糊,多为晶状体屈光改变,常于数周内自然恢复。⑥体重增加以老年2型糖尿病患者多见,多引起腹部肥胖。护士应指导患者配合饮食、运动治疗控制体重。

(5)使用胰岛素的注意事项:①准确执行医嘱,按时注射。对40 U/mL和100 U/mL两种规格的胰岛素,使用时应注意注射器与胰岛素浓度的匹配。②长、短效或中、短效胰岛素混合使用时,应先抽吸短效胰岛素,再抽吸长效胰岛素,然后混匀,禁忌反向操作。③注射胰岛素时应严格无菌操作,防止发生感染。④胰岛素治疗的患者,应每天监测血糖2~4次,出现血糖波动过大或过高,及时通知医师。⑤使用胰岛素笔时要注意笔与笔芯是否匹配,每次注射前确认笔内是否有足够的剂量,药液是否变质。每次注射前安置新针头,使用后丢弃。⑥用药期间定期检查血糖、尿常规、肝肾功能、视力、眼底视网膜血管、血压及心电图等,了解病情及糖尿病并发症的情况。⑦指导患者配合糖尿病饮食和运动治疗。

(三)并发症的护理

1.低血糖的护理

(1)加强预防:①指导患者应用胰岛素和胰岛素促分泌剂,从小剂量开始,逐渐增加剂量,谨慎调整剂量。②指导患者定时定量进餐,如果进餐量较少,应相应减少药物剂量。③指导患者运动量增加时,运动前应增加额外的碳水化合物的摄入。④乙醇能直接导致低血糖,应指导患者避免酗酒和空腹饮酒。⑤容易在后半夜及清晨发生低血糖的患者,晚餐适当增加主食或含蛋白质较高的食物。

(2)症状观察和血糖监测:观察患者有无低血糖的临床表现,尤其是服用胰岛素促分泌剂和注射胰岛素的患者。对老年患者的血糖不宜控制过严,一般空腹血糖≤7.8 mmol/L,餐后血糖≤11.1 mmol/L即可。

(3)急救护理:一旦确定患者发生低血糖,应尽快给予糖分补充,解除脑细胞缺糖状态,并帮助患者寻找诱因,给予健康指导,避免再次发生。

2.高渗高血糖综合征的护理

(1)预防措施:定期监测血糖,应激状况时每天监测血糖。合理用药,不要随意减量或停药。保证充足的水分摄入。

(2)病情监测:严密观察患者的生命体征、意识和瞳孔的变化,记录24小时出入液量等。遵医嘱定时监测血糖、血钠和渗透压的变化。

（3）急救配合与护理：①立即开放两条静脉通路，准确执行医嘱，输入胰岛素，按照正确的顺序和速度输入液体。②绝对卧床休息，注意保暖，给予患者持续低流量吸氧。③加强生活护理，尤其是口腔护理、皮肤护理。④昏迷者按昏迷常规护理。

3.糖尿病足的预防与护理

（1）足部观察与检查：①每天检查双足1次，视力不佳者，亲友可代为检查。②了解足部有无感觉减退、麻木、刺痛感；观察足部的皮肤温度、颜色及足背动脉搏动情况。③注意检查趾甲、趾间、足底皮肤有无红肿、破溃、坏死等损伤。④定期做足部保护性感觉的测试，常用尼龙单丝测试。

（2）日常保护措施：保持足部清洁，避免感染，每天清洗足部1次，10分钟左右；水温适宜，不能烫脚；洗完后用柔软的浅色毛巾擦干，尤其是脚趾间；皮肤干燥者可涂护肤软膏，但不要太油，不能常用。

（3）预防外伤：①指导患者不能赤足走路，外出时不能穿拖鞋和凉鞋，不能光脚穿鞋，禁忌穿高跟鞋和尖头鞋，防止脚受伤。②应帮助视力不好的患者修剪趾甲，趾甲修剪与脚趾平齐，并锉圆边缘尖锐部分。③冬天不要使用热水袋、电热毯或烤灯保暖，防止烫伤，同时应注意预防冻伤。夏天注意避免蚊虫叮咬。④避免足部针灸、修脚等，防止意外感染。

（4）选择合适的鞋袜：①指导患者选择厚底、圆头、宽松、系鞋带的鞋子；鞋子的面料以软皮、帆布或布面等透气性好的面料为佳；购鞋时间最好是下午，需穿袜子试穿，新鞋第1次穿20～30分钟，之后再延长穿鞋时间。②袜子选择以浅色、弹性好、吸汗、透气及散热好的棉质袜子为佳，大小适中，无破洞和不粗糙。

（5）促进肢体血液循环：①指导患者步行和进行腿部运动（如提脚尖，即脚尖提起、放下，重复20次。试着以单脚承受全身力量来做）。②避免盘腿坐或跷二郎腿。

（6）积极控制血糖，说服患者戒烟：足溃疡的教育应从早期指导患者控制和监测血糖开始。同时告知患者戒烟，因吸烟会导致局部血管收缩而促进足溃疡的发生。

（7）及时就诊：如果伤口出现感染或久治不愈，应及时就医，进行专业处理。

（四）心理护理

糖尿病患者常见的心理特征有否定、怀疑、恐惧紧张、焦虑烦躁、悲观抑郁、轻视麻痹、愤怒拒绝和内疚混乱等。针对以上特征，护理人员应对患者进行有针对性的心理护理。糖尿病患者的心理护理因人而异，但对每一个患者，护士都要做到以和蔼可亲的态度进行耐心细致、科学专业的讲解。

（1）当患者拒绝承认患病事实时，护士应耐心主动地向患者讲解糖尿病相关的知识，使患者消除否定、怀疑、拒绝的心理，并积极主动地配合治疗。

（2）有轻视、麻痹心理的患者，应耐心地向患者讲解不重视治疗的后果及各种并发症的严重危害，使患者积极地配合治疗。

（3）指导患者学习糖尿病自我管理的知识，帮助患者树立战胜疾病的信心，使患者逐渐消除上述心理。

（4）寻求社会支持，动员糖尿病患者的亲友学习糖尿病相关知识，理解糖尿病患者的困境，全面支持患者。

（林海霞）

第八节 痛 风

一、疾病概述

(一)疾病概述

痛风(gout)是嘌呤代谢障碍或尿酸排泄障碍引起的代谢性疾病,但痛风发病有明显的异质性,除高尿酸血症外可表现为急性关节炎、痛风石沉积、慢性关节炎、关节畸形、慢性间质性肾炎和尿酸性尿路结石。随着经济发展和生活方式的改变,其患病率逐渐上升。痛风发病年龄为30～70岁,男性发病年龄有年轻化趋势,一般成人仅有10%～20%的高尿酸血症者发生痛风,老年人高尿酸血症患病率达24%以上。高尿酸血症发生的男女比例为2:1,而痛风发病的男女比例为20:1,即95%的痛风患者是男性。这是因为男性喜饮酒、赴宴,喜食富含嘌呤、蛋白质的食物,使体内尿酸增加,排出减少。

(二)相关病理生理

痛风的发生取决于血尿酸的浓度和在体液中的溶解度。血尿酸的平衡取决于嘌呤的吸收和生成与分解和排泄。①嘌呤的吸收:体内的尿酸20%来源于富含嘌呤食物的摄取,摄入过多可诱发痛风发作。②嘌呤的分解:尿酸是嘌呤代谢的终产物,正常人约1/3的尿酸在肠道经细菌降解处理,约2/3经肾以原型排出。③嘌呤的生成:体内的尿酸80%来源于体内嘌呤生物合成。参与尿酸代谢的嘌呤核苷酸有三种:次黄嘌呤核苷酸、腺嘌呤核苷酸、鸟嘌呤核苷酸。在嘌呤代谢过程中,各环节都有酶参与调控,一旦酶发生异常,即可发生血尿酸增多或减少。④嘌呤的排泄:在原发性痛风中,80%～90%的直接发病机制是肾小管对尿酸盐的清除率下降或重吸收升高。痛风意味着尿酸盐结晶、沉积所致的反应性关节炎或痛风石疾病。

(三)痛风的病因与诱因

临床上仅有部分高尿酸血症的患者发展为痛风,确切原因不清。临床上分为原发性和继发性两大类。原发性基本属于遗传性,与肥胖、原发性高血压、血脂异常、糖尿病、胰岛素抵抗关系密切。继发性主要因肾脏病、血液病等疾病或药物、高嘌呤食物等引起。

(四)临床表现

临床多见于40岁以上的男性,女性多在绝经期后发病。

1.无症状期

早期症状不明显,有些可终身不出现症状,仅有血尿酸持续性或波动性增高,但随着年龄增长其患病率也随之增加,且与高尿酸血症的水平和持续时间有关。

2.急性关节炎期

急性关节炎为通风的首发症状,多于春秋季节发病。常有以下特点:①多在夜间或清晨突然起病,多呈剧痛,数小时内出现受累关节的红、肿、热、痛和功能障碍,最常见于单侧跗趾及第1跖趾关节,其次为踝、膝、腕、指、肘等关节。②秋水仙碱治疗后,关节炎症状可迅速缓解。③发热,白细胞增多。④初次发作常呈自限性,数天内自行缓解,受累关节局部皮肤出现脱屑和瘙痒,是本病特有的表现。⑤关节腔滑囊液偏振光显微镜检查可见双折光的针形尿酸盐结晶,是确诊本病的依据。⑥高尿酸血症。

3.痛风石及慢性关节炎期

痛风石(tophi)是痛风的特征性临床表现,是尿酸盐沉积所致,常见于耳轮、跖趾、指间和掌指关节,常为多关节受累,多见关节远端,表现为关节肿胀、僵硬、畸形及周围组织的纤维化和变形,严重时患处皮肤发亮、菲薄,破溃则有豆渣样的白色物质排出。

4.肾脏病变

肾脏病变分为痛风性肾病和尿酸性肾石病二种。前者早期仅有间歇性蛋白尿,随着病情的发展而呈持续性,晚期可发生肾功能不全,表现为水肿、高血压、血尿素氮和肌酐升高。少数表现为急性肾衰竭,出现少尿或无尿。后者10%～25%的痛风后者的肾脏有尿酸结石,呈泥沙样,常无症状,结石者可发生肾绞痛、血尿。

(五)辅助检查

1.血尿酸测定

正常值:男性为 $150\sim380\ \mu mol/L$,女性为 $100\sim300\ \mu mol/L$,更年期后接近男性血尿酸测定高于正常值可确定高尿酸血症。

2.尿尿酸测定

限制嘌呤饮食 5 天后,每天尿酸排出量超过 3.57 mmol/L,可认为尿酸生成增多。

3.滑囊液或痛风石内容物检查

急性关节炎期行关节穿刺,提取滑囊液,在旋光显微镜下可见针形尿酸盐结晶。

4.X 线检查

急性关节炎期可见非特征性软组织肿胀;慢性期或反复发作后可见软骨破坏,关节面不规则,特征性改变为穿凿样、虫蚀样圆形或弧形的骨质透亮缺损。

5.电子计算机 X 线体层显像(CT)与磁共振显像(MRI)检查

CT 扫描受累部位可见不均匀的斑点状高密度痛风石影像;MRI 的 T1 和 T2 加权图像呈斑点状低信号。

(六)主要治疗原则

目前尚无根治原发性痛风的方法。治疗原则:①控制高尿酸血症,预防尿酸盐沉积。②迅速终止急性关节炎的发作,防止复发。③防止尿酸结石形成和肾功能损害。

(七)治疗

1.一般治疗

控制饮食总热量:限制饮酒和高嘌呤食物(如动物的内脏:肝、肾、心等)的大量摄入;每天饮水2 000 mL 以上以增加尿酸排泄;慎用抑制尿酸排泄的药物:如噻嗪类利尿药等;避免诱发因素和积极治疗相关疾病。

2.高尿酸血症的治疗

(1)排尿酸药:抑制近端肾小管对尿酸盐的重吸收,增加尿酸排泄,降低尿酸水平,适用于肾功能良好者。当内生肌酐清除率<30 mL/min 时无效;已有尿酸盐结石形成,或每天尿排出尿酸盐>3.57 mmol 时不宜使用。用药期间多饮水,并服用碳酸氢钠 3～6 g/d。常用药物:苯溴马隆、丙磺舒、磺吡酮等。

(2)抑制尿酸生成药物:常用药物为别嘌醇,通过抑制黄嘌呤氧化酶,使尿酸的生成减少,适用于尿酸生成过多或不适合使用排尿酸药物者。

3.急性痛风性关节炎期的治疗

绝对卧床休息,抬高患肢,避免负重,迅速给秋水仙碱,越早用药疗效越好。

(1)秋水仙碱:是治疗急性痛风性关节炎的特效药,通过抑制中性粒细胞、单核细胞释放白三烯 B_4、白细胞介素-1 等炎症因子,同时抑制炎症细胞的变形和趋化,从而缓解炎症。不良反应:恶心、呕吐、厌食、腹胀和水样腹泻,如出现上述症状应及时调整剂量或停药;还可出现白细胞减少、血小板减少等,也会发生脱发现象。

(2)非甾体抗炎药:通过抑制花生四烯酸代谢中的环氧化酶活性,进而抑制前列腺素的合成而达到消炎镇痛的作用。活动性消化性溃疡、消化道出血为禁忌证。常用药物:吲哚美辛、双氯芬酸、布洛芬、罗非昔布等。

(3)糖皮质激素:上述药物治疗无效或不能使用秋水仙碱和非甾体抗炎药时,可考虑使用糖皮质激素或 ACTH 短程治疗。疗程一般不超过 2 周。

二、护理评估

(一)一般评估

1.生命体征(T、P、R、Bp)

每天监测 T、P、R、Bp,特别是体温的变化。

2.关节与皮肤

评估患者痛风石、关节炎的情况;评估皮肤的情况,如有无皮疹、剥脱性皮炎、出血性带状疱疹、过敏性皮炎等。

3.相关记录

饮食、皮肤等,必要时记录饮水量。

(二)身体评估

1.视诊

患者痛风石、关节炎情况,有无红、肿、热、痛等。全身皮肤情况,有无皮疹等异常。

2.触诊

痛风石、关节炎疼痛情况。皮肤弹性,皮肤压之是否褪色等。

(三)心理社会评估

评估患者对疾病治疗的信心,对痛风相关知识的掌握情况。

(四)辅助检查

1.血尿酸

当血尿酸男性超过 420 μmol/L,女性＞350 mmol/L 可诊断为高尿酸血症。血尿酸波动较大,应反复监测。限制嘌呤饮食5天后,如每天小便中尿酸排出量＞3.57 mmol/L,则提示尿酸生成增多。

2.滑囊液或痛风石检查

急性关节炎期行关节腔穿刺,抽取滑囊液,如见白细胞内有双折光现象的针形尿酸结晶,是确诊本病的依据。痛风结石活检也可见此现象。

3.慢性并发症的检查

全身关节、足部检查、疼痛评估等。

（五）主要用药的评估

1.应用治疗高尿酸血症药的评估

用药剂量、用药时间、药物不良反应的评估与记录。

2.急性痛风性关节炎期治疗药物的评估

用药剂量、用药时间的评估、药物不良反应的评估、注意有无出现"反跳"现象并记录。

三、主要护理诊断/问题

（一）疼痛；关节痛

与痛风结石、关节炎症有关。

（二）躯体活动障碍

与关节受累、关节畸形有关。

（三）知识缺乏

缺乏痛风用药知识和饮食知识。

（四）潜在并发症

肾衰竭。

四、护理措施

（一）疾病知识指导

指导患者与家属有关痛风预防、饮食、治疗、活动等的相关知识。如注意避免进食高蛋白和高嘌呤的食物，忌饮酒，每天多饮水，饮水量＞2 000 mL/d，特别是服药排尿酸药物时更应多饮水，以帮助尿酸的排出。

（二）保护关节指导

指导患者日常生活中应注意：①活动时尽量使用大肌群，如能用肩部负重者不用手提，能用手臂者不用手指。②避免长时间持续进行重体力劳动。③经常变换姿势，保持受累关节舒适。④如有关节局部温热和肿胀，尽可能避免其活动。如运动后疼痛超过1～2小时，应暂时停止该项运动。

（三）药物服用的指导

排尿酸药、抑制尿酸生成药的服用应逐渐递增用量，用药过程中应按要求对肝功能、肾功能和尿酸水平进行测定，使用过程中，注意胃肠道反应，有无皮疹、过敏性皮炎等不良情况。如发生上述不良反应，应减量。

（四）关节及皮肤护理

指导患者保持关节功能位，防止变形。保持皮肤清洁，防止外伤导致皮肤破损，一旦发生皮肤破损，应及时予处理。如皮肤出现瘙痒，注意不要抓破皮肤。

五、护理效果评估

（1）患者血尿酸水平控制正常。

（2）患者尿尿酸检测结果正常。

（3）患者无出现关节肿胀、畸形等并发症的发生。

（4）患者及家属基本掌握痛风相关知识，特别是预防和饮食的相关知识。

（林海霞）

第八章

心胸外科护理

第一节 心脏手术的常规护理

一、心脏外科疾病手术一般护理常规

(一)术前护理

(1)重度心力衰竭、夹层动脉瘤、心脏黏液瘤患者术前绝对卧床休息。一般患者多卧床休息，限制活动。心悸、气短或呼吸困难者协助取半坐位并吸氧。

(2)给予高蛋白、高能量、含丰富维生素、易消化饮食；心力衰竭、水肿患者予以低盐饮食。

(3)做好术前准备和指导。①术前戒烟、戒酒2周以上。②冠脉搭桥患者术前一周停用抗凝药；服洋地黄类药者心率低于60次/分时停药。③指导患者练习深呼吸、有效咳嗽、排痰、高半坐卧位等，体验拍背的感受。④指导患者术前禁食、沐浴、更衣。⑤测量身高及体重；备好胸片、胸腔引流瓶及术中用药。⑥清洁口腔，取下活动义齿及首饰，遵医嘱给术前用药。

(二)术后护理

(1)行体外循环的患者术后按体外循环心内直视术护理常规。

(2)全麻术后患者未清醒前取平卧位，头偏向一侧。麻醉醒后，可采取高半坐卧位，有利呼吸和引流。

(3)根据患者的耐受程度，鼓励术后早期活动，逐渐增加活动量。麻醉清醒后，鼓励患者床上活动，如深呼吸、四肢主动活动及间歇翻身等。手术后第2～3天开始，尝试下床活动。先坐床沿片刻，做深呼吸和咳嗽；再床旁站立，试着站立排尿，并稍走动或椅子上略坐片刻，再逐渐增加活动量。

(4)患者术后全身麻醉清醒及恶心、呕吐消失后，可逐步进食。其他术后6小时可逐渐恢复饮食。

(5)保持呼吸道通畅，预防肺部感染。鼓励患者咳嗽、排痰，给予翻身、拍背，雾化吸入每4小时1次。呼吸机辅助呼吸者，给予定时吸痰。

(6)密切观察患者生命体征及神志、尿量、中心静脉压、左心房压、氧饱和度、引流量、皮肤温度及湿度的变化。

（7）遵医嘱予以补液、输血、抗感染等治疗，严格掌握输液、输血的速度。用微量泵输入正性肌力、血管扩张等特殊药物时，并观察药物疗效及不良反应。

（8）注意手术切口敷料清洁、干燥，观察有无渗血、渗液，预防切口感染。一般胸部切口 7～9 天拆除缝线。

（9）保持各引流管通畅，注意引流液的性质和量。安置胸腔闭式引流装置者按其护理常规。禁食及留置胃管患者做好口腔护理；留置导尿管的患者做好会阴部护理。

（10）保持急救物品、药品的完好。

二、体外循环心内直视术护理常规

（1）按全身麻醉后护理常规。

（2）了解患者手术、麻醉、术毕恢复心脏循环等情况，妥善固定各种管道，给予患者保暖。

（3）严密监测患者生命体征、神志、尿量、中心静脉压、左心房压、血气分析、凝血功能等，注意低心排血症、酸碱平衡失衡和电解质紊乱、低体温、代谢性酸中毒、代谢性碱中毒、低血钾、肾功能减退、呼吸功能障碍等。

（4）密切观察呼吸机辅助呼吸的情况，及时吸痰，保持呼吸道通畅和有效呼吸。

（5）观察胸腔引流液的量和性状，评估渗血量。

（6）根据患者中心静脉压、左心房压及渗血量，补充血容量。如血容量补足后，仍有低心排血症，需及时报告医师，遵医嘱滴注正性肌力药物，如多巴胺、肾上腺素、多巴酚丁胺等。必要时，应用降低后负荷扩容药物，如硝普钠、安妥拉明、硝酸甘油等。

（7）及时纠正酸碱平衡失调和电解质紊乱。

三、动脉导管未闭手术护理常规

按心脏外科疾病手术一般护理常规及体外循环心内直视术护理常规。

（一）护理评估

（1）评估患者的生长发育及营养状况、健康史，了解既往病史及治疗经过。

（2）评估患者活动后心悸、气促、疲乏的程度，有无左心力衰竭竭。了解有无感冒或呼吸道感染等，有无呼吸困难、咳嗽、肺部干湿啰音等表现。

（3）了解患者心脏检查、心电图、X 线、超声心动图等检查结果。

（4）了解患者及家属对疾病和手术的认识，有无恐惧、害怕等心理表现。

（二）护理措施

1.术前护理

（1）注意保暖，防止呼吸道感染。

（2）心悸、气短或呼吸困难者协助取半坐位并吸氧。

（3）给予高蛋白、高能量、含丰富维生素、易消化饮食。有心力衰竭者予以低盐饮食。

（4）按心脏外科疾病手术一般护理常规做好术前准备。

2.术后护理

（1）术后病情许可后帮助患者取半坐卧位。

（2）监测生命体征及病情变化，预防并发症。密切观察患者的呼吸频率、节律、幅度及听诊两肺呼吸音。术后出现声音嘶哑等喉返神经损伤症状时，早期禁水、禁食，以防误吸，同时遵医嘱使用激素及 B 族维生素等神经营养药。

（3）保持呼吸道通畅,定时为患者翻身、拍背并行雾化吸入。给予麻醉未醒或咳嗽无力的患者吸痰,防止呼吸道感染。

（4）保持手术切口清洁干燥,防止感染。

（5）遵医嘱使用镇静、镇痛药物,保持患者情绪稳定。严格控制液体入量,遵医嘱予药物控制血压。

（6）保持胸腔引流管的通畅,间断挤压引流管,注意观察引流液的量及性状。

（三）健康指导

（1）交代患者出院后,术后半年内避免剧烈运动。

（2）出院后 3 个月复查。如有倦怠、发热等不适,随时就诊。

四、房间隔缺损修补术护理常规

按心脏外科疾病手术一般护理常规及体外循环心内直视术护理常规。

（一）护理评估

（1）评估患者生长发育、营养状况及健康史,了解既往病史,有无反复出现上呼吸道感染。

（2）评估患者有无劳累后气促、心悸、心房颤动,有无右心力衰竭竭、呼吸道感染等。

（3）了解患者心脏检查、X 线、心功能检查、心电图等检查结果。

（4）评估患者对疾病和手术的了解程度及心理状态。

（二）护理措施

1.术前护理

（1）注意保暖,防止呼吸道感染。

（2）气促、心悸者协助取半坐位并吸氧。

（3）给予高蛋白、高能量、含丰富维生素、易消化饮食。

（4）按心脏外科疾病手术一般护理常规做好术前准备。

2.术后护理

（1）术后病情许可后帮助患者取半坐卧位。

（2）术后麻醉清醒及无恶心、呕吐后逐渐恢复饮食及活动。

（3）严密观察病情,监测心率、心律,有无心律失常。听诊有无残余分流的心脏杂音。

（4）保持呼吸道通畅,定时为患者翻身、拍背并行雾化吸入。对于麻醉未醒或咳嗽无力的患者给予吸痰,防止呼吸道感染。

（5）保持手术切口清洁干燥,防止感染。

（6）遵医嘱给予抗心律失常药物,观察药物的疗效。

（7）保持胸腔引流管的通畅,间断挤压引流管,注意观察引流液的量及性状。

（三）健康指导

（1）交代患者及家属半年内患者避免剧烈活动。

（2）保持手术切口清洁干燥,以免感染。

（3）出院后 3 个月复查。如有不适,随时就医。

五、室间隔缺损修补术护理常规

按心脏外科疾病手术一般护理常规及体外循环心内直视术护理常规。

（一）护理评估

（1）了解患者既往病史，有无发育不良、反复呼吸道感染、右心力衰竭竭、肺动脉高压等。

（2）评估有无劳累后气促、心悸，有无心前区隆起，有无心脏杂音。

（3）了解患者心电图、X线、超声心动图等检查结果。

（4）评估患者对疾病和手术的了解程度及心理状况。

（二）护理措施

1.术前护理

（1）注意保暖，防止呼吸道感染。

（2）气促、心悸者协助取半坐位并吸氧。

（3）给予高蛋白、高能量、含丰富维生素、易消化饮食。

（4）按心脏外科疾病手术一般护理常规做好术前准备。

2.术后护理

（1）术后麻醉清醒后，根据病情许可帮助患者取半坐卧位。

（2）术后麻醉清醒及无恶心、呕吐后逐渐恢复饮食及活动。

（3）严密监测心率、心律的变化，及时处理心律失常。

（4）保持呼吸道通畅，定时为患者翻身、拍背并行雾化吸入。对于麻醉未醒或咳嗽无力的患者给予吸痰，防止呼吸道感染。

（5）术后早期应控制静脉输入晶体溶液，以 $1\ mL/(kg\cdot h)$ 为宜，并保持左心房压不高于中心静脉压。

（6）注意听诊有无残余分流的心脏杂音，观察是否有影响心脏功能或康复的危险因素。评估是否存在残余分流，如术后血流动力学不稳定、心功能差等。

（7）预防肺高压危象发生。术前有肺高压的患者，术后延长呼吸机辅助呼吸的时间，尽可能减少镇静、吸痰及体疗次数；延长吸氧时间。

（三）健康指导

（1）半年内避免剧烈活动。

（2）保护手术切口清洁、干燥，防止感染。

（3）出院后 3 个月复查。如出现气促、发绀等不适时，立即就医。

六、法洛四联症手术护理常规

按心脏外科疾病手术一般护理常规及体外循环心内直视术护理常规。

（一）护理评估

（1）评估患者的健康史，了解既往病史，有无发育不良等。

（2）评估缺氧程度，如是否有发绀、杵状指、活动受限等。

（3）了解患者心脏检查、心电图、X线、超声心动图等检查结果。

（4）评估患者的心理反应，如有无社会适应能力差、对父母过分依赖、焦虑、恐惧、易激惹哭闹等。

（二）护理措施

1.术前护理

（1）嘱患者多卧床休息；每天予以吸氧30分钟。

(2)给予高蛋白、高能量、含丰富维生素、易消化饮食。鼓励患者多饮水,每3～4小时1次,每次200 mL,必要时静脉补液。

(3)做好心理护理及术前指导,避免哭闹、用力排便、感染、贫血、寒冷及创伤等可加重缺氧的因素。

(4)按心脏外科疾病手术一般护理常规做好术前准备。

2.术后护理

(1)术后麻醉清醒后,根据病情许可帮助患者取半坐卧位。

(2)术后麻醉清醒及无恶心、呕吐后逐渐恢复饮食及活动。

(3)严密监测心率及心律的变化。带有临时起搏器的患者应固定好起搏导线,按安装心脏起搏器护理常规。

(4)保持呼吸道通畅,定时为患者翻身、拍背并行雾化吸入。术后减少不必要的气道插管及辅助通气,特别注意呼吸道护理,防止呼吸道并发症,如肺部感染、灌注肺等的发生。

(5)术后每小时记录引流液的量及性质,保证引流管通畅;及时发现并处理急性出血,防止出现心脏压塞。

(三)健康指导

(1)指导患者及家属出院后视病情逐渐增加活动量,避免剧烈活动。注意保暖,以免受凉感冒。

(2)交代家属出院3个月后复查B超、胸部X片及ECG。出现发绀、气促、水肿等异常时,立即就医。

(3)指导和鼓励家属加强小儿早期心理和智力教育,尽力减小疾病对小儿的影响。

七、心脏瓣膜置换手术护理常规

按心脏外科疾病手术一般护理常规及体外循环心内直视术护理常规。

(一)护理评估

(1)评估患者健康史,了解既往病史及治疗经过。

(2)评估患者血压、体温、心率、心律及呼吸。观察面色、神志、水肿、尿量的变化,有无劳累后气促、阵发性呼吸困难、端坐呼吸,有无心力衰竭等表现。

(3)了解患者心脏检查、心脏B超、凝血功能等检查结果。

(4)评估患者对手术的接受程度及心理状况。

(二)护理措施

1.术前护理

(1)进食高蛋白、清淡及易消化的食物。

(2)卧床休息,减少活动,必要时氧气吸入。

(3)按心脏外科疾病手术一般护理常规做好术前准备。

2.术后护理

(1)术后麻醉清醒后,根据病情许可帮助患者取半坐卧位。

(2)术后麻醉清醒及无恶心、呕吐后逐渐恢复饮食及活动。饮食宜高蛋白、低盐、丰富维生素(不宜进食含丰富维生素K的食物,如菠菜、猪肝、番茄等)的饮食,保持大便通畅。

(3)遵医嘱给药和注意药物的不良反应。①机械瓣置换者定时口服抗凝药,仔细观察牙龈、眼结膜、皮下、鼻有无出血征象,询问女患者是否存在月经量过多等抗凝药过量的现象。出现异常及时处理。②每天清晨测心率,如心率少于60次/分,立即报告医师且停止给服地高辛。③服利尿剂时,注意观察有无血钾、钠异常表现,维持电解质平衡。

(4)预防肺部感染、压疮等并发症。指导有效咳嗽、排痰,定时拍背,雾化吸入。保持皮肤清洁干燥,预防压疮。

(5)严密观察病情,注意监听瓣膜音质,发现心脏杂音及时通知医师。

(6)给予心理安抚,鼓励患者学会自我护理。

(三)健康指导

(1)指导患者出院后适当活动和劳动,以不感觉心悸、气促为宜。忌烟、忌酒,避免暴饮暴食。

(2)交代患者严格遵医嘱服药,学会自我监测出血倾向和测心率。服用抗凝药者定期复查PT,服用地高辛前自查心率,服利尿剂时同时补钾等。

八、冠状动脉搭桥手术护理常规

在体外循环下行冠状动脉搭桥手术按体外循环心内直视术护理常规。非体外循环行冠状动脉搭桥手术按心脏外科疾病手术一般护理常规。

(一)护理评估

(1)评估健康史,了解既往病史及生活、饮食习惯。

(2)评估患者体温、脉搏、呼吸,面色及神志等情况;评估心绞痛的程度、发作时间的长短及频率。

(3)了解患者心脏检查、凝血功能、冠状动脉血管造影等检查结果。

(4)了解患者的心理状况,如有无焦虑、恐惧、悲观等不良情绪。

(二)护理措施

1.术前护理

(1)患者宜选择低脂肪、低胆固醇及足量蛋白质、维生素、粗纤维等饮食。

(2)遵医嘱控制心绞痛发作,必要时给予硝酸甘油持续静脉泵入。

(3)按心脏外科疾病手术一般护理常规做好术前准备。

(4)给予心理护理,消除患者焦虑、恐惧等不良情绪。

2.术后护理

(1)术后麻醉清醒后,根据病情许可帮助患者取半坐卧位。

(2)术后麻醉清醒及无恶心、呕吐后逐渐恢复饮食及活动。饮食宜选择低脂肪、低胆固醇、足够蛋白质、维生素与粗纤维等食物,保持大便通畅。

(3)观察患者术后病情改善情况,有无胸痛、胸闷、心绞痛等。

(4)保持切口敷料清洁、干燥,观察取大隐静脉处及胸部切口有无出血、渗液等。

(5)抬高取大隐静脉的肢体,减轻水肿,评估肢端温度、血运、感觉及运动情况等。发现异常,及时报告医师。

(6)遵医嘱给予抗凝等药物,并观察药物的疗效及不良反应。

(三)健康指导

(1)交代患者出院后逐渐增加活动量,坚持低脂肪、低胆固醇及含丰富粗纤维的饮食,养成定时排便的习惯,防止便秘。禁烟酒。

（2）定期复查。如果出现胸痛、胸闷、心绞痛等不适,及时赴医院就诊。

九、心脏黏液瘤手术护理常规

按心脏外科疾病手术一般护理常规及体外循环心内直视术护理常规。

（一）护理评估

（1）评估健康史及心理状况,了解既往病史及治疗经过。

（2）评估患者有无动脉栓塞的表现,如偏瘫、失语、肢体疼痛等;评估有无二尖瓣狭窄的表现,如心悸、气促、端坐呼吸、晕厥、咯血等;评估有无发热、消瘦、食欲缺乏、乏力、贫血等全身反应。

（3）了解患者心脏检查、胸部 X 线片、凝血功能等检查结果。

（4）评估患者对心脏黏液瘤疾病及手术的认知程度,了解患者的心理状态。

（二）护理措施

1.术前护理

（1）患者给予绝对卧床休息,限制活动,以防瘤体嵌塞房室瓣瓣口导致猝死。

（2）对于贫血、心悸、呼吸困难者,给予氧气吸入。

（3）严密观察病情变化,一旦发现病情变化,立即报告医师,随时做好急救准备。

（4）及时做好术前准备,以便急症手术。

（5）给予患者心理安抚和疏导,缓解患者紧张情绪。

2.术后护理

（1）术后麻醉清醒后,根据病情许可帮助患者取半坐卧位。

（2）术后麻醉清醒及无恶心、呕吐后逐渐恢复饮食及活动。

（3）遵医嘱给予药物治疗,严格控制液体的输入量和速度,防止容量负荷过重,发生心力衰竭。

（4）严密观察病情变化,观察切口有无出血、渗液,保持切口敷料清洁、干燥和引流通畅。

（三）健康指导

（1）指导病患者出院后视病情适当活动,逐渐增加活动量,避免过度劳累。

（2）交代患者及家属如出现神志改变、肢体活动受限等异常情况及时就医。

十、心脏移植手术护理常规

按移植术、心脏外科疾病手术一般护理及体外循环心内直视术护理常规。

（一）护理评估

（1）了解患者既往疾病、手术、创伤、过敏等史,有无烟、酒嗜好。

（2）评估心脏疾病症状和体征、心力衰竭的程度。

（3）了解生命体征,实验室心、肝、肺、肾功能检查及 X 线、CT、MRI 等影像学检查情况,供、受体移植配型及其他脏器的功能等。

（4）了解患者的家属和社会经济状况,患者对手术的认识和心理反应。

（二）护理措施

1.术前护理

（1）给予高蛋白、高碳水化合物、丰富维生素、低脂易消化饮食。

（2）遵医嘱使用强心、利尿、血管扩张、免疫抑制剂等；纠正酸碱及电解质紊乱，注意补镁；应用激化液等。

（3）改善肺功能，每天吸氧 3 次，每次 30 分钟；术前用地塞米松、抗生素及透明质酸酶溶液行雾化吸入；指导患者呼吸训练，如深呼吸、腹式呼吸、咳嗽训练等。

（4）术前对于睡眠不佳者，遵医嘱给予适当镇静药物。

（5）做好肠道准备。术前 1 天备皮，全身用氯己定溶液擦浴。

（6）术前除准备心脏外科常用药外，还应准备免疫抑制剂，如环孢素 A、甲泼尼龙、泼尼松、硫唑嘌呤等。

（7）准备严格消毒的无菌室及隔离病房，并备有监护仪、呼吸机、输液泵以及抢救药品和设备等。

（8）做好术前指导和心理护理，消除患者的焦虑和紧张心理。

2.术后护理

（1）评估手术、麻醉方式及术中情况。患者术后置于移植专用隔离病房，给予特级护理，严格执行消毒隔离制度，防止感染。

（2）根据麻醉方式取卧位，鼓励咳嗽，协助翻身、拍背。给予吸氧。

（3）严密观察体温、脉搏、呼吸、血压等病情变化。

（4）严密监测循环功能和血流动力学变化，及时掌握多功能监测仪、经皮脉搏氧饱和度测量、动脉持续测压、漂浮导管（6 腔）动态测压、持续心排血量及混合静脉血氧饱和度监测、血流动力学等指标变化，尽早发现移植术后有无早期心脏衰竭，特别注意是否发生右心力衰竭竭及肺动脉高压。

（5）术后根据胃肠功能恢复情况逐渐恢复饮食，注意饮食卫生。宜选择高热量、高蛋白、丰富维生素和富含膳食纤维的食物。

（6）维持 2～3 条有效静脉通路，保证各种药液顺利输注。定时、定量准确给药，尤其是免疫抑制剂。强调免疫抑制剂使用的个体化，即根据血药浓度水平、急性排斥反应的发生频率、肝肾功能状态等及时调整各时期的用药量，避免用量不足诱发排斥反应和用量过多易促发感染。

（7）监护移植术后心脏排斥反应：①超急性排斥反应多发生于术中早期，立即出现供心复跳困难。②急性排斥反应多发生于术后 1～20 周。③慢性排斥反应多发生在心脏移植 1 年以后。患者康复期如出现乏力、周身不适、食欲缺乏、活动后心悸、气短等症状时，应高度怀疑排斥反应。

（8）预防感染，最大限度降低感染的危险。做到：①操作前后严格洗手，出入移植病房更衣、换鞋、戴帽、口罩及严格限制入室人数。②病室内勿摆花卉及植物。③定时测量体温并记录。④观察身体所有穿刺置管部位的皮肤。⑤观察口腔有无真菌感染迹象。⑥及时听诊肺部呼吸音，观察呼吸道分泌物有无异常。⑦监测血常规，及时采集痰、尿及口腔、伤口表面分泌物标本进行细菌培养。必要时协助进行床旁X线胸片检查等。

（9）评估切口及引流情况。妥善固定引流管，保持引流通畅；观察、记录引流液的色、质、量；准确记录 24 小时出入水量。

（10）给予患者心理支持和鼓励，保持心情愉快和情绪稳定。

（三）健康指导

（1）交代患者严格按医嘱服用免疫抑制剂，不可随意自行停药或减量。

（2）加强营养，注意饮食卫生；养成良好的生活习惯，避免过度劳累。

（3）定期复查肝功能及血药浓度。如有不适，及时就诊。

（邓佩琳）

第二节 冠状动脉粥样硬化性心脏病

一、概述

冠状动脉粥样硬化性心脏病是指冠状动脉发生严重粥样硬化性狭窄或阻塞，或在此基础上合并痉挛，及血栓形成，造成管腔阻塞，引起冠状动脉供血不足、心肌缺血或心肌梗死的一种心脏病，简称冠心病。我国虽是冠心病的低发国家，但近年来冠心病发病率和病死率的逐年上升趋势是不容忽视的。目前，在我国每年估计新发生的心肌梗死的患者就高达 300 万之多。

冠状动脉的病变主要在动脉内膜，病变发展缓慢（一般需要 10～15 年才能发展成为典型的动脉粥样硬化斑块），在早期无症状，临床不易检出。发病时通常表现为胸骨后的压榨感，闷胀感，持续 3～5 分钟，常发散到左臂、左肩、下颌、咽喉部、背部，也可放射到右臂。用力、情绪激动、受寒、饱餐等增加心肌耗氧情况下发作的称为劳力性心绞痛，休息或含服硝酸甘油缓解。若表现为持续性剧烈压迫感、闷塞感、甚至刀割样疼痛，伴有低热、烦躁不安、多汗和冷汗、恶心、呕吐、心悸、头晕、极度乏力、呼吸困难、濒死感，休息和含服硝酸甘油不能缓解，此种情况称为心肌梗死型。冠状动脉阻塞性病变主要位于冠状动脉前降支的上、中 1/3，其次为右冠状动脉，再次为左回旋支及左冠状动脉主干，后降支比较少见。

冠心病的外科治疗主要是应用冠状动脉旁路移植术（coronary artery bypass grafting，CABG），简称"搭桥"。CABG 为缺血心肌重建血运通道，改善心肌的供血和供氧，缓解和消除心绞痛症状，改善心肌功能，延长寿命。目前，CABG 已成为治疗冠心病最常用和最有效的方法之一。自从美国临床上首例将大隐静脉应用在冠状动脉旁路移植术中取得成功后，大隐静脉作为冠状动脉旁路移植物被广泛应用，从 1968 年起，作为新发展的外科技术，乳内动脉（internal mammary artery，IMA）得到了广泛的应用。由于动脉移植物的远期通畅率明显高于自体大隐静脉，可提高手术的远期效果，因此，近年来大力提倡用动脉如胸廓内动脉、胃网膜右动脉、桡动脉等作为冠状动脉旁路移植术的移植物。并且，不用体外循环，在心脏跳动下进行的冠状动脉旁路移植术取得较大进展，加快了患者的恢复，缩短了住院时间，取得了良好的效果（见图 8-1）。冠状动脉旁路移植术后有 90％以上的患者症状消失或减轻，心功能改善，可恢复工作，延长寿命。

二、术前护理

（一）一般准备

1.完成各项检查

各项血标本的化验，包括全血常规、血型、生化系列、血气分析、尿常规，如近期有心肌梗死者，加做血清酶学检查。辅助检查包括 18 导联心电图、胸部 X 线片、超声心动图、核素心肌显像和冠状动脉选择性造影。

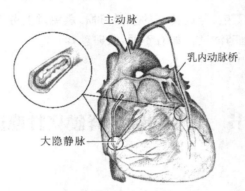

图 8-1 冠状动脉旁路移植术

2.呼吸道准备

患者入院 3 天后,可教会患者练习深呼吸和有效咳嗽,每天进行训练直到手术。病情较平稳的患者(重度左主干狭窄和药物不能控制心绞痛的患者可先不参与此项训练),可进行吹气球训练。患者取卧位或坐位,吸氧(氧流量 4～5 L/min),深吸气后平稳呼气,吹鼓气球。吹的时间尽量长,但以不感憋气为度,以免诱发心绞痛,每次 5～10 分钟,每天 6～8 次。训练期间,应鼓励患者做腹式呼吸。吹气球训练是一种深呼吸运动操,在吸氧的情况下进行,可增加肺活量和肺部功能残气量,提高血氧饱和度,改善心肌缺氧。

3.术前功能训练

冠状动脉搭桥术常取用大隐静脉作为移植用材料,因此,术前必须保证其完好无损。患者入院后,向其健康宣教,了解保护好大隐静脉的重要性。同时指导患者切勿用手抓挠下肢,以免造成表面皮肤的损伤。如有下肢损伤、局部炎症等情况,需制订相应的护理方案。术前进行静脉注射时,为保证手术安全,禁忌选用双下肢血管进行静脉穿刺。对于长时间站立工作的患者,嘱咐其穿长筒弹力袜,休息时双下肢适当抬高,以预防下肢静脉曲张。对已发生下肢静脉曲张的患者,应及早治疗。对于长期卧床的患者,应适当协助其进行床上运动、按摩,经常用温水泡脚,以促进血液循环。

4.常规准备

向患者介绍病情及注意事项,讲清楚避免情绪激动的重要性,向家属讲清手术的必要性及手术中、手术后可能发生的危险情况,术前请家属签字备同种血型。术野备皮,取下肢静脉,包括颈部以下所有部位均需准备,术前晚常规清洁灌肠。保证术前良好睡眠,必要时遵医嘱口服用药。

(二)其他疾病的治疗

患者如合并其他疾病,应内科治疗,做好如下准备。择期手术患者术前应停用抗血小板药 5 天,防止术后出血,糖尿病的患者术前应控制血糖在 6～8 mmol/L。高血压是冠心病的诱发原因之一,尤其是舒张压与冠心病的发作呈因果关系,故保持血压稳定至关重要,理想血压控制在 16.0/10.0 kPa(120/75 mmHg)。药物控制血压同时,避免紧张、激动。不宜用力咳嗽、排便,注意卧床休息。

有心绞痛发作的患者,应将硝酸甘油片放置于患者易拿取的地方,并指导患者硝酸甘油的正确保存方法和重要性。吸烟患者,术前 3 周戒烟。呼吸功能不全者或出现呼吸道感染的患者,给予相应的治疗,控制感染、改善呼吸功能后方可手术。

对于急诊入院患者,应即给予吸氧 2～3 L/min,限制活动,绝对卧床休息。床边心电监测,维持静脉通道,按医嘱使用硝酸甘油 $0.5 \sim 2.0 \ \mu g/(kg \cdot min)$ 持续微量注射泵泵入,使用时需用避光注射器、避光延长管及避光头皮针,定时巡视。严格控制液体的入量,避免加重心脏负荷。保持环境安静舒适,减少对患者的不良刺激,以免诱发心绞痛发作。紧急做好配血及备皮准备。

(三)术前心理准备

现代医学模式认为,冠心病是一种心身疾病,其发病、转归均与心理社会因素有关。因此,充分认识冠心病性格、心理特点,在冠心病的围术期过程中加强心理护理,对促进冠心病患者的康复有着重要意义。我们需要做到以下几个方面:①热情接待新入院的患者。②关心体贴患者。③帮助患者:满足患者的需要,遵医嘱,坚持治疗,树立恢复健康的信心,增加应变能力。帮助患者合理使用健康的适应行为,制止不良的适应行为。④防止消极情绪:解除紧张情绪,避免因过度焦虑、恐惧而引起疾病的变化。

(四)术前访视

冠心病旁路移植术后的患者都需要进入 ICU 进行监护,待生命体征等各项指标平稳,符合转出标准时再返回普通病房。研究表明,不少患者进入 ICU 后,难以适应这个陌生、密闭且与外界隔绝的环境,往往容易产生恐惧、焦虑甚至谵妄等一系列精神障碍现象,这种现象在医学界被称为"ICU 综合征"。ICU 综合征即监护室综合征,是指患者在 ICU 监护期间出现的以精神障碍为主、兼具其他一系列表现,如谵妄状态、思维紊乱、情感障碍、行为和动作异常等的一组临床综合征。国内相关文献报道其发生率为 $20\% \sim 30\%$,而机械通气患者的发生率高达 $60\% \sim 80\%$ 。对 ICU 患者进行研究表明,发生谵妄的机械通气患者病死率较其他患者明显增高。ICU 综合征的出现不但影响患者的康复治疗,也会影响医护人员的工作效率和诊疗工作的开展。有关资料显示,加强术前访视的力度,应用人文护理可避免或减轻 ICU 综合征的发生。ICU 护士可于术前 1 天前往心外病房访视,尽量避开患者进餐、治疗、休息的时候。首先,阅读病历,了解患者的一般情况。对患者的身体状况、个人性格、文化程度、经济条件有所掌握,对患者作出评估诊断。接下来再到床旁向患者做自我介绍,发放自制卡片,标明术前应注意的相关事项,具体为术前禁食水、防止着凉感冒并戒烟、术晨更换清洁病号服、义齿需在术前取下、贵重物品如首饰、手机、钱、物勿带入手术室,可在术前交家属妥善保管,术前一夜保证充足的睡眠,可遵医嘱适当应用艾司唑仑等药物。晨起排空大小便等,待手术室的护理员来接等内容。

请患者及家属翻阅 ICU 自制宣传画报,与患者逐条讲解,让患者充分理解术前准备的必要性,解除思想顾虑,轻松等待手术。由于冠心病患者以中老年患者为主,可交由患者自己阅读,记住照办。如果年纪很大,可让家人阅读解释、逐条落实。另外,画报可采用通俗易懂的少量文字,配以颜色鲜艳、生动的图片,可提高患者的阅读兴趣,使患者及家属了解 ICU 的工作流程,术后可能出现的不舒服、不适应症状,心理有所准备。同时,在宣传册中可加入针对患者家属的宣教内容,包括:指导患者家属在患者入住 ICU 期间需要准备的物品和询问病情的方式,知道应该如何配合医护人员的工作等。另外,还可以集中患者和家属观看 ICU 自制宣传片,以消除对 ICU 环境的陌生和恐惧。有需要时,可带领患者更换隔离服进入 ICU 病房内,熟悉各种监护仪器设备,包括监护仪、呼吸机的报警声音,以免在术后导致患者恐惧。

耐心询问了解患者对手术的认知和顾虑,评估患者的心理状态,并根据评估内容针对患者的职业特点、文化程度、心理素质及对健康和疾病的不同认识对症下药,有的放矢地进行心理疏导。介绍病房中的成功病例,树立患者的信心。详细解答患者提出的各种问题以提高术前访视的效果,可使患者准备充分积极主动应对手术。

随着医疗改革和医保的普及,患者对医院收费问题很敏感和很重视,所以术前应向患者及患者家属交代有关自费项目,让患者准备好这一部分费用,做到收费合理、实事求是、一视同仁,减少不必要的费用,避免经济纠纷的发生。

术前访视的工作是至关重要的,ICU的术前访视已开展了很多年。并且,ICU护士会不定时地对术前术后患者进行问卷调查,以便随时了解患者及家属关心和感兴趣的内容。根据内容随时调整和扩充访视所用的卡片和宣传手册。通过对患者的术前访视并进行护理干预,我们发现该方法可有效地减轻患者的焦虑和恐惧情绪,让患者主动配合医护人员并平稳度过在ICU的监护阶段,增强了患者对医护人员的依从性和配合程度,同时也提高了患者及家属的满意度,有利于构建和谐的医患、护患关系。

三、术中配合

提前将手术室温度调至24 ℃,等待患者进入手术室,防止术中低温引起心室颤动,备好各种抢救器材、药品。用亲切的语言缓解患者紧张情绪,取得其信任与支持,尽量避免患者由于过分紧张出现亢进症状,如心悸、出汗、烦躁不安、呼吸困难等,以免增加心肌耗氧量,诱发心绞痛甚至心肌梗死。患者入室后建立有效静脉通路,协助患者取仰卧位,胸骨正中对应的背部用小方软垫抬高15°～20°,双腿微屈,膝关节外展,臀下贴好电极板。安全、合理、舒适的体位是手术成功的保障。术中严密观察手术进展,及时提供手术所需物品,调节无影灯及手术床角度,并保证吸引器及血液回收机管道通畅。随时调节压力大小,及时、准确地调整电凝输出功率,取乳内动脉时调至30 W/s,开胸和取大隐静脉时调至50 W/s。备好30～35 ℃生理盐水冲洗吻合口,术中采取有效保暖措施,使患者体温维持在36 ℃以上,避免由于患者体温过低引起心室颤动。

手术室护士应熟练掌握冠状动脉旁路移植术手术特殊器械的性能、用途及使用方法,熟悉冠状动脉解剖及手术程序,术中主动积极配合医师操作,使手术迅速、顺利完成。术中注意妥善保管血管桥,轻拿轻放,保持湿润,防止牵拉及锐器伤,静脉瓣方向应做好标记,剩余血管桥应保留至手术结束。术中搭桥器械精细、尖锐、昂贵,应注意防止损坏或误伤手术人员。积极的护理配合是手术顺利进行的保障,有利于促进患者康复。

四、术后护理

(一)术后常规处理

ICU近年有了重大的发展,已成为临床医学的一门新兴学科,专业技术队伍不断壮大,仪器设备不断更新,监测项目更加完善。冠状动脉搭桥术后患者均被安置在心外监护室内进行严密监护。术后监护的目的是让患者尽快恢复到正常的生理状态,可转至普通病房开展治疗护理,并尽可能避免术后并发症的发生。

1.术后早期处理

(1)术后患者入ICU前:应做好准备工作。包括:清洁防压疮床垫的床单位,准备妥当;运行正常的治疗和监测设备,如呼吸机(按照千克体重已完成初调,并试用无误)、监护仪、负压吸引器、人工呼吸器、氧气装置、吸痰管等,使患者及时地处于监测条件下,一旦出现意外时,能及时发现和得到处理;配备控制升压药或血管扩张剂的微量输液泵、急救复苏的电除颤等装置、急救或常规必用的药物、常用的输液及冲洗管道的肝素液、主动脉球囊反搏机,各种观察记录表格。

(2)术终回室:患者手术结束后会由手术室送至ICU。回室后,由平车搬到病床之前,要注意血压是否平稳,各管道是否连接牢固。搬动患者时要分工明确,专人托住患者头部,轻抬轻放,避免管道脱落。抬到病床上后,马上连接呼吸机、心电导线、动脉血压、血氧饱和度,听诊双肺呼吸音以确定呼吸机送气正常。待血压处于平稳状态后,更换术中带回药物至 ICU 输液泵上,理清并保持每条输液管道的通畅。选择中心置管较粗的分支监测中心静脉压,三通连接口处应标示该路输注液体。标示引流刻度,记录各项指标。回室 30 分钟后采集血气分析,根据化验回报再次调节呼吸机。

(3)与术中工作人员的交接班:向麻醉师与外科医师了解手术过程是否平稳,术中所见冠状动脉病变程度、分布,冠状动脉血运重建的满意度及是否经过体外循环。同时需要交接术中血压、心功能情况、尿量、电解质和酸碱,及用药的反应及其用量,手术过程的特殊情况,目前正在使用的药物剂量及配制方法。与手术室护士交接患者的衣物,带回的血制品和药品,交接患者的皮肤情况,各管路是否通畅等内容,并共同填写交接记录单。冠心病患者在 ICU 的监护项目(见表 8-1)。

表 8-1　冠心病患者在 ICU 的监护项目

生命体征	血流动力学	特殊检查	化验检查	出入量	其他
体温	动脉压	心电图	血尿常规	尿量	血氧饱和度
脉搏	中心静脉压	床旁胸片	电解质	胸腔引流量	呼气末二氧化碳
呼吸	肺动脉嵌压/左心房压	床旁心脏彩超	血气		
神志	心排血量/心排血指数		血尿素氮/肌酐		
	外周血管阻力		心肌酶/肌钙蛋白		

2.冠状动脉旁路移植术后处理

与一般心脏手术后的处理原则相同,即维持生命体征的平稳,其特殊性是必须保持心脏血氧供需平衡、水与电解质平衡及酸碱平衡。针对左心功能状态不同的患者,术后处理侧重点有所不同。左心功能良好的患者,术后生命体征大多平稳,处理的重点是保持心脏血氧供需平衡,减慢心率和放宽负性肌力药物的运用。左心功能不全的患者,如缺血性心肌病,合并大的室壁瘤及严重的瓣膜病变,术后着重维护和提高心功能,通过维持适当的血压水平及保证心脏供血来实现心脏血氧供需平衡,减慢心率。

(1)保持心脏血氧供需平衡,补充血容量:冠心病的病理基础是由于冠状动脉发生严重粥样硬化性狭窄或阻塞而引起的心脏氧供需不平衡,术后保证心脏氧供,减少氧的消耗非常重要。导致心脏供氧量减少的原因通常包括血容量不足、低心排血量综合征、心脏压塞、循环负荷过重、呼吸道阻塞、胸腔积液等。而血压高、心率快、躁动、高热等原因导致了搭桥术后患者的氧耗量增多。针对上述原因,冠状动脉搭桥术后早期应控制收缩压在 12.0～16.0 kPa(90～120mmHg),观察患者引流量的多少,如无出血倾向,可控制收缩压至 20.0 kPa(150 mmHg)以下。由于冠心病患者术前多有高血压病史,术后可静脉应用硝酸甘油、罗红霉素(亚宁定)、硝普钠等药物控制血压。维持中心静脉压(CVP)在 0.58～1.17 kPa(6～12 cmH$_2$O),保持容量平衡,纠正低心排血量,保持呼吸道通畅,给予患者充分的镇静、镇痛,必要时可应用肌松剂。持续监测体温,如体温过高时,给予物理降温,若降温效果不佳时,可遵医嘱用药退热。

(2)保持电解质和酸碱平衡:冠状动脉搭桥术后,维持电解质平衡对于预防心律失常非常重要。通常每 4 小时查血钾 1 次,如果有异常,应 1～2 小时复查 1 次。血清钾的浓度应控制在 4.0～5.0 mmol/L。低血钾症应在短时间内纠正,可在中心静脉处持续泵入 6%氯化钾溶液,在肾功能不良和尿量较少时,应适当减速。成人患者,每补给 2 mmol 氯化钾可提高血钾 0.1 mmol/L。当血钾高于 6.0 mmol/L 时,则有心脏骤停的危险,应给予利尿剂、高渗葡萄糖加胰岛素、钙剂、碱性药物,使血钾迅速降至正常水平。临床上,一般容易忽视对镁剂的补充,它对室性心律失常有抑制作用,并能扩张冠状动脉。血清镁应维持在 1.3～2.1 mmol/L,在 2～4 小时内可补充硫酸镁 5 g。

(3)呼吸系统的管理:搭桥术后患者,通常给予呼吸模式的设置为容量控制。术后早期,如果患者病情稳定,清醒并配合治疗的患者,可应用间歇通气,潮气量设置为 8～12 mL/kg,频率 10 次/分,呼气末正压(PEEP)490～784 kPa(5～8 mH₂O),以防止肺不张。使用呼吸机期间必须加强气道湿化,湿化液须使用蒸馏水,有利于肺部气体交换,防止纤毛干燥而不利于痰液的排除。若湿化使用生理盐水,会导致氯化钠颗粒沉积在气道壁上,影响纤毛活动。湿化吸入温度要求控制在 28～32 ℃,相对湿度＜70％。调整呼吸机参数后,应定时复查血气分析。冠状动脉搭桥术后的患者,患者清醒,循环稳定时,应使患者尽早拔除气道插管,脱离呼吸机,脱机过程太长是最常见的错误。搭桥术后早期拔管可改善静脉回流,降低右心负荷,并增加左心室充盈,从而增加心排血量。可促进患者更早咳痰,排出痰液,减少肺部并发症,缩短住 ICU 时间,最终节省医疗开支。拔除气道插管的指标,应根据患者的具体临床表现及各项监测指标决定,当患者神志清醒,可完全配合治疗,肌力正常后,即可考虑拔除气道插管。另外,需要血流动力学稳定、无出血并发症、无酸中毒及电解质紊乱,具体拔管指征见表 8-2。

表 8-2　拔管指征

项目	指征
神经系统	意识清醒 服从命令 没有脑卒中并发症
血流动力学	稳定 无出血并发症或胸腔引流量＜200 mL/h 平均动脉压 70～100 mmHg 适量肌松药物或主动脉球囊反搏并非禁忌证
呼吸系统	pH≥7.32 PaO₂＞80 mmHg(FiO₂＝50％) 自主呼吸时 PaCO₂＜55 mmHg 潮气量＞5 mL/kg 吸气负压＞－25 cmH₂O
放射影像学	无大量积液、积气 无大面积肺不张
生化指标	血清钾浓度 4.0～4.5 mmol/L

据文献报道,冠状动脉搭桥术后患者常于术后 16～18 小时拔管。对于非体外循环下心脏不停跳搭桥患者,由于没有体温循环的打击,机体生理影响不大,平均拔管时间可缩短至术后 4～6 小时。拔除气道插管后,可给予鼻导管吸氧或储氧面罩吸氧。每天给予雾化吸入 2～3 次,每次 15 小时。在不影响患者休息的情况下,间断给予体疗。对于术前患有慢性阻塞性肺病患者,

由于痰液多且黏稠,往往较难咳出,可遵医嘱静脉应用大剂量氨溴索化痰。拔除气道插管的患者,早期要严密观察生命体征。注意呼吸形态,观察是否存在鼻翼翕动,呼吸浅快、呼吸困难,三凹征、发绀、烦躁不安等缺氧现象。对于呼吸状态不佳的患者,可考虑使用序贯通气。序贯通气时,患者感觉舒适,可以经口进食,避免了气道插管带来的相关损伤,保护了气道的防御功能,降低了院内肺部感染的发生率。

(4)血流动力学的监测:冠状动脉搭桥术后患者常需植入 Swan-Ganz 导管监测血流动力学和持续监测心排血量。对于血流动力学改变和处理见表 8-3。

表 8-3　血流动力学改变和处理

血流动力学改变				处理	
MAP	CO	PCWP	SVR	首先	其次
↓	↓	↓	↓↑	补充容量	
↓	↓	↓	↑	补充容量	扩张血管药
↓↑	↓	↑	↑	扩血管药	正性肌力药/IABP
↓	↓	↑	N↑	正性肌力药	
↓	N↑	N	↓	缩血管药	
N	N	↑	↑↓	利尿剂	

(二)术后并发症的观察与处理

1.低心排血量综合征(LOCS)

冠状动脉搭桥术后出现 LOCS 是非常危险的,它会引起血管收缩或移植血管的痉挛,加之血管移植物内血流量的减少,从而加重心肌缺血,进一步导致心排血量的减少,最后造成难以扭转的低血压状态。低心排血量可增加手术病死率和术后并发症发生率,如呼吸衰竭、肾衰竭、神经系统并发症等。冠状动脉搭桥术后,发生 LOCS 的最常见原因为低血容量,可由过度利尿、失血、外周血管过度扩张、心肌收缩功能不良、外周循环阻力增强等原因造成。其他常见原因还包括心脏压塞、心律失常和张力性气胸。

(1)临床表现:烦躁或精神不振、四肢湿冷发绀、甲床毛细血管在充盈减慢、呼吸急促、血压下降、心率加快、尿量减少<0.5 mL/(kg·h)、血气分析提示代谢性酸中毒。

(2)预防和处理:术后早期应用正性肌力药物(如多巴胺、多巴酚丁胺)等扩血管药,补足血容量,纠正酸中毒,预防 LOCS 的发生。一旦临床表现提示出现低心排血量综合征,应立即报告医师,详细分析,找出原因,尽早作出相应处理。补充血容量,纠正酸中毒、减轻组织水肿、保持容量平衡。每隔 30～60 分钟复查血气,观察分析器发展趋势,给予相应治疗。若药物治疗无效,要及时应用主动脉内球囊反搏(IABP),改善冠状动脉灌注,保护左心功能。

2.心律失常

(1)心房颤动和扑动:心房颤动是冠状动脉搭桥术后最常见的心律失常。美国胸外科学会(STS)报道,房颤发生率为 20%～30%。一般发生在术后 2～3 天,通常为阵发性,但可反复发作。多数心脏外科医师认为,冠状动脉搭桥术后房颤是一个较严重的问题,它对血流动力学有一定的影响。心房颤动通常由以下几个方面引起:①外科损伤;②手术引起的交感神经兴奋;③术后电解质和体液失平衡;④缺血性损伤;⑤体外循环时间过长等。

预防和处理。①心律的监测:术后心律、心率的变化,对高龄、术前有心功能不良或房颤病史等的高危患者进行重点监护。②术后尽早应用β肾上腺素能受体拮抗剂,预防性给予镁剂。若患者已出现房颤,治疗的首要任务是控制心室率,然后再进行复律治疗,尽量恢复并维持室性心律。

(2)室性心律失常:冠状动脉搭桥术后的偶发室性期前收缩,其通常不需要治疗。而出现室性心律失常如室性心动过速、心室颤动,术后并不常见,一般发生在术后1~3天。产生的主要原因如下:①围术期心肌缺血和心肌梗死;②电解质紊乱,如低血钾和低血镁症;③血肾上腺素浓度过高;④术前已有左心室室壁瘤和严重的收缩功能减退。对大多数患者来说,术后室性心律失常及其诱发因素是能被纠正的。

预防和处理。①维持水、电解质及酸碱平衡:术后早期常规每4小时检查血气离子一次,根据化验回报补充离子、调整内环境。常规应用镁剂,即使血镁正常,应用镁剂不仅可有效控制室性心律失常,还可以扩张冠状动脉,增加冠状动脉血流。②给予患者充分镇静,由于强心药物,并应用利多卡因等抗心律失常药物。

3.急性心肌梗死

由于手术技术和心肌保护技术的改善,冠状动脉搭桥术后的心肌梗死已不常见。不稳定性心绞痛患者其术后心肌梗死发生率高于稳定性心绞痛患者。发生的原因可能与以下因素有关:①心肌血管重建不彻底;②术后血流动力学不稳定;③移植血管病变。

预防和处理:减少心肌氧耗,保证循环平稳。血流动力学支持、标准的药物治疗、纠正电解质紊乱和心律失常。术后早期,给予患者保暖有利于改善末梢循环并稳定循环,继而保护心肌供血,能有效防止心绞痛及降低心肌梗死再发生。对于心肌梗死继发低心排血量的患者,应尽早放置主动脉内球囊反搏或心室辅助装置,提供血流动力学支持,减轻心脏负荷。

4.出血

冠状动脉搭桥术后的出血发生率为1%~5%,主要原因为外科手术因素和患者凝血机制障碍、长时间体外循环、高血压和低温等。患者引流量大于每小时200 mL,持续3~4小时,临床上即认为有出血并发症。

预防和处理:术前对于稳定性心绞痛患者,提前1周停用抗血小板药物。对于不稳定性心绞痛患者,可改为低分子肝素抗凝。术后严格控制收缩压在12.0~13.3 kPa(90~100 mmHg)。定时挤压引流,观察引流的色、质、量,静脉采血检查活化凝血酶原时间(ACT),使其达到基础值范围,确认肝素已完全中和。若出现大量快速出血,血压下降,应立即床旁紧急开胸止血。

5.急性肾衰竭

患者行冠状动脉搭桥术之前,若存在肾功能不全、高龄、瓣膜手术、糖尿病、严重左心室功能不全等情况,术后极易出现急性肾衰竭的并发症。它在术前血清肌酐正常的患者的发生率为1.1%,而术前血清肌酐升高患者的发生率为16%,其中20%的患者需行持续性肾替代治疗(CRRT)。急性肾衰竭增加手术病死率,可高达40%左右,并延长住院时间,增加患者负担。

预防和处理:对于有肾衰竭危险因素的患者,术前应避免使用肾毒性的药物。若术前出现血清肌酐升高者,在病情允许的情况下,可适当延迟手术时间,待血清肌酐值控制在较合适的范围内时,再行手术治疗。术前需合理限制液体入量以减少肾脏损害。术后小剂量的应用多巴胺2~3 μg/(kg·min),可扩张肾动脉,增加肾灌注。若患者出现严重的急性肾衰竭症状时,应及早给予CRRT支持,不能等到出现血流动力学紊乱、多脏器功能衰竭时才开始应用,宜早不宜迟。

6.脑卒中

脑卒中是造成冠状动脉搭桥术后并发症和死亡的主要原因之一。据Puskas多中心调查研究,脑卒中发生率为6%～13%。临床上将脑损害分为1型和2型。1型为严重的永久的神经系统损伤,发生率3%,病死率可达到21%。2型为轻度脑卒中,患者出院时可恢复神经系统和肢体功能,发生率为3%,病死率为10%。

预防和处理:早期的脑卒中治疗只是支持疗法,预防才是关键。造成术后脑卒中的原因:①升主动脉粥样硬化;②房颤;③术前近期心肌梗死和脑血管意外;④颈动脉狭窄;⑤体外循环等。术后需每小时观察并记录瞳孔及对光反射,麻醉清醒患者,观察其四肢活动情况。出现脑卒中的患者中,需给予头部冰帽降温,降低氧耗,防止或减轻脑水肿;使用甘露醇、激素、利尿剂、清蛋白;神经细胞营养剂和全身营养支持。若患者出现抽搐时,应立即给予镇静剂和肌松剂抑制抽搐。定时给予患者翻身、叩背,促进痰液排除防止肺部感染。

7.主动脉球囊反搏的应用

主动脉球囊反搏(intra-aortic balloon pump,IABP)是机械辅助循环方法之一,系通过动脉系统植入一根带气囊的导管到降主动脉内做锁骨下动脉开口远端,在舒张期气囊充气,主动脉舒张压升高,冠状动脉流量增加,心肌供氧增加;在心脏收缩前气囊排气,主动脉压力下降,心脏后负荷下降,心脏射血阻力减少,心肌耗氧量下降,以此起到辅助衰竭心脏的作用。对于冠状动脉搭桥术后出现心力衰竭、心肌缺血及室性心律失常等并发症而药物不能控制者,应及早使用IABP。但是由于IABP是有创植入性操作,并且使用期间需维持ACT在较高的水平。因此,在使用IABP期间易出现并发症,延长患者的住院时间。据文献报道,应用IABP的并发症发生率为13.5%～36.0%,可出现下肢缺血、球囊破裂、感染、出血、血肿、栓塞、动脉穿孔、主动脉夹层等并发症。

(1)下肢缺血:下肢缺血为多见的并发症,由于IABP管堵塞动脉管腔或血管内血栓脱落栓塞影响下肢供血有关。表现为IABP术后,患侧疼痛、肌肉萎缩、颜色苍白、末梢变凉、足背动脉消失。

术前应选用搏动较好的一侧植入导管;选择合适的型号;适当抗凝;持续搏动,不能停,以防止停搏时在气囊表面形成血栓在搏动时脱落。术后每15分钟对比观察双侧足背或胫后动脉搏动,注意患肢皮肤的温度、颜色变化。抬高下肢,4～6小时行功能锻炼,以促进下肢血液循环。遵医嘱给予肝素化,每2～4小时监测ACT,调整ACT在正常值的1.5倍左右。给予患者翻身时,避免患侧屈膝屈髋,防止球囊管打折引起停搏。若出现机器报警,应立即处理,避免机器停搏导致患者出现生命体征变化。

(2)球囊破裂:主要原因为在插入气囊导管时,尖锐物擦划气囊;动脉粥样硬化斑块刺破气囊;动脉内壁有突出的硬化斑块,气囊未全部退出鞘管或植入锁骨下动脉内形成打折、弯曲,该部位膜易打折破裂。

术前应常规检查气囊有无破裂,避免接受尖锐、粗糙物品。了解患者血管造影是否有斑块,了解术中置IABP管是否困难。临床表现为反搏波形消失,导管内有血液流出。一旦发现,需立即停止反搏,拔出气囊导管,否则进入气囊内的血液凝固,气囊将无法拔出,只能通过动脉切开取出。

(3)感染:常见于动脉切开植入导管。术后需加强无菌操作,及时更换被血、尿污染的敷料,并密切观察IABP置管处伤口有无红、肿、热、痛等感染征象。同时每天监测体温、血常规的动态变化情况,如有异常及时报告。遵医嘱全身及切口局部应用抗生素。

（三）术后康复护理

冠状动脉搭桥术后患者，尽早进行科学的康复锻炼对术后顺利恢复有很大的帮助。有效的康复锻炼可以扩张冠状动脉，在一定程度上预防冠脉搭桥的狭窄和闭塞，促进血液循环，促进伤口愈合，促进心功能恢复，预防肺部、消化道等各器官并发症发生，使患者尽快恢复正常生活。并且，随着患者活动量的逐步增加可有效预防深静脉血栓形成，还能改善血流动力学状态。患者在由 ICU 转回病房后，病情趋于平稳，除进行必要的抗生素和相关药物治疗外，需加强康复护理。

为了有效地进行肺部扩张，尽早恢复吹气球训练，方法同术前，可防止肺不张，减轻肺间质水肿。据报道，此项训练能明显改善缺氧和二氧化碳潴留。吹气球训练的同时，配合定时雾化吸入每天 4 次，每次 15 分钟。雾化吸入后痰液稀释，较易咳出，此时可鼓励患者咳嗽，惧怕切口疼痛是患者不愿意咳嗽的主要原因，可采取胸带固定伤口、护士协助按压伤口等方法缓解咳嗽时引起的疼痛。同时，可教会患者采取"抱胸式"咳嗽的方法，即鼓励患者深吸气后双手交叉抱于胸前，每当用力咳出时，双手用力向身体内抱胸，此方法可减轻咳嗽时震动引起的疼痛，并且患者可自行控制抱胸的时机和力度。

鼓励患者进食高蛋白、高热量饮食，既为康复训练储备能量也可促进手术刀口的愈合。由 ICU 转回病房 24～48 小时后，在患者体力允许情况下，护士协助患者在床上慢慢坐起，待适应后再缓慢移到床边，直到搀扶站起。切记，患者由于卧床时间较长，初次活动会感到乏力、头晕、四肢无力，同时还有谨防直立性低血压的发生。早期活动可搀扶离床短距离步行，72 小时后根据患者体力和心功能的恢复情况逐渐加大活动量，可沿病房走廊步行。若扩胸运动导致患者牵拉伤口引起疼痛，为防止关节僵硬，可鼓励患者多做一些柔软的伸展运动，例如，上肢缓慢抬起，举过头顶或者两手缓慢平举，以不引起疼痛为宜，逐步增加动作幅度。

鼓励患者生活自理包括洗脸、刷牙、自己进餐和大小便等，可促进上肢功能锻炼，又在一定程度上增加了运动量。此时，嘱患者多进食蔬菜、水果等易消化饮食，排便时切勿用力，如厕时动作宜迟缓，防止血压骤升骤降发生意外。患者一旦生活自理能力恢复后，既满足了患者自我实现的需求，也增加了患者的自信心，利于患者心态的调整，病情的恢复。

在进行康复锻炼时，要求患者逐渐加大运动量，不可急于求成，应以患者能自我耐受、不感过度疲劳、无心慌气短、不诱发心律失常和剧烈胸痛为度。

五、健康指导

患者术后状态平稳，复查心电图、胸部 X 线片、心脏超声如无异常，即可出院。向患者宣讲和发放出院健康指导手册，包括指导患者饮食、功能锻炼、合理用药、定期复诊等内容。

（一）饮食指导

冠状动脉搭桥术后患者饮食宜清淡、高营养，应限制饮食中的高热量、高胆固醇食品如肥肉、动物脂肪、动物内脏、甜食等，可多食蔬菜、水果等富含维生素和膳食纤维的食物。一日三餐要规律，切勿暴饮暴食，合理控制体重，戒烟酒。

（二）功能锻炼

散步是一种全身性运动，可加快血流速度，保持血流畅通，防止冠状动脉狭窄，降低心脏并发症与再次手术率。对于冠状动脉搭桥术的患者，这是很好的一项运动，鼓励患者出院后养成散步的好习惯，可根据自行情况和耐受程度逐渐延长散步时间、增加散步的距离。在完全恢复体力前，会感觉乏力是正常的，如果出现胸痛、气短、轻度头晕、脉搏不规则应立即停止锻炼，及时到医院复查。

（三）用药指导

患者即将出院,很多患者会认为手术过后,症状消失或改善了就万事大吉了,此时需强调出院后定时服用口服药的重要性:减轻动脉硬化程度,延缓和控制病变的进程和冠状动脉再狭窄的发生。

服用口服药应注意:清楚了解和熟悉常用药物的名称和剂量;遵照医师医嘱按时服药,禁忌自行调整服药剂量或擅自停药;按照药品的使用说明合理保存药物,防止药物在阳光下暴晒影响药效,延误治疗。

（四）定期复查

一般术后3～6个月回手术医院复查一次,以后1、3、5、10年复查一次,复查项目包括心电图、胸部X线片、心脏超声、生化系列等。

（五）维持情绪稳定

实践表明,脾气暴躁、易怒、易紧张的人很容易出现血压增高,冠脉血管张力增加而患心脏病。经历了手术的治疗后,应指导患者时刻保持愉快的心情,避免争吵和过度兴奋。让患者多听音乐,参加社会活动达到精神放松,从而提高生活质量,延长寿命。

（邓佩琳）

第三节 主动脉夹层动脉瘤

一、概述

主动脉夹层动脉瘤的准确定义:主动脉壁中层内裂开,并且在这裂开间隙有流动或凝固的血液。中层裂开通常是在中层内1/3和外2/3交界面。夹层将完整的主动脉壁一分为二:即由主动脉壁内膜层和中层的内1/3组成的夹层内壁和由中层外2/3和外膜层组成的夹层外壁。夹层内、外壁间隙为夹层腔,或称为假腔,主动脉腔称为真腔。主动脉夹层的病因尚不明确,但其基本病变为含有弹力纤维的中膜的破坏或坏死,常与以下情况有关:高血压、遗传性结缔组织病(如马方综合征、Turner 和 Ehlers-Danlos 综合征)、多囊肾病、主动脉中膜变性、主动脉缩窄、先天性主动脉瓣病、妊娠、动脉硬化、主动脉炎性疾病、钝性或医源性创伤或肾上腺诱导性病变有关。

在夹层形成和发展过程中,主动脉壁中层撕裂导致的疼痛和主动脉夹层动脉瘤3个常见并发症(主动脉破裂、主动脉瓣反流、主动脉及其分支血管的阻塞)相应的表现是急性主动脉夹层动脉瘤常见的症状和体征。慢性主动脉夹层动脉瘤患者,主动脉扩大但常无症状。当扩大的主动脉侵犯邻近结构,则表现为相应部位的疼痛。扩大的主动脉压迫邻近组织也产生症状,如声音嘶哑、Hornor 综合征、反复肺炎。近端主动脉发生慢性夹层时,多合并主动脉瓣的关闭不全,严重者产生急性左心心力衰竭症状。慢性主动脉夹层患者也可出现组织灌注不良,如慢性肾衰竭、跛行等。慢性夹层患者出现低血压,多是由于主动脉破裂或严重的主动脉瓣关闭不全、心力衰竭所致。慢性病症外周脉搏消失较急性常见。主动脉瓣关闭不全时,除典型的舒张期泼水样杂音外,多有外周血管征,如毛细血管搏动、枪击音、脉压增大,腹部体检可发现扩大的主动脉。

未经治疗的主动脉夹层动脉瘤预后很差。急性主动脉夹层动脉瘤患者,50%在夹层发生后48小时内死亡,75%的患者在2周内死亡。慢性夹层患者,5年生存率低于15%。主动脉夹层动脉瘤患者绝大多数死于主动脉破裂。临床实践结果表明,人造血管置换术是主动脉夹层动脉瘤外科治疗的最有效方法。理想的置换术是在一次手术中能用人工血管置换所有夹层病变累及的主动脉段,即所谓完全治愈。然而这是难以达到的,因为大范围的替换手术创伤大,术后并发症多,病死率高。因此,绝大多数仅置换破裂的、危险性很高的主动脉段,而通常是近端主动脉应尽可能大范围的替换。

二、术前护理

(一)一般准备

1.休息

绝对卧床休息,减少不必要的刺激,限制探视的人数。护理措施要相对集中,避免搬动患者,操作时动作要轻柔,避免发出噪声,尽量在患者床边完成相关的检查。

2.术前常规准备

术前停止吸烟,术前8小时禁食水,以免麻醉或手术过程中引起误吸。术前晚应常规清洁灌肠,术前一天备皮,剃去手术区及其附近的毛发,术前一晚按照医嘱给镇静药物。完善各项血、尿标本的化验,包括血常规、血型、生化系列、血气分析、尿常规。辅助检查包括18导联心电图、胸部X线片、超声心动图、CT或MRI、主动脉造影等。

3.疼痛

主动脉夹层动脉瘤难以忍受的剧烈疼痛本身引起血压的升高,因此要做好疼痛护理。可以适当应用镇静和镇痛药物,止痛药物要选择对呼吸功能影响小的药物,通常是10 mg吗啡皮下或肌内注射,必要时4~6小时后可重复给药,年老体弱者要减量。如果疼痛症状不明显,但是患者烦躁不安可给地西泮等镇静药物。在使用镇静药物后要观察患者的呼吸状况,如有异常立即通知医师。

4.吸氧

患者持续低流量吸氧,增加血氧含量。吸氧也可以改善心肌缺氧及应用血管扩张药物而引起的循环血容量减少导致的氧供应不足。另外,疼痛也会增加机体的耗氧量,吸氧后可增加患者的氧供应量,改善患者的不良情绪。

5.防止发生便秘

对于主动脉夹层动脉瘤的患者来说绝对卧床休息和心理的焦虑和抑郁是导致便秘发生的主要原因,另外患者的饮食结构和生活习惯也是造成便秘的原因,还有一部分患者因为怕用力排便造成动脉瘤破裂而不愿排便。患者要多食素食少食荤,多吃蔬菜水果软化粪便,给胃肠道休息的时间,减少胃肠道的负担,保持胃肠的正常蠕动。多饮水,促进新陈代谢,缩短粪便在胃肠道停留的时间,减少毒素的吸收。安排合理科学的饮食结构,粗细搭配,避免以猪肉、鸡肉等动物性食物为主食。每天睡前或晨起喝一杯温蜂蜜水或淡盐水以保持大便通畅。一旦发生便秘,给予开塞露灌肠,此方法作用迅速有效。服用麻仁软胶囊、蜂蜜水及香蕉虽然有效但作用较慢。禁忌做腹部按摩及运动疗法,以免诱发夹层动脉瘤破裂。因患者绝对卧床,要求床上排便,嘱患者建立定时排便的习惯,每天早餐后排便,早餐后易引起胃-结肠反射,此时锻炼排便,以建立条件反射。另外,患者排便时要注意环境隐私,用屏风遮挡,便后要帮患者做好清洁工作,病室通风,保持空气清新。

6.其他疾病治疗

(1)心血管系统的常见疾病。

缺血性心脏病:动脉瘤手术对患者心脏供血、供氧和氧耗影响都很大,术前如有缺血性心脏病,术中、术后易并发心肌梗死,一旦发生心肌梗死则病死率极高。术前应了解患者有无心绞痛症状或者有无心电图的异常改变。但半数以上的冠心病患者无任何症状,因此对有冠状动脉疾病的患者,可做冠状动脉造影检查。

高血压:轻度高血压并不构成动脉瘤手术的危险因素,中度以上的高血压除非必须做急诊手术外,术前应控制好血压再行择期手术。长期服用降压药物的,要一直服药到术前,术后也要尽早恢复服药。术中要特别注意防止血压忽高忽低,术后要口服降压药维持血压平稳。

心律失常:房性期前收缩一般不需要特别处理。房颤者术中及术后应控制心率,偶发单源性室性期前收缩不需特殊处理,但频发或多源期前收缩需要用利多卡因或胺碘酮等有效药物治疗。新出现的恶性心律失常则应检查有无血生化异常、酸中毒、低氧血症,贫血等。

心脏瓣膜疾病:升主动脉瘤时常伴有主动脉半环扩大或瓣膜附着缘撕脱,一旦因此而出现主动脉瓣关闭不全,常出现急性左心功能不全的表现,因此应尽早进行手术治疗。这种患者不能平卧、心功能Ⅲ级或Ⅳ级,药物控制效果不佳的也应尽早手术或急诊手术,而不必等待心功能改善后再手术治疗。合并轻度主动脉瓣狭窄或轻度二尖瓣脱垂,术中可不处理,如中度以上的病症,术中应同时处理。

(2)呼吸系统疾病。

急性呼吸道、肺部炎症:呼吸系统急性炎症,气道分泌物或痰液增多,再加上麻醉和手术的侵袭,术后感染易扩散,发生肺不张和肺炎并发症的危险性增大。所以,除急诊手术外,术前应先治疗呼吸系统急性炎症,待炎症完全治愈后1～2周再行择期手术。

慢性支气道炎:慢性支气道炎要去除诱因,其次慢性支气道炎时气道内黏液分泌过多和易引起气道支气道痉挛,因此术前准备应以祛痰、排痰和解痉为中心,使用祛痰药物及雾化吸入。

慢性肺气肿:术前应锻炼呼吸以促进呼气,通常采用吹口哨及锻炼腹式呼吸改善肺内气体交换。其次术前也要口服祛痰解痉药物,合并感染要选用敏感抗生素。

(3)糖尿病:合并糖尿病的患者术后易发生感染,主要是因为机体免疫力下降,微血管病的血液循环障碍及白细胞功能降低等原因。术前要正确调节葡萄糖和胰岛素的用量,使血糖值在允许的范围内波动,防止发生酮症酸中毒。通常要求控制空腹血糖在正常范围或7.5 mmol/L以内。但要注意防止发生低血糖。另外还要纠正患者的营养状态,特别是低蛋白现象,并消除潜在感染灶。

7.用药护理

目前临床上常用的药物有三类:血管扩张剂、β肾上腺素受体阻滞剂和钙通道阻滞剂。主动脉夹层动脉瘤的急性阶段(发病初48小时),主动脉破裂的危险性最大,应选择静脉途径给药方法,待病情控制后再改为口服长期维持量。慢性主动脉夹层动脉瘤而无症状的则可提倡口服药物治疗。硝普钠应用输液泵准确输入体内。从小剂量[0.5 μg/(kg·min)]开始,然后根据血压的高低逐渐增加用量,但一般不超过[10 μg/(kg·min)]。当用大剂量硝普钠仍达不到满意的效果时,改用其他血管扩张剂。应用硝普钠时要现用现配,避光泵入,输液泵控制速度。应用硝普钠同时可应用β肾上腺素受体阻滞剂,如艾司洛尔,注射时要稀释并使用输液泵控制速度。值得注意的是艾司洛尔有很强的降压作用,如患者仅应用艾司洛尔就能维持满意的血压和心率,则不需要同时使用硝普钠。在应用艾司洛尔的过程中要密切观察患者的心率。普萘洛尔有很强的心肌收缩功能抑制作用,需要急诊手术的患者应避免使用或用量应小。临床中常用的钙通道阻滞剂是乌拉地尔,应用输液泵泵入,也可稀释后静脉注射。

8.预防瘤体破裂

夹层动脉瘤破裂引起失血性休克是导致患者死亡的常见原因。预防主动脉夹层破裂,及时发现病情变化是术前护理的重要内容。尤其是患者主诉突然发生的剧烈腰背部疼痛,常常是夹层动脉瘤破裂的前兆。高血压是夹层分离的常见原因,导致夹层撕裂和血肿形成的常见原因与收缩压和射血速率的大小有关。因此术前要将血压控制在 13.3～17.3 kPa/8.0～12.0 kPa(100～130/60～90 mmHg),心率 70～100 次/分。血压下降后疼痛会明显减轻或消失,是主动脉夹层停止进展的临床指征,而一旦发现血压大幅度下降,要高度怀疑夹层动脉瘤破裂。

9.周围动脉搏动的观察和护理

当主动脉夹层累及分支血管会引起相应脏器的缺血症状,主动脉分支急性闭塞可导致器官的缺血坏死,要预见性的观察双侧桡动脉、足背动脉的搏动情况,要注意观察末梢的皮肤温度及皮肤颜色。要勤巡视,勤观察,严格交班,做到早发现,早报告,早救治。

10.胃肠道及泌尿系统

观察动脉瘤向远端发展,可延伸到腹主动脉下端,累及肠系膜上动脉或肾动脉,引起器官缺血和供血不足症状,夹层累及肾动脉会出现腰疼、血尿、急性肾衰竭、尿量减少。夹层累及肠系膜上动脉时会出现恶心、呕吐、腹胀、腹泻等症状。每小时记录尿量,尿色,记录 24 小时出入量。

11.休克的观察

患者因刀割样疼痛而表现为烦躁不安、焦虑、恐惧和濒死感,且为持续性,一般镇痛药物难以缓解,患者会伴有皮肤苍白、四肢末梢湿冷、脉搏细速、呼吸急促等休克症状。护士要迅速建立静脉通路,抗休克治疗,观察患者尿量、皮肤温度、血压及心率变化。

12.其他并发症的观察

主动脉分支闭塞会引起器官的缺血坏死,如颈动脉闭塞表现为晕厥,冠状动脉缺血表现为急性心肌梗死,累及骶髂神经可出现下肢瘫痪。累及交感神经节可出现疼痛,累及喉返神经可以发生声音嘶哑,因此护士要严格观察有无呼吸困难、咳嗽、咯血、头痛、偏瘫、失语、晕厥、视力模糊、肢体麻木无力、大小便失禁、意识丧失等征象。

(二)心理护理

绝大部分患者在住院时可以了解自己的病情,对手术和疾病充满了紧张和恐惧,同时夹层动脉瘤的首发症状是胸背部剧烈的疼痛,难以忍受的撕裂样。刀割样疼痛伴有濒死感,严重者伴有短暂的晕厥,因此患者会有烦躁和焦虑,但是患者期盼着手术治疗以减轻痛苦,顾虑重重,同时也担心手术是否成功,这些心理问题会影响患者的休息,同时会使交感神经兴奋,血液中儿茶酚胺含量增加,使血压升高、心率加快,加重病情。不良的心理问题还会降低机体的免疫力,抵抗力下降,对手术治疗不利。首先我们要倾听患者的主诉,鼓励患者说出自己内心的不快、顾虑及身体的不适,与患者建立信任关系。向患者讲述成功病例,组织经验交流会,观看图片讲解疾病相关知识,增强患者战胜疾病的信心。与家属配合鼓励患者增强战胜疾病的信心。

(三)术前访视

术前一天 ICU 护士到病房对拟进行手术者进行访视,术前访视采用视频和发放宣传册及一对一咨询的方式进行,以确保患者及家属能够理解,并且在访视过程中一定要注意询问他们是否能听懂。护士除了常规介绍 ICU 工作环境,还需要向患者及家属解释患者在这里的这段时间内可能会发生什么,他们可能会有什么样的感受及会听到什么并看到什么;气道内插管的存在会对他们产生什么影响,及如何用另一种方式进行交流;重症监护室护士的角色,重症监护设备,及重症监护室的探视制度。所有这些信息都应记录细节备份,以便患者回顾需要说明或提醒的要点。护士需要评价患者心理生理状况,确定可能影响术后恢复的问题。

(四)急诊手术术前准备

急诊的主动脉夹层动脉瘤患者,绝大多数是主动脉瘤濒临破裂危险或已发生破裂、有严重的组织、器官灌注不良,病情危重。为了挽救患者的生命,应在密切的监护和药物治疗的同时,在最短的时间内进行必要的术前检查和作出明确的诊断,以便及早接受手术治疗。

1.监测

所有夹层动脉瘤或可能急诊手术的患者,都必须送至重症监护室或直接到手术室,进行血流动力学连续监测。为了方便静脉应用药物治疗,快速输液和监测中心静脉压,要求建立中心静脉通路。建立动脉连续直接测压,达到实时监测血压的目的。放置导尿管,便于对尿量进行监测,这是对液体的补充,抗高血压治疗效果判断的一个很好的观察指标,在双侧肾无灌注时常产生无尿症。定时触摸并对比四肢动脉脉搏的强弱,在监护过程中,护士用这种简单的方法判断有无组织灌注不良。有条件者还可放置 Swan-Ganz 漂浮导管,进行肺动脉、压肺毛细血管楔压,心排血量等进行监测。除上述监测外还要观察患者的神经系统功能及腹部状况,同时还要密切观察患者的动脉血气分析结果。

2.药物治疗

临床实践中,仅有极少数主动脉夹层动脉瘤患者需要急诊手术。假如已在其他医院确定了主动脉夹层动脉瘤的诊断和明确了夹层累及的范围和有无并发症,来院就诊时可直接送入手术室进行治疗。药物治疗主要是静脉给药,普萘洛尔有很强的心肌收缩功能抑制作用,需急诊手术的患者应避免使用。需要急诊手术而又出现组织灌注不良的患者,术前是否进行降血压治疗仍存在分歧,反对者认为降低血压加重组织缺血,赞成者认为组织灌注不良是由于夹层所致,降低血压是可以防止夹层发展、预防夹层破裂的有力措施。在术前准备过程中,有些患者仍出现难以忍受的疼痛则应肌内或静脉注射止痛药和镇静药。

三、术中护理

由于夹层动脉瘤起病急骤,加上剧烈的疼痛,往往使患者出现恐惧、焦虑的情绪,在拟定手术方案后,手术室护士应当尽快到病房做好术前访视,以亲切的态度介绍手术成员及手术的成功经验,鼓励患者以放松的心态准备手术。洗手护士在术前准备好常规心脏大血管手术器械和敷料包,准备各种类型的人造血管及心血管补片、特殊血管缝线和可吸收缝线,大银夹钳和特殊鼻式针持、胸骨锯、骨蜡、无菌冰泥、除颤器、生物胶、止血粉、止血纱布,特细神经拉钩等。检查各种备用插管、手术器材的有效期,准备好充足的手术器械、用物、药品,保障术中及时准确地配合。

患者进入手术室后,巡回护士要热情接待,仔细核对患者姓名、床号、手术部位及术前用药。安慰关怀患者,减轻其紧张情绪。迅速建立两条良好的静脉通路。麻醉完成后,将患者放置平卧位,头下垫软头圈,胸后垫胸枕。肩胛骨、骶尾部、足跟处分别贴减压贴,减少因手术时间长和深低温体外循环导致皮肤压疮。由于手术位置在主动脉,而且是深低温环境条件下,会引起血流动力学和内环境的变化,术中密切配合麻醉师、体外循环灌注师工作,观察血压、血氧饱和度、尿量及体温的变化。遇异常情况,及时遵医嘱做好相应的处理。

心脏大血管手术器械种类繁多,要求器械护士提前 30 分钟刷手,与巡回护士一起仔细清点缝线、敷料和器械等物品。考虑到手术大,影响术式的不确定因素较多,皮肤消毒范围要足够大。消毒范围原则上同冠状动脉旁路移植手术,但双耳郭、乳突和双上肢也应充分消毒。铺单还是应预留双侧锁骨下动静脉和股动脉切口位置。暴露右侧腋动脉备体外循环插管用。大血管手术开胸时的风险较大,尤以二次开胸行大血管手术为甚。从开胸到完成心脏血管游离的过程中应做好随时应对大出血、心律失常和启动体外循环的准备。

四、术后护理

(一)常规护理

1.ICU 常规护理

准备好麻醉床、心电监护仪、呼吸机、简易呼吸器、吸痰器、除颤仪等急救监测设备。患者回ICU 后立即给予患者心电、血压、血氧饱和度监测。连接呼吸机进行机械辅助通气。与麻醉师进行交接包括患者使用药物如何配制、血气分析结果及术中是否出现异常情况。同时还要交接患者的衣物,带回的血制品及药物,血制品要严格交接,双人核对。病情允许可与手术室护士共同为患者翻身查看皮肤情况,出现异常要记录在重症护理记录单上,并填写压疮评估表,并且要把情况告知家属。

2.体位

麻醉未醒时采取平卧位,尽量减少搬动患者,如生命体征不稳定患者要禁止翻身。麻醉清醒后生命体征稳定的患者可将床头抬高 30°。

3.管道护理

与麻醉师一起确定气道插管的位置,听诊呼吸音,观察双侧是否对称,常规进行 X 线检查,了解气道插管的位置及双肺的情况。交接深静脉及动脉压管路的位置,检查管路是否通畅。妥善固定导尿管、引流管,在引流瓶上贴好标记,以便观察患者的引流量。保持各管路通畅,避免打折、扭曲、脱出、受压,每班需要确定各种管路的位置,每个小时记录深静脉及气道插管的位置。

4.保证外出检查安全

患者外出做检查时要备好抢救设备及药物,准备简易呼吸器、氧气袋、负压吸引器、吸痰管、除颤仪、肾上腺素,以保证患者发生意外情况能够给予及时的救治。

5.血糖监测

术后监测血糖每小时 1 次,连续 3 小时,如有异常立即应用胰岛素,以控制血糖在正常范围。

6.心理护理

患者进入 ICU 后要掌握患者的心理动态,及早告知患者手术成功,现在正在 ICU 接受治疗,对患者实施周到的护理及热情的鼓励。积极指导自我放松训练,转移注意力,使其配合治疗,促进康复。对患者提出的问题,要耐心细心解答,让患者信任 ICU 护士。

(二)并发症的观察与护理

1.控制血压

维持理想的血压,减少血压的波动是大血管术后护理的难点。术后难以控制的持续高血压可增加脑出血、吻合口出血及冠状动脉痉挛,有心肌缺血的危险。术后要给予患者镇痛、镇静,加强心理护理,使患者有安全感,防止由于过度的焦虑和烦躁而引起的血压升高。术后要给予缓慢复温,防止由于体温过低引起的外周血管收缩而导致血压的升高。当患者麻醉苏醒时,可应用丙泊酚镇静,同时血压有升高趋势时,要遵医嘱给硝普钠、亚宁定、利喜定等降压药物,使血压缓慢降低,收缩压维持在 16.0 kPa(120 mmHg)左右。术后早期血压低多是因为渗血多、术中出血、失液,血容量不足引起的,应用药物血压仍控制不理想时,要警惕是否发生低心排血量。所有患者均采用有创血压监测,妥善固定穿刺针的位置,每班都要校对零点,保证测量血压的真实可靠。使用血管扩张药物要单路给药,使用微量注射泵是避免应用"快进"键,以免血压骤然降低。

2.心电监测

全主动脉置换涉及主动脉根部的置换及头臂干血管的再造,术前主动脉瓣关闭不全,冠状动脉病变,长时间的体外循环及心肌阻断,都会导致术后的心律失常、心肌缺血,低心排血量甚至心搏骤停。术后立即给予多参数的生理监测及血流动力学监测,定时观察心率、中心静脉压及心电图的变化。高龄患者中心功能较差、心排血量降低,易发生充血性心力衰竭,对于这样的患者术后可以给予主动脉内气囊泵动(IABP)辅助心脏功能,增加心脏射血、心脏灌注,改善肾脏的血液灌注。

3.纠正电解质紊乱、酸碱平衡失调及出入量失衡

术中血液稀释、利尿剂的应用、低流量灌注、应用呼吸机等都会引起酸碱平衡失调及电解质的紊乱。术后也要参照多方面的因素心率、血压、中心静脉压、尿量、引流量、血气分析结果及心肺功能。血容量不足时要以补充胶体为主,维持血红蛋白>100 g/L,血浆可以预防由于凝血因子减少而造成的引流多,补充胶体还可以防止由于胶体渗透压降低而造成的肺内液体增多,护理过程中不能机械的控制入量小于出量。

4.意识的监测

脑部的并发症是人工血管置换常见的并发症之一。临床表现为苏醒过缓、偏瘫、昏迷、抽搐等。护士在患者未清醒前要观察并记录患者双侧瞳孔是否等大等圆,是否有对光反射及程度如何,清醒后要记录清醒的时间及程度,密切观察患者的认知情况、精神状态及有无脑缺氧。患者清醒后护士要观察和记录四肢的活动情况,皮肤的温度,感觉动脉搏动情况。

5.胃肠道的护理

留置胃管持续胃肠减压是术后常见的护理措施,留置胃管禁食水的患者常有口渴、咽部疼痛等不适,每天要给予两次口腔护理,以促进患者舒适。每班听诊肠鸣音,观察腹部体征,有无腹胀、腹痛,定时测腹围,观察有无腹腔脏器缺血表现。患者肠道功能恢复后可给予胃肠道营养,以促进患者体力的恢复。

6.呼吸道的护理

(1)术后呼吸机辅助呼吸:根据血气分析结果及时调整呼吸机参数。术后带管时间长,不宜长时间持续镇静的患者易出现呼吸机对抗,随时监测呼吸频率、潮气量、气道压及患者的呼吸状态。调整呼吸机模式为 SIMV+PS(压力支持)或者压力控制通气(PC),在 PC 情况下要注意观察患者的潮气量变化,及时调整压力。

(2)预防呼吸机相关性肺炎(VAP):呼吸机相关性肺炎是指经气道插管行机械通气 48 小时以后发生的肺部感染,或原有肺部感染发生新的病情变化,临床上高度提示是一次新的感染,并经病原学证实者。机械通气是 ICU 常用的一种治疗方法,由于人工气道的建立破坏了呼吸道正常的生理防御机制,使机械通气并发的呼吸机相关性肺炎发生率增加 4~12 倍。呼吸机相关性

肺炎的发生使得患者治疗时间延长,住院费用增加,病死率增高,影响疾病的预后。

ICU 环境管理:严格限制探视,减少人员流动,同时也要减少可移动设备的使用。必要探视时家属需要穿隔离服、戴口罩帽子、更换拖鞋后才能进入。每天要进行通风,地面每天用含氯消毒液拖擦,监护仪等设备定期消毒液擦拭,患者转出后对所用物品进行终末消毒处理。ICU 应设立隔离病房,以收治特殊感染患者。使用空气层流装置时要定期清理排风口出的污物,以免影响空气质量。定期对 ICU 工作人员进行手消毒效果监测,洗手后细菌数小于 5 cfu/cm^2,并以未检出致病菌为合格。此外,还要进行定期体检,尤其要进行口咽部细菌培养,带有致病菌株者应停止治疗工作或更换工作岗位。

保持人工气道的通畅:保持人工气道通畅最有效的方法是根据分泌物的颜色、量和黏稠度等情况,按需进行气道内吸痰。吸痰是利用机械吸引的方法,将呼吸道分泌物经口、鼻或人工气道吸除,以保持呼吸道通畅的一种治疗方法。

吸痰手法:可按照送、提、转手法进行操作。①送:在左手不阻塞负压控制孔的前提下,或先反折吸痰管以阻断负压,右手持吸痰管,以轻柔的动作送至气道深部,最好送至左右支气道处,以吸取更深部的痰液。②提:在吸痰管逐渐退出的过程中,再打开负压吸痰,或左手阻塞吸痰管负压控制孔产生负压,右手向上提拉吸痰管,切忌反复上下提插。③转:注意右手边向上提拉时,边螺旋转动吸痰管,能更彻底地充分吸引各方向的痰液,抽吸时间断使用负压,可减少黏膜损伤,而且抽吸更为有效。

吸痰后护理:与呼吸机连接,吸入纯氧。生理盐水冲洗吸痰管后关闭负压。检查气道套管和气囊。听诊。安慰患者取舒适体位,擦净面部,必要时行口腔护理。观察血氧饱和度变化,调节吸入氧浓度(FiO$_2$)。整理用物、洗手和记录:吸痰前后面色、呼吸频率的改善情况,痰液的颜色、性质、黏稠度、痰量及口鼻黏膜有无损伤。

保持人工气道的湿化:人工气道的建立使患者丧失了上呼吸道对气体的加温和加湿的作用,吸入干燥低温的气体未经过鼻咽腔易引起气道黏膜干燥和分泌物黏稠,造成分泌物潴留,发生肺不张,增加了肺部感染的机会。所以,必须保证人工气道充分的湿化。

雾化吸入治疗:有些呼吸机本身有雾化装置,使药液雾化成 3~5 μm 的微粒,可达小支气道和肺泡发挥其药理作用。昏迷患者也可将雾化吸入的面罩直接置于气道切开造口处或固定于其口鼻部,每天4~6 次,每次 10~20 分钟,患者清醒时嘱其深呼吸,尽量将气雾吸入下呼吸道。常用的药物有 β$_2$ 受体激动剂和糖皮质激素等,以扩张支气道。更换药液前要清洗雾化罐,以免药液混淆。使用激素类药物雾化后,及时清洁口腔及面部。

7.并发症的观察及护理

(1)观察有无截瘫:密切观察患者的下肢肌力及感觉,一旦发现异常立即通知医师。胸降主动脉和胸腹主动脉远端的血管置换术,脊髓缺血时间长或者供给脊髓血液的肋间动脉和腰动脉没有重建等因素导致的偏瘫、截瘫等是主动脉夹层动脉瘤术后常见的严重并发症,迄今为止尚未有解决的方法。

(2)观察有无栓塞征象:主动脉人工血管置换术后,在重建血管吻合口、动静脉腔内易发生血栓和栓塞。为防止人工血管内发生血栓,术后 3 个月内给予抗凝治疗,抗凝药物的应用通常在术后 6~12 小时,如果引流多要推迟使用。

(3)预防出血和渗血:主动脉人工血管置换的创伤大,吻合技术难,吻合处多,术中和术后发生出血和弥散性渗血往往能够致命。术后对出血的观察和早期发现尤为重要。勤挤引流,保持引流通畅,观察记录引流的色、质和量,如果发现术后 1 小时引流量＞10 mL/kg,或者任何 1 小时的引流量＞200 mL,或 2 小时内达 400 mL,都提示有活动性出血,一旦发现要立即报告医师,给予开胸止血。同时术后控制血压也是预防出血的关键,主动脉人工血管置换手术复杂,技术难度大,吻合口多,吻合口出血是术后致死的首要原因。控制血压在 12.0～16.0 /6.7～10.7kPa(90～120/50～80 mmHg),以保证组织灌注,皮肤温度正常,以尿量为准,保证每小时尿量＞1 mL/kg,避免血压过低导致的组织灌注不足。早期引流偏多要排除血液稀释、鱼精蛋白不足、凝血功能障碍等原因,及时给鱼精蛋白、新鲜血浆、血小板、纤维蛋白等,有效地减少术后渗血。

(4)肾脏功能监测:肾脏是对缺血最敏感的腹腔脏器,肾衰竭是主动脉术后常见的并发症之一,发生率 10％～20％,常在术后 48 小时内发生。防止血容量不足引起的少尿、无尿,每小时观察并记录尿量、颜色及性质,查肌酐、尿素氮,出现出入量失衡时及时汇报医师。补足血容量,血细胞比容低于 35％时适当输血,维持血压稳定,必要时应用硝普钠降压,必须保持稳定的肾动脉灌注压,舒张压不低于 8.0 kPa(60 mmHg)。血压过低者可应用小剂量多巴胺、肾上腺素以提高血压,扩张肾动脉,起到强心利尿作用。发生血红蛋白尿时要给予碱化尿液,防止管型尿形成,保持水电解质酸碱平衡,控制氮质血症,当尿量连续 2 小时＜1 mL/kg时,及时报告医师,应用利尿剂,必要时应用肾脏替代疗法。

8.预防感染

主动脉夹层人工血管置换手术时间长、创伤大,人工血管植入和术后带有引流管,中心静脉导管等侵入性导管多,易发生感染。术后各项操作要严格遵循无菌操作原则,应用广谱抗生素,严格按医嘱时间给药,以维持最佳的血药浓度。有发热的患者要根据血培养的结果选择应用抗生素。要密切观察体温,痰液的色、量及性质。观察皮肤有无红肿、疼痛,尿液有无混浊,一旦发现上述症状,要及时找到原因并及时处理。

(三)康复护理

患者病情平稳后可进行各关节的被动运动,清醒脱机后指导患者进行主动关节运动,练习床上坐起进食,为下床活动做准备。从术后第 1 天起按摩双下肢,每天两次,每次半小时。翻身叩背促进患者痰液排出,防止呼吸道感染的发生。鼓励患者早期下床活动,促进体力的恢复,初次下床时要注意保护患者安全以免发生摔伤。

五、健康指导

(一)生活指导

减少家庭生活中的不安全因素,防止跌倒,避免体力活动,从事比较轻松的职业。指导患者养成良好的饮食习惯,给予低盐、低胆固醇、富含粗纤维素且清淡易消化饮食,少量多餐,不食刺激性及易引起腹胀的食物,如饮料和咖啡等,以免加重心脏负担。限制摄盐量,限制高胆固醇、高脂肪食物,并适量摄取蛋白质饮食,多吃新鲜的蔬菜和水果,戒烟限酒,保持大便通畅,防止发生便秘而引起腹内压增高。根据天气增减衣物,避免发生感冒。

(二)用药指导

按医嘱服药,漏服后不能补服,缓释片不可掰开服用。控制血压,定期监测血压是药物治疗的关键。合理降低血压,保持血压平稳,防止动脉破裂。每天定时、定部位、定血压计、定体位测量血压并记录数值,以便调整药物用量。

（三）卫生保健

急性期或恢复期患者都有可能因便秘而诱发夹层范围扩大或破裂。应指导患者养成床上排便习惯，必要时给予缓泻剂。加强腹部按摩，减轻患者精神上和心理上的不安，避免排便时用力屏气，可嘱患者食用蜂蜜、香蕉等，每 1～2 天排便 1 次，同时注意及时记录排便情况，排便时应在旁密切观察血压和心电图变化。

（四）病情观察

一旦出现心前区或胸部、腹部等疼痛立即来医院就诊。

（五）复查指导

术后半年内每 3 个月门诊随访 1 次，半年复查增强螺旋 CT，了解夹层愈合情况，如有不适随时就诊。

（王少婷）

第四节　心　脏　损　伤

心脏损伤是暴力作为一种能量作用于机体，直接或间接转移到心脏所造成的心肌及其结构的损伤，直至心脏破裂。心脏损伤又有闭合性和穿透性损伤的区别。

一、闭合性心脏损伤

心脏闭合性损伤又称非穿透性心脏损伤或钝性心脏损伤。实际发病率远比临床统计的要高。许多外力作用都可以造成心脏损伤，包括：①暴力直接打击胸骨传递到心脏。②车轮碾压过胸廓，心脏被挤压于胸骨椎之间。③腹部或下肢突然受到暴力打击，通过血管内液压作用到心脏。④爆炸时高击的气浪冲击。

（一）心包损伤

心包损伤指暴力导致的心外膜和/或壁层破裂和出血。

1.分类

心包是一个闭合纤维浆膜，分为脏、壁两层。心包伤分为胸膜-心包撕裂伤和膈-心包撕裂伤。

2.临床表现

单纯心包裂伤或伴少量血心包时，大多数无症状，但如果出现烦躁不安、气急、胸痛，特别当出现循环功能不佳、低血压和休克时，则应想到急性心脏压塞的临床征象。

3.诊断

（1）ECG：低电压、ST 段和 T 波的缺血性改变。

（2）二维 UCG：心包腔有液平段，心排幅度减弱，心包腔内有纤维样物沉积。

4.治疗

常见手术治疗法包括心包穿刺术（图 8-2）、心包开窗探查术（图 8-3）、开胸探查术。

（二）心肌损伤

所有因钝性暴力所致的心脏创伤，如果无原发性心脏破裂或心内结构（包括间隔、瓣膜、腱束或乳头肌）损伤，统称心肌损伤。

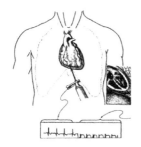

图 8-2　心包穿刺示意图

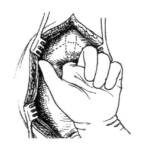

图 8-3　心包探查示意图

1.原因

一般是由于心脏与胸骨直接撞击,心脏被压缩所造成的不同程度心肌损伤,最常见的原因是汽车突然减速时方向盘的撞击。

2.临床表现

主要症状取决于创伤造成心肌损伤的程度和范围。轻度损伤可无明显症状;中度损伤出现心悸、气短或一过性胸骨后疼痛;重度可出现类似心绞痛症状。

3.检查方法

ECG 轻度无改变,异常 ECG 分两类。①心律失常和传导阻滞。②复极紊乱。X 线片:一般无明显变化。UCG:可直接观测心脏结构和功能变化,在诊断心肌挫伤以评估损伤程度上最简便、快捷、实用。

4.治疗

主要采用非手术治疗。①一般心肌挫伤的处理:观察 24 小时,充分休息检查 ECG 和 CPK-MD。②有 CDA 者:在 ICU 监测病情变化,可进行血清酶测定除外 CAD。③临床上有低心排血量或低血压者:常规给予正性肌力药,必须监测 CVP,适当纠正血容量,避免输液过量。

(三)心脏破裂

闭合性胸部损伤导致心室或心房全层撕裂,心腔内血液进入心包腔和经心包裂口流进胸膜腔。患者可因急性心脏压塞或失血性休克而死亡。

1.原因

一般认为外力作用于心脏后,心腔易发生变形并吸收能量,当外力超过心脏耐受程度时,即出现原发性心脏破裂。

2.临床表现

血压下降、中心静脉压高、心动过速、颈静脉扩张、发绀、对外界无反应;伴胸部损伤,胸片显示心影增宽。

3.诊断

(1)ECG:观察 ST 段和 T 段的缺血性改变或有无心梗图形。

(2)X 线和 UCG:可提示有无心包积血和大量血胸的存在。

4.治疗

紧急开胸解除急性心脏压塞和修补心脏损伤是抢救心脏破裂唯一有效的治疗措施。

二、穿透性心脏损伤

该损伤以战时多见,按致伤物质不同可分为火器伤和刃器伤两大类。

(一)心脏穿透伤

(1)临床表现:主要表现为失血性休克和急性心脏压塞。前者早期有口渴、呼吸浅、脉搏细、血压下降、烦躁不安和出冷汗;后者有呼吸急促、面唇发绀、血压下降、脉搏细速、颈静脉曲张并有奇脉。

(2)诊断。①ECG:血压下降 ST 段和 T 波改变。②UCG:诊断价值较大。③心包穿刺:对急性心脏压塞的诊断和治疗都有价值。

(3)治疗:快速纠正血容量,并迅速进行心包穿刺或同时在急诊室紧急气道内插管进行开胸探查。

(二)冠状动脉穿透伤

冠状动脉穿透伤是心脏损伤的一种特殊类型,即任何枪弹或锐器在损伤心脏的同时也刺伤冠状动脉,主要表现为心外膜下的冠状动脉分支损伤,造成损伤远侧冠状动脉供血不足。

(1)临床表现:单纯冠脉损伤,可出现急性心脏压塞或内出血征象。冠状动脉瘘者心前区可闻及连续性心脏杂音。

(2)诊断:较小分支损伤很难诊断;较大冠脉损伤,ECG 主要表现为创伤相应部位出现心肌缺血和心肌梗死图形。若心前区出现均匀连续性心脏杂音,则提示有外伤性冠状动脉瘘存在。

(3)治疗:冠脉小分支损伤可以结扎;主干或主要分支损伤可予以缝线修复;如已断裂则应紧急行 CAB 术。

三、护理问题

(一)疼痛

疼痛与心肌缺血有关。

(二)有休克的危险

休克与大量出血有关。

四、护理措施

(一)维持循环功能,配合手术治疗

(1)迅速建立静脉通路。

(2)在中心静脉压及肺动脉楔压监测下,快速补充血容量,积极抗休克治疗并做好紧急手术准备。

(二)维持有效的呼吸

(1)半卧位,吸氧;休克者取平卧位或中凹卧位。

(2)清除呼吸道分泌物,保持呼吸道通畅。

(三)急救处理

(1)心脏压塞的急救:一旦发生,应迅速进行心包穿刺减压术。

(2)凡确诊为心脏破裂者,应做好急症手术准备,充分备血。

(3)出现心脏停搏立即进行心肺复苏术。

(4)备好急救设备及物品。

(四)心理护理

严重心脏损伤者常出现极度窘迫感,应提供安静舒适的环境,采取积极果断的抢救措施,向患者解释治疗的过程和治疗计划,使患者情绪稳定。

(王少婷)

第五节 胸部损伤

胸廓由胸椎、胸骨、肋骨和肋间组织组成,外有胸壁和肩部肌肉,内有胸膜。上口由胸骨上缘和第1肋组成,下口为膈所封闭,主动脉、胸导管、奇静脉、食管和迷走神经以及下腔静脉穿过各自裂孔进入腹腔。膈是重要呼吸肌,呼气时变为圆顶形,吸气时变为扁平以增加胸腔容量。

纵隔为两肺间的胸内空隙,前为胸骨,后为胸椎,两侧为左右胸膜。除两肺外,胸内器官均居于纵隔。纵隔的位置有赖于两侧胸膜腔压力的平衡。

胸膜腔左右各一。胸膜有内外两层,即脏层和壁层,两层间为潜在的胸膜腔,只有少量浆液。腔内压力$-0.79\sim-0.98$ kPa$(-8\sim-10$ cmH$_2$O$)$,如负压消失肺即萎陷,故在胸部损伤或开胸手术后,保持胸膜腔内的负压,至关重要。

一、病因与发病机制

胸部损伤一般根据是否穿破壁层胸膜,造成胸膜腔与外界相通而分为闭合性和开放性损伤两类。闭合性损伤多由暴力挤压、冲撞或钝器打击胸部引起,轻者造成胸壁软组织挫伤或单根肋骨骨折,重者可发生多根多处肋骨骨折或伴有胸腔内器官损伤;开放性损伤多为利器或枪弹伤所致,胸膜的完整性遭到破坏,导致开放性气胸或血胸,并常伴有胸腔内器官损伤,若同时伤及腹部脏器,称之为胸腹联合伤。

二、临床表现

(一)胸痛

胸痛是胸部损伤的主要症状,常位于受损处,伴有压痛,呼吸时加剧。

(二)呼吸困难

胸部损伤后,疼痛可使胸廓活动受限、呼吸浅快。血液或分泌物堵塞气道、支气管,肺挫伤导致肺水肿、出血或淤血,气、血胸使肺膨胀不全等均致呼吸困难。多根多处肋骨骨折,胸壁软化引起胸廓反常呼吸运动,则加重呼吸困难。

(三)咯血

小支气道或肺泡破裂,出现肺水肿及毛细血管出血者,痰中常带血或咯血;大支气道损伤者,咯血量较多,且出现较早。

(四)休克

胸内大出血、张力性气胸、心包腔内出血、疼痛及继发感染等,均可导致休克的发生。

(五)局部体征

因损伤性质和轻重而不同,可有胸部挫裂伤、胸廓畸形、反常呼吸运动、皮下气肿、骨摩擦音、伤口出血、气道和心脏向健侧移位征象。胸部叩诊呈鼓音或浊音,听诊呼吸音减低或消失。

三、护理

(一)护理目标

(1)患者能采取有效的呼吸方式或维持氧的供应,肺内气体交换得到改善。

(2)患者掌握正确的咳嗽排痰方法,保持呼吸道通畅和胸腔闭式引流的效果。

(3)维持体液平衡和血容量。

(4)疼痛缓解或消失。

(5)患者情绪稳定,解除或减轻心理压力。

(6)防治感染,并发症及时发现或处理。

(二)护理措施

1.严密观察生命体征和病情变化

如患者出现烦躁、口渴、面色苍白、呼吸短促、脉搏快弱、血压下降等休克时,应针对导致休克的原因加强护理。失血性休克的患者,应在中心静脉压的监测下,迅速补充血容量,维持水、电解质和酸碱平衡。对开放性气胸,应立即在深呼气末用无菌凡士林纱布及厚棉垫加压封闭伤口,以避免纵隔扑动。张力性气胸则应迅速在患者锁骨中线第2肋间行粗针头穿刺减压,置管行胸腔闭式引流术,以降低胸膜腔压力,减轻肺受压,改善呼吸和循环功能。

经以上措施处理后,病情无明显好转,血压持续下降或一度好转后又继续下将,血红蛋白、红细胞计数、血细胞比容持续降低,胸穿抽出血很快凝固或因血凝固抽不出血液,X线显示胸膜腔阴影继续增大,胸腔闭式引流抽出血量≥200 mL/h,并持续>3小时,应考虑胸膜腔内有活动性出血,咯血或咯大量泡沫样血痰,呼吸困难加重,胸腔闭式引流有大量气体溢出,常提示肺、支气道严重损伤,应迅速做好剖胸手术准备工作。

2.多肋骨骨折

应紧急行胸壁加压包扎固定或牵引固定,矫正胸壁凹陷,以消除或减轻反常呼吸运动,维持正常呼吸功能,促使伤侧肺膨胀。

3.保持呼吸道通畅

严密观察呼吸频率、幅度及缺氧症状,给予氧气吸入,氧流量2~4 L/min。鼓励和协助患者有效咳嗽排痰,痰液黏稠不易排出时,应用祛痰药以及超声雾化或氧气雾化吸入。疼痛剧烈者,遵医嘱给予止痛剂。及时清除口腔、上呼吸道、支气道内分泌物或血液,可采用鼻导管深部吸痰或支气道镜下吸痰,以防窒息。必要时行气道切开呼吸机辅助呼吸。

4.解除心脏压塞

疑有心脏压塞患者,应迅速配合医师施行剑突下心包穿刺或心包开窗探查术,以解除急性心脏压塞,并尽快准备剖胸探查术。术前快速大量输血、抗休克治疗。对刺入心脏的致伤物尚留存在胸壁,手术前不宜急于拔除。如发生心搏骤停,须配合医师急行床旁开胸挤压心脏,解除心脏压塞,指压控制出血,并迅速送入手术室继续抢救。

5.防治胸内感染

胸部损伤尤其是胸部穿透伤引起血胸的患者易导致胸内感染,要密切观察体温的变化,定时测体温。在清创、缝合、包扎伤口时注意无菌操作,防止伤口感染,合理使用抗生素。高热患者,给予物理或药物降温。患者出现寒战、发热、头痛、头晕、疲倦等中毒症状,血常规示白细胞计数升高,胸穿抽出血性混浊液体,并查见脓细胞,提示血胸已继发感染形成脓胸,应按脓胸处理。

6.行闭式引流

行胸穿或胸腔闭式引流术患者,按胸穿或胸腔闭式引流常规护理。

7.做好生活护理

因伤口疼痛及带有各种管道,患者自理能力下降,护士应关心体贴患者,根据患者需要做好生活护理。协助患者床上排大小便,做好伤侧肢体及肺的功能锻炼,鼓励患者早期下床活动。

8.做好心理护理

患者由于意外创伤的打击,对治疗效果担心,对手术恐惧,患者表现为心情紧张、烦躁、忧虑等。护士应加强与患者沟通,做好心理护理。向患者及其家属解释各项治疗、护理过程,愈后情况及手术的必要性,提供有关疾病变化及各种治疗信息,鼓励患者树立信心,积极配合治疗。

（王少婷）

第九章

泌尿外科护理

第一节 肾脏损伤

一、概述

肾脏隐藏于腹膜后,一般受损伤机会很少,但肾脏为一实质性器官,结构比较脆弱,外力强度稍大即可造成肾脏的创伤。肾损伤大多为闭合性损伤,占60%~70%,可由直接暴力,如腰、腹部受硬物撞击或车辆撞击,肾受到沉重打击或被推向肋缘而发生损伤;肋骨和腰椎骨折时,骨折片可刺伤肾,间接暴力,如从高处落下、足跟或臀部着地时发生对冲力,可引起肾或肾蒂伤。开放性损伤多见于战时和意外事故,常伴有胸腹部创伤,在临床上按其损伤的严重程度可分为肾挫伤、肾部分裂伤、肾全层裂伤、肾蒂损伤、病理性肾破裂等类型。

二、诊断

(一)症状

1.血尿

损伤后血尿是肾损伤的重要表现,多为肉眼血尿,血尿的轻重程度与肾脏损伤严重程度不一定一致。

2.疼痛

局限于上腹部及腰部,若血块阻塞输尿管,则可引起绞痛。

3.肿块

因出血和尿外渗引起腰部不规则的弥散性胀大的肿块,常伴肌强直。

4.休克

面色苍白,心率加快,血压降低,烦躁不安等。

5.高热

高热由于血、尿外渗后引起肾周感染所致。

(二)体征

1.一般情况

患者可有腰痛或上腹部疼痛、发热。大出血时可有血流动力学不稳定的表现,如面色苍白、四肢发凉等。

2.专科体检

上腹部及腰部压痛,腹部包块。刀伤或穿透伤累及肾脏时,伤口可流出大量鲜血。出血量与肾脏损伤程度以及是否伴有其他脏器或血管损伤有关。

(三)检查

1.实验室检查

尿中含多量红细胞。血红蛋白与血细胞比容持续降低提示有活动性出血。血白细胞数增多应注意是否存在感染灶。

2.特殊检查

早期积极的影像学检查可以发现肾损伤部位、程度、有无尿外渗或肾血管损伤以及对侧肾情况。根据病情轻重,除需紧急手术外,有选择地应用以下检查。

(1)B型超声检查:能提示肾损害的程度,包膜下和肾周血肿及尿外渗情况。为无创检查,病情重时更有实用意义,并有助于了解对侧肾情况。

(2)CT扫描:可清晰显示肾皮质裂伤、尿外渗和血肿范围,显示无活力的肾组织,并可了解与周围组织和腹腔内其他脏器的关系,为首选检查。

(3)排泄性尿路造影:使用大剂量造影剂行静脉推注造影,可发现造影剂排泄减少,肾、腰大肌影消失,脊柱侧突以及造影剂外渗等。可评价肾损伤的范围和程度。

(4)动脉造影:适宜于尿路造影未能提供肾损伤的部位和程度,尤其是伤侧肾未显影,选择性肾动脉造影可显示肾动脉和肾实质损伤情况。若伤侧肾动脉完全梗阻,表示为创伤性血栓形成,宜紧急施行手术。有持久性血尿者,动脉造影可以了解有无肾动静脉瘘或创伤性肾动脉瘤,但系有创检查,已少用。

(5)逆行肾盂造影:易招致感染,不宜应用。

(四)诊断要点

一般都有创伤史,可有腰痛、血尿、腰部肿块等症状体征,出血严重时出现休克。定时查血、尿常规,根据血尿增减、血红蛋白变化评估伤情。检查首选。肾脏超声,快速并且无创伤,对于评价肾脏损伤程度有意义,CT检查可以进一步显示肾实质损伤、肾脏出血及肾蒂损伤情况。条件允许时行静脉肾盂造影检查。

(五)鉴别诊断

1.腹腔脏器损伤

腹腔脏器损伤主要为肝、脾损伤,有时可与肾损伤同时发生。表现为出血、休克等危急症状,有明显的腹膜刺激症状。腹腔穿刺可抽出血性液体。尿液检查无红细胞;超声检查肾脏无异常发现;静脉尿路造影(IVU)示肾盂、肾盏形态正常,无造影剂外溢情况。

2.肾梗死

肾梗死表现为突发性腰痛、血尿、血压升高;IVU示肾显影迟缓或不显影。逆行肾盂造影可发现肾被膜下血肿征象。肾梗死患者往往有心血管疾病或肾动脉硬化病史,血清乳酸脱氢酶及碱性磷酸酶升高。

3.自发性肾破裂

突然出现腰痛及血尿病状。体检示腰腹部有明显压痛及肌紧张，可触及边缘不清的囊性肿块。IVU检查示肾盂、肾盏变形和造影剂外溢。B超检查示肾集合系统紊乱，肾周围有液性暗区。一般无明显的创伤史，既往多有肾肿瘤、肾结核、肾积水等病史。

三、治疗

肾损伤的处理与损伤程度直接相关。轻微肾挫伤经短期休息可以康复，多数肾挫裂伤可用保守治疗，仅少数需手术治疗。

（一）紧急治疗

有大出血、休克的患者需迅速给以抢救措施，观察生命体征，进行输血、复苏，同时明确有无并发其他器官损伤，做好手术探查的准备。

（二）保守治疗

（1）绝对卧床休息2～4周，病情稳定，血尿消失后才可以允许患者离床活动。通常损伤后4～6周肾挫裂伤才趋于愈合，过早过多离床活动，有可能再度出血。恢复后2～3个月内不宜参加体力劳动或竞技运动。

（2）密切观察，定时测量血压、脉搏、呼吸、体温，注意腰、腹部肿块范围有无增大。观察每次排出的尿液颜色深浅的变化。定期检测血红蛋白和血细胞比容。

（3）及时补充血容量和热量，维持水、电解质平衡，保持足够尿量。必要时输血。

（4）应用广谱抗生素以预防感染。

（5）使用止痛剂、镇静剂和止血药物。

（三）手术治疗

1.开放性肾损伤

几乎所有这类损伤的患者都要施行手术探查，特别是枪伤或从前面腹壁进入的锐器伤，需经腹部切口进行手术，清创、缝合及引流并探查腹部脏器有无损伤。

2.闭合性肾损伤

一旦确定为严重肾裂伤、肾碎裂及肾蒂损伤需尽早经腹入路施行手术。若肾损伤患者在保守治疗期间发生以下情况，需施行手术治疗：①经积极抗休克后生命体征仍未见改善，提示有内出血。②血尿逐渐加重，血红蛋白和血细胞比容继续降低。③腰、腹部肿块明显增大。④有腹腔脏器损伤可能。

手术方法：经腹部切口施行手术，先探查并处理腹腔损伤脏器，再切开后腹膜，显露肾静脉、肾动脉，并阻断之，而后切开肾周围筋膜和肾脂肪囊，探查患肾。先阻断肾蒂血管，并切开肾周围筋膜，快速清除血肿，依具体情况决定做肾修补、部分肾切除术或肾切除。必须注意，在未控制肾动脉之前切开肾周围筋膜，往往难以控制出血，而被迫施行肾切除。只有在肾严重碎裂或肾血管撕裂，无法修复，而对侧肾良好时，才施行肾切除。肾实质破损不大时，可在清创与止血后，用脂肪或网膜组织填入肾包膜缝合处，完成一期缝合，既消除了无效腔，又减少了血肿引起继发性感染的机会。肾动脉损伤性血栓形成一旦被确诊即应手术取栓，并可行血管置换术，以挽救肾功能。

（四）并发症及其处理

常由血或尿外渗及继发性感染等引起。腹膜后囊肿或肾周脓肿可切开引流。输尿管狭窄、肾积水需施行成形术或肾切除术。恶性高血压要做血管修复或肾切除术。动静脉瘘和假性肾动脉瘤应予以修补,如在肾实质内则可行部分肾切除术。持久性血尿可施行选择性肾动脉造影及栓塞术。

四、病情观察

(1)观察生命体征,:体温、血压、脉搏、呼吸,神智反应。

(2)专科变化,腹部或腰腹部有无肿块及大小变化,血尿程度。

(3)重要生命脏器,心、肺、肝、脾等脏器及骨骼系统有无合并伤。

五、注意事项

(一)医患沟通

(1)如拟保守治疗,应告知患者及家属仍有做手术的可能性及肾损伤后的远期并发症。

(2)做开放手术,应告知可能切肾的方案,如做保肾手术,则有继续出血、尿外渗的可能。

(3)手术探查决定做肾切除时,应再一次告知家属,并告知术后肾功能失代偿或需做肾代替治疗的可能。如合并腹腔或其他部位脏器损伤,手术时要一期处理,亦应告知家属并签字。

(4)交代病情时要立足于当前患者病情,对于病情变化不做肯定与否定的预测。

(二)经验指导

(1)对于肾损伤的患者应留院观察或住院 1 天,必须每半小时至 1 小时监测 1 次血压、心率、呼吸,记录每小时尿量。并做好血型分析及备血。

(2)对于肾损伤病情明确者,生命体征不稳时,可重复做腹腔穿刺及 CT、B 超影像学检查。

(3)手术后要观察腹部情况,伤口有无渗血,敷料有无潮湿,为防止切口裂开,可使用腹带保护。

(4)肾切除患者要计算每天出入量,了解肾功能变化。

(5)确保引流管无扭曲,密切观察引流量、颜色的变化。

(6)腹部创伤合并。肾损伤的比例不是很高,临床工作中易忽视。血尿是肾创伤的重要表现,但与病情严重程度不成比例;输尿管有血块堵塞、肾蒂损伤或低血压休克时可无血尿出现。

六、护理

(一)护理评估

1.健康史

详细了解受伤的原因、部位、受伤的经过,以往的健康状况等。

2.身体状况

(1)血尿:是肾损伤的主要症状。肾挫伤时血尿轻微,肾部分裂伤或肾全层裂伤时,可出现大量肉眼血尿。当血块堵塞输尿管、肾盂或输尿管断裂、肾蒂血管断裂时,血尿可不明显,甚至无血尿。

(2)疼痛:肾包膜张力增加、肾周围软组织损伤,可引起患侧腰、腹部疼痛;血液、尿液渗入腹腔或伴有腹部器官损伤时,可出现全腹痛和腹膜刺激征;血块通过输尿管时,可发生肾绞痛。

(3)腰、腹部包块:血液、尿液渗入肾周围组织,可使局部肿胀形成包块,可有触痛。

(4)休克:严重的肾损伤,尤其是合并其他器官损伤时,易引起休克。

(5)发热:肾损伤后,由于创伤性炎症反应,伤区血液、渗出液及其他组织的分解产物吸收引起发热,多为低热;由于血肿、尿外渗继发感染引起的发热多为高热。

3.心理状况

由于突发的暴力致伤,或因损伤出现大量肉眼血尿、疼痛、腰腹部包块等表现时,患者常有恐惧、焦虑等心理状态的改变。

4.辅助检查

(1)尿常规检查:了解尿中有无大量红细胞。

(2)B型超声检查:能提示肾损害的程度,包膜下和肾周血肿及尿外渗情况。

(3)X线平片检查:肾区阴影增大,提示有肾周围血肿的可能。

(4)CT检查:可清晰显示肾皮质裂伤、尿外渗和血肿范围。

(5)排泄性尿路造影:可评价肾损伤的范围和程度。

(6)肾动脉造影:可显示肾动脉和肾实质损伤的情况。

(二)护理诊断及相关合作性问题

1.不舒适感

其与疼痛等有关。

2.恐惧/焦虑

其与损伤后出现血尿等有关。

3.有感染的危险

其与损伤后免疫力降低有关。

4.体温过高

其与损伤后的组织产物吸收和血肿、尿外渗继发感染等有关。

(三)护理目标

(1)疼痛不适感减轻或消失。

(2)情绪稳定,能安静休息。

(3)患者发生感染和休克的危险性降低,未发生感染和休克。

(4)体温正常。

(四)护理措施

1.非手术治疗及手术前患者的护理

(1)嘱患者绝对卧床休息2～4周,待伤情稳定、血尿消失1周后方可离床活动,以防再出血。

(2)迅速建立静脉输液通路,及时输血、输液,维持水、电解质及酸碱平衡,防治休克。

(3)急救护理:有大出血、休克的患者需配合医师迅速进行抢救及护理。

(4)心理护理:对恐惧不安的患者,给予心理疏导、安慰、体贴和关怀。

(5)伤情观察:患者的生命体征;血尿的变化;腰、腹部包块大小的变化;腹膜刺激征的变化。

(6)配合医师做好影像学检查前的准备工作。

(7)做好必要的术前常规准备,以便随时中转手术。

2.手术后患者的护理

(1)卧床休息:肾切除术后需卧床休息2～3天,肾修补术、肾部分切除术或肾周引流术后需卧床休息2～4周。

(2)饮食:禁食24小时,适当补液,肠功能恢复后进流质饮食,并逐渐过渡到普通饮食,但要注意少食易胀气的食物,以减轻腹胀。鼓励患者适当多饮水。

(3)伤口护理:保持伤口清洁干燥,注意无菌操作,注意观察有无渗血、渗尿,应用抗菌药物,预防感染。

3.健康指导

(1)向患者介绍康复的基本知识,卧床的意义及观察血尿、腰腹部包块的意义。

(2)告诉患者恢复后3个月内不宜参加重体力劳动或竞技运动;肾切除术后患者,应注意保护对侧肾,尽量不要应用对肾有损害的药物。

(3)定期到医院复诊。

(吴慧芬)

第二节 输尿管损伤

一、概述

输尿管位于腹膜后间隙,位置隐蔽,一般由外伤直接引起输尿管损伤不常见,多见于医源性损伤,如手术损伤或器械损伤及放射性损伤。凡腹腔、盆腔手术后患者发生无尿、漏尿,腹腔或盆腔有刺激症状时均应想到输尿管损伤的可能。对怀疑输尿管损伤的患者,应进行系统的泌尿系检查。妇科手术特别是宫外孕破裂、剖宫产等急诊手术或妇科肿瘤根治术中,输尿管被钳夹或误扎等医源性损伤最为常见。

二、护理评估

采集患者外伤史,盆腔、腹腔、腹膜后手术史,妇科手术史及泌尿系手术史,如出现相应的症状应警惕输尿管损伤的可能。

(一)临床表现

手术损伤输尿管引起临床表现需根据输尿管损伤程度而定,术中发现输尿管损伤,立即处理可不留后遗症。倘未被发现,多在3～5天起病。尿液起初渗在组织间隙里,临床上表现为高热、寒战、恶心、呕吐、损伤侧腰痛、肾肿大、下腹或盆腔内肿物、压痛及肌紧张等。

1.腹痛及感染症状

腹痛及感染症状表现为腰部胀痛、寒战、局部触痛、叩击痛。若输尿管被误扎,多数病例数天内患侧腰部出现胀痛,并可出现寒战、发热,局部触痛、叩击痛并可扪及肿大的肾脏。若采用输尿管镜套石或碎石操作,不慎造成输尿管穿孔破损者,由于漏尿或尿液外渗可引起患侧腰痛及腹胀,继发感染后则出现寒战、发热,肾区压痛并可触及尿液积聚而形成的肿块。

2.尿瘘

尿瘘分急性尿瘘与慢性尿瘘两种。前者在输尿管损伤后当日或数天内出现伤口漏尿,腹腔积尿或阴道漏尿。后者以盆腔手术所致输尿管阴道瘘最常见。尿瘘形成前,多有尿外渗引起感染症状,常见伤后2～3周内形成尿瘘。

3.无尿

双侧输尿管发生断裂或误扎,伤后即可无尿,应注意与创伤性休克所致急性肾衰竭的无尿鉴别。

4.血尿

输尿管损伤后可以出现肉眼或镜下血尿,但也可以尿液检查正常,一旦出现血尿,应高度怀疑有输尿管损伤。

(二)辅助检查

1.静脉肾盂造影

静脉肾盂造影可显示患肾积水,损伤以上输尿管扩张、扭曲、成角、狭窄及对比剂外溢。

2.膀胱镜及逆行造影

膀胱镜及逆行造影可观察瘘口部位并与膀胱损伤鉴别,逆行造影对明确损伤部位、损伤程度有价值。

3.B超检查

B超检查可显示患肾积水和输尿管扩张。

4.CT检查

CT检查对输尿管外伤性损伤部位、尿外渗及合并肾损伤或其他脏器损伤有一定的诊断意义。

5.阴道检查

阴道检查有时可直接观察到瘘口的部位。

6.体格检查

膀胱腹膜外破裂后尿外渗,下腹耻骨上区有明显触痛,有时可触及包块。膀胱腹膜内破裂后,若有大量尿液进入腹腔,检查有腹壁紧张、压痛、反跳痛及移动性浊音。

(三)护理问题

首先对患者进行心理评估,了解患者的身体和心理状态,患者主要存在以下护理问题:

1.疼痛

其与尿外渗及手术有关。

2.舒适的改变

其与术后放置支架管、造瘘管有关。

3.恐惧、焦虑

其与尿瘘、担心预后不良有关。

4.有感染的危险

有感染的危险与尿外渗及各种管路有关。

三、护理措施

(一)心理护理

输尿管损伤因为手术的损伤发生率较高,因此,心理护理显得尤为重要。要做到详细评估患者的心理状况及接受治疗的心理准备,与患者建立良好的护患关系,掌握患者的心理变化并给予相应的健康指导,减少医疗纠纷的发生。输尿管损伤后患者情绪紧张、恐惧,尤其是发生漏尿或无尿时,护士在密切观察病情的同时要向患者宣讲损伤后注意的问题,鼓励患者树立信心,保持平和的心态,积极配合治疗,减轻患者的焦虑。

(二)生活护理

(1)主动巡视患者,帮助患者完成生活护理,保持"七洁":皮肤、头发、指甲、会阴、口腔、手足、床单的干净整洁,使患者感到舒适。

（2）观察并保持各种管路的清洁通畅,正确记录引流液的颜色及量,尿袋、引流袋定期更换。

（3）关心患者,讲解健康保健知识。

（4）观察尿外渗的腹部体征,腹痛的程度;观察体温的变化,每天测量体温 4 次,并记录在护理病例中,发热时及时通知医师。

（5）观察 24 小时尿量,注意血尿情况,少尿、无尿要立即通知医师处理。

（6）饮食要均衡,富于营养,易消化。不吃易引起腹胀的食物,如牛奶、大豆等。保持排便通畅,必要时服润肠药。

（三）治疗及护理配合

输尿管损伤后治疗采取修复输尿管、保持通畅、保护肾功能的原则。及时采用双 J 管引流,有利于损伤的修复和狭窄的改善。

1.治疗方法

（1）外伤所致输尿管损伤,应首先注意处理其全身情况及有无合并其他脏器的损伤,断裂的输尿管应根据具体情况给予修补或吻合。除不得已时不宜摘除肾脏。

（2）器械所致的输尿管损伤往往为裂伤,保守治疗多可痊愈。如尿外渗症状不断加重,应及早施行引流术。

（3）手术时误伤输尿管应根据具体情况及时予以修补或吻合,如输尿管被结扎,应尽早松解结扎线,并在输尿管内安置导管保留数天。输尿管切开,可进行缝合修补,然后置管引流。输尿管被切断,则进行端端吻合,置管引流两周左右。输尿管在低位被切断可行输尿管膀胱吻合术。输尿管被钳夹,损伤轻微时按结扎处理;较重时,为防止组织坏死形成尿瘘,可切除损伤部分,进行端端吻合。若输尿管缺损太多,根据具体情况可以选择输尿管外置造瘘,肾造瘘,利用膀胱组织或小肠做输尿管成形手术。

2.保守治疗的护理配合

（1）密切监测生命体征的变化,记录及时准确。

（2）观察腹痛情况,不能盲目给予止痛剂。

（3）保持各种管路的清洁通畅,正确记录引流液的颜色及量,尿袋定期更换。

（4）备皮、备血、皮试,做好必要时手术探查的准备。

（5）正确记录 24 小时尿量,注意血尿情况,少尿、无尿要立即通知医师处理。

（6）嘱患者卧床休息,做好生活护理,保持排便通畅,必要时服润肠药。

3.手术治疗的护理

（1）输尿管断端吻合术后留置双 J 管,在此期间嘱患者多饮水,保证引流尿液通畅,防止感染,促进输尿管损伤的愈合。

（2）预防感染,术后留置导尿管,注意各引流管的护理,定期更换引流袋。更换引流袋应无菌操作,防止感染,尿道口护理每天 1～2 次。女性患者每天会阴冲洗。

（3）严密观察尿量,间接地了解有无肾衰竭的发生。

（4）高热的护理,给予物理降温,鼓励患者多饮水,及时更换干净衣服,必要时遵医嘱给予药物降温。

4.留置双J管的护理

(1)留置双J管可引起患侧腰部不适,术后早期多有腰痛,主要是插管引起输尿管黏膜充血、水肿及放置双J管后输尿管反流有关(图9-1)。

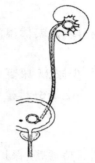

图9-1 双J管置入

(2)患者出现膀胱刺激症状,主要由于双J管放置与不当或双J管下移,刺激膀胱三角区和后尿道所致。

(3)术后输尿管内放置双J管做内支架以利内引流,勿打折,保持通畅,同时防止血块聚集造成输尿管阻塞。

(4)要调整体位保持导尿管通畅,防止膀胱内尿液反流。

(5)观察尿液及引流状况。由于双J管置管时间长,且上下端盘曲刺激肾盂、膀胱黏膜易引起血尿。因此,术后要注意尿液颜色及尿量的变化。观察血尿颜色的方法是每天清晨留取标本,用无色透明玻璃试管,观察比较尿色。若患者突然出现鲜红尿液或肾区胀痛及腹部不适等症状,应及时报告医师。

(6)双J管于手术后1～3个月在膀胱镜下拔除。

四、健康教育

(1)输尿管损伤严重易引起输尿管狭窄,因此告之患者双J管需要定期更换直至狭窄改善为止。

(2)定期复查了解损伤愈合的情况及双J管的位置。若出现尿路刺激征、发热、腹痛、无尿等症状时,及时就诊。

(3)拔除留置导尿管后,指导患者增加饮水量,增加排尿次数,不宜憋尿。不宜做剧烈运动。有膀胱刺激征患者应遵医嘱给予解痉药物治疗。

(吴慧芬)

第三节 膀 胱 损 伤

一、概述

膀胱深藏在骨盆内,排空后肌肉层厚,一般不易受伤。膀胱充盈时伸展至下腹部高出耻骨联合,若下腹部遭到暴力打击,易发生膀胱损伤。骨盆骨折的骨折断端可以刺破膀胱;难产时,胎头长时间压迫可造成膀胱壁缺血性坏死。一般分为闭合性损伤、开放性损伤和医源性损伤。

二、病因及临床表现

(一)闭合性损伤

膀胱空虚时位于骨盆深处受到周围组织保护,不易受外界暴力损伤。当膀胱膨胀时,因膀胱扩张且高出耻骨联合,下腹部受到暴力时,如踢伤、击伤和跌伤等可造成膀胱损伤,骨盆骨折的骨折断端可以刺破膀胱;难产时,胎头长时间压迫可造成膀胱壁缺血性坏死。

(二)开放性损伤

其多见于火器伤,常合并骨盆内其他组织器官的损伤。

(三)手术损伤

膀胱镜检查、尿道扩张等器械检查可造成膀胱损伤。盆腔和下腹部手术,如疝修补、妇科恶性肿瘤切除等易致膀胱损伤。

(四)挫伤

挫伤是指膀胱壁保持完整,仅黏膜或部分肌层损伤,膀胱腔内有少量出血,无尿外渗,不引起严重后果。

(五)破裂

膀胱破裂可分两种类型。

1.腹膜外破裂

腹膜外破裂多发生在膀胱前壁的下方,尿液渗至耻骨后间隙,沿筋膜浸润腹壁或蔓延到腹后壁,如不及时引流,可发生组织坏死、感染,引起严重的蜂窝组织炎。

2.腹膜内破裂

腹膜内破裂多发生于膀胱顶部。大量尿液进入腹腔可引起尿性腹膜炎。大量尿液积存于腹腔有时要与腹水鉴别。

(六)尿瘘

膀胱与附近脏器相通可形成膀胱阴道瘘或膀胱直肠瘘等。发生瘘后,泌尿系统容易继发感染。

(七)出血与休克

骨盆骨折合并大出血,膀胱破裂致尿外渗及腹膜炎,伤势严重,常有休克。

(八)排尿困难和血尿

膀胱破裂后,尿液流入腹腔或膀胱周围,有尿意,但不能排尿或仅排出少量血尿。

三、护理评估

评估患者受伤的时间、地点、暴力性质、部位,临床表现、合并伤、尿外渗、感染,特殊检查结果。

(一)临床表现

膀胱挫伤因范围仅限于黏膜或肌层,故患者仅有下腹不适,小量终末血尿等。一般在短期内症状可逐渐消失。膀胱破裂则有严重表现,临床症状依裂口大小、位置及其他器官有无损伤而不同。腹膜内破裂会引起弥漫性腹膜刺激症状,如腹部膨胀、压痛、肌紧张、肠蠕动音降低和移动性浊音等。膀胱与附近器官相通形成尿瘘时,尿液可从直肠、阴道或腹部伤口流出,往往同时合并泌尿系感染。

1.腹痛

尿外渗及血肿引起下腹部剧痛,尿液流入腹腔则引起急性腹膜炎症状。伴有骨盆骨折时,耻骨处有明显压痛。尿外渗和感染引起盆腔蜂窝组织炎时,患者可有全身中毒表现。

2.尿瘘

贯穿性损伤可有体表伤口、直肠或阴道漏尿。闭合性损伤在尿外渗感染后破溃,也可形成尿瘘。膀胱与附近脏器相通可形成膀胱阴道瘘或膀胱直肠瘘等。发生瘘后,泌尿系容易继发感染。

(二)辅助检查

根据外伤史及临床体征诊断并不困难。凡是下腹部受伤或骨盆骨折后,下腹出现疼痛、压痛、肌紧张等征象,除考虑腹腔内脏器损伤外,也要考虑到膀胱损伤的可能性。当出现尿外渗、尿性腹膜炎或尿瘘时,诊断更加明确。怀疑膀胱损伤时,应做进一步检查。

1.导尿术

如无尿道损伤,导尿管可顺利放入膀胱,若患者不能排尿液,而导出尿液为血尿,应进一步了解是否有膀胱破裂。可保留导尿管进行注水试验,抽出量比注入量明显减少,表示有膀胱破裂。

2.膀胱造影

经导尿管注入碘化钠或空气,摄取前后位及斜位 X 线片,可以确定膀胱有无破裂,破裂部位及外渗情况。

3.膀胱镜检查

对于膀胱瘘的诊断很有帮助,但当膀胱内有活跃出血或当膀胱不能容纳液体时,不能采用此项检查。

4.排泄性尿路造影

如疑有上尿道损伤,可考虑采用,以了解肾脏及输尿管情况。

(三)护理问题

1.疼痛

其与损伤后血肿和尿外渗及手术切口有关。

2.潜在并发症

出血,与损伤后出血有关。

3.有感染的危险

其与损伤后血肿、尿外渗及免疫力低有关。

4.恐惧、焦虑

其与外伤打击、担心预后不良有关。

(四)护理目标

(1)患者主诉疼痛减轻或能耐受。

(2)严密观察患者出血情况,如有异常出血及时通知医师。

(3)在患者住院期间不发生因护理不当造成的感染。

(4)患者主诉恐惧、焦虑心理减轻。

四、护理措施

(一)生活护理

(1)满足患者的基本生活需要,做到"七洁"。

(2)做好引流管护理:①妥善固定、保持通畅;②准确记录引流液量、性质;③保持尿道口清洁,定期更换尿袋。

(3)多饮水,多食易消化食物,保持排便通畅。

(二)心理护理

(1)损伤后患者恐惧、焦虑,担心预后情况。护士主动向患者介绍康复知识,介绍相似病例,鼓励患者树立信心,配合治疗,减少焦虑。

(2)从生活上关心、照顾患者,满足基本生活护理,使其感到舒适。

(3)加强病房管理,创造整洁安静的休养环境。

(三)治疗及护理配合

膀胱挫伤无需手术,通过支持疗法、适当休息、充分饮水、给予抗菌药物和镇静剂在短期内即可痊愈。

1.紧急处理

膀胱破裂是一种较严重的损伤,常伴有出血和尿外渗,病情严重,应尽早施行手术。护士需协助做好手术前的各项相关检查和护理,积极采取抗休克治疗,如输液、输血、镇静及止痛等各项措施(图 9-2)。

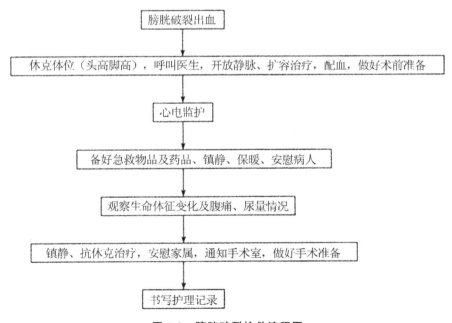

图 9-2 膀胱破裂抢救流程图

2.保守治疗的护理

患者的症状较轻,膀胱造影显示少量尿外渗,可从尿道插入导尿管持续引流尿液,可以采取保守治疗,保持尿液引流通畅,预防感染。

（1）密切观察生命体征，及时发现有无持续出血，观察有无休克发生。

（2）保持尿液引流通畅，及时清除血块防止阻塞膀胱，观察并记录 24 小时尿的色、质、量。妥善固定尿管。

（3）适当休息、充分饮水，保证每天尿量 3 000 mL 以上，以起到内冲洗的作用。

（4）注意观察体温的变化，警惕有无盆腔血肿、感染。观察腹膜刺激症状。

3.手术治疗的护理

膀胱破裂伴有出血和尿外渗，病情严重，须尽早施行手术。

（1）按外科术前准备进行备皮、备血、术前检查。

（2）开放静脉通道，观察生命体征。

（3）准确填写手术护理记录单，与手术室护士认真交接。

（4）术后监测生命体征，并详细记录。

（5）按医嘱正确输入药物，掌握液体输入的速度，保持均匀的摄入。

（6）保持各种管路通畅，并妥善固定，防止脱落。定期更换引流袋。

（7）观察伤口渗出情况，及时更换敷料，遵守无菌操作原则。

（8）保持排便通畅，避免增加腹压，有利于伤口愈合。术后采取综合疗法，使患者获得充分休息、足够营养、适当水分，纠正贫血，控制感染。

五、健康教育

（1）讲解引流管护理的要点，如防止扭曲、打折、保持引流袋位置低于伤口及尿管，防止尿液反流。

（2）拔除尿管前要训练膀胱功能，先夹管训练 1～2 天，拔管后多饮水，达到冲洗尿路预防感染的目的。

（3）卧床期间防止压疮、防止肌肉萎缩，进行功能锻炼。

（吴慧芬）

第四节　肾　肿　瘤

肾肿瘤是泌尿系统常见的肿瘤之一，多为恶性，且发病率正逐年上升。在临床上常见的恶性肿瘤肾细胞癌（renal cell carcinoma，RCC）是起源于肾实质泌尿小管上皮系统的恶性肿瘤，又称肾腺癌，简称为肾癌。肾细胞癌在成人恶性肿瘤中占 2％～3％，占肾恶性肿瘤的 85％ 左右，各国或各地区发病率不同，发达国家高于发展中国家，城市地区高于农村地区。男性肾细胞癌发病率是女性的两倍。任何年龄都可能发病，但高峰期在 60 岁左右。肾盂癌较少见。肾母细胞瘤是小儿最常见的恶性实体肿瘤。

一、病因

引起肾癌的病因至今尚未明确，其病因可能与以下因素有关。

（一）职业因素

有报道长期接触金属铬和铅的工人,从事石棉、皮革相关工作的人群等患病危险性会增加。

（二）吸烟

吸烟导致肾癌的发病机制并不十分明确,但国外已经有前瞻性的研究证明吸烟人群的肾癌发病率会有所上升,升高约50%左右。亚硝基复合物可能起到一定作用。

（三）肥胖

越来越多的流行病学研究的证据都趋向肥胖是肾癌的危险因素,机制可能与某些激素水平升高有关。

（四）其他危险因素

其与高血压、饮食、遗传因素、免疫功能障碍有关。有文献报道,在饮食方面多食蔬菜可降低肾癌发病风险。

二、病理生理

绝大多数肾癌多发于一侧肾,常为单个肿瘤,10%～20%为多发病灶。多双侧先后或同时发病者占2%左右。瘤体多数为类似圆形的实性肿瘤,肿瘤的大小不等,平均为7 cm多见,与周围肾组织相隔。肾癌的组织病理多种多样,透明细胞癌是其主要构成部分,占肾癌89%,主要由肾小管上皮细胞发生。

三、分类

1977年美国癌症联合委员会(American Joint Committee on Cancer,AJCC)依据手术前影像学和/或手术后病理学将T(tumor)、N(lymph nodes)、M(metastasis)三个方面的评价结果对恶性肿瘤进行TNM分期(表9-1)。

表9-1　2010年AJCC肾癌的TNM分期

分期	标准
原发性(T)	
T_x	原发肿瘤无法评估
T_0	未发现原发肿瘤的证据
T_1	肿瘤局限在肾内,最大直径≤7 cm
	T_{1a}肿瘤局限于肾内,肿瘤最大径≤4 cm
	T_{1b}肿瘤局限于肾内,肿瘤最大径>4 cm但<7 cm
T_2	肿瘤局限于肾内,肿瘤最大径>7 cm
	T_{2a}肿瘤最大径>7 cm但≤10 cm
	T_{2b}肿瘤局限于肾内,肿瘤最大径>10 cm
T_3	肿瘤侵及主要静脉、肾上腺、肾周围组织,但未超过肾周筋膜
	T_{3a}肿瘤琴技肾上腺、肾周围组织和/或肾窦脂肪组织,但未超过肾周筋膜
	T_{3b}肉眼见肿瘤侵入肾静脉或肾静脉段分支(含肌层)或膈下下腔静脉
	T_{3c}肉眼见肿瘤侵入膈上下腔静脉或侵犯腔静脉壁
T_4	肿瘤浸润超过肾周筋膜

续表

分期	标准
区域淋巴结(N)	
N_x	区域淋巴结转移无法成功
N_0	无区域淋巴结转移
N_1	单个区域淋巴结转移
远处转移(M)	
M_0	无远处转移
M_1	有远处转移

四、临床表现

有30%～50%的肾癌患者缺乏早期临床表现,大多在健康体检或其他疾病检查时被发现。常见的临床表现如下。

(一)肾癌三联征

典型的临床症状是腹部肿块、腰痛和血尿,由于早期肾癌检出增多,临床这些症状只在少数患者中出现为6%～10%。间歇无痛肉眼血尿为常见症状,大约50%的患者都会发生。血尿通常为肉眼血尿,偶尔为镜下血尿。出现血尿表明肿瘤已侵入肾盏、肾盂。疼痛常为腰部钝痛或隐痛,多由于肿瘤生长牵张肾包膜或侵犯腰肌,邻近器官所致,血块通过输尿管时可发生肾绞痛。肿瘤较大时在腹部或腰部易被触及。

(二)副瘤综合征

10%～40%有症状肾癌患者出现副瘤综合征,表现常有发热、高血压、血沉增快等。发热可能因肿瘤坏死、出血、毒性物质吸收引起,高血压可能因瘤体内动-静脉瘘或肿瘤压迫动脉及其分支,肾素分泌过多所致。20%的肾癌患者可出现副瘤综合征,容易与其他全身性疾病症状相混淆,应注意鉴别。

(三)转移症状

约有30%的患者因转移症状,如病理骨折、咳嗽、咯血、神经麻痹及转移部位出现疼痛等初次就诊,40%～50%的患者在初次诊断后出现远处转移。

五、辅助检查

肾癌的临床诊断主要依靠影像学检查,胸部X线片和腹部CT平扫加增强扫描、MRI扫描检查是治疗前临床分期的主要依据。

(一)实验室检查

实验室检查包括血、尿、便常规检查,以及病毒指标、血生化及血液肿瘤标志物检查,目前尚没有公认的、可用于肾癌诊断、鉴别诊断及预后判断的肿瘤标志物。

(二)影像学检查

1.X线检查

X线检查为肾癌患者的常规检查项目,泌尿系平片(KUB)可见肾外形增大,偶然可见肿瘤散在钙化。胸部X线片是术前临床分期的主要依据之一。

2.B 超检查

超声检查经济、简便、普及率高是首选的筛查方法。也是诊断肾肿瘤最常用的检查方法。B超也可判断恶性的指征,但部分 RCC 需借助 CT 和 MRI 进行鉴别诊断。

3.MRI 检查

灵敏度与 CT 相似,MRI 检查对肾肿瘤分期的准确性略优于 CT,特别在静脉瘤栓大小、范围及脑转移的判定方面 MRI 优于 CT,在压脂序列中可以观察到少血供肿瘤。

4.CT 检查

CT 检查具有密度及空间分辨率高的特点,对肾脏肿块的检出率近 100%,肿瘤诊断正确率达 95% 以上。

(三)组织学检查

在非肿瘤性肾病中肾穿刺活检已成为常规检测手段。但由于 CT 和 MRI 诊断肾肿瘤的准确性高达 95% 以上,而肾穿刺活检有 15% 假阴性率及 2.5% 假阳性率,可能出现并发症对影像学诊断难以判定性质的小肾肿瘤患者,可以选择行保留肾单位手术或定期(1~3 个月)随诊检查,不推荐对能够进行保留肾单位手术的肾肿瘤患者行术前穿刺检查。同时对具有较高的特异性和敏感性,但对准备进行手术的患者一般也不推荐穿刺活检。对不能手术治疗,需系统治疗或其他治疗的晚期肾肿瘤患者,治疗前为明确诊断,可选择肾穿刺活检获取病理诊断。

六、治疗原则

(一)局限性肾癌

外科手术是局限性肾癌治疗的首选方法。

1.根治性肾切除

根治性肾切除是肾癌最主要的治疗方法。根治性切除范围包括肾周筋膜、肾周脂肪、患肾、区域淋巴结及髂血管分叉以上的输尿管。

2.保留肾单位手术

肾癌发生于解剖性或功能性的孤立肾,根治性肾切除术将会导致肾功能不全或尿毒症的患者,也可以选择保留肾单位手术。

(二)局部进展性肾癌

首选治疗方法为根治性肾切除术。对转移的淋巴结或血管瘤栓应根据病变程度、患者身体状况等选择是否切除。术后尚无标准辅助治疗方案。

(三)转移性肾癌

一般采用综合治疗。应用生物制剂,白细胞介素等免疫治疗对预防和治疗转移癌有一定疗效。肾癌具有多药物耐药基因,对放射治疗及化学治疗不敏感。

七、临床护理

(一)评估要点

1.术前评估

健康史及相关因素:包括家族相关疾病遗传史,了解肾癌的发生时间,有无对生活质量的影响,发病特点。

(1)一般情况:年龄、性别、婚姻和职业等。

(2)发病特点:患者血尿程度,有无排尿形态改变和经常性腰部疼痛。本次病情发现情况如发病是体检时无意发现、自己扪及包块、持续性腰痛而就医。

(3)相关因素:患者是否吸烟,吸烟的频率及数量。患者是否有饮咖啡的习惯、患者以前长期服用哪些药物等。

2.术后评估

是否有尿瘘、腹腔内脏器损伤、继发出血、感染等并发症发生。

(二)护理诊断/问题

1.营养失调

低于机体需要量,与长期血尿、癌肿消耗、手术创伤有关。

2.恐惧与焦虑

其与对癌症和手术的恐惧有关。

3.疼痛

其与疾病本身、手术创伤有关。

4.知识缺乏

缺乏疾病相关知识。

5.潜在并发症

出血、感染。

(三)护理目标

(1)患者营养失调得到纠正或改善。

(2)患者恐惧与焦虑程度减轻或消失。

(3)患者疼痛缓解或消失。

(4)患者了解疾病相关知识。

(5)并发症得到有效预防或发生后得到及时发现和处理。

(四)护理措施

1.改善患者的营养状况

(1)饮食:指导胃肠道功能健全的患者尽量选择高蛋白、高热量、高纤维素、低脂、易消化、少渣的食物,改善就餐环境,以促进患者食欲。

(2)营养支持:对胃肠功能障碍者,可以通过静脉途径给予营养。

2.心理护理

(1)疏导患者减轻其内在压力:对担心得不到及时有效的诊治的患者,护理人员要主动关心患者,倾听患者诉说,告知手术治疗的必要性和可行性,稳定患者情绪,鼓励患者表达自身感受。

(2)担心术后恢复的患者:应加强术前各项护理措施的落实,让患者体会到手术前的充分准备,树立战胜疾病的信心。亦可通过已手术患者的现身说法,消除患者的恐惧心理。争取患者的积极配合。

3.并发症的预防和护理

(1)预防术后出血:密切观察病情,定时监测生命体征。观察引流管引流物状况:若患者术引流量较多,色鲜红且很快凝固,同时伴血压下降、脉搏增快,常提示有出血,应立即通知医师处理。

(2)预防感染:监测体温变化情况,保持伤口干燥,严格无菌操作。若体温升高或伤口出现红、肿、热、痛,有脓性分泌物应及时告知医师。遵医嘱应用抗菌类药物,防止感染的发生。

(五)健康教育

1.康复指导

保证充分的休息,适度身体锻炼,循序渐进运动,加强营养,饮食以清淡优质蛋白为主,增强体质。

2.用药指导

定时规律用药。由于肾癌对放、化疗均不敏感,生物素治疗可能是此类患者康复期的主要方法。在用药期间,患者不良反应如低热、乏力等,应及时就医,在医师指导下用药。

3.定期复查

本病的近、远期复发率均较高,患者需定期复查,术后 1 个月门诊随访,以后 3 个月复查一次,遵医嘱行后续治疗。

(吴慧芬)

第五节 输尿管肿瘤

输尿管肿瘤多为恶性,下 1/3 段输尿管肿瘤占 75%,与膀胱移行细胞癌和肾盂移行细胞癌的生物学特性相似。双侧相对少见,同时或先后出现尿路其他部位癌者可达 1/2 以上。输尿管肿瘤发病年龄可从 20～90 岁不等,好发于 20～50 岁,男性比女性为多,约为 4∶1 或 5∶1,仅占肾盂肿瘤的 1/3 左右,占整个上尿路肿瘤约 1%。

一、病因

输尿管肿瘤的病因尚未完全明了。一般认为与输尿管局部炎症、结石、化学致癌物质等刺激或诱发因素有密切关系,诸如外源性化学物质苯胺类、内在性色氨酸代谢的异常、输尿管炎、寄生虫感染等;吸烟、饮用咖啡及镇痛剂也是相关的危险因素。

二、临床表现

(一)症状

良性肿瘤可长期无症状。

1.血尿

血尿最常见,约占 75%。通常为间歇性、无痛性、肉眼全程血尿,并可出现条索状血块。

2.疼痛

60% 左右的病例有患侧腹部疼痛,一方面与肿瘤周围组织浸润,侵犯附近的神经组织或骨转移有关,另一方面是因为肿瘤日渐增大导致输尿管梗阻。一般表现为腰部或沿输尿管方向的放射性钝痛或胀痛,血块阻塞会引起剧烈的绞痛。

(二)体征

(1)腹部肿块:多由继发肾积水所致。

(2)消瘦、骨痛等晚期症状。

三、辅助检查

(一)实验室检查
尿常规化验。

(二)尿细胞学检查
凡发现癌细胞者是诊断输尿管癌的重要线索。

(三)尿路造影
(1)在排泄性尿路造影检查中,常见的影像学表现为输尿管充盈缺损,可在 $50\% \sim 75\%$ 的患者中观察到。如出现患侧梗阻,可以表现为近侧输尿管肾盂扩张、积水。如果患侧肾脏积水严重,导致该侧肾功能严重受损,也可表现为患侧肾集合系统不显影。

(2)输尿管逆行造影:可显示肿瘤下方输尿管呈"高脚杯"状,对诊断有重要意义。随着CT 影像检查技术的进步,现在利用 CT 进行泌尿系造影,又称 CTU,可以大幅度提高检查的准确性,也可让患者免受逆行造影检查所带来的痛苦。

(四)膀胱镜检
对于输尿管癌的患者,因为有很高的比例合并有膀胱肿瘤,因此,对于这类患者,术前均需要常规进行膀胱镜检查。膀胱镜有硬性和软性两种类型。在检查时,可以了解膀胱内是否合并有肿瘤病变,同时可以了解双侧输尿管是否有喷血,并可以在膀胱镜引导下行逆行造影检查。

(五)输尿管镜检查
输尿管镜下直视观察和活检可明确诊断。一般是在手术室麻醉状态下进行。

(六)B 超检查
B 超检查直接发现输尿管肿瘤较困难,一般只能发现肾积水和较大的转移灶。

(七)CT 检查
目前对于上尿路肿瘤的诊断,CT 的敏感性优于静脉肾盂造影,无论是影像清晰度还是敏感性都很好,是现在尿路上皮肿瘤的首选检查。

四、治疗要点

(一)内镜治疗
内镜治疗输尿管肿瘤的基本原则与膀胱肿瘤相同。孤立肾、双侧尿路受累、既往肾功能不全或并发其他严重的疾病是内镜治疗的指征。对侧肾功能正常的患者,若肿瘤体积小、级别低,也可以考虑内镜治疗。

1.输尿管镜检

输尿管下段肿瘤可以通过硬镜逆行治疗;而上段肿瘤可以选择逆行或顺行,软镜更适合逆行治疗。

2.经皮肾镜

经皮肾镜主要治疗输尿管上段肿瘤,可以切除较大的肿瘤,能够获得更多的标本以使分期更准确。

3.电灼术

经输尿管镜借助激光或电灼等技术,对输尿管息肉及部分局限高分化浅表输尿管癌进行腔内治疗。

（二）手术治疗

1.肾、输尿管全长包括输尿管膀胱入口袖状切除术

根治性肾输尿管全长切除术及膀胱袖状切除术仍然是上尿路肿瘤治疗的"金标准"。近年来,随着腔镜技术的发展,传统的开放手术治疗已经较少采用,多被腹腔镜手术所替代。

2.输尿管局部切除术

输尿管癌症病变局限,细胞分化好或双侧输尿管病变或对侧肾功能严重受损,及全身情况不佳者,可行输尿管局部切除,并恢复其连续性(输尿管-输尿管吻合,输尿管-膀胱吻合,输尿管-肾盂吻合,必要时还要游离肾脏或自体肾移植,以达到无张力情况下吻合)。

（三）局部免疫治疗和化疗

局部免疫治疗或化疗可用来成功地治疗上尿路移行上皮细胞癌,可以降低复发率。

五、内镜治疗护理

（一）术前护理

(1)按泌尿外科一般护理常规护理。

(2)皮肤及肠道准备。

（二）术后护理

(1)按泌尿外科术后一般护理常规护理。

(2)病情观察:严密监测生命体征的变化。

(3)尿管护理:保持尿管通畅,观察尿液颜色,勿挤压、扭曲、打折引流管,保持引流袋低于耻骨联合的位置,防止逆行感染。每天进行尿道口护理,预防泌尿系感染。

(4)疼痛的护理:疼痛多由患者体内留置双J管所致。评估患者疼痛的程度,必要时遵医嘱给予解痉镇痛药。

(5)饮食护理:可进食后,应嘱患者多饮水,每天＞2 000 mL。

(6)活动指导:麻醉清醒6小时后,患者可取侧卧位休息,亦可取半卧位,双下肢可行屈伸活动。术后第1天,可以下床活动,活动量应循序渐进。

(7)术后第1天晨,患者需行KUB检查,了解双J管的位置。检查要求患者禁食、禁饮。

（三）出院指导

(1)指导患者做好引流管的护理,确定体内双J管的拔除时间。

(2)嘱患者注意休息,适当运动,劳逸结合,生活规律。

(3)指导患者进食高蛋白、高粗纤维易消化食物,保持大便通畅。多饮水,每天饮水量＞2 000 mL。

(4)出院后遵医嘱定期复查,如果有不适及时就诊。

(5)遵医嘱口服药物。

六、腹腔镜输尿管部分切除术护理

（一）术前护理

(1)按泌尿外科一般护理常规护理。

(2)心理护理。

(3)皮肤及肠道准备。

（二）术后护理

（1）按泌尿外科术后一般护理常规护理。

（2）病情观察：严密监测生命体征的变化。

（3）管路护理。①导尿管护理：保持尿管通畅，并妥善固定，避免打折。每天记录尿量，每天进行尿道口护理，保持尿道口清洁，预防泌尿系感染。定期更换尿袋。②伤口引流管护理：保持引流管引流通畅，并妥善固定。密切观察引流液的颜色、性质和量的变化，并做好记录，如有异常及时通知医师给予处理。在无菌操作下，定时更换引流袋。③双 J 管护理：术中会在输尿管内置一个双 J 管，起支撑、引流作用；留置双 J 管期间会有不适症状，需要多饮水，每天 1 500～2 000 mL。

（4）疼痛护理：多由体内留置双 J 管引起，必要时遵医嘱给予解痉镇痛药。

（5）饮食护理：遵医嘱进食流食、半流食、逐渐过渡到普食。少食多餐，宜清淡易消化饮食，禁食辛辣食物，保持大便通畅。多饮水。

（6）活动指导：指导患者术后 6 小时床上适当活动。术后第 1 天，鼓励患者下床活动，注意先慢慢坐起，在床边稍休息，未出现头晕等不适症状后在床边站立，再在床边行走，循序渐进。下地活动时将引流袋置于低于引流管置管处。适当的活动有助于肠蠕动，促进胃肠功能恢复，预防下肢静脉血栓。

（7）并发症的观察。①术后出血：观察尿管和伤口引流液的颜色、性质和量的变化并做好记录，如有异常及时通知医师。②肺部感染：观察患者痰液情况，嘱患者有痰尽量咳出，如痰液黏稠，遵医嘱进行雾化吸入。③下肢静脉血栓形成：观察双下肢有无肿胀、疼痛感，腿围是否有变化。

（三）出院指导

（1）未拔除尿管者，指导患者做好尿管护理。遵医嘱定期拔除。

（2）体内置双 J 管者术后遵医嘱拔除或更换。

（3）嘱患者注意休息，适当运动，劳逸结合，生活规律。

（4）指导患者进食高蛋白、高粗纤维、易消化食物，保持大便通畅。多饮水，每天饮水量要大于 2 000 mL。

（5）出院后遵医嘱定期复查，如果有不适及时就诊。

（6）遵医嘱口服药物。

七、腹腔镜肾、输尿管全长包括输尿管膀胱入口袖状切除术

（一）术前护理

见根治性肾切除术前护理。

（二）术后护理

见根治性肾切除术后护理。

（三）出院指导

（1）见根治性肾切除相关内容。

（2）未拔除尿管者，指导患者做好尿管护理。遵医嘱在规定时间内拔除。

（吴慧芬）

第十章

肛肠外科护理

第一节　结直肠息肉

　　凡从黏膜表面突出到肠腔的息肉状病变,在未确定病理性质前均称为息肉。分为腺瘤性息肉和非腺瘤性息肉两类,腺瘤性息肉上皮增生活跃,多伴有上皮内瘤变,可以恶变成腺癌;非腺瘤性息肉一般不恶变,但如伴有上皮内瘤变则也可恶变。结直肠息肉是一种癌前病变,近年来随着生活条件和饮食结构的改变,结直肠息肉发展为癌性病变的发病率也呈增高趋势。其发生率随年龄增加而上升,男性多见。临床上以结肠和直肠息肉为最多,小肠息肉较少,可分为单个或多个。小息肉一般无症状,大的息肉可有出血、黏液便及直肠刺激症状。息肉可采用经肠镜下切除,经腹或经肛门切除等多种方法进行治疗。

一、病因与发病机制

(一)感染
炎性息肉与肠道慢性炎症有关,腺瘤性息肉的发生可能与病毒感染有关。

(二)年龄
结直肠息肉的发病率随年龄增大而增高。

(三)胚胎异常
幼年性息肉病多为错构瘤,可能与胚胎发育异常有关。

(四)生活习惯
低食物纤维饮食与结直肠息肉有关,吸烟与腺瘤性息肉有密切关系。

(五)遗传
某些息肉病的发生与遗传有关,如家族性腺瘤性息肉病(FAP)。

二、临床表现

　　根据息肉生长的部位、大小、数量多少,临床表现不同。

　　(1)多数结直肠息肉患者无明显症状,部分患者可有间断性便血或大便表面带血,多为鲜红色;继发炎症感染可伴多量黏液或黏液血便;可有里急后重;便秘或便次增多。长蒂息肉较大时可引致肠套叠；息肉巨大或多发者可发生肠梗阻；长蒂且位置近肛门者息肉可脱出肛门。

（2）少数患者可有腹部闷胀不适、隐痛或腹痛症状。

（3）伴发出血者可出现贫血，出血量较大时可出现休克状态。

三、辅助检查

（1）直肠指诊可触及低位息肉。

（2）肛镜、直肠镜或纤维结肠镜可直视到息肉。

（3）钡灌肠可显示充盈缺损。

（4）病理检查明确息肉性质，排除癌变。

四、治疗要点

结直肠息肉是临床常见的、多发的一种疾病，因为其极易引起癌变，在临床诊疗过程中，一旦确诊就应及时切除。结直肠息肉完整的治疗方案应该包括：正确选择首次治疗方法，确定是否需要追加肠切除，及术后随访等三部分连续的过程。

（一）微创治疗（内镜摘除）

随着现代医疗技术的不断发展和进步，结肠镜检查和治疗结直肠息肉已经成为一种常见的诊疗手段，由于其方便、安全、有效，被越来越多的医护工作者和患者所接受。但内镜下治疗结直肠息肉依然存在着术后病情复发及穿孔、出血等手术并发症。符合内镜下治疗指征的息肉可行内镜下切除，并将切除标本送病理检查。直径＜2 cm 的结直肠息肉，外观无恶性表现者，一律予以切除；＜0.3 cm 息肉，以电凝器凝除；对于＞0.3 cm 且＜2 cm 的结直肠息肉，或息肉体积较大，但蒂部＜2 cm 者可行圈套器高频电凝电切除术。

（二）手术治疗

息肉有恶变倾向或不符合内镜下治疗指征，或内镜切除后病理发现有残留病变或癌变，则需手术治疗。距肛门缘 8 cm 以下且直径≥2 cm 的单发直肠息肉可以经肛门摘除；距肛缘 8 cm 以上盆腹膜反折以下的直径≥2 cm 单发直肠息肉者可以经切断肛门括约肌入路或经骶尾入路直肠切开行息肉局部切除术；息肉直径≥2 cm 的长蒂、亚蒂或广基息肉，经结肠镜切除风险大，需行经腹息肉切除，术前钛夹定位或术中结肠镜定位。

（三）药物治疗

如有出血，给予止血，并根据出血量多少进行相应处置。

五、护理诊断

（一）焦虑与恐惧

焦虑与恐惧与担忧预后有关。

（二）急性疼痛

急性疼痛与血栓形成、术后创伤等有关。

（三）便秘

便秘与不良饮食、排便习惯等有关。

（四）潜在并发症

贫血、创面出血、感染等。

六、护理措施

（1）电子结肠镜检查及经电子结肠镜息肉电切前 1 天进半流质、少渣饮食，检查及治疗前4～5 小时口服复方聚乙二醇电解质散行肠道准备，术前禁食。如患者检查前所排稀便为稀薄水样，说明肠道准备合格；如所排稀便为粪水，或混有大量粪渣，说明肠道准备差，可追加清洁灌肠或重新预约检查，待肠道准备合格后再行检查或治疗。

（2）肠镜下摘除息肉后应卧床休息，以减少出血并发症，息肉<1 cm 的患者手术后卧床休息 6 小时，1 周内避免紧张、情绪激动和过度活动，息肉>1 cm 的患者应卧床休息 4 天，2 周内避免过度体力活动和情绪激动。注意观察有无活动性出血、呕血、便血，有无腹胀、腹痛及腹膜刺激症状，有无血压、心率等生命体征的改变。

（3）结直肠息肉内镜下摘除术后即可进流质或半流质饮食，1 周内忌食粗糙食物。禁烟酒及干硬刺激性食物，防止肠胀气和疼痛的发生。避免便秘摩擦使结痂过早脱落引起出血。

七、护理评价

通过治疗与护理，患者是否情绪稳定，能配合各项诊疗和护理；疼痛得到缓解；术后并发症得到预防，或被及时发现和处理。

八、健康教育

（一）饮食指导
多食新鲜蔬菜、水果等含膳食纤维高的食物，少吃油炸、烟熏和腌制的食物。

（二）生活指导
保持健康的生活方式；增加体育锻炼，增强免疫力，戒烟酒。

（三）随访
单个腺瘤性息肉切除，术后第 1 年随访复查，如检查阴性者则每 3 年随访复查一次。多个腺瘤切除或腺瘤>20 mm 伴不典型增生，则术后 6 个月随访复查一次，阴性则以后每年随访复查一次，连续两次阴性者则改为 3 年随访复查一次，随访复查时间不少于 15 年。

（吴慧芬）

第二节 直肠脱垂

直肠脱垂可分为直肠外脱垂和直肠内脱垂。脱垂的直肠如果超出了肛缘，即直肠外脱垂；直肠内脱垂指直肠黏膜层或全层套入远端直肠腔或肛管内而未脱出肛门的一种疾病。直肠内脱垂又称不完全直肠脱垂、隐性直肠脱垂。由于直肠黏膜松弛脱垂，特别是全层脱垂，可导致直肠容量适应性下降，排便困难、大便失禁和直肠孤立性溃疡等。直肠内脱垂是出口梗阻型便秘的最常见临床类型，31％～40％的排便异常患者排便造影检查可发现直肠内脱垂。

一、病因与发病机制

解剖因素，腹压增高，其他内痔或直肠息肉经常脱出，向下牵拉直肠黏膜，造成直肠黏膜脱垂。影像学及临床观察结果等均表明直肠内脱垂和直肠外脱垂的变化相似,手术所见盆腔组织器官变化基本相似;因此,多数学者认为两者是同一疾病的不同阶段,直肠外脱垂是直肠内脱垂进一步发展的结果。

二、临床表现

排便梗阻感、肛门坠胀、排便次数增多、排便不尽感,排便时直肠由肛门脱出,严重时不仅排便时脱出,在腹压增高时均可脱出,大便失禁、肛门瘙痒。黏液血便、腹痛、腹泻及相应的排尿障碍症状等。

三、辅助检查

(一)肛门直肠指检

指检时可触及直肠壶腹部黏膜折叠堆积、柔软光滑、上下移动,内脱垂的部分与肠壁之间可有环状沟。典型病例在直肠指检时让患者做排便动作,可触及套叠环。

(二)肛门镜检查

了解直肠黏膜是否存在炎症或孤立性溃疡以及痔疮。

(三)结肠镜及钡餐

排除大肠肿瘤、炎症等其他器质性疾病。

(四)排粪造影

排粪造影是诊断直肠内脱垂的主要手段,可以明确内脱垂的类型是直肠黏膜脱垂还是全层脱垂;明确内脱垂的部位:是高位、中位、低位;并可显示黏膜脱垂的深度。排粪造影的典型表现是直肠壁向远侧肠腔脱垂,肠腔变窄,近侧直肠进入远端的直肠和肛管,而鞘部呈杯口状。并常伴有盆底下降、直肠前突和耻骨直肠肌痉挛等。典型的影像学改变:直肠前壁脱垂、直肠全环内脱垂、肛管内直肠脱垂。

(五)盆腔多重造影

盆腔多重造影能准确全面了解是否伴有复杂性盆底功能障碍及伴随盆底疝的直肠内脱垂。

(六)肌电图检查

肌电图是通过记录神经肌肉的生物电活动,从电生理角度来判断神经肌肉的功能变化,对判断括约肌、肛提肌的神经电活动情况有重要参考价值。

(七)直肠肛门测压

了解肛管的功能状态。

四、治疗要点

(一)非手术治疗

1.建立良好的排便习惯

让患者了解直肠脱垂发生、发展的原因,认识到过度用力排便会加重直肠脱垂和盆底肌肉神经的损伤。在排便困难时,应避免过度用力,避免排便时间过久。

2.提肛锻炼

直肠内脱垂多伴有盆底肌肉松弛,盆底下降,甚至阴部神经的牵拉损伤。坚持定期进行膝胸位下进行提肛锻炼,可增强盆底肌肉及肛门括约肌的力量。

3.饮食调节

多食富含纤维素的水果、蔬菜,多饮水,每天2 000 mL以上;必要时可口服润滑油或缓泻剂,使粪便软化易于排出。

(二)手术治疗

1.直肠黏膜下注射术

治疗部分脱垂的患者,按前后左右四点注射至直肠黏膜下,每点注药1～2 mL。注射到直肠周围可治疗完全性脱垂,造成无菌炎症,使直肠固定。

2.脱垂黏膜切除术

对部分性黏膜脱垂患者,将脱出黏膜作切除缝合。

3.肛门环缩术

在肛门前后各切一小口,用血管钳在皮下绕肛门潜行分离,使两切口相通,置入金属线(或涤纶带)结成环状,使肛门容一指通过,以制止直肠脱垂。

4.直肠悬吊固定术

对重度的直肠完全性脱垂患者,经腹手术,游离直肠,用两条阔筋膜将直肠悬吊固定在骶骨岬筋膜上,抬高盆底,切除过长的乙状结肠。

5.脱垂肠管切除术

经会阴部切除直肠乙状结肠或经腹部游离直肠后,提高直肠,将直肠侧壁与骶骨骨膜固定,同时切除冗长的乙状结肠。

五、护理评估

(一)术前护理评估

(1)询问患者是否有慢性咳嗽、便秘、排便困难等腹压增高情况,既往是否有内痔或直肠息肉病史。

(2)了解排便情况,有无排便不尽感,排便时是否有肿物脱出,便后能否回纳。

(3)了解辅助检查结果及主要治疗方式。

(4)评估患者对疾病的病因、治疗和预防的认识水平,是否因疾病引起焦虑、不安等情绪。

(二)术后护理评估

(1)了解术中情况,包括手术、麻醉方式、术中用药、输血、出血等情况。

(2)了解患者的生命体征,伤口的渗血、出血情况,及早发现出血;了解术后排尿情况,及时处理尿潴留。

(3)了解血生化、血常规的检验结果。了解患者的饮食及排尿、排便情况。

(4)评估患者对术后饮食、活动、疾病预防的认知程度。

(5)对术后的肛门收缩训练是否配合,对术后的康复是否有信心,对出院后的继续肛门收缩训练是否清楚。

六、护理诊断

(一)急性疼痛

急性疼痛与直肠脱垂、排便梗阻有关。

（二）完整性受损

完整性受损与肛周炎症、皮肤瘙痒等有关。

（三）潜在并发症

潜在并发症与出血、直肠脱垂有关。

（四）焦虑

焦虑与担心治疗效果有关。

七、护理措施

（一）术前护理措施

（1）观察患者排便情况，有无排便困难、排便不尽感，排便时是否有肿物脱出、便后能否回纳。

（2）是否有出血、肛门周围肿胀、疼痛、黏液、瘙痒，症状明显时，嘱其卧床休息，肛门局部给予热水坐浴，以减轻疼痛。

（3）鼓励患者进食高纤维的蔬菜、水果，如番薯叶、芹菜、韭菜、茼蒿及苹果、香蕉，主食以燕麦、麦皮、番薯等，以软化大便，缓解患者的排便困难。

（4）术前1天进半流质饮食，术前晚进食流质，配合灌肠，以减少术后早期粪便排出。术前视手术和麻醉方式给予禁食禁饮。

（5）准备手术区域皮肤，保持肛门皮肤清洁。

（二）术后护理措施

（1）腰麻、硬膜外麻醉，术后需去枕平卧6小时，避免脑脊液从蛛网膜下腔针眼处漏出，致脑脊液压力降低引起头痛。监测脉搏、呼吸、血压6～8小时至生命体征平稳。

（2）做好排便管理：术后给予轻泻软便药乳果糖或麻仁丸及纤维增加剂，使粪便松软，易于排出。排便后及时坐浴和换药，以保持肛门周围皮肤清洁。

（3）术后3～5天，指导患者肛门收缩训练。

八、护理评价

（1）能配合术前的饮食，灌肠，保证粪便的排出。

（2）能配合坐浴、换药，肛周皮肤清洁。

（3）能配合术后的饮食、盆底肌锻炼及肛门收缩训练技巧。

（4）掌握复诊指征。

九、健康教育

（1）饮食指导：术后1～2天少渣半流质饮食，之后正常饮食，忌辛辣刺激性食物如辣椒及烈性酒等，进食高纤维的蔬菜、水果，如番薯叶、芹菜、韭菜、茼蒿及苹果、香蕉，主食以燕麦、麦皮、番薯等为主，以软化大便，利于粪便排出。

（2）肛门伤口的清洁：每天排便后用1∶5 000高锰酸钾溶液或温水坐浴，坐浴时应将局部创面全部浸入药液中，药液温度适中。

（3）改变如厕的不良习惯：如长时间蹲厕或阅读，减少排便努挣和腹压。

（4）肛门收缩训练：具体做法包括以下内容。戴手套，示指涂石蜡油，轻轻插入患者肛内，嘱患者收缩会阴、肛门肌肉，感觉肛门收缩强劲有力为正确有效的收缩，嘱患者每次持续30秒以上。患者掌握正确方法后,嘱每天上午、中午、下午、睡前各锻炼 1 次,每次连续缩肛 100 下,每下 30 秒以上,术后早期锻炼次数依据患者耐受情况而定,要坚持,不可间断,至术后 3 个月。

(5)如发现排便困难、排便有肿物脱出,应及时就诊。

(吴慧芬)

第三节 肛　　裂

肛裂是指齿状线以下肛管皮肤全层破裂形成的慢性溃疡,主要表现为便后肛门疼痛、便血、便秘三大症状。其发病率仅次于痔,位居第二位,可发生于任何年龄,但多见于青壮年。具有"四最"特点:病变最小、痛苦最大、诊断最易、治法最多。

一、病因与发病机制

(一)解剖因素

肛门外括约肌浅部在肛门后方形成肛尾韧带,较硬,伸缩性差,并且皮肤较固定,肛直角在此部位呈 90°,且肛门后方承受压力较大,故后正中处易受损伤。

(二)外伤因素

大便干硬,排便时用力过猛,可损伤肛管皮肤,反复损伤使裂伤深及全层皮肤,形成溃疡。肛门镜等内镜检查或直肠指检方法不当,也容易造成肛管后正中的皮肤损伤,形成肛裂。

(三)感染因素

齿状线附近的慢性炎症,如发生在肛管后正中处的肛窦炎,可向下蔓延而致肛管皮下脓肿,脓肿破溃后形成溃疡,加之肛门后正中的血供较其他部位差,肛管直肠的慢性炎症易引起内括约肌痉挛又加重了缺血,致使溃疡不易愈合。

肛裂与肛管纵轴平行,其溃疡多<1 cm。一般地,将肛管裂口、前哨痔和肛乳头肥大称为肛裂"三联征"(图 10-1)。按病程分:急性(早期)肛裂:可见裂口边缘整齐,底浅,呈红色并有弹性,无瘢痕形成;慢性(陈旧性)肛裂:因反复发作,底深、边缘不整齐、增厚纤维化,肉芽灰白,伴有肛乳头肥大、前哨痔及皮下瘘形成。

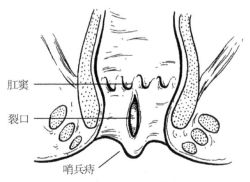

图 10-1　肛裂三联症

二、临床表现

肛裂患者的典型临床表现是疼痛、便秘和便血。

(一)疼痛

肛裂可因排便引起肛门周期性疼痛,这是肛裂的主要症状。排便时,粪块刺激溃疡面的神经末梢,立刻感到肛门灼痛或剧痛,便后数分钟疼痛缓解,此期称疼痛间歇期。

(二)便血

排便时常在粪便表面或便纸上有少量新鲜血迹或滴鲜血。出血的多少与裂口的大小,深浅有关,但很少发生大出血。

(三)便秘

因肛门疼痛不愿排便,久而久之引起便秘,粪便变得更为干硬,排便时会使肛裂进一步加重,形成恶性循环。这种恐惧排便现象可导致大便嵌塞。

三、辅助检查

(1)用手牵开肛周皮肤视诊,可看见裂口或溃疡,此时,应避免强行直肠指诊或肛门镜检查。

(2)若发现侧位的慢性溃疡,应想到有否结核、癌、克罗恩病及溃疡性结肠炎等罕见病变,必要时行活组织病理检查。

四、治疗要点

(一)非手术治疗

1.调整饮食

对于急性新鲜肛裂,通过调整饮食、软化大便,可以缓解肛裂症状,促使裂口愈合。增加多纤维食物如蔬菜、水果等,增加每天饮水量,纠正便秘。

2.局部坐浴

用温热盐水或中药坐浴,温度 43～46 ℃,每天 2～3 次,每次 20～30 分钟。温水坐浴可松弛肛门括约肌,改善局部血液循环,促进炎症吸收,减轻疼痛,并清洁局部,以利创口愈合。

3.口服药物

口服缓泻剂如福松或石蜡油,使大便松软、润滑,以利排便。

4.外用药物

通过局部用药物如太宁栓可缓解内括约肌痉挛以达到手术效果。新近用于临床的奥布卡因凝胶可有效缓解肛管括约肌痉挛性疼痛,改善局部血液循环,促进肛裂愈合,疼痛剧烈者可以选用。必要时局部应用长效麻药封闭治疗,可有效缓解疼痛,部分病例可以使溃疡愈合。

5.扩肛疗法

适用于急性或慢性肛裂不伴有肛乳头肥大及前哨痔者。优点是操作简便,不需要特殊器械,疗效迅速。

(二)手术治疗

对经久不愈,非手术治疗无效的慢性肛裂可采用以下手术方法治疗。目前国内常用的术式:①肛裂切除术;②肛裂切除术加括约肌切断术;③V-Y 肛门成形术;④肛裂切除纵切横缝术等。实践证明,肛裂切除术加括约肌切断术的效果较好,可作为首选术式。

五、护理评估

(一)术前评估

1.健康史

了解患者疼痛部位多与病灶位置及疾病性质有关。注意询问患者疼痛的部位、持续的时间、急缓、性质及病程长短,有无明确的原因或诱因;了解患者有无长期便秘史,便秘发生的时间、病程长短、有无便意感,起病原因或诱因;排便的次数和量;有无便血、肛门疼痛、腹痛、腹胀、嗳气、食欲减退、肛门坠胀、排便不尽、反复排便等伴随症状,甚至用手挖便的情况;有无用药史,效果如何。有无焦虑、烦躁、失眠、抑郁,乃至性格改变等精神症状。评估患者有无肛窦炎、直肠炎等诱发肛管溃疡的因素。

2.身体评估

(1)便秘的原因很多,有功能性便秘和器质性便秘两种,应加以区分。

(2)有无便后肛周出现烧灼样或刀割样剧烈疼痛,缓解后又再次出现剧痛,持续 30 分钟至数小时不等。

(3)因惧怕肛周疼痛而不敢排便。便后滴新鲜血,或便中带新鲜血。

(4)肛裂便秘,多伴便后手纸染血、肛门剧痛,呈周期性。

(5)了解肛门局部检查结果,有无发现裂口、肛乳头肥大、哨兵痔、肛窦炎、皮下瘘、肛门梳硬结。

3.心理-社会状况

评估患者及家属对肛裂相关知识的了解程度及心理承受能力,以及对治疗、护理等的配合程度。

(二)术后评估

1.手术情况

了解患者术中采取的麻醉方式、手术方式,手术过程是否顺利,术中有无出血及其量。

2.康复状况

观察患者生命体征是否平稳,手术切口愈合情况,有无发生出血、肛门狭窄、排便失禁等并发症。

3.心理-社会状况

评估患者有无焦虑、失眠,家庭支持系统等。了解患者及其家属对术后康复知识的掌握程度;是否担心并发症及预后等。

六、护理诊断

(一)排便障碍

排便障碍与患者惧怕疼痛不愿排便有关。

(二)急性疼痛

急性疼痛与粪便刺激及肛管括约肌痉挛、手术创伤有关。

(三)潜在并发症

增加了结直肠肿瘤发生的风险。

七、护理措施

(一)非手术治疗护理/术前护理

1.心理支持

向患者详细讲解有关肛裂知识,鼓励患者克服因害怕疼痛而不敢排便的情绪,配合治疗。

2.调理饮食

增加膳食中新鲜蔬菜、水果及粗纤维食物的摄入,少食或忌食辛辣和刺激性食物,多饮水,以促进胃肠蠕动,防止便秘。

3.热水坐浴

每次排便后应热水坐浴,清洁溃疡面或创面,减少污染,促进创面愈合,水温 43～46 ℃,每天 2～3 次,每次 20～30 分钟。

4.肠道准备

术前 3 天少渣饮食,术前 1 天流质饮食,术前日晚灌肠,尽量避免术后 3 天内排便,有利于切口愈合。

5.疼痛护理

遵医嘱适当应用止痛剂,如肌内注射吗啡、消炎栓纳肛等。

(二)术后护理

1.术后观察

有无渗血、出血、血肿、感染和尿潴留并发症发生,如有急事报告医师,并协助处理。

2.保持大便通畅

鼓励患者多饮水,多进食新鲜蔬菜、水果、粗纤维食物,指导患者养成每天定时排便的习惯,进行适当的户外锻炼,防止便秘。便秘者可服用缓泻剂或液体石蜡等,也可选用蜂蜜、番泻叶等泡茶饮用,以润滑、松软大便利于排便。

3.局部坐浴

术后每次排便或换药前均用 1∶5 000 高锰酸钾溶液或痔疾洗液熏洗坐浴,控制温度在 43～46 ℃,每天 2 次,每次 20～30 分钟,坐浴后用凡士林油纱覆盖,再用纱垫盖好并固定。

4.术后常见并发症的预防和护理

(1)切口出血:多发生于术后 7～12 天,常见原因多为术后大便干结、用力排便、换药粗暴等导致创面裂开、出血。预防措施包括:保持大便通畅,防止便秘;避免腹内压增高的因素如剧烈咳嗽、用力排便等;切忌换药动作粗暴,轻轻擦拭。密切观察创面的变化,一旦出现创面大量渗血,紧急压迫止血,并报告医师处理。

(2)肛门狭窄:大便变细或肛门狭窄者,遵医嘱可于术后 10～15 天行扩肛治疗。

(3)排便失禁:多由于术中不慎损伤肛门括约肌所致。询问患者排便前有无便意,每天的排便次数、量及性状。若为肛门括约肌松弛,可于术后 3 天开始指导患者进行提肛运动,每天 2 次,每次 30 分钟;若发现患者会阴部皮肤常有黏液及粪便污染,或无法随意控制排便时,立即报告医师,及时处理。

八、护理评价

(1)患者术后焦虑情绪得到缓解,心态平和,积极配合治疗。

（2）术后患者疼痛、便血得到缓解，自诉伤口疼痛可耐受，疼痛评分 2～3 分。

（3）未发生肛门狭窄、肛门失禁等并发症，或得到及时发现和处理。

九、健康教育

（1）指导患者养成定时排便的习惯，避免排便时间延长。保持排便通畅，鼓励患者有便意时，尽量排便，纠正便秘。

（2）多饮水，多吃蔬菜、水果以及富含纤维素的食物，禁止饮酒及食辛辣等刺激性食物。

（3）出现便秘时，应增加粗纤维食物，必要时口服适量蜂蜜或润肠通便药物。

（4）出院时如创面尚未完全愈合者，便后温水坐浴，保持创面清洁，促进创面早期愈合。

（5）大便变细或肛门狭窄者，遵医嘱可于术后 10～15 天行扩肛治疗。

（6）肛门括约肌松弛者，手术 3 天后做肛门收缩舒张运动，大便失禁者需二次手术。

（吴慧芬）

第四节　肛隐窝炎与肛乳头炎

肛隐窝炎与肛乳头炎均为常见病，只是由于其症状较轻而易被忽视。临床上这两种疾病多为伴发而可视为一种疾病。

肛隐窝炎（又称肛窦炎）是指肛隐窝、肛门瓣的急、慢性炎症性疾病。由于炎症的慢性刺激，常可并发肛乳头炎、肛乳头肥大。其临床症状是肛门部不适、潮湿、瘙痒，甚至有分泌物、疼痛等。通常由于症状较轻，又在肛门内部，易被忽视。有研究表明肛隐窝炎是引起肛肠感染性疾病的主要原因。据统计约有 85％的肛门周围脓肿、肛瘘、肛乳头肥大等是由肛窦感染所引起。因此，对本病的早期诊断和治疗，对预防严重的肛管直肠部位感染性疾病有积极的意义。

肛乳头炎是由于排便时创伤或齿状线附近炎症引起的疾病。常与肛窦炎并发，是肛裂、肛瘘等疾病的常见并发症。

一、病因与发病机制

（一）解剖因素
肛隐窝炎的发生与肛门部位的解剖特点有着密切的关联。肛隐窝的结构呈杯状，底在下部，开口朝上，不仅引流差，还使积存的粪渣或误入的外物通过肛管时，引发感染和损伤。

（二）机械因素
干硬粪便通过肛管时，超过了肛管能伸张的限度，造成肛窦及肛门瓣的损伤。

（三）细菌侵入
肛窦中存在大量细菌，当排便时肛窦加深呈漏斗状，造成粪渣积存，肛腺分泌受阻，细菌易繁殖，病原菌从其底部侵入肛腺，引起肛隐窝炎，继而向周围扩散引发其他肛肠疾病。

（四）病理改变
局部水肿、充血、组织增生。

二、临床表现

轻度的肛隐窝炎和肛乳头炎常无明显的症状,病变程度较重时可出现以下表现。

(一)肛隐窝炎临床表现

1.肛门不适

往往会有排便不尽、肛门坠胀及异物感。

2.疼痛

疼痛为常见症状,一般为灼痛或撕裂样痛。撕裂样痛多为肛门瓣损伤或肛管表层下炎症扩散所致,排便时加重。若肛门括约肌受炎性刺激,可引起括约肌轻度或中度痉挛性收缩使疼痛加剧,常有短时间阵发性钝痛,或疼痛持续数小时,严重者疼痛可通过阴部内神经、骶神经、会阴神经出现放射性疼痛。

3.肛门潮湿、瘙痒、分泌物

由于肛隐窝炎和肛门瓣的炎症致使分泌物增加。肛门周围组织炎性水肿可引起肛门闭锁不全性渗出,出现肛门潮湿、瘙痒。

(二)肛乳头炎临床表现

发生急性炎症时,而引起肛内不适感或隐痛。长时期炎症刺激可引起肛乳头肥大,并随多次排便动作使肥大的乳头逐渐伸长而成为带蒂的白色小肿物,质地较硬,不出血。该肿物起源齿状线,在排便时脱出肛门外,同时加重肛门潮湿和瘙痒症状。

三、辅助检查

直肠指诊和肛门镜是主要的检查手段。明确诊断可以通过上述的临床表现,再结合直肠指诊和肛门镜即可。

(一)直肠指诊

检查时常会感到肛门括约肌较紧张,转动手指时在齿线附近可扪及明显隆起或凹陷,并伴有明显触痛,多在肛管后方中线处。

(二)肛门镜检查

检查时可看见肛窦和肛门瓣充血、水肿,轻压肛窦会有分泌物溢出,肛乳头炎也肿大、充血。

四、治疗要点

(一)肛隐窝炎

1.非手术治疗

非手术治疗包括中药灌肠,每天 2 次;栓剂有止痛栓、消炎栓。方法:大便后清洗肛门,坐浴后将栓剂轻轻塞入肛门内,每天 2 次,每次 1~2 粒;化腐生肌膏外敷,同时配合坐浴等治疗。

2.手术治疗

对于药物治疗无效者,可行肛窦切开术等。肛窦切开术方法:先用钩形探针钩探加深的肛隐窝,然后沿探针切开肛隐窝到内括约肌,切断部分内括约肌,切除病窦及结节,做梭形切口至皮肤,创面修整,使引流通畅。可在切口上方黏膜缝合 1 针以止血。注意切除不可过深以防术后出血,本术式可根治肛窦炎。

(二)肛乳头炎

1.非手术治疗

非手术治疗适用于急性肛乳头炎,方法:同肛隐窝炎的非手术治疗处理。

2.手术治疗

手术治疗可行肛乳头切除术。方法:患者侧卧位,在骶麻下用止血钳将肛乳头基底部钳夹,用丝线结扎,然后切除。对术后患者,应每天中药熏洗坐浴,口服润肠通便的药物,防止大便干燥,影响伤口愈合。同时,在3~5天后以手指扩张肛管,以免伤口粘连。

五、护理评估

(一)术前评估

1.健康史

(1)一般情况:包括性别、年龄、婚姻状况。

(2)家族史:了解患者家庭中有无肿瘤等病史。

(3)既往史:了解患者有无习惯性便秘、肠炎等病史。

2.身体情况

(1)主要症状与体征:评估患者大便性质、次数,大便后有无疼痛、坠胀,肛门有无肿物脱出,有无分泌物从肛门流出,肛周皮肤有无瘙痒等情况。

(2)辅助检查:直肠指诊、肛门镜等检查结果异常。

(3)心理-社会状况:了解患者对本病及手术的认知情况、心理承受能力,家庭对患者支持度,患者承担手术的经济能力等。

(二)术后评估

1.手术情况

了解术后手术、麻醉方式及术中情况。

2.康复情况

了解术后生命体征是否平稳,伤口出血和愈合情况,有无感染并发症发生,肛门功能恢复情况。

3.心理-社会状况

了解患者情绪变化,对术后护理相关知识的知晓及配合程度。

六、护理诊断

(一)疼痛

疼痛与排便时肛管扩张,刺激肛管引起括约肌痉挛有关。

(二)便秘

便秘与不良饮食或不良的排便习惯或患者恐惧排便疼痛等因素有关。

(三)潜在并发症

感染,与直肠肛管脓肿、肛门周围脓肿与积存粪渣,细菌繁殖引起局部感染,并向周围组织扩张有关。

七、护理措施

(一)非手术治疗护理

1.缓解疼痛

(1)坐浴：便后用中药熏洗坐浴或温水坐浴，可松弛肛门括约肌，改善局部血液循环，缓解肛门疼痛。坐浴过程中注意观察患者意识、神志、面色等防止虚脱；严格控制水温防止烫伤。

(2)药物：疼痛明显者，可遵医嘱口服止痛药或肛门内塞入止痛或消炎栓，注意观察用药后的反应。

2.肛门护理

每次大便后及时清洗肛门，定期更换内裤，保持局部清洁干燥。肛门局部瘙痒时，勿用手抓挠，以免损伤皮肤。

3.保持大便通畅

(1)饮食上要多饮水，多食含粗纤维多的蔬菜和水果。如笋类纤维素含量达到30%～40%。此外，还有蕨菜、菜花、菠菜、南瓜、白菜、油菜菌类等；水果有其红果干、桑葚干、樱桃、酸枣、黑枣、大枣、小枣、石榴、苹果、鸭梨等，其中含量最多的是红果干，纤维素含量接近50%。少食辛辣刺激的食物，防止大便干燥，引起便秘。

(2)养成良好的排便习惯。每天定时排便，适当增加机体活动量，促进肠蠕动，利于排便。

(3)对于排便困难者，必要时服用缓泻剂或灌肠，以润肠松软大便，促进大便的排出。

(二)手术治疗护理

1.术前护理

(1)心理护理：多与患者沟通，讲解疾病的相关知识及术前术后注意事项等，消除患者紧张的心理，积极配合治疗，使其以良好的心态迎接手术。

(2)肠道准备：术前1天晚上7点开始口服润肠药如聚乙二醇电解质散，排便数次。晚10点起禁食水。术日晨首先给肥皂水500 mL灌肠，排一次便后，再给予甘油灌肠剂110 mL肛注。

2.术后护理

(1)病情观察：观察患者神志、生命体征是否平稳、有无肛门坠胀疼痛、伤口敷料有无渗血等，发现异常，及时报告医师，给予相应处理。

(2)饮食与活动：手术当日给予清淡的半流食，术后第一日开始进普食。可选择高蛋白、高热量、高维生素的饮食。手术当日卧床休息，术后第一日开始下地活动，以后逐渐增加活动量。目的是防止由于过早排便造成伤口出血或感染。

(3)伤口换药：每天伤口换药1～2次，换药时评估伤口创面肉芽生长情况。换药时注意消毒要彻底，动作要轻柔，以免增加患者痛苦。

(4)排便的护理：术后控制大便2天，术后第一日晚上口服润肠药如聚乙二醇电解质散，术后第二日早晨开始排便，以后保持每天排成形软便一次。便后首先用温水冲洗伤口，再用中药熏洗坐浴10分钟。目的是清洁伤口，减轻疼痛，促进创面愈合、预防感染的发生。熏洗坐浴过程中防止患者虚脱、烫伤等意外发生。

八、护理评价

(1)患者疼痛缓解或消失。

(2)患者排便正常。

(3)并发症能够被有效预防或及时发现并得到相应治疗。

九、健康教育

(1)加强饮食调节,防止大便干燥。多食新鲜的水果和蔬菜,多饮水,禁食辣椒等刺激性食物。

(2)积极锻炼身体,增强体质,增进血液循环,加强局部的抗病能力。

(3)保持肛门清洁,勤换内裤,坚持每天便后清洗肛门,防止感染。

(4)积极防治便秘及腹泻,对预防肛隐窝炎和肛乳头炎的形成有重要意义。

(5)一旦发生肛隐窝炎或肛乳头炎,应早期医治,以防止并发症的发生。

（吴慧芬）

第十一章

儿 科 护 理

第一节 小 儿 腹 泻

一、护理评估

(一)健康史

应详细询问喂养史,是母乳喂养还是人工喂养,喂何种乳品,冲调浓度、喂哺次数及量,添加辅食及断奶情况。并了解当地有无类似疾病的流行。并注意患儿有无不洁饮食史、肠道内外感染、食物过敏史、外出旅游和气候变化史等。询问患儿腹泻开始时间,次数、颜色、性质、量、气味。并是否伴随发热、呕吐、腹胀、腹痛及里急后重等症状。既往有无腹泻史、其他疾病史和长期服用广谱抗生素史等。

(二)身体状况

观察患儿生命体征,有无腹痛、里急后重、大便性状为松散或水样,密切观察患儿生命体征、体重、出入量、尿量、神志状态、营养状态,皮肤弹性、眼窝凹陷、口舌黏膜干燥、神经反射等脱水表现。并评估脱水的程度和性质,检查肛周皮肤有无发红、破损;了解大便常规、大便致病菌培养等实验室检查结果。

(三)心理-社会状况

腹泻是小儿的常见病、多发病,年龄越小、发病率越高,特别是在贫困和卫生条件较差的地区,家长缺乏喂养及卫生知识是导致小儿易患腹泻的重要原因。故应了解患儿家长的心理状况及对疾病的病因、护理知识的认识程度,注意评估患儿家庭的经济状况、聚居条件、卫生习惯、家长的文化程度及家长对病因、护理知识的了解程度,认识疾病流行趋势。

(四)实验室检查

了解大便常规及致病菌培养等化验结果。分析血常规、红细胞计数、血清电解质、尿素氮、二氧化碳结合力(CO_2CP)等可了解体内酸碱平衡紊乱性质和程度。

二、护理诊断

(一)体液不足

体液不足与腹泻、呕吐丢失过多和摄入量不足有关。

(二)体温过高

体温过高与肠道感染有关。

(三)有皮肤黏膜完整性受损的危险

有皮肤黏膜完整性受损的危险与腹泻大便次数增多刺激臀部皮肤及尿布使用不当有关。

(四)知识缺乏(家长)

其与喂养知识、卫生知识及腹泻患儿护理知识缺乏有关。

(五)营养失调

营养低于机体需要量,呕吐腹泻等消化功能障碍所致。

(六)排便异常腹泻

排便异常腹泻与喂养不当,肠道感染或功能紊乱。

(七)腹泻

腹泻与喂养不当、感染导致胃肠道功能紊乱有关。

(八)有交叉感染的可能

交叉感染与免疫力低下有关。

(九)潜在并发症

1.酸中毒

酸中毒与腹泻丢失碱性物质及热能摄入不足有关。

2.低血钾

低血钾与腹泻、呕吐丢失过多和摄入不足有关。

三、护理目标

(1)患儿腹泻、呕吐、排便次数逐渐减少至正常,大便次数性状颜色恢复正常。

(2)患儿脱水、电解质紊乱纠正,体重恢复正常,尿量正常,获得足够的液体和电解质。

(3)体温逐渐恢复正常。

(4)住院期间患儿能保持皮肤的完整性,不再有红臀发生。

(5)家长能说出婴儿腹泻的病因、预防措施和喂养知识,能协助医护人员护理患儿。

(6)患儿不发生酸中毒,低血钾等并发症。

(7)避免交叉感染的发生。

(8)保证患儿营养的补充将患儿体重保持不减或有增加。

四、护理措施

新入院的患儿首先要测量体重,便于了解患儿脱水情况和计液量。以后每周测一次,了解患儿恢复和体重增长情况。

(一)体液不足的护理

1.口服补液疗法的护理

口服补液疗法的护理方法适用于无脱水、轻中脱水或呕吐不严重的患儿,可采用口服方法,它能补充身体丢失的水分和盐,执行医嘱给口服补液盐(ORS)时应在4～6小时之内少量多次喂,同时可以随意喂水,口服液盐一定用冷开水或温开水溶解。

(1)一般轻度脱水需50～80 mL/kg,中度脱水需80～100 mL/kg,于8～12小时内将累积损失量补足；脱水纠正后，将余量用等量水稀释按病情需要随时口服。对无脱水患儿，可在家进行口服补液的护理，可将ORS溶液加等量水稀释，每天50～100 mL/kg，少量频服，以预防脱水（新生儿慎用），有明显腹胀、休克、心功能不全或其他严重并发症者及新生儿不宜口服补液。在口服补液过程中，如呕吐频繁或腹泻、脱水加重，应改为静脉补液。服用ORS溶液期间，应适当增加水分，以防高钠血症。

（2）护理中的注意事项：①向家长说明和示范口服液的配制方法。②向家长示范喂服方法：2岁以下的患儿每1～2分钟喂1小勺约5 mL，大一点的患儿可用杯子直接喝，如有呕吐，停10分钟后再慢慢喂服（每2～3分钟喂一勺）。③对于在家进行口服补液的患儿，应指导家长病情观察方法。口服补液可直到腹泻停止，并继续喂养。如病情不见好转或加重，应及时到医院就诊。④密切观察病情，如患儿出现眼睑浮肿应停止服用ORS液，改用白开水或母乳，水肿消退后再按无脱水的方案服用。4小时后应重新估计患儿脱水状况，然后选择上述适当的方案继续治疗护理。

2.禁食、静脉补液

禁食、静脉补液适用于中度以上脱水，吐、泻重或腹胀的患儿。在静脉输液前协助医师取静脉血做钾、钠、氯、二氧化碳结合力等项目检查。

（1）第一天补液：①输液总量，按医嘱要求安排24小时的液体总量。（包括累积损失量、继续损失量和生理需要量）；并本着"急需先补、先快后慢、见尿补钾"的原则分批输入。如患儿烦躁不安，应检查原因，必要时可遵医嘱给予适量的镇静剂，如复方冬眠灵，10%水合氯醛，以防患儿因烦躁不安而影响静脉输液。一般轻度脱水90～120 mL/kg，中度脱水120～150 mL/kg重度脱水150～180 mL/kg。②溶液种类：根据脱水性质而定，若临床判断脱水困难，可先按等渗脱水处理。对于治疗前6小时内无尿的患儿首先要在30分钟内给输入2：1液，一定要记录输液后首次排尿时间，见尿后给含钾液体。③输液速度：主要取决于脱水程度和继续损失的量与速度，遵循先快后慢原则。明确每小时的输入量，一般茂菲氏滴管14～15滴为1 mL，严格执行补液计划，保证输液量的准确，掌握好输液速度和补液原则。注意防止输液速度过速或过缓。注意输液是否通畅，保护好输液肢体，随时观察针头有无滑脱，局部有无红肿渗液以及寒战发绀等全身输液反应。对重度脱水有明显周围循环障碍者应先快速扩容；累积损失量（扣除扩容液量）一般在前8～12小时内补完，每小时8～10 mL/kg；后12～16小时补充生理需要量和异常的损失量，每小时约5 mL/kg；若吐泻缓解，可酌情减少补液量或改为口服补液。④对于少数营养不良、新生儿及伴心、肺疾病的患儿应根据病情计算，每批液量一般减少20%，输液速度应在原有基础减慢2～4小时，把累积丢失的液量由8小时延长到10～12小时输完。如有条件最好用输液泵，以便更精确地控制输液速度。

（2）第2天及以后的补液：脱水和电解质紊乱已基本纠正，主要补充生理需要量和继续损失量，可改为口服补液，一般生理需要量为每天60～80 mL/kg，用1/5张含钠液；继续损失量是丢多少补多少，用1/3～1/2张含钠液，将这两部分相加于12～24小时内均匀静脉滴注。

3.准确记录出入量

准确记录出入量，是医师调整患儿输液质和量的重要依据。

（1）大便次数，量（估计）及性质、大便的气味、颜色、有无黏液、脓血等。留大便常规并做培养。

（2）呕吐次数、量、颜色、气味以及呕吐与其他症状的关系，体现了患儿病情发展情况。比如呕吐加重但无腹泻;补液后脱水纠正由于呕吐次数增多而效果不满意,这时要及时报告医师,以及早发现肠道外感染或急腹症。

4.严密观察病情,细心做好护理

(1)注意观察生命体征:包括体温、脉搏、血压、呼吸、精神状况。若出现烦躁不安、脉率加快、呼吸加快等,应警惕是否输液速度过快,是否发生心力衰竭和肺水肿等情况。

(2)观察脱水情况:注意患儿的神志、精神、皮肤弹性、有无口渴,皮肤、黏膜干燥程度,眼窝及前囟凹陷程度,机体温度及尿量等临床表现,估计患儿脱水程度,同时要动态观察经过补充液体后脱水症状是否得到改善。如补液合理,一般于补液后3~4小时应该排尿,此时说明血容量恢复,所以应注意观察和记录输液后首次排尿的时间、尿量。补液后24小时皮肤弹性恢复,眼窝凹陷消失,则表明脱水已被纠正。补液后眼睑出现浮肿,可能是钠盐过多;补液后尿多而脱水未能纠正,则可能是葡萄糖液补入过多,宜调整溶液中电解质比例。

(3)密切观察代谢性酸中毒的表现:中、重度脱水患多有不同程度的酸中毒,当 pH 下降、二氧化碳结合力在25%容积以下时,酸中毒表现明显。当患儿出现呼吸深长、精神萎靡、嗜睡,严重者意识不清、口唇樱红、呼吸有丙酮味。应准备碱性液,及时使用碱性药物纠正,应补充碳酸氢钠或乳酸钠。注意碱性液体有无漏出血管外,以免引起局部组织坏死。

(4)密切观察低血钾表现:常发现于输液后脱水纠正时,当发现患儿尿量异常增多,精神萎靡、全身乏力、不哭或哭声低下、吃奶无力、肌张力低下、反应迟钝、恶心呕吐、腹胀及听诊肠鸣音减弱或消失,呼吸频不规整,心电图显示 T 波平坦或倒置、U 波明显、S-T 段下移(或心律失常,提示有低血钾存在,应及时补充钾盐)等临床表现,及时报告医师,做血生化检查。如是低血钾症,应遵医调整液体中钾的浓度。补充钾时应按照见尿补钾的原则,严格掌握补钾的速度,绝不可作静脉推入,以免发生高血钾引起心搏骤停。一般按每天3~4 mmol/kg(相当于氯化钾200~300 mg/kg)补给,缺钾明显者可增至4~6 mmol/kg,轻度脱水时可分次口服,中、重度脱水予静脉滴入。并观察记录好治疗效果。

(5)密切观察有无低钙、低镁、低磷血症:当脱水和酸中毒被纠正时,大多表现有钙、磷缺乏,少数可有镁缺乏。低血钙或低血镁时表现为手足搐搦、惊厥;重症低血磷时出现嗜睡、精神错乱或昏迷,肌肉、心肌收缩无力。(营养不良或佝偻病活动期患儿更甚),这时要及时报告医师。静脉缓慢注射10%葡萄糖酸钙或深部肌内注射25%硫酸镁。

(6)低钠血症:低钠血症多见于静脉输液停止后的患儿。这是以为患儿进食后水样便次数再次增多。主要表现为患儿前囟及眼窝凹陷、肢端凉、精神弱、尿少等。要及时报告医师要继续补充丢失液体。

(7)高钠血症:高钠血症出现在按医嘱禁食补液或口服补液后,患儿出现烦躁不安、口渴、尿少、皮肤弹性差,甚至惊厥。这时应报告医师,必要时取血查生化,待结果回报后根据具体情况调整液体的质和量。

(8)泌尿系统感染:患儿腹泻渐好,但仍发热,阵阵哭闹不安,此时要报告医师,根据医嘱留尿常规,并寻找感染病灶。并发泌尿系感染的患儿多见于女婴,在护理和换尿布时一定要注意女婴儿会阴部的清洁,防止上行性尿路感染。

5.计算液体出入量

24 小时液体入量包括口服液体和胃肠道外补液量。液体出量包括尿、大便和不显性失水。呼吸增快时,不显性失水增加4~5 倍,体温每升高 1 ℃,不显性失水每小时增加 0.5 mL/kg;环境湿度大小可分别减少或增加不显性失水;体力活动增多时,不显性失水增加 30%。补液过程中,计算并记录 24 小时液体出入量,是液体疗法护理工作的重要内容。婴幼儿大小便不易收集,可用"秤尿布法"计算液体排出量。

(二)腹泻的护理

控制腹泻,防止继续失水。

1.调整饮食

根据世界卫生组织的要求对于轻中度脱水的患儿不必禁食,腹泻期间和恢复期适宜的营养对促进恢复、减少体重下降和生长停滞的程度、缩短腹泻后康复时间、预防营养不良非常重要。故腹泻脱水患儿除严重呕吐者暂禁食 4~6 小时(不禁水)外,均应继续喂养进食是必要的治疗与护理措施。但因同时存在着消化功能紊乱,故应根据患儿病情适当调整饮食,达到减轻胃肠道负担、恢复消化功能之目的。继续哺母乳喂养;人工喂养出生 6 个月以内的小儿,牛奶(或羊奶)应加米汤或水稀释,或用发酵奶(酸奶),也可用奶-谷类混合物,每天 6 次,以保证足够的热量。腹泻次数减少后,出生 6 个月以上的婴儿可用平常已经习惯的饮食,选用稀粥、面条、并加些熟的植物油、蔬菜、肉末等,但需由少到多,随着病情稳定和好转,并逐渐过渡到正常饮食。幼儿应给一些新鲜、味美、碎烂、营养丰富的食物。病毒性肠炎多有双糖酶缺乏,应限制糖量,并暂停乳类喂养,改为豆制代用品或发酵奶,对牛奶和大豆过敏者应该用其他饮食,以减轻腹泻,缩短病程。腹泻停止后,继续给予营养丰富的饮食,并每天加餐 1 次,共 2 周,以赶上正常生长。双糖酶缺乏者,不宜用蔗糖,并暂停乳类。对少数严重病例口服营养物质不能耐受者,应加强支持疗法,必要时全静脉营养。

2.控制感染

感染是引起腹泻的重要原因,细菌性肠炎需用抗生素治疗。病毒性肠炎用饮食疗法和支持疗法常可痊愈。严格消毒隔离,防止感染传播,按肠道传染病隔离,护理患儿前后要认真洗手,防止感染,遵医嘱给予抗生素治疗。

3.观察排便情况

注意大便的变化,观察记录大便次数、颜色、性状、气味、量、及时送检,并注意采集黏液脓血部分,作好动态比较,根据大便常规检验结果,调整治疗和输液方案,为输液方案和治疗提供可靠依据。

(三)发热的护理

(1)保持室内安静、空气新鲜、通风良好,保持室温在 18~22 ℃,相对湿度 55%~65%,衣被适度,以免影响机体散热。

(2)让患儿卧床休息限制活动量,利于机体康复和减少并发症的发生。多饮温开水或选择喜欢的饮料,以加快毒素排泄带走热量和降低体温。

(3)密切观察患儿体温变化每 4 小时测体温 1 次,体温骤升或骤降时要随时测量并记录降温效果。体温超过 38.5 ℃时给予物理降温:温水擦浴;用 30%~50% 的乙醇擦浴;冰枕、冷毛巾敷患儿前额,或冷敷腹股沟、腋下等大血管处;冷盐水灌肠。物理降温后 30 分钟测体温,并记录于体温单上。

(4)按医嘱给予抗感染药及解热药,并观察记录用药效果,药物降温后,密切观察,防止虚脱。

(5)患儿的衣服,出汗后及时擦干汗液,更换衣服,并注意保暖,在严重情况下给予吸氧,以免惊厥抽搐发生。

(6)加强口腔护理,鼓励多漱口,口唇干燥时可涂护唇油。

（四）维持皮肤完整

由于腹泻频繁,大便呈酸性或碱性,含有大量肠液及消化酶,臀部皮肤常处于被大便腐蚀的状态,容易发生肛门周围皮肤糜烂,严重者引起溃疡及感染,要注意每次换尿布大便后须用温水清洗臀部及肛周并吸干,局部皮肤发红处涂以 5％鞣酸软膏或 40％氧化锌油并按摩片刻,促进血液循环。应选用消毒软棉尿布并及时更换。避免使用不透气塑料布或橡皮布,防止尿布皮炎发生。局部有糜烂者可在便后用温水洗净后用灯泡照烤,待烤干局部渗液后,再涂紫草油或 1％龙胆紫效果更好。

（五）做好床边隔离

护理患儿前后均要认真洗手防止交叉感染。

（六）减轻患儿的恐惧

医护人员的检查、治疗应相对集中进行以减少患儿的哭闹,可根据患儿年龄给予不同玩具,减少其恐惧心理,若患儿哭闹不安影响静脉输液的顺利进行,必要时可根据医嘱适当应用镇静药物。

（七）对症治疗

腹胀明显者用肛管排气或肌内注射新斯的明。呕吐严重者针刺足三里、内关或肌内注射氯丙嗪等。

（八）注意口腔清洁

禁食患儿每天做口腔护理两次。由于长时间应用抗生素可发生鹅口疮。如口腔黏膜有乳白色分泌物附着即为鹅口疮,可涂制霉菌素;若发生溃疡性口炎时可用 3％过氧化氢洗净口腔后,涂复方甲紫、金霉素鱼肝油。

（九）恢复期患儿护理

(1)新入院患儿分室居住,预防交叉感染。

(2)患儿消化功能恢复时,逐渐增加奶的质和量,细心添加辅食,避免小儿腹泻再次复发。

（十）健康教育

(1)宣传母乳喂养的优点,鼓励母乳喂养,尤其是出生后最初数月及出生后每个夏天更为重要,避免在夏季断奶。按时逐步加辅食,防止过食、偏食及饮食结构突然变动。如乳制品的调剂方法,辅食加方法,断奶时间选择方法,人工喂养儿根据具体情况。选用合适的代乳品。

(2)指导患儿家长配置和使用 ORS 溶液。

(3)注意饮食卫生,培养良好的卫生习惯;注意食物新鲜、清洁和奶具、食具应定时煮沸消毒,避免肠道内感染。教育儿童养成饭前便后洗手,勤剪指甲的良好习惯。

(4)及时治疗营养不良、维生素 D 缺乏性佝偻病等,加强体格锻炼,适当进行户外活动。防止受凉或过热,营养不良,预防感冒,肺炎及中耳炎等并发症的发生,避免长期滥用广谱抗生素。

(5)气候变化时及时增减衣物,防止受凉或过热,冬天注意保暖,夏天多喝水。尤其应做好腹部的保暖。集体机构中如有腹泻的流行,应积极治疗患儿,做好消毒隔离工作,防止交叉感染。

（冯梅梅）

第二节 小 儿 惊 厥

惊厥的病理生理基础是脑神经元的异常放电和过度兴奋,是由多种原因所致的大脑神经元暂时性功能紊乱的一种表现。发作时全身或局部肌群突然发生阵挛或强直性收缩,多伴有不同程度的意识障碍。惊厥是小儿最常见的急症,有 5%~6% 的小儿曾发生过高热惊厥。

一、病因

小儿惊厥(convulsions in children)可由众多因素引起,凡能造成脑神经元兴奋性功能紊乱的因素,如脑缺氧、缺血、低血糖、脑炎症、水肿、中毒变性、坏死等,均可导致惊厥的发生。将其病因归纳为以下几类。

(一)感染性疾病

1.颅内感染性疾病

(1)细菌性脑膜炎、脑血管炎、颅内静脉窦炎。

(2)病毒性脑炎、脑膜脑炎。

(3)脑寄生虫病,如脑型肺吸虫病,脑型血吸虫病,脑囊虫病,脑包虫病,脑型疟疾等。

(4)各种真菌性脑膜炎。

2.颅外感染性疾病

(1)呼吸系统感染性疾病。

(2)消化系统感染性疾病。

(3)泌尿系统感染性疾病。

(4)全身性感染性疾病以及某些传染病。

(5)感染性病毒性脑病,脑病合并内脏脂肪变性综合征。

(二)非感染性疾病

1.颅内非感染性疾病

(1)癫痫。

(2)颅内创伤,出血。

(3)颅内占位性病变。

(4)中枢神经系统畸形。

(5)脑血管病。

(6)神经皮肤综合征。

(7)中枢神经系统脱髓鞘病和变性疾病。

2.颅外非感染性疾病

(1)中毒:如有毒的动植物,氰化钠、铅、汞中毒,急性酒精中毒及各种药物中毒等。

(2)缺氧:如新生儿窒息,溺水,麻醉意外,一氧化碳中毒,心源性脑缺血综合征等。

(3)先天性代谢异常疾病:如苯酮尿症、黏多糖病、半乳糖血症、肝豆状核变性、尼曼-匹克病等。

（4）水电解质紊乱及酸碱失衡：如低血钙、低血钠、高血钠及严重代谢性酸中毒等。

（5）全身及其他系统疾病并发症：如系统性红斑狼疮、风湿病、肾性高血压脑病、尿毒症、肝性脑病、糖尿病、低血糖、胆红素脑病等。

（6）维生素缺乏症：如维生素 B_6 缺乏症、维生素 B_6 依赖症、维生素 B_1 缺乏性脑型脚气病等。

二、临床表现

（一）惊厥发作形式

1.强直-阵挛发作

强直-阵挛发作发作时突然意识丧失，摔倒，全身强直，呼吸暂停，角弓反张，牙关紧闭，面色青紫，持续10～20秒，转入阵挛期；不同肌群交替收缩，致肢体及躯干有节律地抽动，口吐白沫（若咬破舌头可吐血沫）。呼吸恢复，但不规则，数分钟后肌肉松弛而缓解，可有尿失禁，然后入睡，醒后可有头痛、疲乏，对发作不能回忆。

2.肌阵挛发作

肌阵挛发作是由肢体或躯干的某些肌群突然收缩（或称电击样抽动），表现为头、颈、躯干或某个肢体快速抽搐。

3.强直发作

强直发作表现为肌肉突然强直性收缩，肢体可固定在某种不自然的位置持续数秒钟，躯干四肢姿势可不对称，面部强直表情，眼及头偏向一侧，睁眼或闭眼，瞳孔散大，可伴呼吸暂停，意识丧失，发作后意识较快恢复，不出现发作后嗜睡。

4.阵挛性发作

阵挛性发作时全身性肌肉抽动，左右可不对称，肌张力可增高或减低，有短暂意识丧失。

5.限局性运动性发作

限局性运动性发作时无意识丧失，常表现为下列形式。

（1）某个肢体或面部抽搐：由于口、眼、手指在脑皮层运动区所代表的面积最大，因而这些部位最易受累。

（2）杰克逊（Jackson）癫痫发作：发作时大脑皮层运动区异常放电灶逐渐扩展到相邻的皮层区。抽搐也按皮层运动区对躯干支配的顺序扩展，如从面部抽搐开始→手→前臂→上肢→躯干→下肢。若进一步发展，可成为全身性抽搐，此时可有意识丧失。常提示颅内有器质性病变。

（3）旋转性发作：发作时头和眼转向一侧，躯干也随之强直性旋转，或一侧上肢上举，另一侧上肢伸直，躯干扭转等。

6.新生儿轻微惊厥

新生儿轻微惊厥是新生儿期常见的一种惊厥形式，发作时呼吸暂停，两眼斜视，眼睑抽搐，频频的眨眼动作，伴流涎，吸吮或咀嚼样动作，有时还出现上下肢类似游泳或蹬自行车样的动作。

（二）惊厥的伴随症状及体征

1.发热

发热为小儿惊厥最常见的伴随症状，如系单纯性或复杂性高热惊厥患儿，于惊厥发作前均有38.5 ℃，甚至 40 ℃以上高热。由上呼吸道感染引起者，还可有咳嗽、流涕、咽痛、咽部出血、扁桃体肿大等表现。如为其他器官或系统感染所致惊厥，绝大多数均有发热及其相关的症状和体征。

2.头痛及呕吐

头痛及呕吐为小儿惊厥常见的伴随症状之一,年长儿能正确叙述头痛的部位、性质和程度,婴儿常表现为烦躁、哭闹、摇头、抓耳或拍打头部。多伴有频繁喷射状呕吐,常见于颅内疾病及全身性疾病,如各种脑膜炎、脑炎、中毒性脑病、瑞氏综合征,颅内占位性病变等。同时还可出现程度不等的意识障碍,颈项抵抗,前囟饱满,脑神经麻痹,肌张力增高或减弱,克氏征、布氏征及巴宾斯基征阳性等体征。

3.腹泻

腹泻如遇重度腹泻病,可致水电解质紊乱及酸碱失衡,出现严重低钠或高钠血症,低钙、低镁血症,以及由于补液不当,造成水中毒也可出现惊厥。

4.黄疸

新生儿溶血症,当出现胆红素脑病时,不仅皮肤巩膜高度黄染,还可有频繁性惊厥;重症肝炎患儿,当肝功能衰竭,出现惊厥前即可见到明显黄疸;在瑞氏综合征、肝豆状核变性等病程中,均可出现不等的黄疸,此类疾病初期或中末期均能出现惊厥。

5.水肿、少尿

各类肾炎或肾病为儿童时期常见多发病。水肿、少尿为该类疾病的首起表现,当其中部分患儿出现急、慢性肾衰,或肾性高血压脑病时,均可有惊厥。

6.智力低下

智力低下常见于新生儿窒息所致缺氧、缺血性脑病,颅内出血患儿,病初即有频繁惊厥,其后有不同程度的智力低下。智力低下亦见于先天性代谢异常疾病,如苯丙酮尿症、糖尿症等氨基酸代谢异常病。

三、诊断依据

(一)病史

了解惊厥的发作形式,持续时间,有无意识丧失,伴随症状,诱发因素及有关的家族史。

(二)体检

全面的体格检查,尤其神经系统的检查,如神志、头颅、头围、囟门、颅缝、脑神经、瞳孔、眼底、颈抵抗、病理反射、肌力、肌张力、四肢活动等。

(三)实验室及其他检查

1.血、尿、粪常规检查

血白细胞显著增高,通常提示细菌感染。红细胞、血红蛋白很低,网织红细胞增高,提示急性溶血。尿蛋白及细胞数增高,提示肾炎或肾盂肾炎。粪镜检,排除痢疾。

2.血生化等检验

除常规查肝肾功能、电解质外,应根据病情选择有关检验。

3.脑脊液检查

凡疑有颅内病变惊厥患儿,尤其是颅内感染时,均应做脑脊液常规、生化、培养或有关的特殊化验。

4.脑电图

阳性率可达 $80\%\sim90\%$。小儿惊厥,尤其无热惊厥,其中不少系小儿癫痫。脑电图上可表现为阵发性棘波、尖波、棘慢波、多棘慢波等多种波型。

5.CT 检查

疑有颅内器质性病变惊厥患儿,应做脑 CT 扫描,高密度影见于钙化、出血、血肿及某些肿瘤;低密度影常见于水肿,脑软化,脑脓肿,脱髓鞘病变及某些肿瘤。

6.MRI 检查

MRI 对脑、脊髓结构异常反映较 CT 更敏捷,能更准确反映脑内病灶。

7.单光子反射计算机体层成像 SPE-CT

单光子反射计算机体层成像 SPE-CT 可显示脑内不同断面的核素分布图像,对癫痫病灶、肿瘤定位及脑血管疾病提供诊断依据。

四、治疗

(一)止惊治疗

1.地西泮

每次 $0.25\sim0.5$ mg/kg,最大剂量不大于 10 mg,缓慢静脉注射,1 分钟不大于 1 mg。必要时可在 $15\sim30$ 分钟后重复静脉注射一次。以后可口服维持。

2.苯巴比妥钠

新生儿首次剂量 $15\sim20$ mg 静脉注射。维持量 $3\sim5$ mg/(kg·d)。婴儿、儿童首次剂量为 $5\sim10$ mg/kg,静脉注射或肌内注射,维持量 $5\sim8$ mg/(kg·d)。

3.水合氯醛

每次 50 mg/kg,加水稀释成 $5\%\sim10\%$ 溶液,保留灌肠。惊厥停止后改用其他镇静剂止惊药维持。

4.氯丙嗪

剂量为每次 $1\sim2$ mg/kg,静脉注射或肌内注射,$2\sim3$ 小时后可重复 1 次。

5.苯妥英钠

每次 $5\sim10$ mg/kg,肌内注射或静脉注射。遇有"癫痫持续状态"时可给予 $15\sim20$ mg/kg,速度不超过 1 mg/(kg·min)。

6.硫苯妥钠

催眠,大剂量有麻醉作用。每次 $10\sim20$ mg/kg,稀释成 2.5% 溶液肌内注射。也可缓慢静脉注射,边注射边观察,惊止即停止注射。

(二)降温处理

1.物理降温

物理降温可用 $30\%\sim50\%$ 乙醇擦浴。头部、颈、腋下、腹股沟等处可放置冰袋。亦可用冷盐水灌肠。或用低于体温 $3\sim4$ ℃的温水擦浴。

2.药物降温

一般用安乃近 $5\sim10$ mg/(kg·次),肌内注射。亦可用其滴鼻,大于 3 岁患儿,每次 $2\sim4$ 滴。

(三)降低颅内压

惊厥持续发作时,引起脑缺氧、缺血,易致脑水肿;如惊厥系颅内感染炎症引起,疾病本身即有脑组织充血水肿,颅内压增高,因而及时应用脱水降颅内压治疗。常用 20% 甘露醇溶液 $5\sim10$ mL/(kg·次),静脉注射或快速静脉滴注(10 mL/min),$6\sim8$ 小时重复使用。

（四）纠正酸中毒

惊厥频繁，或持续发作过久，可致代谢性酸中毒，如血气分析发现血 pH＜7.2，BE 为 15 mmol/L时，可用 5％碳酸氢钠 3～5 mL/kg，稀释成 1.4％的等张液静脉滴注。

（五）病因治疗

对惊厥患儿应通过病史了解，全面体检及必要的化验检查，争取尽快地明确病因，给予相应治疗。对可能反复发作的病例，还应制订预防复发的防治措施。

五、护理

（一）护理诊断

（1）有窒息的危险。

（2）有受伤的危险。

（3）潜在并发症：脑水肿。

（4）潜在并发症：酸中毒。

（5）潜在并发症：呼吸、循环衰竭。

（6）知识缺乏。

（二）护理目标

（1）不发生误吸或窒息，适当加以保护防止受伤。

（2）保护呼吸功能，预防并发症。

（3）患儿家长情绪稳定，能掌握止痉、降温等应急措施。

（三）护理措施

1.一般护理

（1）将患儿平放于床上，取头侧位。保持安静，治疗操作应尽量集中进行，动作轻柔敏捷，禁止一切不必要的刺激。

（2）保持呼吸道通畅：头侧向一边，及时清除呼吸道分泌物。有发绀者供给氧气，窒息时施行人工呼吸。

（3）控制高热：物理降温可用温水或冷水毛巾湿敷额头部，每 5～10 分钟更换 1 次，必要时用冰袋放在额部或枕部。

（4）注意安全，预防损伤，清理好周围物品，防止坠床和碰伤。

（5）协助做好各项检查，及时明确病因。根据病情需要，于惊厥停止后，配合医师作血糖、血钙或腰椎穿刺、血气分析及血电解质等针对性检查。

（6）加强皮肤护理：保持皮肤清洁干燥，衣、被、床单清洁、干燥、平整，以防皮肤感染及压疮的发生。

（7）心理护理：关心体贴患儿，处置操作熟练、准确，以取得患儿信任，消除其恐惧心理。说服患儿及家长主动配合各项检查及治疗，使诊疗工作顺利进行。

2.临床观察内容

（1）惊厥发作时.观察惊厥患儿抽搐的时间和部位，有无其他伴随症状。

（2）观察病情变化，尤其随时观察呼吸、面色、脉搏、血压、心音、心率、瞳孔大小、对光反射等重要的生命体征，发现异常及时通报医师，以便采取紧急抢救措施。

（3）观察体温变化，如有高热，及时做好物理降温及药物降温.如体温正常，应注意保暖。

3.药物观察内容

(1)观察止惊药物的疗效。

(2)使用地西泮、苯巴比妥钠等止惊药物时,注意观察患儿呼吸及血压的变化。

4.预见性观察

若惊厥持续时间长、频繁发作,应警惕有无脑水肿、颅内压增高的表现,如收缩压升高、脉率减慢,呼吸节律慢而不规则,则提示颅内压增高。如未及时处理.可进一步发生脑疝,表现为瞳孔不等大、对光反射消失、昏迷加重、呼吸节律不整甚至骤停。

六、康复与健康指导

(1)做好患儿的病情观察准备好急救物品,教会家属正确的退热方法,提高家长的急救知识和技能。

(2)加强患儿营养与体育锻炼,做好基础护理等。

(3)向家长详细交代患儿的病情、惊厥的病因和诱因,指导家长掌握预防惊厥的措施。

(冯梅梅)

第十二章

中医科护理

第一节 感 冒

感冒是人体感受外邪引起的一种病证,以头痛、鼻塞、流涕、咳嗽、恶寒、发热、全身不适等为主要临床表现。本病四季皆可发生,尤以春、冬多见。如在一个时期内广泛流行,证候重且多相类似者,称为时行感冒。西医学的上呼吸道感染、流行性感冒可参本证辨证施护。

一、病因病机

(一)六淫

"风为百病之长",因而外感为病以风为先导,风邪常夹其他病邪(如寒、湿、热、暑等)伤人。

(二)时行病毒

主要是指具有传染性的时行疫邪病毒侵袭人体而致病,多由四时不正之气、天时疫疠之气流行而造成。其致病特点为发病快,病情重,有广泛的流行性,且不限于季节性,而六淫又易夹时行病毒伤人。

感冒主要是风邪兼夹时令之气侵袭人体,至于感邪后是否发病,又和机体正气的强弱有着密切的关系。其病机关键在于邪犯肺卫,卫表失和。

二、辨证施护

(一)风寒感冒

1.主症

恶寒重,发热轻,无汗,头身疼痛,鼻塞流清涕,或见咳嗽,痰稀薄色白,舌苔薄白而润,脉浮或浮紧。

2.调护方法

辛温解表,宣肺散寒。

(1)药物调护:选用荆防败毒散加减,汤药宜热服,药后稍加衣被,避风,多饮热水或热粥助其发汗。

(2)针灸调护:取印堂、迎香、太阳、风池、大椎、列缺、合谷穴,毫针刺以泻法。

(3)推拿调护:用按揉法在风府、风门两穴重点操作,每穴 2 分钟,使背部有轻松感为度;患者取俯卧位,术者位于患者右侧,用推法沿足太阳膀胱经经背部两条侧线,操作 3～5 分钟,以透热为度。

(二)风热感冒

1.主症

发热重,恶寒轻,有汗,头痛,咳嗽痰黄,咽喉红肿疼痛,鼻塞,流黄浊涕,口渴欲饮,舌苔薄白或微黄,脉浮数。

2.调护方法

辛凉解表,宣肺清热。

(1)药物调护:选用银翘散加减,汤药宜轻煎温服。

(2)针灸调护:取风池、大椎、曲池、外关、合谷穴,毫针刺以泻法。

(3)推拿调护:坐位,医者用一指禅推法沿督脉循行自印堂推至上星,反复操作 5 分钟;用按揉法在百会、曲池穴操作 1～2 分钟。

(4)饮食调护:饮食宜清淡、凉润,多饮水,多食用新鲜蔬菜、水果,忌辛辣、油腻之品,可用薄荷茶、菊花茶、绿豆汤、西瓜汁等清凉解热。

(三)暑湿感冒

1.主症

发热,微恶寒,无汗或少汗,肢体酸重或疼痛,头昏重胀痛,鼻塞流涕,胸闷泛恶,小便短赤,舌苔薄黄而腻,脉濡数。多见于夏季。

2.调护方法

祛暑解表,清热化湿。

(1)药物调护:选用新加香薷饮加减,汤药宜温服。

(2)针灸调护:取孔最、合谷、中脘、足三里穴,毫针刺以泻法。

(3)推拿调护:按揉法在心俞、脾俞、胃俞穴操作 2 分钟;摩揉腹部 5 分钟,拿三阴交 1～2 分钟。

(4)饮食调护:饮食宜清淡、易消化,少食多餐,多食清热化湿解暑之品,如绿豆粥、薏苡仁粥等,或藿香、佩兰煎水代茶饮,避免过食生冷、油腻和甜品。

(四)气虚感冒

1.主症

恶寒较甚,发热,肢体倦怠乏力,咳嗽,咳痰清稀,舌淡苔白,脉浮而无力。

2.调护方法

益气解表,理气化痰。

(1)药物调护:选用参苏饮加减,汤药宜热服。

(2)针灸调护:取风池、列缺、曲池、天枢、气海、足三里穴,毫针刺以补法。

(3)推拿调护:在肾俞、命门、足三里穴处按揉,每穴 2 分钟;重按合谷、太阳、肺俞,捶打足三里。

(4)饮食调护:宜选用温性食物,如山药粥等。

三、预防与调养

(1)加强锻炼,增强体质,注意卫生,起居有常,饮食有节。

（2）注意四时变化，冬春季节防寒保暖，随时增减衣服，避免外感。

（3）感冒流行季节，减少人群活动，室内保持空气新鲜，防止交叉感染。

（4）感冒流行季节，可预防性服药，如板蓝根冲剂，或大青叶、金银花等药物煎汤代茶。

（5）易患感冒者，可坚持按摩印堂、太阳、迎香、风池等穴。

（翟　义）

第二节　咳　嗽

咳嗽是指肺气上逆作声，咯吐痰液。有声无痰谓之咳，有痰无声谓之嗽，一般多为痰声并见，故以咳嗽并称，为肺系疾病的主要证候之一。

咳嗽既是具有独立性的证候，又是肺系多种疾病的一个症状，本节讨论范围，重点在于以咳嗽为主要表现的病证，其他疾病兼见咳嗽的，可与本节联系互参。如西医学中的上呼吸道感染、急慢性支气道炎、肺炎、肺结核等疾病，均可参本证辨证施护。而久咳致喘，表现肺气虚寒或寒饮伏肺等证者，当参阅"喘证"。

一、病因病机

咳嗽分为外感和内伤两大类。外感咳嗽多因卫外功能减退或天气冷热失常，致使六淫外邪乘虚侵袭肺系；内伤咳嗽为脏腑功能失调，内邪干肺所致，又可分为肺脏自病和他脏及肺。以上因素均可引起肺失宣肃，肺气上逆而作咳。咳嗽是内、外病邪犯肺，肺脏为了祛邪外达所产生的一种病理反应。

二、辨证施护

首辨外感与内伤，外感者宜宣肺散邪，内伤者宜依病证虚实，随其所在而调之。

（一）风寒袭肺

1.主症

咳嗽声重，痰白稀薄，常伴鼻塞流清涕，头痛身楚，恶寒，发热，舌苔薄白，脉浮或浮紧。

2.调护方法

疏风散寒，宣肺止咳。

（1）药物调护：选用三拗汤合止嗽散加减，宜热服，药后饮热稀粥并盖被，以助邪外出，并注意血压变化。咳嗽剧烈时，可选用通宣理肺丸、急支糖浆等。

（2）针灸调护：针刺肺俞、合谷、列缺、风府、外关穴。鼻塞声重者加迎香，头痛者加头维、太阳、印堂等，发热、恶寒者加大椎。均用毫针刺以泻法。

（3）推拿调护：用拇指点按风池、风府两穴，每穴操作2～3分钟，以局部酸胀向周围扩散为宜；擦背部膀胱经，以透热为度；拿肩井3分钟，使头部、胸部有轻快感觉为宜。

（4）饮食调护：饮食宜辛温、清淡，多食葱白、芫荽、生姜、蒜等；忌食生冷、油腻、厚味、酸味食品。可用白萝卜1个切片，甜杏仁10 g（去皮尖）捣碎，冰糖30 g，共同蒸熟热服，连用7天。

（5）生活调护：室内保持空气清新、温暖，避免刺激性气体，戒烟，注意天气变化，及时增加衣被。

(二)风热犯肺

1.主症

咳嗽气粗,痰黄而稠,咳痰不爽,口渴咽干,常伴发热恶风、头痛汗出、舌苔薄黄,脉浮数。

2.调护方法

疏风清热,宣肺止咳。

(1)药物调护:选用桑菊饮加减,汤药宜轻煎温服。咳嗽剧烈时,选用急支糖浆、止咳枇杷露、鲜竹沥液等。川贝母 10 g,梨一个,煮水顿服。

(2)针灸调护:选取肺俞、大椎、尺泽、曲池、列缺、合谷等穴,鼻塞者加迎香,用泻法,或点刺曲池、合谷出血。

(3)推拿调护:用手掌小鱼际推、搓大椎、肺俞及背部压痛点各 3 分钟;用按揉法在曲池、合谷两穴操作 3 分钟,使感应扩散到整个上肢。拿肩井 2 分钟。

(4)饮食调护:饮食宜清淡可口,多食梨、枇杷、萝卜、海蜇、荸荠等,忌食辛辣、香燥、肥腻等食品。可食枇杷叶粥(鲜枇杷叶 15 g,粳米适量,煮粥服食)。或用川贝母 10 g,梨 1 个,煮水顿服。

(5)生活调护:保持室内空气清新,温、湿度适宜。恶风时应避免直接吹风,发热者卧床休息,衣被适中。

(6)对症调护:痰稠不易咯出,可用远志、金银花、桔梗各 3 g,煎水,做雾化吸入,使痰液稀释,以利于排出,或用竹沥水。

(三)痰湿蕴肺

1.主症

咳嗽反复发作,痰多色白稠厚而黏,容易咯出,胸脘满闷,时有呕恶,纳呆,体倦,舌苔白腻,脉濡滑。

2.调护方法

燥湿化痰,理气止咳。

(1)药物调护:调护选用二陈汤合三子养亲汤加减,宜饭后温服。痰多不宜咳出者,可用蛇胆陈皮口服液或蛇胆川贝口服液,亦可药物雾化吸入。症状缓解后服用六君子汤扶正固本。

(2)针灸调护:取肺俞、太渊、脾俞、太白、章门、丰隆、合谷等穴,平补平泻刺法,加灸法。

(3)推拿调护:重点在手三里、丰隆两穴按揉,每穴 3 分钟;用推、抹法施术于前胸与胁肋部2～3 分钟,然后在章门穴按揉 2 分钟,以呼吸道通畅、咳出黏痰为度。

(4)饮食调护:饮食宜清淡、易消化,常食山药、茯苓、柑橘、薏苡仁、枇杷、白萝卜、白扁豆等;忌食辛辣、生冷、肥甘食品,禁烟酒。可食薏苡仁粥、山药粥、橘红粥、苏子粥(薏苡仁 30 g,或山药30 g,或橘皮 15 g,或苏子 15 g,粳米适量,煮粥食用)等以健脾化痰。

(5)生活调护:避免受凉,劳逸结合,注意休息;室内空气清新,湿度应略低;患者宜侧卧,定时更换体位,以利于痰液排出;若痰多而无力咯吐者,可拍其背部,以助排痰。

(6)情志调护:内伤咳嗽,反复发作,应及时做好患者的解释开导工作,解除顾虑,树立信心,配合治疗。

(四)痰热塞肺

1.主症

咳嗽气促,甚则胸胁满痛,痰黄黏稠质厚,咯吐不爽;或面赤身热,口干喜饮,便秘溲赤,舌红苔黄,脉滑数。

2.调护方法

清热化痰宣肺。

(1)药物调护:选用清金化痰汤,宜饭后稍凉服。痰多黄稠可用竹沥水、川贝粉以化痰清热;亦可选用橘红丸或蛇胆川贝液。

(2)针灸调护:针肺俞、尺泽、大椎、曲池、鱼际、合谷等穴,用泻法。

(3)推拿调护:用一指禅推法在天柱、肩井穴处操作各 1 分钟;重按太冲、行间、三阴交,使酸胀感沿经脉向上扩散。

(4)饮食调护:饮食宜清淡、凉润,多食枇杷、梨、荸荠、香蕉、马齿苋、薏苡仁、紫菜、番木瓜、蕨菜等以清热止咳;忌食辛辣、香燥食品。可食鲜芦根粥(鲜芦根 30 g,粳米适量,煮粥服食),或用川贝母 10 g。

(5)生活调护:保持室内空气清新,温度宜偏低。

(五)燥邪犯肺

1.主症

干咳无痰或痰少而黏,不易咯出,咳甚则胸痛,鼻燥咽干;初期或伴恶寒发热,头痛肢楚,舌尖红,苔薄黄而干,脉浮数。

2.调护方法

温燥伤肺者,清宣燥热,润肺止咳;凉燥犯肺,疏风散寒,润肺止咳。

(1)药物调护:温燥伤肺者选用桑杏汤加减,凉燥犯肺者选用杏苏散合止嗽散加减。汤药宜轻煎,小量多次服用。痰不易排出者可用竹沥水或杏苏止咳糖浆。

(2)针灸调护:选取肺俞、孔最、鱼际、复溜、照海等穴,用泻法。

(3)推拿调护:同"风热犯肺"。

(4)饮食调护:饮食宜清凉滋润,多食藕、梨、蜂蜜、西瓜、罗汉果、菠菜等;忌食辛辣、温燥品,禁烟酒。可用川贝母 10 g、桑叶 3 g、冰糖 15 g,共为细末,开水冲服。

(5)生活调护:居处温度宜偏低,湿度略高;注意卧床休息,避免劳累,适当进行户外活动;注意多饮水。

(六)肝火犯肺

1.主症

气逆咳嗽阵作,痰少质黏,咯吐不利,胸胁胀痛,咳则引痛,面红目赤,烦热口干,舌质红,苔薄黄少津,脉弦数。

2.调护方法

泻肝清肺,化痰止咳。

(1)药物调护:选用黛蛤散合泻白散加减。

(2)针灸调护:选取肺俞、肝俞、经渠、太冲等穴,用泻法。

(3)推拿调护:同"痰热犯肺"。

(4)饮食调护:饮食宜清凉疏利,多食梨、荸荠、柑橘、萝卜、海蜇、芹菜等;忌食辛辣食品,禁烟酒,可常饮菊花茶。

(5)情志调护:多安慰患者,稳定情绪,或转移注意力,避免不良因素刺激,防止情绪波动加重病情。

(七)肺阴亏虚

1.主症

干咳无痰,痰少而黏,或痰中带血,喉痒声哑,潮热,颧红,盗汗,消瘦。神疲,舌红,少苔,脉细数。

2.调护方法

养阴清热,润肺止咳。

(1)药物调护:选用沙参麦冬汤加减,宜饭前稍凉服。亦可选用养阴清肺膏或止咳枇杷露。

(2)针灸调护:针肺俞、膏肓俞、太溪、三阴交、足三里、阴郄等穴,用补法。

(3)推拿调护:同"风热犯肺"。

(4)饮食调护:饮食宜滋补肺阴,常食梨、枇杷、桑葚、蜂蜜、百合、甲鱼、芝麻、银耳、芒果、罗汉果等;忌食辛辣、香燥食品,禁烟酒。可食沙参山药粥(沙参 30 g,山药 60 g,粳米适量,煮粥服食);糯米阿胶粥(阿胶 10 g 烊化后加入糯米粥 1 碗,服食);或用沙参、麦冬煎水代茶饮。

(5)生活调护:注意卧床休息,避免劳累。适当进行户外活动,保持室内空气清新,居处温度宜偏低,湿度略高。

(6)情志调护:痰中带血或咯血时,应安定患者情绪,避免紧张。

三、预防与调养

(1)顺应四时气候变化,随时增减衣服,注意保暖,避免外邪侵袭。

(2)若已有感冒迹象者,可服用姜糖水或解表药以驱邪外出。

(3)锻炼身体,增强体质,配合气功或呼吸操等,以逐渐增强正气,增强抗御外邪的能力。

(4)戒烟,忌食辛辣油腻之品。

(5)养成良好的卫生习惯,咳嗽、打喷嚏时用纸巾遮挡,不随地吐痰。

(翟 义)

第三节 喘 证

喘证是以呼吸困难,甚至张口抬肩,鼻翼扇动,不能平卧为主要临床表现的病证,是许多急、慢性疾病过程中常见的症状。喘证分外感、内伤两个方面。病位在肺、肾,并与肝、脾二脏有相关,病甚可累及于心。基本病机为气机升降出入失常。西医学的喘息性支气道炎、支气道哮喘、肺部感染、肺气肿、肺结核、矽肺、心源性哮喘,以及瘿症等疾病出现的呼吸困难、气息急促,均可参考本证辨证施护。

一、病因病机

(1)外邪侵袭或因风寒外束,壅遏肺气;或因风热犯肺,蒸液为痰,皆可致肺失宣降,气逆作喘。

(2)饮食不当,恣食肥甘生冷,或嗜酒无度,伤脾生痰,肺气壅阻,发为喘促。

(3)情志失调,忧思气结,肺气痹阻;或郁怒上肝,肝气上逆,肺失肃降,升多降少而作喘。

(4)劳欲久病,肾之真元损伤,气失摄纳,上出于肺,出多入少,气逆而喘。

总之,喘证病因有外感与内伤,病性有虚实不同,病位主要在肺肾两脏。实喘在肺,为外邪、痰浊、肝郁气逆等,邪壅肺气,宣降不利;虚喘责之于肺肾两脏,因精气不足,气阴亏耗而致肺肾出纳失常,重点在肾,且以气虚为主。

二、辨证施护

实喘者祛邪,虚喘者扶正。

(一)风寒袭肺

1.主症

喘息气促,咳嗽胸闷,痰多色白清薄,或伴恶寒发热,头痛无汗,苔薄白,脉浮紧。

2.调护方法

疏风散寒,宣肺平喘;外寒引动宿痰,调和营卫,宣肺平喘。

(1)药物调护:选用麻黄汤加减,宜热服。外寒引动宿痰,用桂枝加厚朴杏子汤。

(2)针灸调护:选取大椎、风门、定喘、肺俞、膻中、尺泽、列缺、合谷等穴,用泻法。

(3)推拿调护:点按定喘、风门、肺俞、肩中俞穴,直擦背部膀胱经,以温热为度。

(4)饮食调护:饮食宜温热宣通,多食姜、葱白、淡豆豉、胡椒、杏子、洋葱、荔枝等;忌生冷、肥甘、鱼虾等食品。可用杏仁粥(杏仁10 g,粳米适量煮粥服食)。

(5)生活调护:生活起居规律,防寒保暖,避免直接吹风,保护胸背部免受风寒侵袭。

(6)对症调护:喘证发作时,应取半卧位,汗出过多,及时擦汗更衣。伴表证发热时,可用针刺或柴胡注射液降温,不宜物理降温。

(二)表寒里热

1.主症

咳逆上气、胸胀或痛,喘促气粗,甚则鼻翼扇动,咳而不爽,痰多黏稠,身热烦闷,口渴,身痛,有汗或无汗,舌红,苔薄白或薄黄,脉浮数或滑数。

2.调护方法

祛风泻热,宣肺平喘。

(1)药物调护:选用麻杏石甘汤加减,宜轻煎温服。

(2)针灸调护:选取肺俞、大椎、风门、膻中、中府、尺泽、列缺、合谷、丰隆等穴。喘重者加天突、定喘穴,用泻法。

(3)推拿调护:点按定喘、风门、肺俞、肩中俞等穴,直擦背部膀胱经。

(4)饮食调护:饮食宜清淡凉润,多食梨、藕、萝卜、枇杷、荸荠、柑橘、蜂蜜等;忌食辛辣、厚味食品,禁烟。可用菊花泡水代茶饮。

(5)生活调护:生活起居规律,防寒保暖,避免直接吹风,保护胸背部免受风寒侵袭。

(三)痰热郁肺

1.主症

喘咳气涌,胸部胀痛,痰多黏稠色黄,或夹血色,伴有胸中烦热,身热,有汗,渴喜冷饮,面红,咽干,尿赤,大便或秘,苔黄或腻,脉滑数。

2.调护方法

清肺降气,化痰止嗽。

(1)药物调护:选用桑白皮汤加减。咳痰困难者,可给予牡油胶丸;喘剧者,可用中药清热化痰剂进行雾化吸入。

(2)针灸调护:选取膻中、列缺、肺俞、尺泽、定喘等穴,宜用泻法。

(3)推拿调护:点按定喘、天突、风门、肺俞、肩中俞、丰隆等穴,直擦背部膀胱经。

(4)饮食调护:饮食宜清淡易消化,多食山药、茯苓、柑橘、薏苡仁、白萝卜、白扁豆等;忌食辛辣、生冷、肥甘食品,禁烟酒。可食薏苡仁粥(薏苡仁30 g,粳米适量,煮粥服食)。或橘皮10 g,泡水代茶饮。

(5)生活调护:患者可取半卧位,持续低流量吸氧,室内应保持安静,室内温度应保持在18~20 ℃,床铺保持整洁,2 小时翻身1 次,预防压疮发生,并密切观察体温、心率、呼吸及血压的变化。

(6)情志调护:注重心理护理,给患者以精神安慰。

(四)痰浊阻肺

1.主症

气喘咳嗽,痰涎涌盛,量多色白而黏,咯出不爽,胸满窒闷,口黏不渴,或恶心纳呆,舌苔白厚腻,脉滑。

2.调护方法

祛痰降逆,宣肺平喘。

(1)药物调护:选用二陈汤合三子养亲汤加减,或用橘红化痰丸。

(2)针灸调护:选取肺俞、脾俞、膻中、中脘、内关、足三里、丰隆等穴,用平补平泻法。

(3)推拿调护:点按定喘、风门、肺俞、肩中俞、足三里、丰隆穴。

(4)饮食调护:同"痰热郁肺证"。

(5)生活调护:排痰困难或不能排痰,可给予半夏露、复方甘草合剂。鼓励患者用力咳痰,或用中药雾化吸入使痰液易于排出。

(五)肺气郁闭

1.主症

每因情志刺激,突然上气而喘,咽中如窒,胸闷胸痛,或失眠心悸,舌苔薄,脉弦。

2.调护方法

行气疏肝,降逆平喘。

(1)药物调护:选用五磨饮子,宜饭后温服。

(2)针灸调护:选取肝俞、期门、膻中、尺泽、内关等穴,用泻法。

(3)推拿调护:点按定喘、肺俞、肩中俞、列缺、行间等穴。

(4)饮食调护:饮食宜清凉疏利,多食梨、荸荠、柑橘、萝卜、海蜇、芹菜等;忌食辛辣食品,禁烟酒。可常饮菊花茶。

(5)生活调护:注意预防感冒,要寒温适宜,气候变化时要及时加减衣服;病室应通风,保持空气新鲜,尽可能地避免粉尘及刺激性气体;锻炼深呼气,增加肺脏的换气功能。

(6)情志调护:加强精神护理,劝慰患者保持情绪平稳,心情愉悦,以免加重病情。

(六)肺气虚

1.主症

喘促气短,气怯声低,咳声低弱,痰稀色白,自汗畏风,易于感冒,舌淡苔白,脉虚弱。

2.调护方法

补肺益气定喘。

(1)药物调护:选用补肺汤合玉屏风散加减,或用蛤蚧定喘丸。

(2)针灸调护:选取肺俞、定喘、膏肓俞、膻中、太渊等穴,用补法,或加灸。

(3)推拿调护:横擦胸部及背部心俞、肺俞区域,以透热为度,按揉肺俞、肾俞、脾俞穴。

(4)饮食调护:饮食宜清淡甘润,营养丰富,常食百合、白果、山药、茯苓等;忌辛辣、温燥及寒凉食品。可食山药茯苓粥(山药 60 g,茯苓 15 g,粳米适量,煮粥服食)。

(5)生活调护:同"肺气郁闭证"。

(七)肾气虚

1.主症

喘促日久,短气息促,呼多吸少,气不得续,动则喘甚,腰膝酸软,汗出肢冷,舌淡,苔白,脉沉弱。

2.调护方法

补肾纳气。

(1)药物调护:选用人参胡桃汤合参蛤散加减,宜空腹温服。

(2)针灸调护:选取肾俞、定喘、命门、关元、气海、三阴交、太溪等穴,用补法,可加灸法。

(3)推拿调护:直擦背部督脉及横擦肾俞、命门穴,以透热为度,点按肾俞、肺俞穴。

(4)饮食调护:饮食宜温补,常用山药、核桃、黑木耳、桑葚、莲子、白扁豆等,煮粥服食;忌食生冷、肥甘、油腻食品。可用紫衣胡桃肉 10 个,每晚睡前缓嚼,淡盐水送服。

(5)生活调护:同"肺气郁闭证"。

三、预防与调养

(1)起居有常,注意四时气候变化,防寒保暖。

(2)居室内切勿放置花草,禁止养宠物及铺设地毯等。

(3)戒烟酒,忌食海鲜发物等易引发过敏的食物。

(4)保持心情舒畅,避免情志刺激,介绍有关疾病的知识,消除患者忧虑和精神紧张,树立治疗信心。

(5)适当体育锻炼,节制房事。

(6)积极治疗感冒、咳嗽等肺系病证,防止演变成本证。

(翟　义)

第四节　胸　痹

胸痹是指以胸部闷痛,甚则胸痛彻背,喘息不得卧为主症的一种病证,轻者仅感胸闷如窒,呼吸欠畅,重者则有胸痛,严重者心痛彻背,背痛彻心。胸痹的发生多与寒邪内侵、饮食失调、情志失节、劳倦内伤、年迈体虚等因素有关。西医学的冠状动脉粥样硬化性心脏病、心包炎、心肌病等可参考本病护理。

一、病因病机

胸痹与寒邪、年迈、劳倦、情志、饮食等因素有关。病理性质分虚、实两个方面:虚为气虚、阴伤、阳衰,肺、脾、肝、肾亏虚,心脉失养;实为寒凝、血瘀、气滞、痰浊等痹阻胸阳,阻滞心脉。其病位在心,但与肺、肝、脾、肾有关。

(一)寒邪内侵

寒主收引,可抑遏阳气,即暴寒折阳,又可瘀滞血行,而发本病。素体阳衰,胸阳不足,阴寒之邪乘虚侵袭,寒凝气滞,致使胸阳痹阻、气机不畅而成胸痹,或阴寒凝结,日久寒邪伤人阳气,心阳虚衰,心脉痹阻,亦可成胸痹。

(二)年迈体虚

本病多见于中老年人,年过半百,肾气精血渐衰。肾阳虚衰,君火失用,使心气不足或心阳不振;肾阴亏损,不能滋养五脏之阴,心血失荣,血脉失于温运,心脉痹阻不畅,发为胸痹。心阴不足,心火燔炽,下汲肾水,耗伤肾阴阴损及阳;心肾阳虚,阴寒之邪上乘,阻滞气机,胸阳失运,发生胸痹。

(三)劳倦内伤

劳倦伤脾,脾失健运,聚生痰浊,气血乏源,心脉失养;积劳损阳,心肾阳虚,鼓动无力,胸阳不振,阴乘阳位,血行阻滞,发为胸痹。

(四)情志不遂

忧思伤脾,脾失健运,转输失能,津液不布,聚湿生痰,痰踞心胸,胸阳痹阻;郁怒伤肝,肝失疏泄,郁久化火,灼津生痰或气郁血滞,血行不利,脉络不通,胸阳不运,痹阻心脉,不通则痛。总之,七情所伤可使气机逆乱,心脉痹阻不通而发胸痹。

(五)饮食不节

嗜食膏粱厚味,或嗜烟酗酒,损伤脾胃,升降受阻,化热灼津生痰;或过食肥甘,湿热蕴积,郁结中焦,灼津为痰;日久痰浊内生,阻塞经络,气机不畅,心脉闭阻而成胸痹。如痰浊留恋日久,痰阻血瘀,亦成本病。

二、辨证施护

(一)心血瘀阻

1.主症

胸部刺痛或绞痛,痛有定处,常于夜间发作,日久不愈,多由暴怒而加重,舌质紫暗,脉沉涩或结代。

2.调护方法

活血化瘀,通络止痛。

(1)药物调护:选用血府逐瘀汤加减,宜温热服用。

(2)针灸调护:选取膻中、巨阙、心俞、膈俞、阴郄等穴,用泻法。

(3)饮食调护:饮食宜温热,素食,忌生冷、肥甘、厚味,少食多餐。

(4)生活调护:发作期停止活动,卧床休息,缓解期适当活动,避免剧烈运动。

(二)痰阻心脉

1.主症

心胸闷痛,阴天加重,气短喘促,痰多口黏,形体肥胖,身体困重,倦怠乏力,舌苔浊腻,脉弦滑。

2.调护方法

通阳泄浊,豁痰开窍。

(1)药物调护:选用瓜蒌薤白半夏汤加味,宜热服。

(2)针灸调护:选取膻中、巨阙、心俞、脾俞、丰隆、足三里等穴,用泻法。

(3)饮食调护:宜少食多餐,常食柑橘、萝卜、山楂、竹笋、洋葱等,忌油腻、肥甘、厚味、过饥过饱。

(三)寒凝心脉

1.主症

胸痛彻背,感寒痛甚,心悸,胸闷气短,重则喘息,不能平卧,面色苍白,四肢厥冷,舌苔白,脉沉紧。

2.调护方法

辛温通阳,开痹散结。

(1)药物调护:选用当归四逆汤加减,宜热服。

(2)针灸调护:选取心俞、厥阴俞、肾俞、肺俞、内关、通里等穴,用泻法,加灸。

(3)饮食调护:饮食宜温热,常食生姜、大葱、核桃、山药等,忌生冷。

(四)心气亏虚

1.主症

胸闷隐痛,心悸气短,动则尤甚,神疲懒言,倦怠乏力,面色无华,舌胖有齿痕,苔薄白,脉虚弱或结代。

2.调护方法

补养心血,鼓动心脉。

(1)药物调护:选用保元汤加减,宜热服。

(2)针灸调护:选取心俞、脾俞、神门、足三里、三阴交等穴,用补法,加灸。

(3)饮食调护:饮食宜温热,忌生冷、油腻、肥甘食品。

(五)气阴两虚

1.主症

胸闷隐痛,时作时止,遇劳则甚,心悸气短,头晕目眩,倦怠懒言,面色少华,舌红,脉细弱或结代。

2.调护方法

益气养阴,活血通络。

(1)药物调护:选用生脉散合人参养荣汤,宜温服。

(2)针灸调护:选取心俞、厥阴俞、肾俞、神门、三阴交等穴,用补法。

(3)饮食调护:饮食宜凉润、甘平,常食莲子、扁豆、山药、薏苡仁、桂圆、大枣等,可煮粥食用。忌生冷、油腻。

三、预防与调养

(1)居室安静,通风,温、湿度适宜。起居有节,避风寒,保持充足的睡眠。坚持运动,注意劳逸适度,动而有节,控制体重,增强机体抗病能力。

（2）饮食应清淡少盐，少食肥甘厚腻。少量多餐，忌暴饮暴食，多吃水果、蔬菜，戒烟酒。保持大便通畅，切忌怒责。

（3）心乃五脏六腑之君，悲哀愁忧则心动。因此，本病尤其应重视情志调护，平素要保持愉快平和的心理状态，情绪稳定，避免喜怒忧思过度。

（4）积极治疗高血压、糖尿病、高脂血症等疾病。指导患者按医嘱服药，自我监测药物不良反应，定期进行心电图、血糖、血脂检查。

（5）常备芳香温通药物，若猝发胸中大痛及时服药，保持镇静，平卧休息。如胸中剧痛，持续时间长，服用药物不得缓解，应及时到医院诊治。

（翟　义）

第五节　胃　　痛

胃痛又称胃脘痛，是以上腹部近心窝处经常发生疼痛为主症。胃主受纳，腐熟水谷，胃气宜降，以和为顺。如寒邪内客于胃、饮食不节伤胃、肝气横逆犯胃或脾胃自身虚弱，均可致胃气郁滞，失于和降而引起疼痛。胃痛是临床常见的一个症状，多见于西医的急慢性胃炎、胃与十二指肠溃疡、胃神经官能症等胃部疾病，也可见于其他消化系统疾病，如胰腺炎、胆囊炎、胆石症等，凡此皆可参照本证辨证施护。

一、病因病机

（一）寒邪犯胃
外感寒邪，内客于胃，胃气郁滞，不通则痛。

（二）饮食伤胃
饮食不节，损伤脾胃，胃失和降而发生胃痛。

（三）情志不畅
郁怒伤肝，肝气犯胃，致胃失和降而发生胃痛。或气滞日久，气滞血瘀或气郁化火，耗伤胃阴，使胃络失养，而致胃痛。

（四）脾胃虚弱
素体脾胃虚弱，或劳倦太过，或久病伤及脾胃，中焦虚寒，中阳不振，胃失温养而作痛。

二、辨证施护

（一）寒邪客胃
1.主症
胃痛暴作，恶寒喜暖，得温痛减，遇寒痛剧，口淡不渴，或喜热饮，苔薄白，脉弦紧。
2.调护方法
温中散寒止痛。
（1）药物调护：良附丸加减，汤剂宜饭前热服；亦可将白胡椒、肉桂各6 g，共捣为丸，如梧桐子大，每服5粒。

（2）针灸调护：取上脘、中脘、梁门、足三里、内关穴，毫针刺以泻法。可艾灸中脘、足三里穴，或盐炒热后熨推胃脘部；亦可运用温热疗法，如拔火罐、药熨、熏蒸；局部作热敷或艾灸中脘、足三里等穴。

（3）推拿调护：按摩中脘、气海、天枢、足三里、肝俞、脾俞、胃俞穴；抹腹部自剑突下至脐下，摩腹；一指禅推上脘、中脘、天枢、气海，摩全腹；按揉足三里穴。

（4）饮食调护：以清淡、温热、易消化为原则，宜用姜、葱、芥末、胡椒、大蒜等性温热的食物作调料；忌食生冷和油腻之品。可常用高良姜粥；亦可热服生姜红糖汤或温黄酒一杯，顿服，温中散寒止痛。

（5）生活调护：慎风寒，免劳累。

（二）饮食停滞

1.主症

胃痛胀满拒按，厌食，嗳腐吞酸，呕吐不消化食物，吐后痛减，大便不爽，舌苔厚腻，脉滑。

2.调护方法

消食导滞，和胃止痛。

（1）药物调护：选用山楂丸或保和丸加减。

（2）针灸调护：取中脘、下脘、梁门、足三里、内关、天枢穴，毫针刺以泻法。

（3）推拿调护：按摩中脘、气海、天枢、足三里、肝俞、脾俞、胃俞穴，顺时针方向摩腹。

（4）饮食调护：适当控制饮食，或给予清淡、易消化的流食，半流食；忌煎炸、油腻、厚味、辛辣刺激食品，适当控制饮食，病重者禁食 6～12 小时，待缓解后给予素食；养成定时、定量的习惯。也可用神曲 30 g 煎取药汁，加入 100 g 粳米煮粥服食；或炒莱菔子 10 g，与粳米同煮粥，连服 1～2 天；或用山楂、麦芽、萝卜煎汤饮用；为了保持大便通畅，亦可用番泻叶泡水代茶饮或焦米锅巴汤代茶饮。

（5）生活调护：生活起居有规律，保持大便通畅；可试用探吐法，使患者将积食吐出，胃痛有可能缓解。

（三）肝气犯胃

1.主症

胃脘胀满，通连两胁，胸闷，嗳气，善叹息，矢气则舒，常伴吞酸，呕吐，大便不畅，舌苔薄白，脉弦。

2.调护方法

疏肝理气，和胃止痛。

（1）药物调护：柴胡疏肝散加减，以及舒肝丸或胃苏冲剂，宜餐后半小时温服。疼痛发作时，可用木香粉 1.5 g，元胡粉 1 g 调服。

（2）针灸调护：取中脘、章门、太冲、行间、天枢、足三里、脾俞、胃俞、肝俞、膻中、期门穴，毫针刺以泻法。

（3）推拿调护：抹腹部自剑突下至脐下，摩腹；一指禅推上脘、中脘、天枢、章门、期门穴，摩全腹；按揉肝俞、胆俞、足三里穴。

（4）饮食调护：少食生冷、甜黏食品，可食用大蒜、韭菜、香菇、萝卜、芫荽、洋葱、薤白、柑橘等行气开胃之品；忌食土豆、南瓜、红薯等食品，禁酒。可用玫瑰花茶（玫瑰花 6 g，佛手 10 g，泡水代茶饮）；橙皮、生姜各 10 g，水煎服，1～2 次/天，7 天为 1 个疗程。情志调护：及时做好心理疏导，消除郁怒烦恼,避免不良情绪刺激,保持情绪稳定、愉快,积极配合治疗。

(四)肝胃郁热

1.主症

胃脘灼热,痛势急迫,烦躁易怒,泛酸嘈杂,口干口苦,舌红苔黄,脉弦或数。

2.调护方法

疏肝泻热和胃。

(1)药物调护:化肝煎加减。

(2)针灸调护:一般治疗同"肝气犯胃"。痛甚可针刺中脘、合谷、内关穴止痛。禁用温热疗法。

(3)推拿调护:同"肝气犯胃"。

(4)饮食调护:多给予疏肝泻热之品,如绿豆汤、荷叶粥。疼痛发作时,宜少食多餐;忌辛辣烟酒、烤熏甜腻之品。

(5)生活调护:注意口腔卫生,胃酸过多者,用淡盐水漱口。

(6)情志调护:恼怒抑郁是导致疼痛的重要原因,故应避免各种不良情志刺激。

(五)瘀血停滞

1.主症

胃脘疼痛,如锥刺刀割,痛有定处而拒按,或有呕血,黑便,舌质紫暗有瘀斑,脉弦涩。

2.调护方法

活血化瘀,理气止痛。

(1)药物调护:选用失笑散合丹参饮加减,宜饭前温服。亦可用元胡止痛片或胃复春;桃仁、五灵脂各等份,为细末醋糊为丸,如梧桐子大,每服 20 丸,2 次/天;或以阿胶 10 g 烊化,加入三七粉 0.5 g 温开水送服,2 次/天。吐血、便黑者可选用三七片或血竭胶囊。

(2)针灸调护:取中脘、天枢、气海、膈俞、血海、内关、足三里穴,痛甚者加梁丘穴,毫针刺以泻法。

(3)推拿调护:按摩中脘、气海、天枢、足三里、肝俞、脾俞、胃俞穴。

(4)饮食调护:饮食应细、软、烂,以流质或半流质饮食,少量多餐;忌炙烤煎炸、坚硬食品,禁酒;吐血、便血者应暂禁食。可用三七粉 1 g,白芨粉 1.5 g,温开水送服,每天 2 次;鲜藕汁一小杯煮沸,加入生鸡蛋1个、三七粉 1 g。

(5)生活调护:环境安静,注意保暖,严密观察出血征兆,出血时应观察出血量、色及胃痛的性质。

(6)情志调护:对因出血而情绪紧张者,应及时做好解释工作,保持情绪稳定,积极配合治疗。

(六)胃阴亏虚

1.主症

胃脘灼痛,饥不欲食,口燥咽干,五心烦热,消瘦乏力,大便秘结,舌红少津或剥脱无苔,脉细数。

2.调护方法

养阴清热,和胃止痛。

(1)药物调护:选用一贯煎合芍药甘草汤加减,汤药饭前温服。

(2)针灸调护:取中脘、内关、足三里、三阴交、太溪穴,毫针刺以补法。

（3）推拿调护：抹腹部自剑突下至脐下，摩腹；一指禅推上脘、中脘、天枢、气海、关元穴，摩全腹；按揉肾俞、脾俞、足三里穴。

（4）饮食调护：多食润燥、生津之品，如西瓜、雪梨、莲藕、荸荠、甘蔗、菠萝、百合、银耳、甲鱼、花生、杨梅、柿子、番茄、蜂蜜等；忌辛辣、煎炸、烟酒、浓茶及咖啡类刺激之品。可常服八宝粥，多饮水或果汁；或用石斛、麦冬适量煎汤代茶饮。便秘者，每天早晚食蜂蜜一汤匙，或番泻叶通便；胃酸缺乏，可饭后吃山楂、话梅、乌梅汤等酸甘助阴。

（5）生活调护：室内宜偏凉润、向阴、清净，适当休息，减少活动，不宜作热敷或药熨等温热疗法。

（6）情志调护：消除恐惧心理，积极配合治疗。

（七）脾胃虚寒

1.主症

胃痛隐隐，喜暖喜按，空腹痛甚，得食痛减，遇寒发作或疼痛加重，泛吐清水，神疲食欲缺乏，四肢欠温，大便溏薄，舌淡，苔白，脉细弱或沉迟。

2.调护方法

温胃散寒，健脾止痛。

（1）药物调护：选用黄芪建中汤加减：附子理中丸或香砂养胃丸，汤药温服。或以干姜 10 g、砂仁 10 g，水煎服，亦可用饴糖 1～2 匙，温水化服，3 次／天。服药后宜进热粥、热饮，以助药力。疼痛时饮生姜红糖汤可温胃止痛。

（2）针灸调护：取中脘、足三里、脾俞、胃俞、内关穴，毫针刺以补法，可加灸法。痛时可胃脘部热敷、药熨；或艾灸中脘、足三里、神阙等穴。

（3）推拿调护：抹腹部自剑突下至脐下，摩腹；一指禅推上脘、中脘、天枢、气海、关元穴，摩全腹；按揉肾俞、脾俞、足三里穴；擦命门。

（4）饮食调护：饮食宜温热，有补中、益气、温胃作用的食品，如姜、葱、胡椒、花椒、桂圆、莲子、大枣、南瓜、扁豆、番茄、牛奶、鸡蛋、瘦肉、黄鱼、鳝鱼、河虾、胡桃等；忌生冷瓜果、油腻辛辣。可用吴茱萸粥（用饴糖 1～2 匙，温水化服，3 次／天；或用粳米 100 g 煮粥，待米熟后下吴茱萸末 3 g，生姜、葱白少许服用）；或生姜红糖汤。饭前胃痛，可在饥饿时稍进糕点以缓中止痛。

（5）生活调护：本证患者遇寒则发，故应特别注意保暖，室温宜偏高，居室宜向阳。可用热水袋热敷上腹部。

三、预防与调养

（1）饮食有节，定时定量，勿暴饮暴食，戒烟酒，避免辛辣、油腻食物。

（2）保持良好的精神状态，注重劳逸结合，帮助患者克服不良情绪。

（3）注意胃脘部保暖，或用手掌自上脘向下按摩胃脘部，反复做 20 次，每天数次，可增强脾胃功能。

（4）查明引起胃痛的原因，积极治疗原发病，若反复发作，迁延不愈，应定期做有关检查，防止恶变。

（翟　义）

第六节 泄 泻

泄泻是指以排便增多,粪质稀薄或完谷不化,甚至泻出如水为主要临床表现的一类病证。

一、病因病机

(一)感受外邪

六淫伤人,使脾胃失调,而致泄泻。以暑、湿、寒、热最为多见,其中又以湿邪为主。

(二)饮食所伤

食之过饱,宿食内停,或恣食生冷,或过食肥甘,或误食不洁之物,伤及肠胃,运化失常,而致泄泻。

(三)情志失调

脾胃素虚,复因郁怒忧思,肝郁不达,肝气横逆乘脾,脾胃受制,运化失司,而致泄泻。

(四)脾胃虚弱

饮食不节,劳倦内伤,久病缠绵,导致脾胃虚衰,不能受纳水谷和运化精微,水谷停滞,清浊不分,混杂而下,遂成泄泻。

(五)肾阳虚衰

久病及肾,或年老体弱,或肾阳不振,命门火衰,阳气不足,脾失温煦,不能腐熟水谷,则水谷不化而成泄泻。

二、辨证施护

(一)寒湿泄泻

1.主症

泄泻清稀,腹痛肠鸣,食少,脘腹胀闷,或伴恶寒发热,肢体酸痛,口淡不渴,头痛,舌苔薄白,脉浮或濡缓。

2.调护方法

解表散寒,芳香化浊。

(1)药物调护:藿香正气散加减,汤药偏热服,服后盖被静卧并微微汗出。或以车前子15 g,藿香10 g,生姜10 g,水煎服;或用木香、肉桂各1.5 g,研末吞服。寒重可用理中汤。

(2)针灸调护:取天枢、中脘、阴陵泉、上巨虚穴,毫针刺以平补平泻法,可加灸法。

(3)推拿调护:一指禅推摩中脘、天枢、气海、关元、脾俞、肾俞、胃俞、大肠俞、长强穴。

(4)饮食调护:以细软、少渣、少油腻之流食或半流食为主,泄泻缓解后给予软食,可多用炒米粉、炒面粉等食物,以燥湿止泻;可服茯苓粥(茯苓30 g、粳米适量,煮粥服食),或服姜糖饮(生姜10 g、红糖适量,水煎温服)。

(5)生活调护:居室宜温暖、向阳,注意腹部保暖;室内要清洁,污染的衣裤要及时更换;腹泻次数多或兼有表证者应卧床休息。

(二)湿热泄泻

1.主症

腹痛即泻,泻下急迫,势如水注,粪色黄褐而臭,肛门灼热,心烦口渴,小便短赤,或有身热,舌苔黄腻,脉濡滑而数。

2.调护方法

清热利湿止泻。

(1)药物调护:选用葛根芩连汤加减,宜饭前凉服。或以葛根 10 g、黄连 6 g、甘草 3 g,水煎服;或用滑石、黄柏、甘草各等份,研细末,每服 3 g,3 次/天;或用鲜扁豆叶、鲜藿香叶、鲜荷叶(捣汁)各 10 g,开水冲服。夹有暑湿者合香连丸;肛门灼热者,可用黄连 10 g、黄柏 10 g,煎水熏洗肛门。

(2)针灸调护:取天枢、大肠俞、阴陵泉、上巨虚、内庭穴、中脘、足三里、天枢、三阴交、曲池,毫针刺以泻法。

(3)推拿调护:一指禅推摩中脘、天枢、气海、关元、脾俞穴。

(4)饮食调护:饮食以清淡、细软为主。选用马齿苋粥 60 g,水煮去渣取汁,后入粳米 50 g,煮粥服食。重症患者可鼓励多饮淡盐水或糖盐水,以补充津液;液脱阴伤者可多给梨汁、荸荠汁、西瓜汁、藕汁,以增补津液,清热利湿。

(5)生活调护:室内宜凉爽干燥,伴有发热者,要卧床休息。

(三)食滞泄泻

1.主症

泄泻,腹痛肠鸣,粪便臭如败卵,泻后痛减,嗳腐酸臭,脘痞腹满,不思饮食,舌苔厚腻或垢浊,脉滑。

2.调护方法

消食导滞。

(1)药物调护:选用保和丸或枳实导滞丸,或用焦山楂 15 g,神曲 12 g,水煎服。宜饭后服。

(2)针灸调护:选取中脘、璇玑、天枢、脾俞、胃俞、足三里等穴,用泻法。

(3)推拿调护:推摩上脘、中脘、天枢、气海、关元穴。

(4)饮食调护:饮食宜清淡、易消化,少食多餐,泄泻重者,控制饮食,多食山楂、萝卜、麦芽等;忌生冷、硬固、肥甘厚味食品。可食山楂萝卜粥(山楂 30 g、白萝卜 1 个、粳米适量,煮粥服食);亦可用麦芽粥(麦芽 30 g、粳米适量,煮粥服食)。

(四)肝气乘脾

1.主症

时有胸胁胀闷,嗳气,少食,每因恼怒、紧张等情绪波动而致腹痛泄泻,舌淡红,脉弦。

2.调护方法

抑肝扶脾,和中止泻。

(1)药物调护:选用痛泻要方加减,宜饭后温服。

(2)针灸调护:取中脘、天枢、期门、脾俞、肝俞、足三里、阴陵泉、太冲穴,毫针刺以补泻兼施法。

(3)推拿调护:一指禅推摩中脘、天枢、气海、关元穴,按摩脾俞、胃俞、大肠俞、长强、肝俞、章门、期门穴。

(4)饮食调护:饮食宜素食,清淡,少食多餐,常食萝卜、菠菜、番茄、山药、冬瓜、柑橘、金橘饼、陈皮等;忌生冷瓜果;忌食土豆、芋头等壅阻气机及其他辛辣、煎炸及烟酒等助湿困脾生热的食品。食莱菔子粥(莱菔子10 g,粳米适量,煮粥服用)以理气消食。

(5)生活调护:居室宜宁静,生活环境宜舒适、宽松。

(6)情志调护:解除诱发腹泻的精神因素,避免忧思恼怒,使患者保持心情舒畅。

(五)脾胃虚寒

1.主症

大便溏薄,泄泻时作时止,完谷不化,食少纳呆,腹胀、腹痛,神疲倦怠,面色萎黄,舌淡,苔白,脉缓而弱。

2.调护方法

补脾健胃止泻。

(1)药物调护:选用参苓白术散或人参归脾丸加减,宜空腹热服。

(2)针灸调护:取中脘、水分、天枢、脾俞、胃俞、大肠俞、长强、足三里、三阴交穴,毫针刺以补法,可加灸法。

(3)推拿调护:一指禅推摩中脘、天枢、气海、关元穴,顺时针摩腹;按揉脾俞、胃俞、大肠俞、长强、足三里;擦肾俞、脾俞穴至温热。

(4)饮食调护:以营养丰富、易消化为原则,多选用豆制品、鱼、蛋、奶及扁豆、番茄、栗子、桂圆、苹果脯、大枣、莲子、山药、扁豆、薏苡仁、芡实等有补中益气、健脾功效的食品;亦可多食用胡椒、姜等调味品,增加食欲并散寒;忌生冷、油腻、甘肥、煎炸食品。可用莲子粥或山药粥(莲子或山药30 g,粳米适量,煮粥服食);或用大麦芽30 g,鸡内金30 g,文火炒黄研末,再加白糖少许,温开水冲服6～10 g,2～3次/天;或以莲子10 g,芡实10 g,山药10 g,白扁豆10 g,加水适量煮熟,喝汤吃药。

(六)脾肾阳虚

1.主症

黎明泄泻,腹中隐痛,肠鸣即泻,泻后则安,或下利清谷,形寒肢冷,腰膝酸软,舌淡,苔白,脉沉细。

2.调护方法

温肾健脾,固涩止泻。

(1)药物调护:选用四神丸合附子理中丸加减,宜空腹热服。

(2)针灸调护:取天枢、关元、脾俞、肾俞、命门、足三里穴,毫针刺以补法,可加灸法。

(3)推拿调护:一指禅推摩中脘、天枢、气海、关元穴,按摩脾俞、胃俞、大肠俞、长强、肾俞、命门。

(4)饮食调护:忌生冷、油腻、甘肥、煎炸食品;以营养丰富、清淡、温热、细软、易消化之品为宜,多食补中益气,温补肾阳,如胡桃、山药、狗肉及动物肾脏;汤菜中适量加入胡椒粉、干姜粉、肉桂等以温煦脾肾。食莲子粥、芡实粥(芡实10 g,干姜5 g,粳米适量,煮粥服食)。

(5)生活调护:室内温暖向阳,黎明前如厕应穿好御寒的衣服,以免受凉。可根据病情,适当鼓励患者下床锻炼。腹痛者用食盐炒热后布包热敷腹部,或用肉桂、小茴香等量研粉,盐炒布包敷脐部。

三、预防与调养

(1)生活起居有常,根据气候变化及时增减衣服,注意休息,勿过劳。

（2）养成良好的饮食习惯，注重饮食饥饱适宜，戒烟戒酒，避免辛辣、油腻食物。小儿应合理喂养，添加辅食不宜过快，品种不宜过多。从小量开始逐渐适应新的食品，以后渐次增加。

（3）保持良好的精神状态，注重劳逸结合，帮助患者克服不良情绪。

（4）指导患者及家属观察泄泻次数、大便质地和颜色、有无伤津脱液等情况。

（5）勿滥用止泻药，以免掩盖病情，贻误治疗。

（6）指导患者保持肛周清洁，便后用柔软纸擦拭并用清水冲洗。

（7）不宜久蹲久坐，肛门下坠或肛脱者及时复位，加强肛门括约肌功能，坚持做提肛运动，2次/天，每次提肛30～40次。

（翟　义）

第七节　不　寐

不寐是指因脏腑功能紊乱、气血亏虚、阴阳失调所致，以不能获得正常睡眠为主要临床表现的病证。主要表现为睡眠时间、深度的不足，不能消除疲劳以及恢复体力与精力。轻者入睡困难，寐而易醒，或时寐时醒，或醒后不能再寐；重者彻夜不能入睡，严重影响正常的生活、工作、学习和身心健康。以中老年人为多见，近年来由于生活不规律等原因，年轻人的发病率正逐渐提高。

西医学中的神经官能症、更年期综合征、慢性消化不良、贫血、动脉粥样硬化等，以不寐为主要临床表现时，可参照本节辨证施护。

一、病因病机

营卫阴阳的正常运行是保证心神调节寐寤的基础。人体"阴平阳秘"，脏腑调和，气血充足，心神安定，卫阳能入于阴，阴阳相交，神安则得眠。若因心脾两虚、阴虚火旺、心胆气虚，或食积停滞、肝火扰神，均能导致心神不安，神不守舍，不能由动转静而致不寐。肝郁化火、痰热扰心，致神不安宅者为实证；心脾两虚、气血不足或心胆气虚、心肾不交，致心神失养，神不安宁者为虚证。其病位在心，与肝、脾、肾密切相关。

（一）年迈体虚

年迈血少，心血不足；或久病之人，心血暗耗，致血虚而无以养心，心虚则神不守舍；或房劳过度，耗伤肾阴，致使阴衰不能上奉于心，心火独亢，火盛神动，心肾失交，神志不宁。

（二）情志失调

情志过极可导致脏腑功能失调。如思虑过度，伤及心脾，心伤则阴血暗耗，神不守舍，脾伤则脾不运化，生化乏源，心血亏虚，心失所养，心神不安；肝主疏泄，暴怒伤肝，或肝郁气滞，肝郁化火，扰动心神；或五志过极，心火炽盛，心神激动；或暴受惊恐，导致心虚胆怯，神魂不安，均可致夜不能寐。

（三）劳逸过度

劳倦太过则伤脾，脾伤纳少，生化之源不足，营血亏虚，血虚而不能上奉于心，致使心神失养而致不寐。

（四）饮食不节

暴饮暴食，伤及脾胃，宿食停滞，酿为痰热，上扰神明，心血不静，阳不入阴，而致不寐。

二、辨证施护

(一)肝郁化火

1.主症

失眠,急躁易怒,不思饮食,口渴喜饮,目赤口苦,小便黄赤,大便秘结,舌红苔黄,脉弦数。

2.调护方法

疏肝泻热,佐以安神。

(1)药物调护:选用龙胆泻肝丸;或黄连 6 g,水煎服,1 次/天;大便秘结者,可用番泻叶 10 g,泡水代茶饮。

(2)针灸调护:针刺百会、神门、内关、三阴交、合谷穴,用泻法。

(3)饮食调护:饮食宜清淡,多食新鲜水果、蔬菜,可常食柑橘、金橘,有理气之效。

(4)生活调护:居室安静、凉爽,避免噪音。

(5)情志调护:避免生气、焦急,以免使肝郁加重。应经常与患者交谈,了解其心理状态,给予心理疏导。在患者身体健康状况允许的情况下,应鼓励患者参加一些活动,如散步、下棋等,并多与别人接触。

(二)痰热内扰

1.主症

失眠头重,胸闷痰多,嗳气吞酸,恶心口苦,心烦目眩,苔黄腻,脉滑数。

2.调护方法

化痰清热,和中安神。

(1)药物调护:炒酸枣仁 10 g,研末冲服,睡前用。

(2)针灸调护:针刺百会、神门、内关、三阴交、足三里穴,用泻法。

(3)饮食调护:饮食宜清淡,可用合欢皮 15 g、陈皮 10 g,沸水泡,加冰糖适量,代茶饮。

(4)生活调护:居室应凉爽,卧位宜舒适。

(三)阴虚火旺

1.主症

心烦不寐,心悸不安,头晕耳鸣,腰酸梦遗,五心烦热,口干津少,舌红,脉细数。

2.调护方法

滋阴降火,清心安神。

(1)药物调护:选用天王补心丹。

(2)针灸调护:针刺百会、神门、内关、三阴交、心俞、肾俞、太溪穴,用补法。

(3)饮食调护:饮食宜清淡,少食油煎肥腻之品。可服枸杞百合粥:以枸杞子 30 g、百合 30 g、粳米 200 g,水煮成粥,加入冰糖适量,每次 1 碗,1～2 次/天。

(4)生活调护:居室宜凉爽、安静、舒适;睡前不饮茶、咖啡等饮料,不看刺激性书刊、电视。

(5)情志调护:本型患者易心烦,应及时做好思想工作。

(四)心脾两虚

1.主症

多梦易醒,心悸健忘,头晕目眩,肢倦神疲,饮食无味,面色少华,舌淡苔薄,脉细弱。

2.调护方法

补养心脾,以生气血。

(1)药物调护:选用人参归脾丸。

(2)针灸调护:针刺百会、神门、内关、三阴交、足三里穴,用补法。

(3)推拿调护:①按摩腹部。用手掌心在心窝下作环形按摩 20 次。②按摩涌泉穴。左手按右脚,右手按左脚,各 20 次。

(4)饮食调护:饮食宜细软、易消化,忌生冷辛辣肥甘之品。可用补脾枣苡粥:薏苡仁 40 g、山药 40 g、红枣 50 g、粳米 250 g,水煮成粥,加入白糖适量,每次 1 碗,1～2 次/天。

(5)生活调护:居室宜安静、舒适,温、湿度适宜。

(五)心胆气虚

1.主症

失眠多梦,易于惊醒,胆怯心悸,气短倦怠,小便清长,舌淡,脉弦细。

2.调护方法

益气镇惊,安神定志。

(1)药物调护:党参 10 g、酸枣仁 30 g、茯神 15 g,水煎服。

(2)针灸调护:针刺百会、神门、内关、三阴交、心俞、胆俞、丘墟穴,用补法。

(3)饮食调护:饮食宜加强营养,忌酒、茶、咖啡。可用黄精炖猪肉,以黄精 50 g、瘦肉 200 g、葱、姜、食盐、料酒、味精适量,做成菜食用,隔天 1 次。

(4)生活调护:居室安静,取舒适卧位,避免嘈杂。

(5)情志调护:消除患者思想顾虑,给予精神安慰。

三、预防与调养

(1)重视精神调摄,避免过度紧张、兴奋、焦虑、抑郁、惊恐、愤怒等不良情绪刺激。鼓励患者多参加社会活动,加强交流,保持愉悦的心情。

(2)家居环境应保持静谧、舒适。养成合理作息、规律睡眠的习惯,睡前精神放松,避免从事紧张、兴奋的活动,可用温水或中药煎汤泡脚。

(3)饮食有节,晚餐不宜过饱,忌浓茶、咖啡、醇酒。根据不同证型,选择补益气血或滋阴化痰等功效的食物,如山药莲子粥、红枣莲子粥、银耳羹等。

(4)病后要注意调养,劳逸结合,适当从事体力劳动和体育运动,增强体质。脑力劳动者,应坚持每天适当进行体育锻炼。慎用安眠药。

(翟 义)

第八节 水 肿

水肿是指体内水液潴留,泛滥肌肤,引起眼睑、头面、四肢、腹背甚至全身水肿,严重者可伴有胸腔积液、腹水等的一类病证。西医学中的急慢性肾炎、肾病综合征、充血性心力衰竭、营养不良、内分泌失调等出现的水肿,均可参考本证辨证施护。

一、病因病机

外邪侵入,或脏腑功能失调,使三焦渎职,膀胱气化不利而发水肿。

(一)外感风邪

因感受风寒之邪,而肺失肃降,水液不能下输膀胱,导致水液潴留,溢于肌肤发为水肿。

(二)饮食不当

由于饮食过饥过饱或七情内伤,使脾气失于转输,水液内停,溢于肌肤而致水肿。

(三)体虚过劳

久病体虚或劳累过度而损伤肾气,导致水液输布失调、水液积聚而生水肿。

二、辨证施护

(一)阳水

1.风水泛滥

(1)主症:眼睑水肿,继则四肢及全身水肿,来势迅速,多见恶风发热,肢节酸楚,小便不利等症。偏于风热者兼咽喉红肿疼痛,舌红,脉浮滑数;偏于风寒者兼恶寒,咳喘,舌苔薄白,脉浮滑或紧。

(2)调护方法:疏风解表,宣肺利水。

药物调护:越婢加术汤,汤药不宜久煎,宜热服,药后可给热饮料,或盖被安卧,以助药力。观察汗出情况及尿量变化。可用白茅根 30 g 或玉米须 15 g 泡水代茶饮。咽喉红肿疼痛者,可用金喉健、西瓜霜或锡类散吹患处。

针灸调护:选取水分、大杼、肺俞、三焦俞、合谷、上巨虚、阴陵泉等穴,用泻法。

饮食调护:以易消化、低盐、营养丰富的膳食为主,多食冬瓜、西瓜等,避免辛辣、生冷之品。可用茅根赤豆粥(以鲜白茅根 100 g,加以水适量煎煮,取汁去渣,人赤豆、粳米各适量,煮粥服食);亦可用冬瓜汤,或玉米须、冬瓜皮水煎代茶饮。

生活调护:病室宜温暖向阳,防止患者感冒,恶寒者可加盖衣被。观察水肿的部位、起始部位、程度、消长规律以及小便的量、色、次数,记录 24 小时液体出入量。

2.湿毒浸淫

(1)主症:眼睑水肿,延及全身,小便不利,身患疮痍,甚者溃烂,恶风发热,舌质红,苔薄黄,脉浮数或滑数。

(2)调护方法:宣肺解毒,利湿消肿。

药物调护:麻黄连翘赤小豆汤合五味消毒饮加减,宜饭前凉服。或用蒲公英 30 g,白茅根 30 g,水煎服。

针灸调护:选取水分、肺俞、三焦俞、膀胱俞、曲池、合谷、阳陵泉、三阴交等穴,用泻法。

饮食调护:饮食宜寒凉渗利、营养丰富;忌膏粱厚味、辛辣生冷、醇酒等物。可多食苦瓜、黄瓜、冬瓜、马齿苋、赤小豆等。可用蒲公英粥(鲜蒲公英 60 g,粳米适量,煮粥服食);或赤小豆汤(赤小豆 30～60 g,水煎,饮汤食豆)。高热者予以素流质或半流质。

生活调护:病室阳光充足,湿度适宜,绝对卧床休息;加强皮肤及口腔护理,保持会阴部清洁,预防肌肤疮痍。

对症调护:保持皮肤清洁干燥,预防皮肤疮痍。皮肤疮痍痈肿未破者可用金黄膏或新鲜马齿苋、蒲公英洗净捣烂外敷;如脓肿溃破,注意引流排脓。

3.水湿浸渍

(1)主症:全身水肿,按之没指,小便短少,身体困重,胸闷,纳呆,泛恶,苔白腻,脉沉缓,起病缓慢,病程较长。

(2)调护方法:健脾化湿,通阳利水。

药物调护:五皮饮合胃苓汤加减,宜饭前热服。或用茯苓 30 g,泽泻 10 g,猪苓 10 g,水煎服。

针灸调护:选取中脘、中极、水分、脾俞、三焦俞、膀胱俞等穴,用泻法。

饮食调护:饮食宜辛温、淡渗,营养丰富,低盐之品,多食茯苓、薏苡仁、赤小豆、生姜等,忌生冷瓜果,适当限制水的摄入量。常食薏苡仁粥(薏苡仁 30 g,水煮成粥,加适量白糖,食用)、鲤鱼赤豆汤、茯苓皮饮等。水肿严重者可短期内给无盐饮食。

生活调护:卧床休息,加强皮肤护理,防止发生压疮。病情严重者取半卧位,适当抬高下肢,以减轻水肿。

4.湿热壅盛

(1)主症:遍体水肿,皮肤绷紧光亮,胸脘痞闷,烦热口渴,小便短赤,或大便干结,苔黄腻,脉沉数或濡数。

(2)调护方法:清热利湿,疏理气机。

药物调护:可选疏凿饮子加减,汤药宜饭前温服。亦可用车前草、玉米须水煎代茶饮;大便干者可用番泻叶 5~15 g 泡水代茶饮。烦渴者可用鲜芦根 30 g、冬瓜皮 30 g,煎水代茶饮;水肿严重者,可保留灌肠,如大黄 60 g、牡蛎 30 g,合煎为 100~200 mL,灌肠后记录大便次数,使水邪从大便而泄。

针灸调护:选取水分、曲池、合谷、三阴交、照海、足临泣等穴,用泻法。

饮食调护:饮食宜清淡、渗利,富营养,可用冬瓜、苦瓜、黄瓜等;忌辛辣、肥甘之品。可常服冬瓜粥(冬瓜 100 g,粳米适量,煮粥服食)、车前饮。烦渴用鲜芦根 30 g、冬瓜皮 30 g,水煎代茶饮。大便干用番泻叶 5~15 g 泡水代茶饮;水肿严重者予低盐或无盐饮食。

生活调护:遵医嘱定时测腹围,量体重,用攻下逐水药后注意观察,记录大便次数。

(二)阴水

1.脾阳不振

(1)主症:身肿,腰以下为甚,按之凹陷不易恢复,脘腹胀闷,纳减便溏,面色萎黄,神倦肢冷,小便短少,舌质淡,苔白腻,脉沉缓。

(2)调护方法:温阳健脾,利水祛湿。

药物调护:代表方实脾饮加减,汤药饭前温服。也可选用附子理中丸;或以茯苓 30 g,白术 10 g,干姜 10 g,水煎服。

针灸调护:选取中脘、关元、水分、脾俞、肾俞、三阴交、照海等穴,宜灸不宜针,以免流水不止,导致感染。也可行温热疗法,如药熨、热敷等。

推拿调护:纳呆乏力者可按摩内关、足三里等,或用捏脊疗法。

饮食调护:给予温热,富营养,低盐或无盐饮食,淡酒有助温阳通气可少饮之,多食鱼、蛋、山药、赤小豆、白扁豆、薏苡仁等;少食产气食物,如牛奶、豆类、红薯等;忌生冷瓜果。可用茯苓 30 g,水煎取药汁,另水煮粳米 60 g,待粥将成时加入药汁,煮熟食用。

生活调护:居室温暖向阳,严防感冒。不宜用针刺法。

2.肾虚水泛

（1）主症：面浮身肿，腰以下为甚，按之凹陷不起，心悸气促，腰部冷痛酸重，尿少或增多，怯寒神疲，面色灰暗，舌淡胖，苔白，脉沉细弱。

（2）调护方法：温肾助阳，化气行水。

药物调护：代表方真武汤合济生肾气丸加减，宜饭前热服。

针灸调护：选取气海、水分、脾俞、肾俞、命门、三阴交、太溪等穴，用补法兼灸。

饮食调护：给予温热，营养丰富，低盐或无盐饮食；多食动物肾脏、紫河车、乳类、黑芝麻、核桃、蛋类等。可用黑豆鲤鱼汤（以黑豆 200 g，鲤鱼 1 条，去鳞、内脏、头、尾、骨头，取肉，同煮，饮汤食鱼及豆），1 天分两次服，连服 5～7 天。

生活调护：居室温暖，避免潮湿阴冷。注意保护皮肤，防止破损。注意病情变化，如有心悸、喘促、呕恶、尿闭等症，及时报告医师。禁忌房事。水肿明显者宜卧床静养，下肢水肿可抬高息肢，腰部酸痛者可局部热敷。

三、预防与调养

（1）积极调适生活起居，防止外邪侵袭。

（2）注意清洁卫生，保持皮肤清洁，勿冒雨涉水，以防外湿引发或加重水肿。

（3）积极防治痰饮、心悸、哮喘等原发病，预防水肿的发生。

（4）中医历代医家重视水肿忌盐，肿退后再逐渐加量，应偏淡饮食，忌食海鱼、虾、蟹、辛辣刺激性食物。

（5）劳逸适度，尤应节制房事，戒怒，以保护元气。

（翟　义）

第九节　便　秘

便秘是指大便秘结不通，排便时间延长，或欲大便，但艰涩不畅的一种病证。燥热内结、气滞不行、气虚传送无力、血虚肠道干涩、阴寒凝结等，皆可使大肠传导功能失常而导致便秘。

西医学的习惯性便秘、体质虚弱致排便动力减弱引起的便秘、肠神经官能症、肠道炎症恢复期肠蠕动减弱引起的便秘、肛门直肠疾病引起的便秘及药物引起的便秘等，均可参照本证辨证施护。

一、病因病机

（一）肠胃实热

素体阳盛，或热病之后，余热留恋，或饮酒过多，或过食辛辣厚味，或过食辛热温补之品，或肺燥肺热下移大肠，均可导致肠胃积热，伤津耗液，肠道干涩，粪质干燥，难于排出，形成便秘。

（二）气机郁滞

忧愁思虑过度，情志失和，或久坐少动，气机不利，或抑郁恼怒，肝郁气滞，导致腑气郁滞，通降失常，传导失职，糟粕内停，不得下行，或出而不畅，或欲便不出，或大便干结，而成便秘。

(三)气血阴津亏虚

劳倦过度,饮食内伤,或病后、产后及年老体弱之人,多气血两亏,因气虚则大肠传送无力,血虚则津枯,不能滋润大肠,阴亏则大肠干涩,导致大便干结,阳虚则肠道失于温煦,阴寒内结,以致便下无力,大便艰涩。

(四)阴寒凝滞

常食寒凉生冷,凝滞胃肠;或过服寒凉,阴寒内结;或外感寒邪,积聚肠胃,均可导致阴寒内盛,凝滞胃肠,传导失职而成便秘。

综上所述,便秘的病因包括外感寒热、内伤饮食情志、阴阳气血不足等,各种病因又常相兼为病,概括地说,便秘的直接原因不外热、实、冷、虚四种,胃肠积热者为热秘,气机郁滞者为实秘,阴寒凝滞者为冷秘,气血阴阳不足者为虚秘。病机为大肠传导失常。病位在大肠,与脾、胃、肺、肝、肾等功能失调有关。临床上便秘常分为虚实两大类,热秘、冷秘、气秘属实,阴阳气血不足的虚秘属虚。实者在于邪滞胃肠,壅塞不通;虚者在于肠失温润,推动无力。虚实之间又常相互转化,可由实转虚,也可因虚致实,或虚实夹杂。

二、辨证施护

(一)实热便秘

1.主症

大便干结,小便短赤,面红心烦,或兼有身热,口干口臭,腹胀或痛,舌红苔黄或黄糙,脉滑数。

2.调护方法

消热润肠。

(1)药物调护:选用通便灵或清宁丸;或以生大黄 6 g,开水泡服;或以番泻叶 9 g,开水泡服。

(2)生活护理:居室宜凉爽,口臭者可每天用淡盐水漱口。

(3)针灸调护:针刺合谷、曲池、腹结、上巨虚穴,用泻法。

(4)推拿调护:一指禅推中脘、天枢、大横、大肠俞、八髎、长强、足三里穴。

(5)饮食护理:宜多食新鲜水果、蔬菜,如香蕉、梨、橘子、藕等;忌酒及少食肥腻之品。

(二)气虚便秘

1.主症

大便并非干硬,但临厕努挣乏力,难以排出,气短汗出,便后疲乏,面色不华,肢倦懒言,舌淡嫩,苔白,脉虚。

2.调护方法

益气润肠。

(1)药物调护:黄芪 15 g、郁李仁 15 g,水煎服。

(2)针灸调护:针刺脾俞、胃俞、大肠俞、关元、足三里、三阴交,用补法。

(3)推拿调护:一指禅推中脘、天枢、大横、大肠俞、八髎、长强穴,按揉足三里、支沟穴。

(4)饮食调护:用茯苓 15 g,水煎去渣取汁,加入粳米适量,煮粥啜食。

(5)生活调护:患者适当休息,适量运动,以增强体力。

(三)血虚便秘

1.主症

大便干结,面色萎黄,头晕目眩,心悸健忘,失眠多梦,舌淡苔白,脉细。

2.调护方法

养血润燥。

(1)药物调护:当归 15 g、火麻仁 15 g,水煎服。

(2)针灸调护:针刺气海、足三里、脾俞、胃俞穴,用补法。

(3)推拿调护:一指禅推中脘、天枢、大横、大肠俞、八髎、长强等穴,按揉足三里、支沟穴。

(4)饮食调护:宜食补血之品,可用当归大枣粥(以当归 12 g 水煎去渣取汁,入大枣 10 枚、粳米适量,煮粥服食);或用黑芝麻 60 g,捣碎,用蜂蜜调食。

(5)生活调护:保持居室安静,不饮浓茶、咖啡等饮料。

三、预防与调养

(1)向患者及家属宣教不良生活方式和饮食习惯、运动量不足、滥用药物、精神因素等与便秘的关系,指导患者的生活起居,注意寒温,劳逸适度,适当运动,保持情志舒畅。

(2)指导患者养成定时排便的习惯,克服忍便的不良做法,也不应养成服药通便的依赖思想,告知患者应从多方面调治,指导及协助患者或家属做腹部按摩。

(3)指导虚证患者平时多进补益气血的食物,如山药、红枣、桂圆、党参粥、黄芪粥等。肠燥便秘者可每晚睡前饮蜂蜜水、黑芝麻糊或晨起饮适量淡盐水(水肿患者忌用),以润肠通便。

(翟 义)

第十节 眩 晕 病

眩晕病是以头晕、眼花为主症的一类病证。眩即眼花或眼前黑蒙;晕即头晕,感觉到自身或外界景物旋转,两者常同时并见,故统称为眩晕。轻者仅有眼花,头重脚轻,或摇晃浮沉感,不能睁眼,闭目即止;重者如坐舟船,视物旋转、不能站立或行走,甚则扑倒或有恶心、呕吐、汗出、面色苍白等症状。本节所述相当于现代医学的原发性高血压。

一、眩晕病的常见证型

(一)肾气亏虚证

腰脊酸痛(外伤性除外),胫酸膝软和足跟痛,耳鸣或耳聋,心悸或气短,发脱或齿摇,夜尿频、尿后余沥或失禁。舌质淡、苔白,脉沉细弱。

(二)痰瘀互结证

头如裹,胸闷,呕吐痰涎,胸痛(刺痛、痛有定处或拒按),脉络瘀血,皮下瘀斑,肢体麻木或偏瘫,口淡食少。舌胖、苔腻,脉滑,或舌质紫暗有瘀斑、瘀点,脉涩。

(三)肝火亢盛证

眩晕,头痛,急躁易怒,面红,目赤,口干,口苦,便秘,溲赤。舌质红、苔黄,脉弦数。

(四)阴虚阳亢证

腰酸,膝软,五心烦热,心悸,失眠,耳鸣,健忘。舌质红、少苔,脉弦细而数。

二、常见症状、证候施护

(一)眩晕

(1)眩晕发作时应卧床休息,改变体位时应动作缓慢,防止跌倒,避免深低头、旋转等动作。环境宜清静,避免声光刺激。

(2)观察眩晕发作的次数、持续时间、伴随症状及血压等变化。

(3)进行血压监测并做好记录。若出现血压持续上升或伴有眩晕加重、头痛剧烈、呕吐、视物模糊、语言謇涩、肢体麻木或行动不便者,要立即报告医师,并做好抢救准备。

(4)遵医嘱耳穴贴压(耳穴埋豆),可选择神门、肝、脾、肾、降压沟、心、交感等穴位。

(5)遵医嘱穴位按摩,可选择百会、风池、上星、头维、太阳、印堂等穴位,每次20分钟,每晚睡前1次。

(6)中药泡足,根据不同证型,选用相应中药制剂,每天1次。

(7)遵医嘱穴位贴敷,可选择双足涌泉穴,每天1次。

(二)头痛

(1)观察头痛的性质、持续时间、发作次数及伴随症状。

(2)进行血压监测并做好记录,血压异常,及时报告医师,遵医嘱给予处理。

(3)头痛时嘱患者卧床休息,抬高床头,改变体位如起、坐、下床时,动作要缓慢,必要时有人扶持。

(4)避免劳累、情绪激动、精神紧张、环境嘈杂等不良因素。

(5)遵医嘱穴位按摩,常用穴位有太阳、印堂、风池、百会等穴。

(6)遵医嘱耳穴贴压(耳穴埋豆),可选择内分泌、神门、皮质下、交感、降压沟等穴位。隔天更换1次,双耳交替。

(7)遵医嘱穴位贴敷两侧太阳穴。

(8)目赤心烦、头痛者,可用菊花泡水代茶饮。

(三)心悸气短

(1)观察心悸发作是否与情志、进食、体力活动等变化有关。

(2)心悸发作时卧床休息,观察患者心率、心律、血压、呼吸、神色、汗出等变化。

(3)心悸发作时有恐惧感者,应有专人陪伴,并给予心理安慰。必要时遵医嘱给予镇静安神类药物。

(4)遵医嘱耳穴贴压(耳穴埋豆),可选择心、交感、神门、枕等穴位。

(5)遵医嘱穴位按摩,可选择内关、通里,配穴取大陵、心俞、膻中、劳宫、照海等穴位。

(四)呕吐痰涎

(1)急性发作,呕吐剧烈者暂禁食,呕吐停止后可给予流质或半流质易消化饮食。

(2)恶心呕吐后应及时清理呕吐物,指导患者采取正确体位,以防止发生窒息,可按揉双侧内关、合谷、足三里等穴位,以降血压、止吐。

(3)呕吐甚者,中药宜少量多次频服,并可在服药前含鲜生姜片,或服少量姜汁。

(4)呕吐停止后协助患者用温开水或淡盐水漱口以保持口腔清洁。

(5)饮食以细软温热素食为宜,如生姜枇杷叶粥或生姜陈皮饮,忌食生冷、肥甘、甜腻生痰之品。

三、眩晕病的中医特色治疗与护理

(一)药物治疗

1.内服中药

(1)中药与西药的服药时间应间隔1～2小时,肾气亏虚证中药宜温服,肝火亢盛证宜凉服。

(2)眩晕伴呕吐者宜姜汁滴舌后服,并采用浓煎,少量频服。

(3)遵医嘱服用调节血压的药物,密切观察患者血压变化。

(4)中药汤剂宜温服,如眩晕定时发作,可在发作前1小时服药。

(5)服中药后静卧1小时,使药物通达周身而起效。

2.注射给药

静脉滴注扩血管药应遵医嘱调整滴速,并监测血压、心电图、肝肾功能等变化,如出现头晕、眼花、恶心等应立即平卧。

3.五音疗法

根据不同证型选择不同的音乐,如肝火亢盛者,可给予商调音乐,有良好制约愤怒和稳定血压作用,如《江河水》《汉宫秋月》等;如阴虚阳亢者,可给予羽调音乐,有助滋阴作用,如《二泉映月》《寒江残雪》等。

4.中药药枕

将夏枯草、菊花、草决明和晚蚕砂匀量装入布袋制成枕芯枕于头部,通过药物发散达到清肝明目、息风化痰之功效。

(二)特色技术

1.中药泡洗

夏枯草枸杞叶方:夏枯草100 g,枸杞叶150 g,加水适量,煎煮30分钟,去渣取汁,与热水一起放入足浴器中,先熏蒸,后浴足,并配合足底按摩,每天1次,每次30～40分钟,20天为1个疗程。本方平肝潜阳,清肝泻火。

2.穴位贴敷

降压外敷膏适用于原发性高血压,头晕眼花,耳鸣健忘,腰膝酸软,神疲乏力。蓖麻仁50 g,吴茱萸、附子各20 g共研细末,加生姜150 g共捣如泥,再加冰片10 g和匀,调成膏状,备用。每晚取膏适量贴敷两足心(涌泉穴),外用纱布包扎固定。每天敷药1次,7天为1个疗程。连用3～4个疗程。

3.耳穴贴压(耳穴埋豆)

(1)肝火上炎:取穴肝、肾、结节、耳背心、耳背肝、耳背肾、耳背沟、角窝上、内分泌、脑、枕、交感。

(2)阴虚阳亢:取穴肾、皮质下、耳背心、耳背肝、耳背肾、耳背沟、内分泌、脑、枕、交感。

(3)痰瘀互结:取穴心、肾、耳背心、耳背肝、耳背沟、内分泌、脑、枕、交感。

(4)肾气亏虚:取穴脾、三焦、耳背心、耳背肾、耳背沟、内分泌、脑、枕、交感。

4.穴位按摩

(1)抹前额:双手掌放在前额上,左手在上从左太阳穴抹至有太阳穴25次,然后再换左手在下,从有向左抹25次。

(2)挠头皮:双手五指分开抓挠头皮,先前后方向,再左右方向,最后旋转抓挠,直至感觉头皮微微发热为度。也可用木梳子梳头 250 次左右。

（3）搓涌泉穴：每晚睡前用 40 ℃左右的热水泡足 15 分钟后擦干，两手交替，适当用力搓双足涌泉穴和全足掌各 200 次。

（4）搓降压沟：用两手拇指的侧面，同时沿着降压沟（双耳后上方的斜沟），向上斜搓 40 次左右。

5.艾灸

根据不同症状辨证施灸。重症患者要密切观察血压、呼吸、神志、脉搏等情况。

（1）肝火上炎。主穴：百会、风池、头维、太冲、太溪。配穴：少寐加神门；心烦易怒加内关。温和灸：每穴每天 1 次，每次 15～20 分钟，5～7 天为 1 个疗程。温针灸：每穴每天 1 次，每次 20～30 分钟，5～7 天为 1 个疗程。

（2）痰瘀互结。主穴：百会、风池、多加阴陵泉、三阴交。施灸方法同上。

（3）阴虚阳亢。主穴：百会、风池、腹胀加天枢。施灸方法同上。

（4）肾气亏虚。主穴：百会、风池、烦加内关；耳鸣加耳门。施灸方法同上。

6.毫针法

（1）肝火上炎。取穴：曲池、风池，或太冲、行间、风池。方法：毫针泻法。

（2）阴虚阳亢。取穴：太冲、三阴交、肾俞、风池。方法：平补平泻。

（3）肾气亏虚。取穴：三阴交、肝俞、肾俞、神门、关元穴。方法：毫针补法。

（4）痰瘀互结。取穴：阴陵泉、丰隆、太白穴。方法：毫针泻法。

针刺时注意事项：①过于疲劳、精神高度紧张、饥饿者不宜针刺；年老体弱者针刺应尽量采取卧位，取穴宜少，手法宜轻。②怀孕妇女针刺不宜过猛，腹部、腰骶部及能引起子宫收缩的穴位，如合谷、三阴交、昆仑、至阴等禁止针灸。③有出血性疾病的患者，或有自发性出血，损伤后不易止血者，不宜针刺。④皮肤感染、溃疡、瘢痕和肿瘤部位不予针刺。⑤眼区、胸背、肾区、项部，胃溃疡、肠粘连、肠梗阻患者的腹部，尿潴留患者的耻骨联合区针刺时应掌握深度和角度，禁用直刺，防止误伤重要脏器。⑥针刺对某些病症确实有极好的疗效，但并非万能，特别是一些急重病的治疗，应根据情况及时采用综合治疗，才能既有利于患者，又充分发挥针灸的作用。

7.刮痧疗法

（1）取穴部位及刮拭方法。①刮拭头部：取太阳、百会、风府、风池穴。以百会为中心，刮拭整个头部，由上而下按前后左右的方向各刮 30～50 次，推荐依次重点刮太阳、风府、风池穴，然后再百会、风池穴。刮拭手法先补后泻，补泻结合。②刮拭耳部：取耳背降压沟。用补法刮至感皮肤潮红微热。③刮拭颈部：取风池、肩井、人迎穴。从颈侧刮拭至肩上，即从风池穴刮拭至肩井穴，先用平刮法，手法要柔和连续，再用泻法加强刮拭肩井穴至出痧，然后再刮拭前颈两侧的人迎穴，亦需刮拭至出痧。④刮拭下肢：取风市、三里、涌泉穴。用泻法刮拭以上 3 穴至出痧，足底涌泉穴，用刮板角点按刮拭至有强烈酸胀感。

（2）刮痧疗法注意事项：①体形消瘦者慎用，局部皮肤有瘀斑、水疱、瘢痕、炎症、破溃、出血等情况者禁止刮痧；女性月经期或妊娠期禁用。②室温保持在 22～24 ℃，暴露刮痧部位，注意为患者保暖和保护隐私。③刮痧手法以患者能耐受为度，局部皮肤发红或有紫色痧点为宜，但不强求出痧，禁用暴力。④刮痧时不可过饥过饱，宜饭后 1～2 小时刮痧。⑤关节部位、脊柱、头面部禁止采用重手法，刮痧时间应相对较短。⑥糖尿病患者皮肤耐受性差，血管脆性增加，刮痧的力度不宜过大，速度不宜太快，时间不宜太长。下肢静脉曲张及下肢水肿者，宜从下往上刮。⑦刮痧过程中患者如果出现头晕、恶心,甚至晕厥等现象称为晕痧,应立即停止,迅速让其平卧,饮一杯糖盐水,报告医师配合处理。⑧刮痧部位可出现痧点或痧斑为出痧,出痧后1~2天皮肤可能轻度疼痛、发痒,属正常现象。⑨刮痧后局部注意保暖,多喝热水,避风寒,3小时内避免洗浴。

四、眩晕病的康复与锻炼

(一)康复的意义

本段讨论的眩晕为原发性高血压,原发性高血压是以血压升高为主要表现的综合征,通常简称为高血压。高血压是多种心、脑血管疾病的重要病因和危险因素,影响到重要脏器如心、脑、肾的结构与功能,最终导致这些器官的功能衰竭,迄今仍是心血管病死亡的主要原因之一。近年来随着康复医学的发展,康复治疗可以有效地辅助降低血压,减少药物使用量及对靶器官的损害,干预高血压危险因素,能最大限度地降低心血管发病率和死亡率,提高患者体力活动能力和生活质量,是高血压治疗的必要组成部分。随着高血压人群的增多,高血压的康复越来越受到重视。血压的定义和分类见表12-1。

表 12-1　高血压的定义和分类

类别	收缩压	舒张压
正常血压	<15.96 kPa(120 mmHg)	<10.64 kPa(80 mmHg)
正常高值血压	15.96~18.49 kPa(120~139 mmHg)	10.64~11.84 kPa(80~89 mmHg)
高血压	≥18.62 kPa(140 mmHg)	11.97 kPa(90 mmHg)
1 级(轻度)	18.62~21.15 kPa(140~159 mmHg)	11.97~13.17 kPa(90~99 mmHg)
2 级(中度)	21.28~23.81 kPa(160~179 mmHg)	13.3~14.5 kPa(100~109 mmHg)
3 级(中度)	≥23.94 kPa(180 mmHg)	14.63(110 mmHg)
单纯收缩期高血压	≥18.62 kPa(140 mmHg)	11.97 kPa(90 mmHg)

当收缩压和舒张压分属于不同级时,以较高的级别作为标准。以上标准适用于任何年龄的成人。儿童则采用不同年龄组血压值的95%位数,通常低于成年人。其中在 WHO/ISH 指南中强调,患者血压增高,决定是否给予降压治疗时,不仅要根据其血压水平,还要根据其危险因素的数量与程度,"轻度高血压"只是与重度高血压相对而言,并不意味着预后一定良好。

(二)康复的评定

1.危险因素评估

原发性高血压的病因目前一般认为与下列因素有一定的关系。

(1)遗传因素。原发性高血压有群集和某些家族倾向,提示其有遗传学基础或伴有遗传生化异常。双亲均有高血压的正常血压子女,以后发生高血压的比例增高。高血压的遗传可能存在主要基因显性遗传和多种基因关联遗传两种方式。在遗传表现上,不仅血压升高发生率体现遗传性,而且在血压高度、并发症发生及其他有关因素(如肥胖)方面,也有遗传。

(2)环境因素。①饮食:不同地区人群血压水平和高血压患病率与钠盐平均摄入量显著有关,摄盐越多,血压水平和患病率越高,但是同一地区人群中个体间血压水平与摄盐量并不相关,摄盐过多导致血压升高主要见于对盐敏感的人群中。饮食中饱和脂肪酸或不饱和脂肪酸比值较高也属于升压因素。饮酒量与血压水平尤其与收缩压呈线性相关,每天饮酒量超过 50 g 酒精者高血压发病率明显升高。②精神因素:城市脑力劳动者高血压患病率超过体力劳动者,从事精神高度紧张职业者发生高血压的可能性较大,长期生活在噪声环境中听力敏感性减退者患高血压也较多。高血压患者经休息后往往症状和血压可获得一定改善。③其他因素:肥胖是血压升高的重要危险因素。一般采用体重指数(BMI)来衡量肥胖程度,即体重(kg)/身高(m)²(20～24为正常范围)。血压与BMI呈显著正相关。此外,服用避孕药、阻塞性睡眠呼吸暂停综合征也可能与高血压的发生有关。

原发性高血压的危险因素有可干预和不可干预两类,不可干预危险因素主要是遗传因素,有原发性高血压家族史者发生高血压的机会大大高于无家族史者。可干预的危险因素主要有饮食因素、代谢因素、精神因素、缺乏体力活动等四方面。

2.血压测量

测量血压是高血压诊断和评价其严重程度的主要手段。临床上通常采用间接法在上臂肱动脉部位测得血压值。诊断高血压必须以非药物状态下两次或两次以上非同日血压测定所得的平均值为依据,同时排除其他疾病导致的继发性高血压。建立血压观察表。

3.辅助检查

(1)实验室检查:包括血常规、尿常规、肾功能、血糖、血脂、血尿酸等,可发现高血压对靶器官损害情况。

(2)心电图检查:可见左心室肥大、劳损。

(3)X线检查:可见主动脉弓迂曲延长,左室增大,出现心力衰竭时肺野可有相应的变化。

(4)超声心动图检查:了解心室壁厚度、心腔大小、心脏收缩和舒张功能、瓣膜情况。

(5)眼底情况:有助于对高血压严重程度的了解,目前采用 Keiht-Wagener 分级法,其分级标准如下。1级:视网膜动脉变细,反光增强。2级:视网膜动脉狭窄,动静脉交叉压迫。3级:眼底出血或棉絮状渗出。4级:视神经盘水肿。

(6)24小时动态血压监测:有助于判断高血压的严重程度,了解血压变异性和昼夜节律;指导降压治疗和评价降压药疗效。

(7)脑部 CT、MRI 检查:是诊断脑卒中的标准方法。对有神经系统异常的高血压患者有诊断价值。

4.功能评定

(1)肢体功能评定:主要包括肢体运动、关节活动度、感觉功能的评定。

(2)认知功能评定:有血管性痴呆或轻度认知功能损害的患者,可用简易智力量表测定。

(3)生活自理能力评定:日常生活自理能力受限的患者,可用改良巴氏指数评定(Barthel index,BI)和功能独立性评分(FIM)评定。

(三)康复的治疗

高血压治疗的目的是最大程度地降低心血管病发病和死亡的危险。普通高血压患者血压降至18.62/11.97 kPa(140/90 mmHg)以下,年轻人或糖尿病及肾病患者降至17.29/10.64 kPa(130/80 mmHg)以下,老年人收缩压降至 19.95 kPa(150 mmHg),如能耐受,还可进一步降低。

1.适应证

康复治疗主要适用于临界性高血压、1～2级高血压及部分病情稳定的3级高血压患者。对于目前血压属于正常偏高的患者,也有助于预防高血压的发生。运动锻炼对于以舒张期血压增高为主的患者作用更明显。

2.禁忌证

任何临床症状不稳定者均应属于禁忌证。包括急进性高血压、重症高血压、高血压危象、病情不稳定的 3 级高血压;并发严重并发症,如严重心律失常、心动过速、肾血管痉挛、心力衰竭、不稳定型心绞痛、出现明显降压药的不良反应而未能控制;运动中血压过度增高[30.59/17.29 kPa (>230/130 mmHg)]。

3.康复治疗方案

(1)运动疗法:高血压患者的治疗侧重于降低外周血管阻力,强调中小强度、较长时间、大肌群的动力性运动(中至低强度有氧训练),以及各类放松性活动,包括气功、太极拳、放松疗法等。对轻症患者可以运动治疗为主,对于 2 级以上的原发性高血压患者则应在应用降压药的基础上进行运动疗法。适当的运动疗法可以减少药物的应用及不良反应,稳定血压。高血压患者不提倡高强度运动。总的训练时间一般为 30～60 分钟,每天 1 次,每周训练 3～7 次。训练效应的产生至少需要 1 周的时间,达到较显著的训练效应需要 4～6 周。运动锻炼有助于降低外周血管阻力,改善或延缓心血管并发症。

有氧训练:有规律地进行中等强度的有氧运动。可使轻度原发性高血压患者的收缩压下降 0.8～2.7 kPa(6～20 mmHg),舒张压下降 0.53～1.06 kPa(4～8 mmHg)。常用方式为步行、踏车、游泳、慢节奏的交际舞等。强度一般为 50%～70%,自我感觉劳累程度一般为轻至中度。停止活动后心率在 3～5 分钟内恢复正常。步行速度一般不超过 110 步/分钟。每次锻炼 30～40 分钟,期间可穿插休息或医疗体操、太极拳等中国传统疗法拳操。50 岁以上患者活动时心率一般不超过 120 次/分。医疗步行是最实用易行的有氧训练方法之一,步行时身体略前倾,双臂自然下垂,同时两臂可随身体自然前后摆动。身体的全部重量要集中落在脚掌的前部,在行走的过程中,步伐要均匀、稳健。在锻炼的过程中将行走的速度逐渐提高到每分钟 120～140 步。高血压患者在进行医疗步行时一定要在医师的指导下,从最初的散步逐渐增加为快速步行。不要在开始练习时就快速步行,这样不仅身体不能很好地适应,还会对身体造成伤害,在运动过程中,要选择合适的运动鞋。

循环抗阻运动:中、小强度的抗阻运动可产生良好的降压作用,而并不引起血压的过分升高。一般采用循环抗阻训练,即采用相当于最大一次收缩力 40% 的坐位运动强度,做肌群(如肱二头肌、腰背肌、胸大肌、股四头肌等)的抗阻收缩,每节运动重复 10～30 秒。10～15 节为 1 个循环,每次训练 1～2 个循环,每周 3 次,8～12 周为 1 个疗程。注意在用力时呼气可减轻心血管的反应性。

中医学中运动训练方法包括太极拳、降压操或其他民族形式拳操等。要求锻炼时动作柔和、舒服、有节律、注意力集中、肌肉放松、思绪宁静、动作与呼吸相结合;头低位时,不宜低于心脏水平位置。一般可选择简化太极拳或选择个别动作练习。不宜强调高强度和高难度。

注意:锻炼要持之以恒,如果停止锻炼,训练效果可在 2 周内完全消失;高血压并发冠心病时活动强度应偏小;不要轻易撤出药物治疗,在很多情况下康复治疗只是高血压治疗的辅助方法,特别是 2 级以上的患者,不排斥药物治疗,运动时应该考虑药物对血管反应的影响。

(2)作业疗法:包括音乐疗法、综艺治疗、心理疗法、饮食康复、生物反馈、中医疗法等。

五、眩晕病的健康指导

(一)生活起居

(1)病室保持安静、舒适、空气新鲜,光线不宜过强。

（2）眩晕轻者可适当休息，不宜过度疲劳。眩晕急性发作时，应卧床休息，闭目养神，减少头部晃动，切勿摇动床架，症状缓解后可下床活动，动作宜缓慢，防止跌倒。

（3）为避免强光刺激，外出时戴变色眼镜，不宜从事高空作业。

（4）指导患者自我监测血压，如实做好记录，供临床治疗参考。

（5）指导患者戒烟、限酒。

（二）饮食指导

（1）肾气亏虚证：饮食以平补肾气、调和血脉为原则。食物宜富营养，滋阴益肾，如甲鱼、山药、银耳、黑豆、黑芝麻、黑米、坚果类等，日常可以用黑芝麻、核桃肉捣烂加适当蜂蜜调服或桑葚大枣饮。忌食煎、炸、炙、烤及辛辣食物，戒烟酒。

（2）痰瘀互结证：饮食以祛痰化浊、活血通络为原则。如薏米、大枣、桃仁、三七等。少食肥甘厚腻、生冷荤腥。形体肥胖者适当控制饮食，高血压患者饮食不宜过饱，急性发作呕吐剧烈者暂时禁食，呕吐停止后可给予半流质饮食。食疗方：荷叶粥等。

（3）肝火亢盛证：饮食以清肝泻火、疏肝凉肝为原则。食物宜以清淡素食为主，宜食山楂、紫菜、芹菜、赤小豆、枸杞子、豆制品等，禁食辛辣、动火、生风、滞气、油腻及过咸之品，如辣椒、葱、蒜、虾蟹等。日常可饮菊花茶。

（4）阴虚阳亢证：饮食以滋阴补肾、平肝潜阳为原则。食物宜清淡和富于营养、低盐，多吃新鲜蔬菜水果，如芹菜、萝卜、紫菜、海带、雪梨、瘦肉、枸杞子等，忌食辛辣、动物内脏等，戒烟酒。食疗可用天麻鲫鱼汤。日常可饮枸杞菊花茶。

（5）指导患者正确选择清淡、高维生素、高钙、低脂肪、低胆固醇、低盐饮食。忌食辛辣、肥腻、生冷之品，戒烟酒。

（三）情志调理

（1）多与患者沟通，了解其心理状态，进行有效针对指导。

（2）肝阳上亢、情绪易激动者，向其讲明情绪激动对疾病的不良影响，指导患者学会自我情绪控制。

（3）眩晕较重，心烦焦虑者，减少探视人群，给患者提供安静的休养空间，鼓励患者多听舒缓音乐，分散心烦焦虑感。

（四）功能锻炼护理

根据患者病情，在医师指导下可适当选择舌操、降压操等进行功能锻炼，在眩晕缓解期，在医师指导下做眩晕康复操，进行功能锻炼。

1.降压操操作流程

（1）预备动作：坐在椅子或沙发上，姿势自然端正，正视前方，两臂自然下垂，双手手掌放在大腿上，膝关节呈 90°角，两足分开与肩同宽，全身肌肉放松，呼吸均匀。

（2）按揉太阳穴：顺时针旋转一周为一拍，共做 32 拍。

（3）按摩百会穴：用手掌紧贴百会穴旋转，一周为一拍，共做 32 拍。

（4）按揉风池穴：用双手拇指按揉双侧风池穴，顺时针旋转，一周为一拍，共做 32 拍。

（5）摩头清脑：两手五指自然分开，用小鱼际从前额向耳后按摩，从前到后弧线行走一次为一拍，共做 32 拍。

（6）擦颈：用左手掌大鱼际擦抹右颈部胸锁乳突肌，再换右手擦左颈，一次为一拍，共做 32 拍。

（7）揉曲池穴：按揉曲池穴，先用右手再换左手，旋转一周为一拍，共做 32 拍。

（8）内揉关穴：用大拇指按揉内关穴，先揉左手后揉右手，顺时针方向按揉一周为一拍，共做 32 拍。

（9）引血下行：分别用左、右手拇指按揉左、有小腿的足三里穴，旋转一周为一拍，共做 32 拍。

（10）扩胸调气：两手放松下垂，然后握空拳，屈肘抬至肩高，向后扩胸，最后放松还原。

2.舌操操作流程

（1）第一节伸舌运动：舌向口外缓慢用力伸出。主要锻炼舌内肌群中的舌垂直肌和部分舌外肌功能。八拍为一套动作，共循环做 4 次。

（2）第二节卷舌运动：舌尖抵上犬齿龈，沿着硬腭用力向后卷舌。主要锻炼舌内肌群中的舌上纵肌和部分舌外肌功能。八拍为一套动作，共循环做 4 次。

（3）第三节顶腮运动：舌尖用力顶在左腮部，主要锻炼左侧舌内肌群、舌横肌及颊部各肌群等。四拍为一套动作，共循环做 8 次。

（4）第四节咬舌运动：用上、下齿轻咬舌面，边咬边向外伸或缩回口内，咬一下发一声"da"。主要锻炼舌内肌群中的舌垂直肌，部分舌外肌和口轮匝肌等。八拍为一套动作，共循环做 4 次。

（5）第五节弹舌运动：舌尖抵至硬腭后快速在口内上下弹动。主要锻炼舌内肌群中的舌上、下纵肌部分舌外肌。四拍为一套动作，共循环做 8 次。

3.眩晕康复操操作流程

两脚分开与肩同宽，两臂自然下垂，全身放松，两眼平视，均匀呼吸，站、坐均可。

（1）双掌擦颈：十指交叉贴于后颈部，左右来回摩擦 100 次。

（2）左顾右盼：头先向左后向右转动 30 次，幅度宜大，以自觉酸胀为好。

（3）前后点头：头先前再后，前俯时颈项尽量前伸拉长 30 次。

（4）旋臂舒颈：双手置两侧肩部，掌心向下，两臂先由后向前旋转 20～30 次，再由前向后旋转 20～30 次。

（5）颈项争力：两手紧贴大腿两侧，两腿不动，头转向左侧时，上身旋向右侧，头转向右侧时，上身旋向左侧 10 次。

（6）摇头晃脑：头向左一前一后旋转 5 次，再反方向旋转 5 次。

（7）头手相抗：以手交叉紧贴后颈部，用力顶头颈，头颈应向后用力，相互抵抗 5 次。

（8）翘首望月：头用力左旋，并尽量后仰，眼看左上方 5 秒，复原后，再旋向右，看右上方 5 秒。

（9）双手托天：双手上举过头，掌心向上，仰视手背 5 秒。

（10）放眼观景：手收回胸前，右手在外，劳宫穴相叠，虚按膻中，眼看前方 5 秒，收操。

（五）自我管理

（1）血压的监测：不能以发生的症状来估量血压水平，必须通过测量血压，作为调整用药的依据。如条件允许，可自备血压计学会自测血压，每天测血压2次，做到定体位、定部位、定血压计。目前使用的血压计有汞柱式、气压式和电子式 3 种。汞柱式虽然使用最为普遍，但因为需要较专业的测量技术，气压式血压计准确度较低。电子血压计的易用性和准确度较高，因此，电子血压计是家庭血压测量的主要工具。

（2）高血压往往与肥胖及血脂、血糖异常并存，因此，应定期监测血脂、血糖变化。长期高血压者可引起肾功能减退，应定期进行尿常规及肾功能检查。

（3）治疗高血压应坚持"三心"，即信心、决心、恒心，只有这样做才能防止或推迟机体重要脏器损害。

（4）定时服用降压药，自己不随意减量或停药，可在医师指导下视病情加以调整，防止血压反跳。坚持长期用药，并了解药物的作用及不良反应，当出现不良反应时应及时报告医师，调整用药。

（5）除服用适当的药物外，还要注意劳逸结合、合理饮食、适当运动、保持情绪稳定、睡眠充足。

（6）老年人降压不能操之过急，收缩压宜控制在 18.62～21.15 kPa（140～159 mmHg）。

（7）突发血压升高时，应全身放松，静卧休息，立即舌下含服硝苯地平 1 片或口服其他降压药物，稍觉缓解后即到医院就诊。如出现心前区疼痛或一侧肢体麻木、无力、口角㖞斜及夜尿增多、少尿等，均应及时就诊。

（8）适当休息和充分睡眠对降低血压都有益处。一旦发生高血压危象，则必须严格卧床休息住院治疗。高血压病患者要注意生活起居有规律，不宜过度劳累，不宜看情节恐怖、紧张的电影电视，不宜熬夜，注意劳逸结合。现代心血管病护理

（9）适量运动，但运动量不宜太大，以运动后心率增加不超过 20 次/分，且以休息 15～30 分钟后恢复正常为宜。要采取循序渐进的方式来增加活动量。夏天活动时要避免中午，冬天要注意保暖。运动时穿着舒适吸汗的衣服及运动鞋。一般饭后 2 小时进行运动。

（10）体重控制在理想体重的 15% 以内，有助血压控制。

（11）高血压患者血压显著或急骤升高，脑、心、肾、视网膜等重要器官出现特殊症状，称为高血压急症。高血压急症的发病率占高血压人群的 5%，常见有高血压脑病、脑出血、急性左心力衰竭竭、可乐定急性停药综合征、急性心肌梗死、急进型恶性高血压等。根据以下症状，进行相应急救。①患者突然心悸气短，呈端坐呼吸，口唇发绀，肢体活动失灵，伴咯粉红色泡沫样痰时，考虑急性左心力衰竭竭，应让患者双腿下垂，采取坐位，及时吸氧；当患者伴有心、肾衰竭时，可出现水肿，要严格记录出入量，并限制钠、水摄入，严格卧床休息，并迅速通知急救中心。②血压突然升高，伴有恶心、呕吐、剧烈头痛、心慌、尿频、甚至视物模糊，即已出现高血压脑病。家人要安慰患者别紧张，卧床休息，并及时服用降压药，还可另服利尿剂、镇静剂等。若有血压表应测量血压，观察心率，及时上医院就医。③患者在劳累或兴奋后，出现心前区疼痛、胸闷，并延伸至颈部、左肩背或上肢，面色苍白、出冷汗等症状，应安静休息，含化硝酸甘油，吸氧，及时通知急救中心。④高血压患者出现头痛、呕吐、意识障碍或肢体瘫痪时，要让患者平卧，头偏向一侧，以免呕吐时将呕吐物吸入气道，然后通知急救中心。

（翟　义）

第十一节　中　风

中风又名卒中，因本病起病急骤，变化迅速，与风性善行而数变的特征相似，故名中风。本病以卒然昏仆、不省人事、口眼㖞斜、半身不遂、语言不利，或不经昏仆而仅以㖞僻不遂为主症的一种疾病。西医学中的脑出血、脑血栓形成、脑梗死、蛛网膜下腔出血、脑血管痉挛等，以中风为主要临床表现者，均可参考本病辨证施护。

一、病因病机

(一)积损正衰

年老体弱,肝肾阴虚,肝阳偏盛;或思虑劳心,阴亏于下,肝阳亢盛,阳化风动,气血并逆,上蒙元神而发中风。

(二)痰浊内生

嗜酒肥甘,或劳倦伤脾,或肝阳素旺,横逆犯脾,脾失健运,痰浊内生,痰热或痰郁挟肝风,横窜经络,蒙蔽清窍,发为中风。

(三)情志失调

五志过极,心火暴盛,肝阳暴张,风火相煽,气血逆乱,上冲犯脑,突发本病。

(四)气虚邪中

气血不足,脉络空虚,风邪入侵,中于经络,气血痹阻,肌肉筋脉失于濡养。

中风的基本病机为气血逆乱,上犯于脑。在本为肝肾阴虚,在标为风火交煽,痰浊壅塞,气血内闭,形成本虚标实、上盛下虚、阴阳互不维系的危急证候;病位在脑,与心、肝、脾、肾有关。

二、辨证施护

(一)中经络

1.风痰瘀血,痹阻脉络

(1)主症:半身不遂,口舌歪斜,舌强语謇,头晕目眩,偏身麻木,舌质暗淡,舌苔白腻,脉弦滑。

(2)调护方法:活血化瘀,祛风化痰,通络。

药物调护:选用化痰通络汤,或选用半夏白术大麻汤。宜饭后温服。

针灸调护:选取太阳、印堂、下关、颊车、人中、迎香、地仓、肩井、肩髃、手三里、曲池、外关、合谷、劳宫、环跳、风市、委中、阳陵泉、承山、足三里、绝骨、解溪、太冲、内庭等穴,用平补平泻法。

推拿调护:自印堂依次至阳白、睛明、鱼腰、丝竹空、太阳、下关、颊车、四白、地仓、人中、迎香、承浆等穴,推抹,配合按揉1～2遍;散扫头部两侧,拿五经,擦面部;拿揉擦肩和上肢前、后、外侧,活动肩、肘、腕关节,按揉肩井、肩髃、臂臑、曲池、手三里等穴,搓抖上肢,捻五指;直推督脉与膀胱经,擦背部,拍打背、腰部,点按膀胱经穴;擦、滚,直推下肢前、后、外侧,活动髋、膝、踝关节;按揉环跳、髀关、风市、承扶、伏兔、血海、膝眼、足三里、三阴交、昆仑、解溪等穴,搓下肢,捻五趾。

饮食调护:饮食宜清淡,低糖低盐,多食藕、香菇、梨、桃、山楂、木耳、梨、冬瓜等;忌食羊肉、鸡肉、狗肉等肥甘油腻、辛辣刺激等食物。进食不宜过快,防止呛咳。

生活调护:严密观察病情变化。若病情稳定,无眩晕、头痛,可进行功能锻炼;如头痛眩晕加重,应卧床休息,防止摔倒,并及时通知医师。

情志调护:对患者耐心做思想工作,解除患者因突发此病而产生的恐惧、急躁、忧虑等情绪,并避免一切精神刺激,使患者情绪稳定。

2.肝阳暴亢,风火上扰

(1)主症:半身不遂,口舌歪斜,舌强语謇,眩晕肢麻,头痛面红,心烦易怒,或尿赤便干,舌红,苔薄黄,脉弦。

(2)调护方法:平肝泻火,息风通络。

药物调护:选用天麻钩藤饮加减,血压高者可用牛黄降压丸,病情稳定后可常服杞菊地黄丸。

针灸调护:同风痰瘀血,痹阻脉络型。

推拿调护:同风痰瘀血,痹阻脉络型。

饮食方法:饮食宜清淡甘寒,多食芹菜、绿豆、冬瓜、黄瓜、银耳、橘、百合、梨等;忌食羊肉、狗肉、韭菜、大蒜、葱等肥甘油腻、辛辣刺激等食物。进食不宜过快,防止呛咳。

生活调护:保持环境安静,避免噪音和一切不良刺激。严密观察病情变化,若病情稳定,无眩晕、头痛,可进行功能锻炼;入睡困难、烦躁不安者,可睡前按摩涌泉穴;如头痛眩晕加重,应及时通知医师。

情志调护:对患者要耐心做思想工作,解除患者因突发此病而产生的恐惧、急躁、忧虑等情绪,并避免一切精神刺激,使患者情绪稳定。

3.痰热腑实,风痰上扰

(1)主症:半身不遂,口舌歪斜,舌强语謇,腹胀便秘,头晕目眩,痰多而稠,舌质暗红,苔黄腻,脉弦滑。

(2)调护方法:通腑泻下,化痰通络。

药物调护:选用星蒌承气汤。药后注意观察反应,如药后泻下,说明腑气已通,不需再用;若未见排便,需继续服药,以泻下为度。

针灸调护:同风痰瘀血,痹阻脉络型。

推拿调护:同风痰瘀血,痹阻脉络型。

饮食调护:饮食宜寒润、通利,可食萝卜、芹菜、冬瓜、绿豆、丝瓜、梨、香蕉等;忌辛热、香燥、肥甘食品。

生活护理:同肝阳暴亢,风火上扰型。

情志调护:同肝阳暴亢,风火上扰型。

(二)中脏腑

1.闭证

(1)痰热内闭清窍。①主症:突然昏仆,牙关紧闭,鼻鼾痰鸣,躁扰不宁,半身不遂,肢体强痉,面赤身热,气粗口臭,大小便闭,苔黄腻,脉弦滑而数。②调护方法:清热化痰,开窍醒神。

药物调护:急予灌服或鼻饲羚羊角汤合安宫牛黄丸或至宝丹,急用清开灵注射液静脉滴注。便秘者可用生大黄1~3 g装胶囊口服或溶化鼻饲,以通腑泻热;小便闭者,应行导尿术或用针刺法利尿。

针灸调护:高热者选取人中、百会、劳宫、太冲等穴,用泻法,三棱针点刺十宣穴出血。

推拿调护:轻柔按摩强痉肢体,缓解肌肉拘挛,切忌强劲拉伸,以防损伤肌肉或骨折。

饮食调护:宜给予清淡流食,如绿豆汤、萝卜汤、西瓜汁等鼻饲。

生活调护:注意保持患侧肢体的功能位置,防止发生息侧肢体受压、畸形、垂足等。躁动不安者应将指甲剪短,双手握软物,并加床挡,以免自伤或跌下。做好口腔护理和皮肤护理,防止口腔感染和压疮的发生。

对症调护:牙关紧闭者,可用冰片擦牙,防止舌被咬伤;喉间痰鸣可鼻饲竹沥水,或吸痰;呼吸困难时给氧。

(2)痰湿蒙蔽心神。①主症:神志昏迷,口噤不语,半身不遂,肢体松懈,甚则瘫软,痰涎壅盛,面白唇暗,静卧不烦,四肢不温,苔白腻,脉沉滑缓。②调护方法:豁痰熄风,开窍醒神。

药物调护:急予灌服或鼻饲苏合香丸,并用涤痰汤加减。

针灸调护:选取人中、少商、中冲、丰隆、涌泉等穴,用泻法。

推拿调护:同痰热内闭清窍。

饮食调护:饮食宜温,可将南瓜、萝卜、菠菜、糯米、油菜南瓜等做成汤类的流质食物;忌食生冷。

生活调护:同痰热内闭清窍。

对症调护:定时清洁口腔;及时进行皮肤护理;注意将肢体保持在功能位置,防止关节脱位和足下垂。

2.脱证

(1)主症:突然昏仆,不省人事,目合口张,鼻鼾息微,手撒肢冷,汗多,二便自遗,肢体软瘫,舌痿,脉微欲绝。

(2)调护方法:回阳救逆,益气固脱。

药物调护:应中西药结合抢救,灌服或鼻饲参附汤,中药还可酌情给予参附注射液、生脉注射液静脉滴注。

针灸调护:可艾灸神阙、气海、关元等穴。

生活调护:病室安静,温、湿度适宜。

对症调护:四肢厥冷者,注意保暖,增加衣被,或给予热水袋;二便失禁者,勤换衣被,及时清洗,防止发生压疮。

(三)后遗症

1.半身不遂

(1)气虚血滞,脉络瘀阻。

主症:半身不遂,肢软无力,语言謇涩,口舌歪斜,患侧手足水肿,面色暗淡无华,舌体歪斜,色淡紫,或有瘀斑,苔薄白,脉细涩。

调护方法:益气活血通络。①药物调护:选用补阳还五汤,汤药宜温服。②针灸调护:同风痰瘀血,痹阻脉络型。③推拿调护:同风痰瘀血,痹阻脉络型。④饮食调护:饮食宜清淡、易于消化,多食新鲜水果、蔬菜,如白菜、冬瓜、丝瓜、木耳、赤小豆等;忌辛辣厚味、油腻甘咸。可选用黄芪粥(黄芪、山药、莲子等,粳米适量,煮粥)食用。⑤对症调护:加强患侧局部功能锻炼。

(2)肝阳上亢,脉络瘀阻。

主症:半身不遂,患侧僵硬拘挛,舌强语謇,头晕胀痛,急躁易怒,耳鸣面赤,舌体歪斜,舌色红绛,舌苔薄黄,脉弦硬有力。调护方法:平肝潜阳,息风通络。①药物调护:选用镇肝息风汤或天麻钩藤汤,汤药宜早晚空腹服用。②针灸调护:同风痰瘀血,痹阻脉络型。③推拿调护:同风痰瘀血,痹阻脉络型。④饮食调护:饮食宜清淡、易于消化,忌食肥甘厚腻之品。可选用地黄粥。⑤对症调护:加强患侧局部功能锻炼。

功能锻炼:同前。

2.语言不利

(1)主症:舌强语謇或音暗失误,肢体麻木或腰膝酸软,心悸气短,舌暗淡,脉弦滑或沉细。

(2)调护方法:以祛风豁痰,宣窍通络。

药物调护:选用解语丹或天麻钩藤饮;音喑失语者选用地黄饮子。

针灸调护:针刺廉泉、哑门、承浆、大椎等穴。

语言功能锻炼:每天定时训练患者发音。

3.口眼㖞斜

(1)主症:口眼㖞斜。

(2)调护方法:搜风除痰,通络宣窍。

药物调护:选用牵正散加味。

针灸调护:口眼㖞斜可用针刺或按摩地仓、颊车、下关、太冲、合谷、内庭等穴;眼歪斜可针刺或按揉太阳、阳白、鱼腰、攒竹、承泣、风池、昆仑等穴;表情淡漠,或口角流涎,咀嚼不利,舌苔白腻,脉弦滑,太阳、下关、颊车、地仓、阳白、鱼腰等,穴位外贴药物以祛风活血通络,如白附子、蝎尾各 15 g,僵蚕 30 g,共研细末,酒调涂患处。

三、预防与调养

(1)先兆症状眩晕、抽搐等应早期治疗。

(2)保持心情舒畅,避免急躁易怒、情志过激而使疾病再度复发。

(3)生活起居有常,避免劳累,适当休息。随天气变化增减衣服,注意保暖。

(4)饮食以低盐、低脂肪、低胆固醇食物为宜,多食新鲜水果、蔬菜及豆制品。禁忌食辛辣、刺激之品,戒烟酒;不宜过饱。

(5)保持大便通畅,避免用力过度,再发脑出血。

(6)积极治疗原发病,按时服药,注意血压变化,定期医院复查。

(7)对已有后遗症行走不利的患者,要有家人陪同。每晚温水泡脚,以增加血液循环。适当康复训练,以提高生活质量。

(翟　义)

第十二节　痹　证

痹证是由于风、寒、湿、热等外邪侵袭人体,闭阻经络,气血运行不畅所致,以肌肉、筋骨、关节发生酸痛、麻木、重着、屈伸不利,甚或关节肿大灼热等为主要临床表现的病证。现代医学中的风湿热、风湿性关节炎、类风湿性关节炎、坐骨神经痛等,均可参考本证辨证施护。

一、病因病机

(一)风寒湿邪

居处寒湿,涉水冒雨,气候骤变,风、寒、湿邪乘虚侵入体内,留着于经络关节,使气血闭阻而发生痹证。以风邪偏盛者称为行痹,寒邪偏盛者称为痛痹,湿邪偏盛者称为着痹。

(二)风湿热邪

长夏潮湿,感受风热之邪与湿相并,致风湿热合邪为患;或风寒湿邪,郁久化热,形成风湿热痹。

二、辨证施护

(一)行痹

1.主症

肢体关节酸痛,游走不定,屈伸不利,或见恶风发热,苔薄白,脉浮。

2.调护方法

祛风通络,散寒除湿。

(1)药物调护:选用防风汤,宜热服或温服,黄酒为引,以助药力。亦可选用痹痛宁。

(2)针灸调护:上肢选取肩髃、曲池、尺泽、合谷、外关、膈俞、血海等穴;下肢取腰阳关、次髎、环跳、阳陵泉、足三里、风市、膝眼、昆仑、委中穴;腰背部取风池、大杼、命门、肾俞、后溪、委中穴,均用泻法。

(3)推拿调护:在疼痛部位采用一指禅推、点、按、拿、扳、拨、伸、滚、摇、抖、搓等手法按摩。

(4)饮食调护:饮食宜温热,忌生冷、肥腻食品。或选用五加皮酒、国公酒、木瓜酒等。

(5)生活调护:居室宜温暖、干燥、向阳、避风;衣着应注意防寒保暖,勿在寒冷及阴雨潮湿天气到室外活动。前人有"治风先治血,血行风自灭"之说。故对行痹的护理常应注意养血活血,保持血液的畅通。

(二)痛痹

1.主症

肢体关节疼痛,痛处固定,疼痛剧烈,屈伸不利,遇寒加重,得温痛减,日轻夜重,舌苔薄白,脉弦紧。

2.调护方法

温经散寒,祛风除湿。

(1)药物调护:选用乌头汤加减,取药汁加白蜜稍煎,分两次温服,药后观察有无毒性反应,乌头须先煎。亦可选用附桂骨痛宁;局部可外敷狗皮膏、追风膏等。

(2)针灸调护:选取关元、肾俞,配合局部腧穴,用平补平泻法。可加灸。局部关节疼痛可给艾灸、隔姜灸或拔火罐。

(3)推拿调护:同"行痹",或用当归酒按摩。

(4)饮食调护:饮食宜温热、辛散,忌生冷、油腻食品。可用五加皮酒、国公酒、木瓜酒(干木瓜15 g,五灵脂、川牛膝、当归、白芍、萆薢、川天麻、乌药、防风、黄芪、威灵仙、虎胫骨、川续断、乳香、没药、白僵蚕、松节、乌头各35 g,轧碎,丝袋盛之,加酒13 L,共放坛内,密封浸泡14天)等,每饭前饮1小杯。

(5)生活调护:居室宜温暖、干燥、向阳,注意局部保暖,多加衣被。

(三)着痹

1.主症

肢体关节重着、酸痛、麻木不仁,或有肿胀,痛有定处,手足沉重,苔白腻,脉濡数。

2.调护方法

除湿通络,祛风散寒。

(1)药物调护:选用薏苡仁汤(薏苡仁30 g,稀莶草15 g,水煎服),以除湿健脾,祛风散寒,宜温服。

(2)针灸调护:选取脾俞、足三里、阴陵泉等穴,配合局部腧穴,用平补平泻法,加灸;或用食盐炒热后热熨,以减轻疼痛。

(3)推拿调护:同"行痹"。

(4)饮食调护:饮食宜温热,忌生冷、油腻、甘肥食品。可用薏苡仁、鳝鱼、赤小豆、扁豆、茯苓粥、车前饮等健脾祛湿之品。每天早晚服少量药酒,如木瓜酒、蛇酒等。

(5)生活调护:居室宜温暖、通风而干燥、阴雨潮湿天气要提高室温以驱散湿气。酌情鼓励患者多活动。

(四)风湿热痹

1.主症

关节红肿热痛,痛不可触,得冷则舒,得热则甚,屈伸不利,多兼有发热恶风,心烦口渴,汗出,舌红,苔黄燥,脉滑数。

2.调护方法

清热通络,祛风除湿。

(1)药物调护:选用白虎加桂枝汤加减,宜凉服。局部红肿、灼热、疼痛,可用鲜凤仙草或鲜芙蓉叶捣泥涂局部以清热、通络、消肿;或用双柏散、金黄散、四黄散等外敷;或用青敷膏、金黄膏、毛茛膏外敷等,以清热除湿、消肿止痛。油松节、牛膝、黄芩各 10 g 煎水,稍冷后熏洗患处。

(2)针灸调护:选取大椎、曲池、合谷等穴,配合局部腧穴,用泻法。

(3)推拿调护:同"行痹"。

(4)饮食调护:宜给予清淡素食,多食丝瓜、绿豆、冬瓜、苋菜等蔬菜、水果,以清热止渴;亦可用鲜芦根泡水饮。忌辛辣、温热刺激性食品。热盛口渴者可饮绿豆汤。

(5)生活调护:居室宜清爽,不宜直接吹风。

(6)对症调护:局部红肿热痛明显,应减少活动,用鲜蒲公英或鲜凤仙花捣烂外敷局部。观察体温、关节、咽喉、胸闷、心悸等病情变化,注意出现"心痹"重证。

三、预防与调养

(1)改善生活及工作环境,避免久处湿地而感受寒湿。出汗时切忌当风,被褥常洗晒,保持干燥清洁。

(2)加强体育锻炼,增强体质,注意运动不过于激烈。

(3)注重随季节变化增减衣物,注意防寒保暖,防止外邪侵袭。

(4)均衡膳食,肥胖者需指导患者减轻体重,以减轻关节负荷。

(5)痛风关节炎患者应减少嘌呤类的食物摄入。

(6)适当体育锻炼,以调护正气,减少感邪的机会,防止痹证的发生、发展及复发。

(翟 义)

第十三节 腹 痛

一、定义

肠梗阻系不同原因引起肠道内容物通过障碍而引起的一系列症候群,属中医"腹痛"范围。

二、临床表现

(一)气滞血瘀

腹部阵阵作痛,恶心呕吐,腹满拒按,无排气排便,舌质淡或红苔薄白,脉弦。

(二)肠腑热结

腹痛腹胀,痞满拒按,恶心呕吐,发热口渴,小便短赤,无排气排便,重者神昏谵语,舌质红,苔燥,脉洪数。

(三)肠腑寒凝

腹痛剧烈,遇冷加重,得热稍减,腹部胀满,恶心呕吐,无排气排便,脘腹怕冷,四肢畏寒,舌质淡,苔薄白,脉弦紧。

(四)水结湿阻

腹痛阵阵加剧,肠鸣辘辘有声,腹胀拒按,恶心呕吐,口渴不欲瓢,无排气排便,尿少,舌质淡,苔白腻,脉弦数。

(五)食积中阻

饱餐、用力或剧烈运动之后,腹痛骤起,持续阵发加重,频繁呕吐,上腹胀满拒按,无排气排便,苔黄厚腻,脉滑而实。

(六)虫积阻滞

腹痛绕脐阵阵,腹胀不甚,腹部有条索状团块,恶心呕吐,有吐蛔、便虫史,苔薄白,脉弦。

三、护理

(一)非手术患者护理

1.一般护理

(1)保持病室整洁、干净、凉爽,要定时通风。及时更换污染衣被及呕吐物。要注意防寒保暖,尤其是患者的腹部保暖。

(2)观察疼痛的部位、性质、持续时间和规律。

(3)肠梗阻病员在血压稳定的情况下应取半卧位。

(4)禁食禁饮。

(5)胃肠减压:注意固定胃管,保持通畅,持续负压吸引。加强口腔护理,每天生理盐水或银花、甘草煎水清洁口腔。并应密切观察记录引流的颜色、性状和量。

(6)准确记录出入量。

(7)密切观察病情变化:定时测量体温、脉搏、呼吸和血压,并应密切观察生命体征的动态变化,以及神志、尿量、腹痛程度、皮肤弹性和肢温等情况。

(8)保持大便通畅,遵医嘱行中药直肠滴注。

(9)呕吐护理:患者要注意保暖,扶助其坐起或头偏向一边。呕吐后予以冷开水或等渗盐水漱口,保持口腔清洁,并注意颜面部的清洁。观察呕吐出现时间、次数、性质、量等,并做好记录。

2.临证护理

(1)腹痛时可遵医嘱行热水袋热敷或盐熨腹部,或遵医嘱654-2针足三里穴位封闭。

(2)呕吐者可遵医嘱针刺内关、中脘、足三里、上脘、曲池等穴位以助止吐。

（3）如发现血性引流液、面色苍白、烦躁不安、汗出、四肢厥冷、血压下降、脉细数等休克症状时立即报告医师。

（4）如全身恶化、神志恍惚、烦躁甚至昏迷、体温升高、腹痛腹胀加重、胃肠引流物是血性，应考虑绞窄，及时上报行手术治疗。

（5）如为麻痹性肠梗阻，腹胀甚者可用新斯的明封闭足三里穴位。

（6）预防药后呕吐可在足三里注射阿托品每穴 0.25 mg。

3.饮食护理

（1）肠梗阻者需绝对禁食禁水，肠梗阻解除后 12 小时可进少量流质，但也要禁食产气食物，48 小时后进半流质。

（2）禁食生冷黏腻及不消化食物及牛奶、含气饮料等，以防再结。

4.情志护理

给予情志疏导，消除恐、怒、忧等不良刺激，保持乐观积极的心态，配合治疗。

5.用药护理

（1）中药汤剂尽量浓煎，每次从胃管注入 100 mL 左右，灌药后夹闭器 1～2 小时，低位肠梗阻或呕吐频繁的患者，可灌肠给药，用药后密切观察疗效。

（2）年老体弱及孕妇宜润下：菜油、豆油或石蜡油 200 mL，温热后服下或胃管注入，隔 4～6 小时再服 200 mL，服后注意排便情况。

（3）不可随意应用吗啡类止痛剂。

（4）忌滥用泻下药和止痛剂。

（二）手术患者的护理

1.术前护理

（1）除上述必要的处理外，按腹部术前准备。

（2）在确定手术后，可遵医嘱及时给予解痉止痛剂，以缓解痛苦。

（3）简单扼要地向患者及家属介绍术前准备、手术过程和术后注意事项，消除患者及家属的担忧和恐惧心理，取得患者的信任，树立战胜疾病的信心。

2.术后护理

（1）体位：硬膜外麻醉平卧 6 小时，或血压平稳后取半卧位，以保持腹肌松弛，减轻疼痛，利于引流防止膈肌下感染或脓肿的发生，同时有利于呼吸和循环。

（2）严密观察生命体征：患者回病房后，应及时测量血压、呼吸、脉搏、体温等生命体征，注意观察神志、尿量、汗出、脉象、腹部引流等的情况及时记录。以后每 1～2 小时测一次，一般观察 4～6 小时病情稳定即可。并要加强巡视，做好各项生活护理，及时解决患者出现的不适。

（3）胃肠减压：在肠功能恢复前，继续保持有效的胃肠减压，并应密切观察和记录引流物的量和性质。要保持负压状态及胃管通畅。

（4）饮食：肛门排气后，胃管即可拔除。拔管当日可每隔 1～2 小时饮水 20～30 mL；第二日可食少量米汤（忌食牛奶、豆浆和甜食）。饮食要有规律，忌暴饮暴食，忌食生硬、油炸及刺激性食物（酒、辣），少食多餐，直到胃肠功能完全恢复。

（5）术后康复指导：术后应鼓励患者早期活动，以利于肠功能恢复，防止肠粘连。术后当日血压平稳后，即可鼓励患者在床上翻身，做四肢运动。术后第 2 天无其他禁忌可下床活动。并嘱患者活动时若出现心慌、疲乏、头晕时立即停止活动,切忌过度劳累。

3.术后并发症护理

(1)术后创面感染:首先要严格执行无菌技术操作,及时更换污染的衣被及敷料,严格控制探望人员,保持床单清洁、干燥。如创面渗出要及时更换敷料,嘱患者勿触碰伤口,饮食忌发物,如鱼虾蟹及辛辣之品,多食健脾补气补血之食物。

(2)术后肠瘘:肠瘘一般发生在术后1周。对此,在护理患者时必须密切观察患者的体温、腹痛、腹壁切口等变化。如术后持续发热,白细胞高,腹壁切口红肿,逐渐流出较多液体,有粪臭味,可疑为肠瘘,应立即报告医师进行处理。

(3)粘连性肠梗阻:可遵医嘱采用针灸疗法,如针刺足三里、大肠俞、内关、天枢等穴,每天1~2次。并可用理疗仪进行局部照射。规律饮食,早期手术,早离床活动可预防。

(三)健康指导

(1)避免暴饮暴食或饱餐之后剧烈活动。对于从事重体力劳动者,在两餐之间劳动量安排应是"轻、重、轻",不可餐后就进行重体力劳动或急赴奔波。

(2)注意饮食卫生。

(3)注意饮食宜忌,有些食品可以导致肠梗阻的发生,如柿子、山楂、枣等含鞣酸较多的食物(尤其是空腹时),可以在肠内形成食物团而梗阻肠道引发肠梗阻。禁食生冷黏硬油腻辛辣刺激性食物,禁饮含气饮料,保持规律饮食习惯,勿暴饮暴食,过冷过热。

(4)防止便秘:纠正便秘,养成定时排便的习惯。

(5)早期治疗各种腹外疝和腹腔内各种炎症。

(翟　义)

第十四节　石　淋

石淋多因湿热久蕴,煎熬尿液成石,阻滞肾系所致。以疼痛、血尿为主要临床表现。病位在膀胱和肾,涉及肝脾。泌尿系统结石可参照本病护理。

一、护理评估

(1)疼痛发生的时间、部位、性质、次数及有无放射痛。

(2)有无发热、血尿,有无砂石排出,有无排尿突然中断。

(3)对疾病的认知度及心理社会状况。

(4)辩证:湿热蕴结证、气血瘀滞证、肾气不足证。

二、护理要点

(一)一般护理

(1)按中医外科一般护理常规进行。

(2)遵医嘱做跳跃运动以利结石排出。

(二)病情观察,做好护理记录

(1)疼痛发生的时间、部位、性质、次数,有无发热、血尿,有无砂石排出,有无排尿突然中断等情况。

(2)患者面色苍白、汗出、呕恶、辗转呻吟时,报告医师配合处理。

(3)出现虚脱时,取平卧位或头低位,做好抢救准备。

(三)给药护理

中药汤剂温服,注意药后反应,做好记录。

(四)饮食护理

(1)嘱患者多饮水。

(2)限制含钙、草酸类的食物,避免高糖、高胆固醇和高脂肪饮食,多食用高纤维食物。

(3)尿酸结石不宜食高嘌呤食物,如动物内脏等。

(五)情志护理

做好与患者的沟通与交流,解释病情,以缓解患者的紧张情绪。

(六)临证(症)施护

湿热蕴结者,可遵医嘱针刺止痛。

三、健康指导

(1)养成多饮水习惯。

(2)积极治疗尿路感染。

(翟　义)

第十五节　遗　尿

凡3岁后经常发生或5岁以后有时在睡梦中不自主地排尿者,称为遗尿症或夜尿症。多由肾气不足,肺脾气虚及肝经湿热而致。以不能自主控制排尿,熟睡时经常遗尿,轻者数夜一次,重者可一夜数次为临床主要特征。西医学的遗尿症可参本证辨证施护。

一、病因病机

饮食入胃,经消化后,其中精微散布到脾,由脾上输于肺,通过肺的宣发肃降,使水道通畅,而体内多余的水分,则下输至膀胱成为尿,然后排出体外,这是水液代谢的过程;且肾主水,与膀胱互为表里,膀胱的气化有赖于肾气充足温煦;另外,三焦是为"决渎之官,水道出焉",是人体最大的水液代谢器官。由此可见,尿液的生成与排泄,与肺、脾、肾、三焦、膀胱有着密切关系。遗尿的发病机制虽主要在膀胱失于约束,然而与肺、脾、肾功能失调,以及三焦气化失司都有关系。其主要病因为肾气不固、脾肺气虚、肝经湿热。

(一)肾气不固

肾气不固是遗尿的主要病因,多由先天禀赋不足引起,如早产、双胎、胎怯等,使元气失充,肾阳不足,下元虚冷,不能温养膀胱,膀胱气化功能失调,闭藏失职,不能制约尿液,而为遗尿。

(二)脾肺气虚

素体虚弱,屡患咳喘泻利,或大病之后,脾肺俱虚。脾虚运化失职,不能转输精微,肺虚治节不行,通调水道失职,三焦气化失司,则膀胱失约,津液不藏,而成遗尿。若脾虚失养,心气不足,或痰浊内蕴,困蒙心神,亦可使小儿夜间困寐不醒而遗尿。

(三)肝经湿热

平素性情急躁,所欲不遂,肝经郁热,或肥胖痰湿之体,肝经湿热蕴结,疏泄失常,且肝之经络环阴器,肝失疏泄,影响三焦水道的正常通利,湿热迫注膀胱而致遗尿。此外,亦有小儿自幼缺少教育,没有养成夜间主动起床排尿的习惯,任其自遗,久而久之,形成习惯性遗尿。

二、辨证施护

(一)肾气不足

1.主症

睡中遗尿,醒后方觉,每晚1次以上,小便清长,面色苍白,神疲乏力,肢冷畏寒,智力较差,舌淡苔白脉细弱。

2.调护方法

温补肾阳,固涩止遗。

(1)药物调护:可选用桑螵蛸散合巩堤丸加减口服,或益智仁10 g醋炒,研成细末,分3次开水冲服,1剂/天;或乌梅20 g、桑螵蛸9 g,1剂/日,水煎服;还可选用缩泉丸或金匮肾气丸。或用桑螵蛸3 g,炒焦研末,加红糖少许,每天下午用温开水调服,连服3天。熟睡不易醒者,加菖蒲、远志、莲子心,以清心;气虚明显,加黄芪、党参以助气。也可选用外治法:黑胡椒适量,风湿膏1张,每晚睡前将适量黑胡椒填入脐窝中,填满为度,用风湿膏贴好压紧,2小时后去掉或更换,7次为1个疗程;或五倍子、首乌粉各3 g,醋调后纳入脐中胶布固定,对胶布过敏者,可用纱布绷带固定;或以葱白(连根)6～7 cm 3支,硫黄10 g,共捣烂敷脐,固定8～10小时。

(2)针灸调护:取穴关元、气海、三阴交、阴陵泉、足三里等,每次选2～3穴,6岁以下用迅速浅刺法,不留针,6岁以上用补法。手针取夜尿点(小指掌面第二指关节横纹中点);亦可用艾炷直接灸关元、三阴交、神门等穴;或神阙、关元等穴拔罐,留罐3～5分钟,每天或隔天1次;或取关元、三阴交等穴,每穴注入5%当归注射液0.3～0.5 mL。2次/天,10天为1个疗程。

(3)推拿调护:主要采用捏脊方法,患儿俯卧,从长强穴起,沿脊两侧双手捏提皮肤,逐渐向上移至大椎,3次捏提1下,共7遍;再行推拿法,仰卧,两手拇指分别从脐部沿腹白线直推到耻骨联合,推3～5分钟,随后在脐下即两髂前上棘间连线中点处,用两手拇指向左右分推3～5分钟;每天下午揉丹田200次,揉龟尾30次,摩腹20分钟。

耳穴按摩,将胶布剪成约0.5 cm² 的小块,中间贴1粒未开化的王不留行,贴在耳廓所须按摩的穴位上,选用肾、膀胱、皮质下、枕、耳尖、外生殖器、交感等穴。每天早晚按摩1次,每次20分钟,第1天晚上按摩40分钟,手法由轻到重,以不痛为度,使耳部发热。7天后换贴对侧耳穴,1～4周为1个疗程。

(4)饮食调护:选用雀儿药粥。先把菟丝子、覆盆子、枸杞子各10 g,同放入砂锅内煎取药汁,去掉药渣,再将麻雀去毛及肠杂,洗净用酒炒,然后与粳米、药汁加适量水一并煮粥,欲熟时加入盐、葱白、生姜,煮成稀粥服食;冬季食用为最好,3～5天为1个疗程;也可用肉桂炖鸡肝(肉桂研细末,鸡肝放入碗内,将肉桂末 3 g 撒在鸡肝上,盖上碗盖,蒸熟,以食盐、胡椒调味),分 2 次食;亦可常食韭菜、羊肉、牛肉等,以温阳补肾。

(5)生活调护:注意保暖,尿床后及时更换衣被,保持皮肤清洁卫生;睡姿不宜仰卧和俯卧,以侧卧为宜;被盖不要过紧,双脚不宜过温或受压;睡前尽量排空膀胱,少食有利尿作用的饮料和食品;训练定时排尿,逐渐建立良性的排尿条件反射;尽量寻找引起遗尿的原因,采取对因施护。

(6)情志调护:医护人员及家长不要责怪患儿,要耐心开导、消除患儿惊恐、紧张情绪,以减轻精神负担,积极配合治疗。

(二)肺脾气虚

1.主症

睡中遗尿,白天尿频,经常感冒,咳嗽痰喘屡作,气短自汗,面白少华,四肢无力,食欲缺乏,大便溏泄,舌淡苔白脉细弱。

2.调护方法

补益脾肺,固涩止遗。

(1)药物调护:选用补中益气汤合缩泉丸,亦可用桑螵蛸 3 g、山药 5 g,炒焦研末,加红糖少许,每天下午用温开水调服;或用炙黄芪、黑胡椒、葱白各 5 g,炒山药 10 g,研末调成糊状,敷贴于脐部,用胶布固定,每周 2 次,10 次为 1 个疗程。

(2)针灸调护:取穴脾俞、胃俞、关元、足三里、气海、三阴交、阴陵泉等,每次 2～3 穴,6 岁以下儿童用迅速浅刺法,不留针,6 岁以上儿童用补法;手针取夜尿穴,或用艾炷直接灸法;或选神阙、关元穴拔罐,留罐 3～5 分钟。

(3)推拿调护:补脾经、补肺经、揉外劳宫、按揉百会、揉中极、按揉膀胱俞和足三里。

(4)饮食调护:选用金樱子粥(先煎金樱子 15 g,取浓汁,去渣,入芡实 10 g 同粳米 30 g 煮粥,粥成后加白糖调味),分 2 次服;也可选用菟丝子山药糕(菟丝子煮熟捣烂,大枣煮熟去核,捣烂,山药、粳米研细末,同菟丝子、大枣加水混匀,揉成粉团,蒸熟)切块,每次食 50～100 g,7 次为 1 个疗程;还可用狗肉黑豆汤(将狗肉切成小块,与黑豆加水炖至豆烂肉熟,桑螵蛸、益智仁煎水取汁,加入汤中,以盐、生姜调味),分2 次食用。

(5)生活调护:参见肾气不足证护理。

(6)情志调护:对患儿态度要和蔼,语言要亲切,努力避免不良精神刺激,鼓励其树立战胜疾病的信心。

(三)肝经湿热

1.主症

睡中遗尿,小便黄而量少,性情急躁,夜梦纷纭,或夜间磨牙,口渴欲饮,面赤唇红,舌红苔黄脉弦数。

2.调护方法

清肝利湿,泻热止遗。

(1)药物调护:选用龙胆泻肝丸,据小儿年龄酌情服用。夜间惊惕不安者,加钩藤以安神;苔黄腻者,加黄柏、滑石以清热祛湿;苔少或花剥者,加石斛、山药以养阴健胃。

(2)针灸调护:取穴太冲、行间、肝俞、悬钟、三阴交、阳陵泉等,每次选 2～3 穴,6 岁以下用迅速浅刺,不留针;6 岁以上用泻法。手针取夜尿穴。

（3）推拿调护：泻肝经、心经、补脾经、揉二马、三阴交、揉涌泉。

（4）饮食调护：选用蒲公英粥（取干蒲公英 30 g 或新鲜蒲公英 60 g,洗净切碎,去渣取药汁,入粳米同煮为稀粥）,2 次/天服食；也可选车前子,薏苡仁炖猪膀胱（猪膀胱洗净,车前子 10 g 纱布包,同薏苡仁 15 g 放入,并加入生姜、花椒、盐适量,将猪膀胱两端用线扎紧,加水炖至烂熟,去车前布包）,分 2～3 次服。还可用西瓜汁、苦瓜汁代茶饮。

（5）生活调护：参见肾气不足证。

（6）情志调护：耐心抚慰患儿,避免不良刺激而加重病情。

三、预防与调养

（1）安排合理作息时间,养成午睡习惯,不过度疲劳,睡前排空膀胱。

（2）正确理解本病,减轻心理负担。

（3）积极预防和治疗引起遗尿的各种原发病。

（4）多参加文体活动,保持良好心态。

（翟　义）

第十六节　肠　痈

一、定义

急性阑尾炎是指回盲部的急性化脓性感染,属中医"肠痈"范围,是外科常见的急腹症,早期颇似内科急性胃肠炎,随着病情发展,其特征疼痛由上腹部脐周围向右下腹转移,伴有反跳痛。

二、临床表现

（一）气滞血瘀

不发热或发热,腹胀,恶心,呕吐,苔白腻或黄苔脉弦紧,气滞为主者腹痛绕脐不固定,腹壁柔软,血瘀为主者,痛点固定在右下腹,拒按,有轻度反跳痛。

（二）瘀滞化热

右下腹痛加剧,有明显反跳痛和肌紧张,发热,口渴,汗出,便秘,舌质红,苔黄或黄腻,脉弦细滑。

（三）热毒炽盛

疼痛剧烈可遍及全腹部,有弥慢性压痛,反跳痛和肌紧张,便秘,尿赤,烦燥不安,舌红绛,苔黄,脉洪数。

三、护理

（一）非手术患者的护理

1.一般护理

（1）卧床休息,限制活动,以半卧位或右侧卧位为宜,病情允许者可在指导下做轻微活动。

（2）遵医嘱进食。

（3）密切观察腹痛的程度、伴发症状、面色、生命体征等的变化,把握手术指征,积极做好术前准备。

（4）鼓励患者定时排便,遵医嘱行大黄牡丹皮汤直肠滴注。

2.临证护理

（1）腹痛时,可遵医嘱针刺足三里、阑尾、天枢等穴。

（2）呕吐的患者在服用中药制剂前,可在舌根滴数滴鲜姜汁以减轻症状。

（3）腹胀明显可用茴香、粗盐炒热温熨脐部,或艾灸关元、气海、足三里等穴。

（4）腹胀呕恶严重可针刺内关、中脘、足三里等穴,无效时行胃肠减压。

（5）体温过高者或出现高热烦躁时,可给予物理降温或遵医嘱给予退热药。

（6）便秘时,可给予开塞露。

（7）腹痛加重,范围扩大,压痛反跳明显,腹肌紧张范围扩大或呈扳状腹,发热超过39 ℃以上者立即置于半卧位,报告医师,及时处理,并按急诊腹部手术做好术前准备。

3.饮食护理

（1）饮食宜清淡易消化,忌食鱼虾、辛辣、油腻食物。

（2）气滞血瘀者,应进流质饮食或半流质饮食,气滞腹胀时应指导其多饮萝卜汤、梨汁等清热滋阴通便饮料。

（3）湿热蕴结者,宜进流质饮食,口渴时可给予鲜果汁、西瓜汁等以生津养阴止渴,并遵医嘱补充液体。

（4）毒热炽盛者,应禁食,必要时留置胃管。

4.情志护理

进行情志疏导,鼓励树立信心,配合治疗。

5.用药护理

（1）中药汤剂宜温服,呕吐者可于舌根部滴姜汁以减轻症状。

（2）禁止服用强泻药或刺激性强的肥皂水灌肠以免肠穿孔。

（3）应用退热剂后密切观察体温变化。

（4）服用清热解毒、攻下通腑的中药后应密切观察排便情况,并做好记录。

（5）遵医嘱补液,必要时记录24 小时出入量。

（6）外用药剂时注意局部皮肤情况,如有异常及时处理。

（7）初患本病时的症状、体征消失后应继续服用中药5～7 天,可避免形成慢性阑尾炎或再次发作。

（二）手术患者的护理

1.一般护理

（1）术前按手术护理常规。

（2）术后回房后,先按麻醉不同取卧位,待血压平稳后改为半卧位,防止膈下脓肿发生。

（3）回房后要立即测生命体征,密切观察 T、P、R、Bp 的动态变化,腹部引流量、色、性状、创面渗出等情况,并做好记录。

（4）抗感染,遵医嘱给予抗生素,并保持输液通畅。

（5）饮食护理:术后1～2 天胃肠功能恢复、排气后可给予流质饮食。无不适时逐渐改为半流质,术后 4～6 天可给予软食,但一周内忌食牛奶或豆制品,以免腹胀。

（6）保持大便通畅,如便秘时可用开塞露通便。

（7）早期下床活动,轻症患者手术当日即可下床活动,重症者应鼓励床上多翻身、进行肢体活动,病情稳定后及早下床活动,以促进肠蠕动,防止肠粘连。

2.情志护理

地西泮患者情绪,少思虑,勿悲观易怒,树立战胜疾病的信心。

3.用药护理

（1）应用麻醉性阵痛药,应避免成瘾。

（2）中药汤剂宜温服。

（3）使用外用药物时注意观察局部有无不良反应。

4.术后并发症护理

（1）腹腔内出血:发生在术后 24 小时内,术后当日观察生命体征,若患者有面色苍白、脉速、血压下降等或腹腔引流管有血性分泌物,必须将患者平卧,立即报告医师,吸氧,快速静脉输液,输血,同时做好患者的心理护理。

（2）切口感染:预防切口感染,应观察切口敷料,如有污染应及时更换,并严格无菌操作。要保持病房环境温度适宜,清洁安静。指导患者多进食易消化的健脾益气食品,如怀山药、大枣、黄芪炖鸡汤等。伤口感染一般发生在术后 3～5 天,如体温升高,切口疼痛且局部有压痛或有波动感时,考虑感染可能,应给予抗生素、理疗等应急处理。

（3）粘连性肠梗阻:常为慢性不完全性肠梗阻,患者可有阵发性腹痛、呕吐等症状,可遵医嘱,用针灸疗法或理疗以预防。早期手术,早下床活动可以预防。

（三）健康指导

（1）注意饮食卫生,忌辛辣刺激、油腻、含气食物和饮料。

（2）慎起居,避免腹部受凉。

（3）生活有规律,劳逸结合。

（4）阑尾周围脓肿患者出院时应嘱其 3 个月后再次住院做阑尾切除术。

（5）若出现腹痛腹胀等不适,及时就诊。

（翟　义）

第十七节　肛　痛

肛痛是指肛门周围红肿、疼痛、有波动感,伴恶寒发热的一种病证。因过食肥甘、辛辣、醇酒,或肺、脾、肾亏虚,湿热之邪乘虚下注大肠所致。肛门直肠周围脓肿可参照本病护理。

一、临床表现

（1）局部红、肿、疼痛、有波动感,一般无明显全身症状者,多位于肛提肌以下间隙。属低位肛痛。包括坐骨直肠间隙脓肿、肛周皮下脓肿、括约肌间隙脓肿。

（2）出现寒战、高热、乏力,脉数等全身症状,血白细胞总数及中性粒细胞增高。局部穿刺可抽出脓液者，多位于肛提肌以上间隙，属高位肛痈。包括骨盆直肠间隙脓肿、直肠后间隙脓肿、直肠黏膜下脓肿。

(3)应与肛旁疖肿、肛周囊肿相鉴别。

二、护理评估

(1)患者的饮食、排便习惯及诱发因素。

(2)肛周情况及伴随症状。

(3)直肠检查结果。

(4)心理-社会状况。

(5)辨证：火毒蕴结证、热毒炽盛证、阴虚毒恋证。

三、护理常规

(一)一般护理
按中医肛肠科一般护理常规护理。避免坐位，高热及病情较重者，应卧床休息，取侧卧位。

(二)对症护理
(1)观察局部皮肤红肿范围、温度、疼痛程度、有无波动感，体温变化及全身情况。

(2)对切开排脓术后，观察伤口情况及引流物的色、质、量，有无出血或渗血，发现异常，报告医师并配合处理。

(三)给药护理
(1)大便后遵医嘱中药熏洗。

(2)火毒蕴结、热毒炽盛者，中药应饭后偏凉服。

(3)阴虚毒恋者遵医嘱用中药泡水代茶饮。

(四)饮食护理
(1)饮食宜清淡、富有营养，忌食辛辣刺激、煎炸油腻之品。

(2)急性期给予少渣半流质饮食。

(五)生活护理
肛周脓肿初期，内裤宽松柔软，不宜取坐位，保持局部勿受压，保持肛门周围清洁。使用洁净、柔软的卫生纸。便后及每晚睡前使用温水或中药坐浴。

(六)情志护理
做好情志疏导，解除因害羞及惧痛而害怕排便、担心预后等心理问题，使其积极配合治疗。

(七)临证(症)施护
(1)体温超过39℃，按高热护理常规护理。

(2)局部疼痛难忍者，遵医嘱使用镇痛剂。

(八)健康教育
(1)饮食有节，忌油腻辛辣之品，戒烟酒。

(2)养成定时排便的习惯，防治便秘，便后清洗肛门或坐浴。

(3)发现肛门局部异常，及时就诊治疗。

(翟　义)

第十八节 肛 漏

肛漏是指肛痈成脓自溃或切开后所遗留的腔道,久不收口,局部反复流脓流水或粪汁,伴疼痛、瘙痒为特征。本病以 20～40 岁多见。病位在直肠、肛周,涉及肺、脾。肛瘘可参照本病护理。

一、临床表现

以局部反复流出脓水或粪汁,伴疼痛、瘙痒。或伴有周身发热。

二、护理评估

(1)既往病史,病程长短。

(2)肛周症状。

(3)肛门指检、镜检等检查结果。

(4)心理-社会状况。

(5)辨证:湿热下注证、正虚邪恋证、阴液亏虚证。

三、护理常规

(一)一般护理
按中医肛肠科一般护理常规。疼痛剧烈时,卧床休息。

(二)对症护理
(1)注意肛周瘘口流出脓液的色、质、量、气味及肛门疼痛、瘙痒程度等。

(2)观察有无大便失禁现象,做好局部皮肤护理,防止发生肛周皮肤湿疹、糜烂等。

(三)给药护理
大便后遵医嘱用中药熏洗。中药汤剂宜温服,服药期间忌生冷、刺激之品。

(四)饮食护理
(1)饮食宜营养丰富,忌辛辣刺激、肥甘厚味,海腥发物之品。

(2)湿热下注者宜食西瓜、绿豆、赤小豆等清热利湿之品。

(五)生活护理
(1)保持肛门清洁,防止伤口污染,内裤勤换勤洗,在日光下暴晒。

(2)积极治疗全身性疾病;积极防治肛周局部的各种化脓性感染,防止肛瘘的发生。

(3)戒烟忌酒。忌久坐。

(六)情志护理
关心体贴患者,解除不良情绪。

(七)临证(症)施护
(1)可用耳针缓解疼痛。

(2)指导施行挂线疗法患者不要拖拉留在肛管外的橡皮筋,以免引起疼痛及断裂。若发现异常,应报告医师,并配合处理。鼓励适当活动,以加速橡皮筋脱落,保证拖线处引流通畅。

（3）指导瘘管切除并缝合治疗的患者术后 2～3 天控制大便，以免刺激伤口。

（4）换药动作要轻柔，纱条要嵌塞至创口的基底部，以避免假性愈合；后期局部脓净，给予棉垫加压包扎，促使创面愈合。

（八）健康教育

（1）生活有规律，按时作息，避免劳累。

（2）保持肛门清洁，每晚及便后用温开水冲洗或坐浴。

（3）饮食宜清淡，富含营养，忌辛辣、发物，戒烟酒。

（4）积极治疗肛周疾病，防止发生继发肛瘘。

（翟　义）

第十九节　肛门湿疹

肛门湿疹是一种常见的非传染性皮肤病，病变多局限于肛门周围皮肤。

一、辨证分型

（一）湿热下注

以急性、亚急性湿疡较为常见。若起病较急，皮肤损害为潮红、肿胀、糜烂，滋水浸淫成片、结痂，伴有瘙痒或大便秘结、小便短黄，舌苔黄腻，脉滑数等症状者为热重于湿。若起病较缓，皮肤损害以丘疹、疱疹为主，滋水较多，伴有倦怠无力，纳呆，大便溏，舌苔白腻，脉滑等症状者，为湿重于热。

（二）血虚风燥

以慢性湿疡为多见，反复发作，病程较长。皮肤损害肥厚，呈苔藓样变，结痂脱屑等，或伴有头晕乏力，腰酸腿软，舌淡红、舌苔薄自，脉细无力。

二、护理要点

（一）一般护理

（1）环境：病室环境清洁、舒适、安静，保持室内空气新鲜。

（2）休息：指导患者休息，疼痛剧烈时，卧床休息。

（二）病情观察

（1）观察皮损的形态、范围，以及瘙痒的性质、程度和发生时间，注意睡眠、大小便等情况。剧烈瘙痒而难以入寐者，说明病情发展，要给予对症处理。

（2）注意诱发因素，避免各种外界刺激，如热水烫洗、过度洗拭、暴力搔抓、接触化妆品与化纤衣物等。

（3）观察用药的效果与不良反应。如有药物过敏，疼痛不适等，报告医师对症处理。

（三）情志护理

患者因局部瘙痒难忍，带来精神上的痛苦与忧虑，应加强心理疏导，做好疾病知识的宣教，以取得治疗上的配合。

（四）饮食护理

（1）饮食宜清淡，多食新鲜蔬菜水果，忌辛辣、刺激、海鲜发物等，如鱼虾、菌菇类等食物。

（2）对患者致敏的食物应忌食，戒烟酒。

（五）用药护理

（1）患者进行药浴、湿敷、擦药等外治疗法时，要保持床单位的清洁，湿液较多者可加垫布。

（2）应注意慎避风寒，防止患者外感风邪。

（六）临床辨证（症）护理

（1）湿热下注者，避免不良的外部刺激，忌咖啡、海鲜发物等，戒烟酒。

（2）血虚风燥者，若头晕乏力、腰酸腿软者，注意卧床休息，保证充足的睡眠。

三、健康指导

（1）注意饮食有节。对易引起过敏及刺激性的食物，如咖啡、海鲜发物等应禁止，戒烟、酒。

（2）注意个人卫生，勤沐浴换衣。做好皮肤护理，避免各种不良刺激，如剪短指甲，勿搔抓皮肤、勿热水烫洗、不过度洗拭与暴力搔抓，慎用皮毛或化纤衣物。化妆品等易致敏的生活用品等。

（3）积极参加体育锻炼，增强体质，避免过度疲劳和精神紧张。

（翟　义）

第二十节　痔

直肠下段黏膜下和肛管皮下的静脉发生扩大、曲张形成的静脉团块，称为痔。以便血、肛门有肿物、坠胀、异物感或疼痛为主要临床表现。因饮酒无节、过食辛辣刺激物，或久站久立、缺乏运动、房事过度、妊娠生产、泻痢过久，或长期便秘等原因造成。可分内痔、外痔及混合痔。内痔位于肛管齿线以上，外痔位于齿线以下，混合痔是在同一部位直肠上静脉丛和直肠下静脉丛同时扩大、曲张的结果。

一、临床表现

（一）内痔

大便带血、滴血或喷射状出血，血色鲜红。可出现贫血、面色少华、头昏神疲、少气懒言、纳少便溏。或有肛门瘙痒、灼热，或肛内肿物脱出，甚或嵌顿，肛管紧缩，坠胀疼痛，甚则肛缘有血栓、水肿，触痛明显。

（二）外痔

肛缘肿物突起，肛门坠胀，排便时可增大，有异物感，可有胀痛或坠痛，局部可触及硬性结节，或局部灼热疼痛，有分泌物，便干或溏。

二、护理评估

（1）患者的职业、饮食、排泄习惯及诱发因素。

（2）排便有无疼痛、便血,便后有无肿块脱出等。

（3）直肠检查结果。

（4）心理-社会状况。

（5）辨证。风伤肠络证、湿热下注证、气滞血淤证、脾虚气陷证。

三、护理常规

（一）一般护理

按中医肛肠科一般护理常规。痔发作期要侧卧休息。保持肛门及会阴部清洁,便后坐浴。

（二）对症护理

（1）排便时如痔核脱出,应及时还纳。

（2）外痔伴有感染或发生嵌顿、或突发血栓外痔者应卧床休息并报告医师。

（三）给药护理

大便后遵医嘱用中药熏洗。

（四）饮食护理

（1）鼓励多饮水,多进蔬菜、水果及含纤维素的饮食,忌烟、酒、辛辣等刺激之品。

（2）气滞血淤者给予理气通络、活血化瘀之品代茶饮,如佛手、柠檬片;脾虚气陷者给予补中益气温阳之品,红枣、黄芪煎汤代茶饮,忌酸冷食物。

（3）保持大便通畅,可食润肠通便食物,忌食生冷、油腻之品。

（五）生活护理

注意保暖,避免劳累,根据患者的病情注意活动量的调整。工作时经常更换体位,不宜久坐、久站、久蹲。养成良好的定时排便习惯,排便勿久蹲、努责,纠正排便时看书阅报等不良习惯;平日注意多饮水,促使顺利排便;排便困难时,可用手在左下腹按摩,使粪便向下运行以利排便,亦可早、晚空腹饮蜂蜜水以助通便。

（六）情志护理

疏导患者情志,使之配合治疗。

（七）临证(症)施护

（1）手术患者,按术前、术后护理常规护理。

（2）术后出现尿潴留,经诱导无法解除者,遵医嘱针刺或导尿。

（3）术后7～9日为痔核坏死脱落阶段,嘱患者减少活动,密切观察便血情况。

（4）内痔结扎术后,嘱患者不可牵拉留在肛外的线端,以免疼痛或出血。

（八）健康教育

（1）保持肛门清洁,坚持每晚热水或中药液坐浴。

（2）养成定时排便习惯,避免排便时间过长。习惯性便秘患者,多食粗纤维食物,保持大便通畅。

（3）避免肛门局部刺激,便纸宜柔软,不穿紧身裤和粗糙内裤。

（4）忌久坐、久立或久蹲,最好选用软坐垫。

（5）勿负重远行,防止过度劳倦,进行适当锻炼。可指导患者进行提肛运动,以改善肛门局部血液循环,锻炼肛门括约肌功能。

（6）指导饮食调护,多食新鲜蔬菜、水果。不暴食暴饮,少食辛辣、刺激、油煎之品,戒烟、酒。

（7）发现排便困难者应及时到医院复诊。

（翟 义）

第二十一节 疔疮走黄

疔疮走黄多因疔疮火毒炽盛,早期失治未能及时控制,或因挤压等,使邪毒走散入血,内传脏腑所致。以原发病灶顶凹陷、色黑无脓、肿势迅速扩散,伴寒战高热、烦躁、神昏,甚至谵语为主要临床表现。病位在肌肤。毒血症、败血症、脓血症等可参照本病护理。

一、护理评估

（1）疮形、肿胀范围、程度、色泽、疼痛性质及程度。

（2）有无寒热异常、神昏谵语。

（3）生活自理能力。

（4）心理社会状况。

（5）辨证:邪胜热极证、正虚邪盛证、脾肾阳衰证。

二、护理要点

（一）一般护理

（1）按中医外科一般护理常规进行。

（2）绝对卧床休息,取舒适卧位,固定患部,减少活动。

（3）加强对患处局部的保护,避免触摸、挤压、碰撞。

（4）做好口腔和皮肤护理。

（二）病情观察,做好护理记录

（1）观察神患者生命体征、神志情况,观察疮形、疼痛、肿胀范围、程度、色泽、脓腐、气味变化。

（2）患者出现高热、神昏谵语、气促喘咳、尿少水肿、身目发黄,皮肤有瘀斑、瘀点、斑疹等情况,报告医师并配合处理。

（3）患者出现畏寒、表情淡漠,报告医师。

（三）给药护理

（1）中药汤剂宜温服,观察服药后的反应。

（2）协助医师换药时动作要轻,切忌挤压排脓。包扎敷料时,保证开放引流通畅。

（四）饮食护理

（1）以清淡饮食为主,多食蔬菜、水果和清淡饮料。忌食荤腥发物及甜腻之品。

（2）邪胜热极证,饮食宜清淡,多食生津、降火之品,鼓励患者多饮水或清淡饮料。

（3）正虚邪盛证,加强营养,以扶助正气,使邪毒透达,促进恢复。

（五）情志护理

（1）情志不畅可致脏腑气机功能紊乱,气血运行失常,加重病情。向患者及家属讲解疾病相关知识,保持患者心情平静,积极配合治疗。

(2)协助患者解决生活需要,避免不良因素刺激。

(六)临证(症)施护

(1)壮热恶寒无汗者,避免当风受凉;壮热不恶寒、头昏烦躁者,可用冰袋降温或用温水擦浴。

(2)疼痛者取舒适卧位,头面部疖疮取半卧位,手足部疖疮宜抬高患肢并制动。加强对患处局部保护。

(3)神昏因毒邪走散客于营血者,备好抢救物品。

三、健康指导

(1)保持皮肤清洁卫生,加强锻炼,增强体质。

(2)多食新鲜蔬菜及水果,利于通便。

(3)向患者及家属介绍本病诱发因素及并发症的症状,切忌搔抓、挤压、挑剔;若出现红、肿、热、痛时应及早就医。

(4)患者出院时,应指导期定期复诊。

(翟　义)

第十三章

助产室护理

第一节　正常分娩期产妇的护理

一、第一产程的临床经过及护理

(一)临床经过

1.规律宫缩

分娩开始时,子宫收缩力较弱,持续时间较短(约 30 秒),间歇时间较长(5~6 分钟)。随着产程进展,宫缩持续时间逐渐延长,间歇时间逐渐缩短。子宫口接近开全时,持续时间可达 60 秒及以上,间歇时间1~2 分钟,且强度不断增加。

2.子宫颈口扩张

临产后宫缩规律并逐渐增强,使子宫颈口逐渐扩张,胎先露逐渐下降。子宫颈口扩张规律是先慢后快,分为潜伏期和活跃期。

(1)潜伏期:从规律宫缩开始至子宫颈口扩张 3 cm,此期子宫颈口扩张速度较为缓慢,约需 8 小时,最大时限为 16 小时。

(2)活跃期:从子宫颈口扩张 3 cm 至子宫颈口开全。此期子宫颈口扩张速度较快,约需 4 小时,最大时限为 8 小时。

3.胎先露下降

胎先露下降程度作为判断分娩难易的指标之一。潜伏期胎头下降不明显,进入活跃期胎头下降速度加快。判断胎头下降程度是以坐骨棘平面为标志,胎头颅骨最低点达坐骨棘时,记为"0",在坐骨棘平面上 1 cm 时记为"-1",在坐骨棘平面下 1 cm 时记为"+1",依此类推。图 13-1所示为胎头高低判断示意图。根据每次检查的结果绘制成产程图。产程图是连续描记子宫口扩张和胎先露下降情况的坐标图。它以临产时间(h)为横坐标,以子宫口扩张程度(cm)和胎先露下降程度(cm)为纵坐标,画出子宫口扩张曲线和胎先露下降曲线,便于直观地了解产程进展情况(图 13-2)。

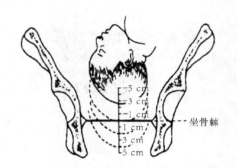

图 13-1　胎头高低判断示意图

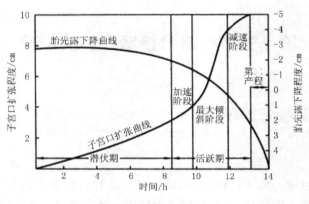

图 13-2　产程图

4.胎膜破裂

胎膜破裂简称破膜。随着子宫口逐渐开大,胎先露逐渐下降将羊水阻隔为前、后两部分,形成前羊膜囊。胎先露进一步下降使前羊膜囊压力逐渐升高,当压力增高至一定程度时,胎膜自然破裂,多发生在第一产程末期子宫口接近开全或开全时。

(二)护理评估

1.健康史

根据产前检查记录了解待产妇的一般情况,包括年龄、体重、身高、营养情况、既往史、过敏史、月经史、婚育史、分娩史等。了解本次妊娠的经过,孕期有无阴道流血、流液及有无内外科并发症等。了解宫缩出现的时间、强度及频率,了解胎位、胎先露、骨盆测量值及胎心情况。

2.身体状况

观察生命体征,了解胎心情况、宫缩、子宫口扩张和胎头下降情况,以及是否破膜,羊水颜色、性状及流出量。

3.心理-社会状况

由于第一产程时间较长,对分娩的认知及对疼痛的耐受性因人而异,且担心胎儿及自身的健康状况,产妇和家属容易产生紧张、焦虑和急躁情绪。

4.实验室及其他辅助检查

胎心监护仪可记录胎心变化情况和宫缩的情况。

（三）护理问题

1.知识缺乏

缺乏分娩相关知识。

2.焦虑

与疼痛及担心分娩结局有关。

3.急性疼痛

与宫缩、子宫口扩张有关。

（四）护理措施

1.心理护理

讲解相关知识,减轻焦虑:主动热情接待产妇,耐心回答产妇提出的有关问题,适当讲解分娩相关知识,鼓励产妇积极配合分娩,减轻产妇及家属的焦虑情绪。

2.观察产程进展

（1）监测胎心:用胎心听诊器、多普勒仪子宫缩间歇时听胎心。潜伏期每1~2小时听1次,进入活跃期每15~30分钟听1次,并注意心率、心律、心音强弱。若胎心率超过160次/分或低于120次/分或不规律,提示胎儿宫内窘迫,应立即给产妇吸氧并报告医师。

（2）观察宫缩:医护人员将一手掌放于产妇腹壁子宫体近子宫底处,宫缩时子宫体部隆起变硬,宫缩间歇时松弛变软,一般需连续观察3次,每隔1~2小时观察1次。观察并记录宫缩间歇时间、持续时间及强度。

（4）观察破膜及羊水情况:一旦破膜,应立即监测胎心,记录破膜时间和羊水性状、颜色及量。若破膜后胎头未入盆或胎位异常应嘱产妇卧床并抬高臀部,并注意观察有无脐带脱垂征象。破膜超过12小时尚未分娩者,遵医嘱给予抗生素预防感染。

（5）观察生命体征:每隔4~6小时测量生命体征1次,发现异常应酌情增加测量次数,并予相应处理。

3.生活护理

（1）补充能量和水分:鼓励产妇进食易消化、高热量的清淡食物,摄入足量水分,维持水、电解质平衡,保证充足的体力。

（2）活动与休息:临产后胎膜未破且宫缩不强时,鼓励产妇在室内适当进行活动,以促进宫缩,利于子宫口扩张和胎先露下降。初产妇子宫口近开全或经产妇子宫口扩张4 cm时应取左侧卧位休息。

（3）清洁卫生:协助产妇擦汗、更衣,保持外阴部清洁、干燥。

（4）排便、排尿:鼓励产妇2~4小时排尿1次,并及时排便,以免影响宫缩及产程进展。

（五）护理评价

（1）产妇是否了解分娩过程的相关知识。

（2）在产程中焦虑是否缓解,并主动配合医护人员。

（3）疼痛不适感是否减轻。

二、第二产程的临床经过及护理

（一）临床经过

1.宫缩增强

此期宫缩强度进一步增强,频率进一步加快,宫缩持续时间可达1分钟甚至更长,间歇时间仅1～2分钟。

2.胎儿下降及娩出

子宫口开全后,胎头下降至骨盆出口压迫盆底组织时,产妇出现排便感,不自主向下屏气用力。会阴部逐渐膨隆变薄,阴唇张开,肛门松弛。宫缩时胎头显露于阴道口,间歇时又缩回,称胎头拨露(图13-3)。经过几次胎头拨露以后,胎头双顶径已超过骨盆出口,宫缩间歇不再回缩,称胎头着冠(图13-4)。此时,会阴极度扩张,胎头继续下降,当胎头枕骨抵达耻骨弓下方后,以此为支点进行仰伸、复位及外旋转,胎儿前肩、后肩、胎体相继娩出,羊水随即涌出。经产妇的第二产程较短,有时仅仅几阵宫缩即可完成上述过程。

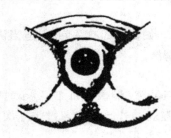

图 13-3　胎头拨露

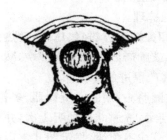

图 13-4　胎头着冠

(二)护理评估

1.健康史

详细了解第一产程经过及处理情况,并注意了解产妇及胎儿情况。

2.身体状况

了解宫缩及胎心情况、产妇用力方法,观察胎头拨露及胎头着冠情况,评估有无会阴切开指征。

3.心理-社会状况

因剧烈疼痛及对分娩缺乏信心,同时担心胎儿安危而焦虑不安。

4.辅助检查

用胎儿监护仪监测胎心率基线与宫缩的变化。

(三)护理问题

1.焦虑

与担心分娩是否顺利及胎儿健康有关。

2.疼痛

与宫缩及会阴伤口有关。

3.有受伤的危险

与可能的会阴裂伤、新生儿产伤有关。

(四)护理措施

1.观察产程

严密观察宫缩强度和频率;了解胎先露下降情况;每5～10分钟听胎心1次,仔细观察胎儿有无急性缺氧,发现异常及时通知医师并给予相应处理。

2.缓解焦虑

医护人员应给予产妇安慰和鼓励,并及时告知产程进展情况,同时协助产妇擦汗、饮水等,缓解产妇紧张、焦虑情绪。

3.正确指导产妇使用腹压

子宫口开全后指导产妇双足蹬在产床上,双手握住产床把手,宫缩时深吸气屏住,随后如排大便样向下屏气用力,宫缩间歇时放松休息,宫缩再现时重复上述动作。至胎头着冠后,指导产妇宫缩时张口哈气,宫缩间歇时稍向下用力使胎儿缓慢娩出。

4.正确接生

(1)接生准备:初产妇子宫口开全或经产妇子宫口扩张至3～4 cm时,将产妇送至产房做好消毒接生准备。产妇取膀胱截石位,双腿屈曲分开,臀下置便盆或橡胶单,分3步进行外阴擦洗及消毒(图13-5):①先用消毒肥皂水棉球擦洗外阴,顺序为阴阜、大腿内上1/3、大小阴唇、会阴和肛门周围;擦洗顺序为由上向下、由外向内;②然后将消毒干棉球盖于阴道外口(防止擦洗液进入阴道),再用温开水冲去肥皂水;③最后用0.5%聚维酮碘棉球消毒,顺序为大小阴唇、阴阜、大腿内上1/3、会阴和肛门周围。消毒完后移去阴道口棉球及臀下的便盆或橡胶单,铺消毒中于臀下。检查好接生及新生儿抢救所需的所有用品后,接生者按无菌操作规程行外科洗手、穿手术衣、戴无菌手套、打开产包、铺消毒巾,准备接生。

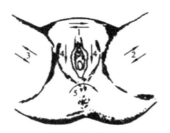
A.外阴擦洗顺序

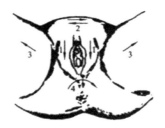
B.消毒顺序

图 13-5 外阴擦洗及消毒

(2)接生前评估:行阴道检查了解胎位是否异常,并了解会阴条件及胎头大小,必要时行会阴切开。

(3)接生步骤:接生者站在产妇右侧,当胎头拨露使阴唇后联合紧张时开始保护会阴。会阴部盖消毒中,接生者右肘支在产床上,右手拇指与其余四指分开,利用手掌大鱼际肌压住会阴部,当宫缩时应向上内方托压,左手适度下压胎头枕部,协助胎头俯屈和缓慢下降,宫缩间歇时右手放松但不离开会阴部,以免压迫过久致会阴水肿。当胎头枕骨在耻骨弓下露出时,嘱产妇宫缩时张口哈气,在宫缩间歇时稍用力,待胎头双顶径娩出时,左手协助胎头仰伸,使胎头缓慢娩出。胎头完全娩出后,右手继续保护会阴,左手拇指自胎儿鼻根向下颏挤压,其余四指自喉部向下颌挤压,挤出口鼻内的黏液和羊水,然后协助胎头复位及外旋转,左手将胎儿颈部向下轻压,使前肩自耻骨弓下完全娩出,再轻托胎颈向上,协助娩出后肩(图13-6)。双肩娩出后松开右手,然后双手协助胎体及下肢以侧位娩出。

(4)脐带绕颈的处理:胎头娩出后若有脐带绕颈1周且较松时,应将脐带顺肩上推或从胎头滑下;若缠绕过紧或绕颈2周以上,则用两把止血钳夹住后从中间剪断,注意勿使胎儿受伤。

(五)护理评价

(1)产妇情绪是否稳定。

（2）疼痛是否缓解。

（3）产妇是否有严重会阴裂伤，新生儿是否发生产伤。

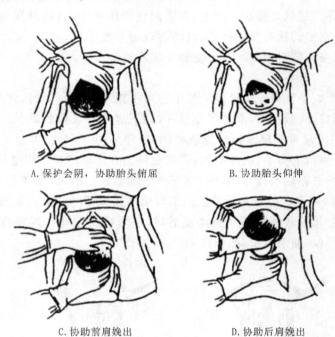

A. 保护会阴，协助胎头俯屈   B. 协助胎头仰伸

C. 协助前肩娩出   D. 协助后肩娩出

图 13-6   接生步骤

三、第三产程的临床经过及护理

（一）临床经过

1.宫缩胎儿娩出后

子宫底下降至平脐部，宫缩暂停，产妇顿感轻松，几分钟后宫缩再现。

2.胎盘娩出

由子宫缩，附着于子宫壁的胎盘不能相应缩小而与子宫壁发生错位剥离，剥离面出血形成胎盘后血肿。子宫继续收缩，胎盘剥离面越来越大，最终完全剥离而排出。

（二）护理评估

1.健康史

内容同第一、二产程，并了解第二产程的临床经过及处理。

2.新生儿身体状况

（1）Apgar 评分：用于判断新生儿有无窒息及窒息的严重程度。以出生后 1 分钟的心率、呼吸、肌张力、喉反射及皮肤颜色五项体征为依据，每项为 0～2 分（表 13-1）。

表 13-1   新生儿 Apgar 评分法

体征	0 分	1 分	2 分
每分钟心率	0	＜100 次	≥100 次
呼吸	0	浅、慢而不规则	佳

体征	0分	1分	2分
肌张力	松弛	四肢稍屈曲	四肢活动好
喉反射	无反射	有少量动作	咳嗽、恶心
皮肤颜色	全身苍白	躯干红,四肢青紫	全身红润

(2)一般情况评估:测量身长、体重及头径,判断是否与孕周相符,有无胎头水肿及头颅血肿,体表有无畸形如唇裂、多指(趾)、脊柱裂等。

3.母亲身体状况

(1)胎盘娩出评估包括胎盘剥离征象与胎盘娩出的方式。

胎盘剥离征象:①子宫底上升至脐上,子宫体变硬呈球形(图 13-7)。②阴道少量流血。③阴道口外露的脐带自行下移延长。④用手掌尺侧按压产妇耻骨联合上方,子宫体上升而外露的脐带不回缩。

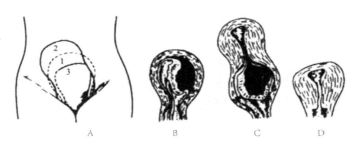

图 13-7 胎盘剥离时子宫位置、形状示意图

胎盘娩出的方式:①胎儿面娩出式:胎盘从中央开始剥离,而后向周边剥离,其特点是先胎盘娩出,后有少量阴道流血,较多见。②母体面娩出式:胎盘从边缘开始剥离,血液沿剥离面流出,其特点是先有较多阴道流血,后胎盘娩出,较少见。

(2)宫缩及阴道流血量评估:正常情况下,胎儿娩出后宫缩迅速,经短暂间歇后,再次收缩致胎盘剥离。胎盘排出后,若宫缩良好,子宫底下降至脐下两横指,子宫壁坚硬,轮廓清楚,呈球形。若子宫轮廓不清、子宫底位置高为宫缩乏力的表现。阴道出血量多者,多由宫缩乏力、软产道损伤或胎盘残留等因素引起。

(3)软产道检查:胎盘娩出后,应仔细检查会阴、小阴唇内侧、尿道口周围、阴道和子宫颈有无裂伤。

(三)护理问题

1.潜在并发症

如新生儿窒息、产后出血等。

2.有母儿依恋关系改变的危险

与产后疲惫及对新生儿性别不满意有关。

(四)护理措施

1.新生儿处理

(1)清理呼吸道:新生儿娩出后应立即置于辐射台保暖,用吸痰管清除口鼻腔内黏液和羊水,保持呼吸道通畅。若新生儿仍不啼哭，可轻抚背部或轻弹足底使其啼哭。

（2）进行 Apgar 评分：出生后 1 分钟进行评分，8～10 分为正常；4～7 分为轻度窒息，缺氧较严重，除一般处理外需采用人工呼吸、吸氧、用药等措施；0～3 分为重度窒息，又称苍白窒息，为严重缺氧，需紧急抢救。缺氧新生儿 5 分钟、10 分钟后应再次评分并进行相应处理，直至连续 2 次大于或等于 8 分为止。

（3）脐带处理：用 75％乙醇溶液或 0.5％聚维酮碘消毒脐根及其周围直径约 5 cm 的皮肤，在距脐根 0.5 cm 处用粗棉线结扎第一道，距脐根 1 cm 处结扎第二道（注意必须扎紧脐带以防出血，但要避免过度用力致脐带断裂），距脐根 1.5 cm 处剪断脐带，挤出残余血，用饱和高锰酸钾溶液消毒断面（药液切勿触及新生儿皮肤，以免灼伤），待干后以无菌纱布覆盖，再用脐带卷包裹。目前还有用气门芯、脐带夹、血管钳等方法结扎脐带。处理脐带时注意新生儿保暖。

（4）一般护理：评估新生儿一般情况后，擦净足底胎脂，盖新生儿的足印及产妇拇指印于新生儿记录单上，系上标明母亲姓名、住院号、床号、新生儿性别及体重和出生时间的手圈。用抗生素眼药水滴眼以预防结膜炎。如无禁忌证，产后半小时内进行母婴皮肤早接触、早吸吮，注意新生儿保暖及安全。

2.协助胎盘娩出

胎盘未完全剥离前，切忌牵拉脐带或按摩子宫。当出现胎盘剥离征象时，接生者左手轻压子宫底，右手轻拉脐带使其向外牵引，当胎盘下降至阴道口时，双手捧住胎盘向一个方向旋转并缓慢向外牵拉，协助胎盘、胎膜完整娩出（图 13-8）。若这期间发现胎膜部分断裂，用血管钳夹住断裂上端的胎膜，继续沿原方向旋转直至胎膜完全娩出。

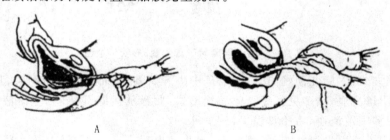

A   B

13-8 **协助胎盘、胎膜完整娩出**

3.检查胎盘、胎膜

胎盘娩出后应立即检查胎盘小叶有无缺损、胎膜是否完整。若疑有副胎盘、胎盘小叶或大部分胎膜残留，应及时行子宫腔探查并取出。

4.检查软产道

胎盘娩出后，应仔细检查软产道，如有裂伤立即予以缝合。

5.预防产后出血

胎儿前肩娩出后立即静脉注射缩宫素 10～20 U，加强宫缩促进胎盘迅速娩出。胎盘娩出后，按摩子宫刺激宫缩，必要时遵医嘱予缩宫素或麦角新碱肌内注射。

6.心理护理

及时告知产妇分娩情况及新生儿情况，给予心理安慰和鼓励，协助母婴接触，建立母子感情。

7.产后 2 小时护理

胎盘娩出后产妇继续留在产房内观察 2 小时。严密观察血压、脉搏、宫缩、子宫底高度、膀胱充盈及会阴切口情况。如发现宫缩乏力、阴道流血量多、会阴血肿等立即报告医师并给予相应处理。观察 2 小时无异常后,方可送产妇回休养室休息。

(五)护理评价

(1)是否发生了产后出血或新生儿窒息等并发症。

(2)产妇是否接受新生儿并进行皮肤接触和早吸吮。

(曹桂玲)

第二节　分娩期焦虑及疼痛产妇的护理

一、焦虑产妇的护理

分娩是一个生理过程,但对产妇而言却是一个持久而强烈的应激源。由于分娩阵痛的刺激及对分娩结局的担忧、产室环境陌生、分娩室的紧张氛围等常使产妇处于焦虑不安甚至恐惧的心理状态。其护理要点如下。

(一)心理护理

建立良好的护患关系,尊重产妇并富有同情心,态度和蔼,耐心听取并解答产妇及家属的疑惑,促使产妇积极配合。允许家属陪伴,减轻产妇的焦虑心理。

(二)产前教育

认真仔细地向产妇讲明妊娠和分娩的经过、可能的变化及出现的问题,帮助产妇了解分娩的过程,还要教给产妇一些分娩过程中的放松技术,使产妇对分娩有充分的思想准备,增强顺利分娩的信心,以减轻产妇的焦虑、恐惧心理。勤测胎心音和监测产妇的生命体征,让产妇休息好,鼓励产妇在宫缩间歇期间,少量多次进食易消化、富有营养的食物,供给足够的饮水,以保证分娩时充沛的精力和体力。

(三)产时指导

指导或帮助按摩下腹部及腰骶部以减轻疼痛,避免消耗过多的体力。第 1 产程适时鼓励产妇下地活动,促进产程进展。第 2 产程指导产妇正确使用腹压,使产妇保持信心,顺利娩出胎儿。待产妇有过度换气时,指导其进行深而慢的呼吸,并应用放松技巧,转移其注意力。

(四)做好家属的宣教工作

发挥社会支持系统的作用,产前向产妇的丈夫、父母讲解有关知识和信息,如分娩过程及必要的检查、治疗等,鼓励家人参与及配合,帮助产妇减轻焦虑情绪。

二、疼痛产妇的护理

分娩疼痛主要来自宫缩、子宫颈扩张、盆底组织受压、阴道扩张、会阴拉长等,产妇对疼痛的感受因人而异。通过药物性或非药物性干预,疼痛可以减轻。其护理要点如下。

(一)心理支持

态度和蔼,认真听取产妇有关疼痛的诉说,对其予以同情和理解。让产妇的丈夫、家人或医务人员陪伴在旁以便让其随时诉说疼痛,有助于缓解疼痛。

（二）产前教育

向产妇解释分娩过程可能产生的疼痛及原因、疼痛出现的时间及持续时间，使产妇有充分的思想准备，增加自信性和自控感。指导产妇减轻分娩疼痛的方法（如呼吸训练）和放松的方法。

（三）产时指导

在活跃期后，除指导产妇做深呼吸外，医务人员可按压腰骶部的酸胀处或按摩子宫下部，减轻产妇的疼痛感。

（四）暗示、转移方法

通过让产妇听音乐、看相关图片，或和产妇进行谈话等方法转移产妇对疼痛的注意，也可用按摩、热敷、淋浴等方法减轻疼痛。

（五）配合应用镇痛药、麻醉药

按医嘱给予镇静止痛剂可缓解疼痛。用药前应认真评估，并取得产妇同意；用药时应注意剂量、时间、方法；用药后观察产妇及胎儿对药物的反应，发现异常应及时报告医师并进行相应护理。

（曹桂玲）

第十四章

手术室护理

第一节 手术室护理工作特点

手术室是患者外科手术诊疗和抢救的重要场所,也是医院重要技术及仪器装备部门。随着现代临床医学科学的快速发展及医学模式的转变,综合性大型医院手术室已经逐渐形成集临床、教学、科研为一体的具有专科特色的手术室护理。

一、手术室护理工作范畴

手术室的护理工作范畴也越来越广,包括临床(围术期护理、专科手术配合、感染控制)、教学、科研和管理等方面。

(一)具体内容

手术室基础护理技术、手术室感染与控制、患者的围术期护理、手术室物品供应与管理、手术室质量管理、手术室安全管理、手术室应急处理预案、手术室各专科手术的配合与护理、手术室人力资源分层培训与管理、手术室职业防护等。

(二)专业条件

手术室护士不仅应具有业务面广、技术性高、无菌操作严格的专业素质,更要具有灵敏、主动、娴熟、稳重、谦和的心理素质,以及健康的身体,才能保证手术的顺利进行。

二、手术室护理工作特点

手术室是通过外科手术进行疾病诊断、治疗的重要场所,手术室护理是手术室工作的重要组成部分。手术室护士不但要为患者服务,而且还要与手术医师、麻醉医师默契协作,共同完成高质量的手术,可谓身兼数职。手术室护理工作具有以下几个方面的特点。

(一)被动性

手术室护理工作性质被动、没有时间性、不能正常上下班。

(二)紧张性

手术室急诊患者、危重患者、疑难患者多,各种高危操作相对集中。护理工作紧张且繁忙、经常加班加点。

（三）风险性

手术室护理工作为高风险职业，具体表现在医疗护理差错、事故高风险、职业暴露高风险。

（四）慎独性

慎独是道德修养的一种较高境界，指人在独处时，仍能坚持自己的道德信念，自觉地遵循道德准则，小心谨慎，严格要求自己，使自己的言行符合医疗道德的要求。手术室护理人员应具有高度的责任心和"慎独"精神。

（五）奉献性

手术室护士的别名为奉献，它是一种爱，是对患者不求回报的爱和全身心的付出。

（六）知识性

手术室护士不仅要具备本专业知识，还必须具备广博的生理、心理、社会学、人文科学等方面的知识，"德、才、体、识、学"缺一不可。护士必须在工作岗位以饱满的工作热情、十足的干劲，迎接每一台手术。

（七）技能性

外科手术的实施是手术团队人员共同完成的，每个成员各自承担着一定的角色，并执行不同技能的任务，手术室护理操作技能专科性强，内容广泛。

（八）创新性

手术室新业务不断开展，新仪器不断改进，要求手术室护士具有创新性的进取精神，以不断提高护理质量。

（九）无菌性

患者术后感染与否是手术成败的关键，手术室护士必须具备很强的无菌观念，同时也是无菌操作的监督和管理者。

（十）协作性

手术专科分工越来越细致，需要一个团队的团结协作精神，每一个手术的完成都需要每位手术室护士的协作和配合。

（杨欣娣）

第二节　手术室护理人员素质与人力资源配置

一、手术室护理人员素质

所谓护士素质，主要是指护士这一主体在先天的生理基础上通过环境、教育与主体交互作用而形成的比较稳定的身心特质，包括思想道德素质、业务素质、身体素质、心理素质、法律素质5个方面。手术室的护理目标是确保患者得到手术全期的优质护理服务，手术室护士应具备特殊的职业素质。

（一）思想素质

（1）手术室护士要具备热爱护理专业的思想和献身手术室护理事业的敬业精神，有实事求是、勇于钻研的科学精神和较高的科学理论水平与技术水平，处处培养自己举止文雅、端庄大方、文明礼貌,在工作中杜绝粗心大意、不拘小节的态度,给患者以信任感。

(2)应具备良好的医德和奉献精神,有自尊、自爱、自强的思想品质。在工作中必须做到忠于职守,任劳任怨,遵章守纪,严格执行无菌操作。良好的专业态度决定护士能在日常工作中严格自律、坚守岗位、勤奋工作。

(二)业务素质

应具有刻苦学习、不断进取、勇于实践、锐意改革的思想。由于外科领域手术学发展迅速,新技术、新仪器、新设备不断出现,所以要求手术室护士掌握各种物理、化学消毒、灭菌技术,及各化学消毒剂的配制和使用;掌握快速消毒锅和卡式消毒锅的使用和保养及注意事项;掌握无菌器械的保管和使用;掌握无菌操作技术和特殊感染的消毒隔离技术;熟练配合各种重大手术及新业务、新技术;熟练准备各种手术所用器械,不断更新专业知识;掌握患者在手术前、手术中和手术后的心理状态、情绪变化,满足患者的需求,为患者的手术及术后康复提供最优质的服务;掌握无菌操作技能;熟悉各种抢救技术、各种仪器设备的应用;精通各种手术的准备和配合操作技能,操作中做到稳、准、轻、快,医护配合默契,能高质量地协助完成手术治疗任务。

(三)身体素质

作为一名长期在临床一线工作的手术室护士,作息时间与一般正常人很不相同,生物钟相对紊乱。经常值夜班,对身体必然会产生许多不良影响,比如易患失眠、神经衰弱、胃病等。一个护士如果身体不健康,就难以适应繁忙复杂细致的手术室护理工作。如果身体状态不佳,遇上一些耗时很长的大手术,往往难以坚持到手术结束,有时甚至发生晕台的现象,严重者还易发生医疗事故。所以,手术室护士必须具有良好的身体素质。

(四)心理素质

心理素质是指在先天与后天共同作用下形成的人的心理倾向和心理发展水平。人的心理素质的类型按照它在心理活动中的不同作用,可分为智力性心理素质和非智力性心理素质。智力性心理素质是指个体在认识、改造客观事物过程中所形成的认识方面的稳定的心理特征和认识能力,主要包括观察力、注意力、记忆力、想象力、思维力;非智力性心理素质是指个体的认识和改造客观世界的过程中所形成的情意方面的稳定的心理特征,以及在意向活动中表现出来的能力,如兴趣、动机、情绪、意志、社会适应能力等要素。手术室护士应具有反应敏捷、灵活主动、适应能力和耐受能力强的心理素质。因为手术室工作任务性质特殊,护理人员在手术配合中需要精力高度集中,保持头脑灵活,忙而不乱的工作状态,对随时出现的意外情况,沉着稳定,有较强的控制和应变能力。另外,手术室的工作繁忙,常因各种急诊手术而打乱正常工作秩序,而且急诊手术患者病情千变万化,所以手术室护士必须有充分的组织能力和应激能力。要头脑清醒,沉着冷静,忙而不乱。良好的应激能力取决于勤观察、勤思考,并具有丰富的科学知识和丰富的实际经验,这样才能进行正确的分析和准确的科学判断。

手术室应建立良好的人际关系及和谐的工作氛围,使医师信赖,让患者放心。要求护士平时加强个性训练和心理素质的训练,以增强其适应能力和耐受能力,自觉克服职业性心理紧张,工作之余充分休息,适当参加必要的娱乐活动,及时调整好身体和心态,保持健康的心理素质,以适应和胜任长期紧张的工作。

(五)法律素质

法律素质是指人们知法、守法、用法、护法的素养和能力。掌握必备的法律知识,树立必需的法律观念,拥有必要的用法、护法能力,构成了法律素质的基本要素,是预防护理纠纷的重要保证。良好的法律素质对保证人们合法地实施行为,依法维护各种正当的权益、形成依法办事的社会风尚,推进社会主义法治国家建设,具有重要的意义。在临床护理实践过程中,事实上也存在一个法律问题,有些护士往往忽视这个问题,如有关患者的隐私问题事实上就是一个涉及法律的问题。作为护士要认识到保护患者隐私既是职业道德要求,又是法律的要求和应尽的义务。在为患者手术前消毒铺巾时,注意遮盖患者的隐私部位,手术完毕,为患者穿上衣裤。其目的就是为患者提供一个相对封闭的空间来更好地保护好其隐私部位,从而使患者的人格尊严受到尊重,让患者不尴尬。在患者接受各种护理操作前,也要向患者充分说明护理的目的、注意事项、危险性、可选择的方法,以及拒绝治疗护理可能对生命和健康造成的危险等情况。这既有利于建立和谐的护患关系,又能减少护患纠纷的发生。

(六)实事求是工作态度

消毒、灭菌、无菌技术是手术的关键,护士应有高度的责任心,都要标准规范实施每项操作。在工作中要实事求是,严格把关,一丝不苟,坚持原则。

(七)奉献精神

手术室的护士职责是协助手术医师顺利完成手术,是无影灯下默默奉献者,手术室护士应有甘当配角的无名英雄。

(八)其他

手术室护士长必须具备良好的组织能力、管理能力和协调沟通能力。

二、手术室人力资源配置

手术是智慧和劳动的集中体现,参与手术人员必须有明确的分工和职责,但又需要有团结协作和配合才能安全顺利地完成手术,形成手术团队的理念。配备包括手术医师、麻醉师、护士和其他技术工勤人员。

人力资源的配置,必须是选择"按需设岗、按岗定人"的用人最佳方案,使工作效率、潜能挖掘和个人满意度均达到最大值的管理过程。其目的是优化劳动力的结构,讲究成本效益,在保证医护质量的前提下,降低用人成本。手术室人力资源配置可分为4个组成部分。

(一)护士

护士主要负责手术室运营与安全管理,协助外科医师完成患者手术。根据工作职能不同分为巡回护士和器械护士。根据卫计委(现卫健委)三级综合医院评审标准中规定:手术室护士人力资源配置与开放手术床之比3:1,教学医院手术室护士与开放手术床之比3.5:1.0,不包括技术工勤人员。在此基础上,根据手术台利用率和手术间使用时间长度可适当调高人员比例。

(二)助理护士

助理护士主要负责手术患者的接送、手术患者送血取血、手术中标本快速送检、敷料折叠、清洗器械、管理门口、接传电话、物品配送等工作。人员配置较多,与开放手术床比可在(0.8～1.0):1。

(三)保洁人员

保洁人员主要负责手术部清洁、医疗垃圾、生活区清洁、生活垃圾、手术室拖鞋清洗等工作,人员配置可根据工作量大小定,至少每天配置2个班次人员。

(四)技术人员

技术人员主要负责手术室大型设备、大型仪器、网络系统等管理维护工作,如层流手术部技术参数监测和维护,显微镜、一体化手术间、电止血系统等管理维护工作,人员配置可根据承担的工作量而定。

(杨欣娣)

第三节　手术室常用消毒灭菌方法

作为医院的重点科室,手术室如何做好各项消毒隔离措施是整个手术室工作流程的关键。手术室是进行手术治疗的场所,完善消毒隔离管理是切断外源性感染的主要手段。

一、消毒灭菌基本知识

手术室护士应掌握消毒灭菌的基本知识,并且能够根据物品的性能及分类选用适合的物理或化学方法进行消毒与灭菌。

(一)相关概念

1.清洁

清洁指清除物品上的一切污秽,如尘埃、油脂、血迹等。

2.消毒

消毒指清除或杀灭外环境中除细菌芽孢外的各种病原微生物的过程。

3.灭菌

灭菌指清除或杀灭外环境中的一切微生物(包括细菌芽孢)的过程。

4.无菌操作

无菌操作指防止微生物进入人体或其他物品的操作方法。

(二)消毒剂分类

1.高效消毒剂

高效消毒剂指可杀灭一切细菌繁殖体(包括分枝杆菌)病毒、真菌及其孢子等,对细菌芽孢(致病性芽孢)也有一定杀灭作用,达到高水平消毒要求的制剂。

2.中效消毒剂

中效消毒剂指仅可杀灭分枝杆菌、真菌、病毒及细菌繁殖体等微生物,达到消毒要求的制剂。

3.低效消毒剂

低效消毒剂指仅可杀灭细菌繁殖体和亲脂病毒,达到消毒要求的制剂。

(三)物品的危险性分类

1.高度危险性物品

高度危险性物品是指凡接触被损坏的皮肤、黏膜和无菌组织、器官及体液的物品,如手术器械、缝针、腹腔镜、关节镜、体内导管、手术植入物等。

2.中度危险性物品

中度危险性物品是指凡接触患者完整皮肤、黏膜的物品,如气道镜、尿道镜、胃镜、肠镜等。

3.低度危险性物品

仅直接或间接地和健康无损的皮肤黏膜相接触的物品,如牙垫、喉镜等,一般可用低效消毒方法或只做一般清洁处理即可。

二、常用的消毒灭菌方法

手术室消毒灭菌的方法主要分为物理消毒灭菌法和化学消毒灭菌法两大类,而其中压力蒸汽灭菌法、环氧乙烷气体密闭灭菌法和低温等离子灭菌法是最为普遍使用的手术室灭菌方法(表 14-1)。

表 14-1　消毒灭菌的方法

物理消毒灭菌法	热力消毒灭菌法	干热法	燃烧法
			干烤法
		湿热法	压力蒸汽灭菌法
			煮沸法
		紫外线灯消毒法	
	光照消毒法	日光暴晒法	
化学消毒灭菌法	低温等离子灭菌(过氧化氢)法		
	电离辐射灭菌法		
	空气生物净化法		
	环氧乙烷气体密闭灭菌法		
	2％戊二醛浸泡法		
	甲醛熏蒸法		
	低温湿式灭菌(过氧乙酸)等		

(一)物理消毒灭菌法

1.干热消毒灭菌法

干热消毒灭菌法适用于耐高温、不耐高湿等物品器械的消毒灭菌。

(1)燃烧法:包括烧灼和焚烧,是一种简单、迅速、彻底的灭菌方法。常用于无保留价值的污染物品,如废纸、特殊感染的敷料处理。某些金属器械和搪瓷类物品,在急用时可用此法消毒。但锐利刀剪禁用此法,以免刀锋钝化。

注意事项包括:使用燃烧法时,工作人员应远离易燃、易爆物品。在燃烧过程中不得添加乙醇,以免火焰上窜而致烧伤或火灾。

(2)干烤法:采用干热灭菌箱进行灭菌,多为机械对流型烤箱。适用于高温下不损坏、不变质、不蒸发物品的灭菌,不耐湿热器械的灭菌,以及蒸汽或气体不能穿透的物品的灭菌,如玻璃、油脂、粉剂和金属等。干烤法的灭菌条件为 160 ℃,2 小时;或 170 ℃,1 小时;或 180 ℃,30 分钟。

注意事项包括:①待灭菌的物品需洗净,防止造成灭菌失败或污物炭化。②玻璃器皿灭菌前需洗净并保证干燥。③灭菌时物品勿与烤箱底部及四壁接触。④灭菌后要待温度降到 40 ℃以下再开箱,防止炸裂。⑤单个物品包装体积不应超过 10 cm×10 cm×20 cm,总体积不超过烤箱体积的 2/3,且物品间需留有充分的空间;油剂、粉剂的厚度不得超过 0.635 cm;凡士林纱布条厚度不得超过 1.3 cm。

2.湿热消毒灭菌法

湿热的杀菌能力比干热强,因为湿热可使菌体含水量增加而使蛋白质易于被热力所凝固,加速微生物的死亡。

(1)压力蒸汽灭菌法:压力蒸汽灭菌法是目前使用范围最广、效果最可靠的一种灭菌方法。适用于耐高温、耐高湿的医疗器械和物品的灭菌;不能用于凡士林等油类和粉剂类的灭菌。根据排放冷空气方式和程度不同,压力蒸汽灭菌法可分为下排式压力蒸汽灭菌器和预真空压力蒸汽灭菌器两大类。预真空压力蒸汽灭菌是利用机械抽真空的方法,使灭菌柜内形成负压,蒸汽得以迅速穿透到物品内部,当蒸汽压力达到 205.8 kPa(2.1 kg/cm²),温度达到 132 ℃ 或以上时灭菌开始,到达灭菌时间后,抽真空使灭菌物品迅速干燥。

预真空灭菌容器操作方法:①将待灭菌的物品放入灭菌容器内,关闭容器。蒸汽通入夹层,使压力达 107.8 kPa(1.1 kg/cm²),预热 4 分钟。②启动真空泵,抽除容器内空气使压力达 2.0～2.7 kPa。③停止抽气,向容器内输入饱和蒸汽,使容器内压力达 205.8 kPa(2.1 kg/cm²),温度达 132 ℃,维持灭菌时间 4 分钟。④停止输入蒸汽,再次抽真空使压力达 8.0 kPa,使灭菌物品迅速干燥。⑤通入过滤后的洁净干燥的空气,使灭菌容器内压力回复为零。当温度降至 60 ℃ 以下,即可开容器取出物品。整个过程需 25 分钟(表 14-2)。

表 14-2　蒸汽灭菌所需时间(min)

分类	下排气(Gravity)121 ℃	真空(Vacuum)132 ℃
硬物(未包装)	15	4
硬物(包装)	20	4
织物(包裹)	30	4

注意事项包括:①高压蒸汽灭菌须由持专业上岗证人员进行操作,每天合理安排所需消毒物品,备齐用物,保证手术所需。②每天晨第一锅进行 B-D 测试,检查是否漏气,具体要求如下:放置在排气孔上端,必须空锅做,空锅应预热。用专门的 B-D 测试纸,颜色变化均匀视为合格。③下排式灭菌器的装载量不得超过柜室内容量的 80%,预真空的装载量不超过 90%。同时预真空和脉动真空的装载量又分别不得小于柜室内容量的 10% 和 5%,以防止"小装量效应"残留空气影响灭菌效果。④物品放置时,相互间应间隔一定的距离,以利蒸汽置换空气;同时物品不能贴靠门和四壁,以防止吸入较多的冷凝水。⑤应尽量将同类物品放在一起灭菌,若必须将不同类物品装在一起,则以最难达到灭菌物品所需的温度和时间为准。⑥难于灭菌的物品放在上层,较易灭菌的小包放在下层,金属物品放下层,织物包放在上层。金属包应平放,盘、碗等应处于竖立的位置,纤维织物应使折叠的方向与水平面成垂直状态,玻璃瓶等应开口向下或侧放,以利蒸汽和空气排出。启闭式筛孔容器,应将筛孔打开。

(2)煮沸消毒法:现手术室一般较少使用此方法。适用于一般外科器械、胶管和注射器、饮水和食具的消毒。水沸后再煮 15～20 分钟即可达到消毒水平,但无法做灭菌处理。

注意事项包括:①煮沸消毒前,物品必须清洗干净并将其全部浸入水中。②物品放置不得超过消毒容器容积的 3/4。③器械的轴节及容器的盖要打开,大小相同的碗、盆不能重叠,空腔导管需先在管腔内灌水,以保证物品各面与水充分接触。④根据物品性质决定放入水中的时间:玻璃器皿应从冷水或温水时放入,橡胶制品应在水沸后放入。⑤消毒时间应从水沸后算起,在消毒过程中加入物品时应重新计时。⑥消毒后应将物品及时取出,置于无菌容器中,取出时应在无菌环境下进行。

3.光照消毒法

其中最常用的是紫外线灯消毒。适用于室内、物体表面和水及其他液体的消毒。紫外线属电磁波辐射,消毒使用的为 C 波紫外线,波长为 $200\sim275$ nm,杀菌较强的波段为 $250\sim270$ nm。紫外线的灭菌机制主要是破坏微生物及细菌内的核酸、原浆蛋白和菌体糖,同时可以使空气中的氧电离产生具有极强杀菌能力的臭氧。

注意事项包括:①空气消毒采用 30 W 室内悬吊式紫外线灯,室内安装紫外线灯的数量为每立方米不少于 1.5 W 来计算,照射时间不少于 30 分钟,有效距离不超过 2 m。紫外线灯安装高度应距离地面 $1.5\sim2.0$ m。②紫外线消毒的适宜温度范围为 $20\sim40$ ℃,消毒环境的相对湿度应≤60%,如相对湿度>60%时应延长照射时间,因此消毒时手术间内应保持清洁干燥,减少尘埃和水雾。③紫外线辐射能量低,穿透力弱,仅能杀灭直接照射到的微生物,因此消毒时必须使消毒部位充分暴露于紫外线照射范围内。④使用过程中,应保持紫外线灯表面的清洁,每周用 95% 乙醇棉球擦拭一次,发现灯管表面有灰尘、油污时应随时擦拭。⑤紫外线灯照射时间为 $30\sim60$ 分钟,使用后记录照射时间及签名,累计照射时间不超过 1 000 小时。⑥每 $3\sim6$ 个月测定消毒紫外线灯辐射强度,当强度低于 70 $\mu W/cm^2$ 时应及时更换。新安装的紫外线灯照射强度不低于 90 $\mu W/cm^2$。

4.低温等离子灭菌法

低温等离子灭菌法是近年来出现的一项物理灭菌技术,属于新的低温灭菌技术。适用于不耐高温、湿热如电子仪器、光学仪器等诊疗器械的灭菌,也适用于直接进入人体的高分子材料,如心脏瓣膜等,同时低温等离子灭菌法可在 50 ℃ 以下对绝大多数金属和非金属器械进行快速灭菌。等离子体是某些中性气体分子在强电磁场作用下,产生连续不断的电离而形成的,其产生的紫外线、γ 射线、β 粒子、自由基等都可起到杀菌作用,且作用快,效果可靠,温度低,无残留毒性。

注意事项包括:①灭菌前物品应充分干燥,带有水分湿气的物品容易造成灭菌失败。②灭菌物品应使用专用包装材料和容器。③灭菌物品及包装材料不应含植物性纤维材质,如纸、海绵、棉布、木质类、油类、粉剂类等。

5.电离辐射灭菌法

电离辐射灭菌法又称"冷灭菌",用放射性核素 γ 射线或电子加速器产生加速粒子辐射处理物品,使之达到灭菌。目前国内多以核素 ^{60}Co 为辐射源进行辐射灭菌,具有广泛的杀菌作用,适用于金属、橡胶、塑料、一次性注射器、输液、输血器等,精密的医疗仪器均可用此法。

(二)化学消毒灭菌

化学消毒灭菌法是利用化学药物渗透到菌体内,使其蛋白质凝固变性,酶蛋白失去活性,引起微生物代谢障碍,或破坏细胞膜的结构,改变其通透性,使细菌破裂、溶解,从而达到消毒灭菌作用。现手术室常用的化学消毒剂有 2% 戊二醛、环氧乙烷、过氧化氢、过氧乙酸等溶液,下面对几种化学消毒灭菌方法进行简介。

1.环氧乙烷气体密闭灭菌法

环氧乙烷气体是一种化学气体高效灭菌剂,其能有效穿透玻璃、纸、聚乙烯等材料包装,杀菌力强,杀菌谱广,可杀灭各种微生物,包括细菌芽孢,是目前主要的低温灭菌方法之一。适用于不耐高温、湿热如电子仪器、光学仪器等诊疗器械的灭菌。此外,由于环氧乙烷灭菌法有效期较长,因此适用于一些呈备用状态、不常用物品的灭菌。但是影响环氧乙烷灭菌的因素很多,例如环境温湿度、灭菌物品的清洗度等,只有严格控制相关因素,才能达到灭菌效果。

注意事项包括:①待灭菌物品需彻底清洗干净(注意不能用生理盐水清洗),灭菌物品上不能有水滴或水分太多,以免造成环氧乙烷的稀释和水解。②环氧乙烷易燃易爆且具有一定毒性,因此灭菌必须在密闭的灭菌器内进行,排出的残余环氧乙烷气体需经无害化处理。灭菌后的无菌物品存放于无菌敷料间,应先通风处理,以减少毒物残留。在整个灭菌过程中注意个人防护。③环氧乙烷灭菌的包装材料,需经过专门的验证,以保证被灭菌物品灭菌的可靠性。

2.戊二醛浸泡法

戊二醛属灭菌剂,具有广谱、高效杀菌作用,对金属腐蚀性小,受有机物影响小。常用戊二醛消毒灭菌的浓度为2%。适用于不耐热的医疗仪器和精密仪器的消毒灭菌,如腹腔镜、膀胱镜等内镜器械。

注意事项包括:①盛装戊二醛消毒液的容器应加盖,放于通风良好处。②每天由专人监测戊二醛的浓度并记录。浓度>2.0%(指示卡为均匀黄色)即符合要求,若浓度<2.0%(指示卡全部或部分白色)即失效。失效的消毒液应及时处置,浸泡缸清洗并高压蒸汽灭菌后方可使用。③戊二醛消毒液的有效期为7天,浸泡缸上应标明有效起止日期。④戊二醛对皮肤黏膜有刺激,防止溅入眼内或吸入体内。⑤浸泡时,应使物品完全浸没于液面以下,打开轴节,使管腔内充满药液。⑥灭菌后的物品需用大量无菌注射用水冲洗表面及管腔,待完全冲净后方能使用。

3.低温湿式灭菌法

使用的灭菌剂为碱性强氧化灭菌剂,适用于各种精密医疗器械,如牙科器械、内镜等多种器械(软式和硬式内视镜、内视镜附属物、心导管和各种手术器械)的灭菌。该法通过以下机制起到灭菌作用。①氧化作用:灭菌剂可直接对细菌的细胞壁蛋白质进行氧化使细胞壁和细胞膜的通透性发生改变,破坏了细胞的内外物质交换的平衡,致使生物死亡。②破坏细菌的酶系统:当灭菌剂分子进入细胞体内,可直接作用于酶系统,干扰细菌的代谢,抑制细菌生长繁殖。③碱性作用:碱性(pH=8)过氧乙酸溶液,使器械的表面不会粘贴有机物质,其较强的表面张力可快速有效地作用于器械的表面及内腔。

注意事项包括:①放置物品时应先放待灭菌器械,后放灭菌剂。②所需灭菌器械应耐湿,灭菌前必须彻底清洗,除去血液、黏液等残留物质,并擦干。③灭菌后工艺监测显示"达到灭菌条件"才能使用。

三、器械的清洗、包装、消毒和灭菌

正确的清洗、包装、灭菌是保障手术成功的关键之一,手术室护士应严格按规范流程对手术器械进行相应处理。

(一)器械的清洗流程及注意事项

1.器械的清洗流程

(1)冲洗:流动水冲洗。

(2)浸泡:将器械放入多酶溶液中预浸泡10分钟,根据污染程度更换多酶溶液,每天至少更换一次。

(3)超声清洗:将浸泡后的器械放入自动超声清洗箱内清洗10分钟。

(4)冲洗:放入冲洗箱内冲洗2次,每次为3分钟。

(5)上油:在煮沸上油箱内加入器械专用油进行煮沸上油。

(6)滤干:将上好油的器械放入滤干器中滤干水分。

(7)烘干:将器械放入烘干箱,调节时间为5~6分钟,温度为150~160 ℃。

2.清洗器械自我防护措施

应严格按照消毒供应中心个人防护要求进行穿戴防护措施。

3.器械清洗注意事项

机械清洗适用于大部分常规器械的清洗。手工清洗适用于精密、复杂器械的清洗和有机物污染较重器械的初步处理,对于复杂的管道类物品应根据其管径选择合适口径的高压水枪进行冲洗。精密器械的清洗,应遵循生产厂家提供的使用说明或指导手册。使用超声波清洗之前应检查是否已去除较大的污物,并且在使用前让机器运转 5~10 分钟,排除溶解于内的空气。

(二)器械的包装

1.包装材料

包装材料必须符合 GB/T 19633 的要求。常用的包装材料包括硬质容器、一次性医用皱纹纸、一次性无纺布、一次性纸塑袋,一次性纸袋、纺织物等。纺织物还应符合以下要求:为非漂白织物,包布除四边外不应有缝补针眼。

2.包装方法

灭菌物品包装分为闭合式与密封式包装。①闭合式包装适用于整套器械与较多敷料合包在一起的情况,应有 2 层以上包装材料分 2 次包装。包外贴指示胶带及标签,填写相关信息,签名确认。②密封式包装如使用纸袋、纸塑袋等材料,可使用一层,适用器械单独包装。待包装物品必须清洁干燥,轴节打开,放入包内化学指示卡后封口。包外纸面上应有化学指示标签。

3.包装要求

(1)无纺布包装应根据待包装的物品大小、数量、重量,选择相应厚度与尺寸的材料,2 层分2 次闭合式包装,包外用 2 条化学指示带封包,指示胶带上标有物品名、灭菌期及有效期,并有签名。

(2)全棉布包装应有 4 层分 2 次闭合式包装。包布应清洁、干燥、无破损、大小适宜。初次使用前应高温洗涤,脱脂去浆、去色。包布使用后应做到"一用一清洗",无污迹,用前应在灯光下检查无破损并有使用次数的记录。

(3)纸塑袋封口密封宽度应≥6 mm,包内器械距包装袋封口处≥2.5 cm。密封带上应有灭菌期及有效期。

(4)用预真空和脉动真空压力蒸汽灭菌器的物品包,体积不能超过 30 cm×30 cm×50 cm,金属包的重量不超过 7 kg,敷料包的重量不超过 5 kg;下排气式压力蒸汽灭菌器的物品包,体积不能超过 30 cm×30 cm×25 cm。盆、碗等器皿类物品,尽量单个包装,包装时应将盖打开,若必须多个包装在一起时,所用器皿的开口应朝向一个方向。摆放时,器皿间应用纱布隔开,以利蒸汽渗入。

(5)能拆卸的灭菌物品必须拆卸,暴露物品的各个表面(如剪刀和血管钳必须充分撑开),以利灭菌因子接触所有物品表面;有筛孔的容器,应将盖打开,开口向下或侧放,管腔类物品如导管、针和管腔内部先用蒸馏水或去离子水湿润,然后立即灭菌。

(6)根据手术物品性能做好保护措施,如为尖锐精密性器械应用橡皮套或加垫保护。

(三)器械的灭菌

(1)高度危险性物品,必须灭菌;中度危险性物品,消毒即可;低度危险性物品,消毒或清洁。

(2)耐热、耐湿物品灭菌首选压力蒸汽灭菌:手术器具及敷料等。

(3)油、粉、膏等首选干热灭菌。

（4）灭菌首选物理方法，不能用物理方法灭菌的选化学方法。

（5）不耐热物品如各种导管、精密仪器、人工移植物等可选用化学灭菌法，如环氧乙烷灭菌等，内镜可选用环氧乙烷灭菌、低温等离子灭菌、低温湿式灭菌器。

四、手术室的环境管理

手术室环境管理是控制手术部位感染的重要环节，目前手术室环境可分为洁净手术室与非洁净手术室两大类。洁净手术室因采用空气层流设备与高效能空气过滤装置，达到控制一定细菌浓度和空气洁净度级别（动态），无须进行空气消毒。而非洁净手术室在手术前后，通常采用紫外线灯照射、化学药物熏蒸封闭等空气消毒方法（静态）。

（一）紫外线照射消毒法

手术室常采用 30 W 和 40 W 直管式紫外线消毒灯进行空气消毒，同时控制电压至 220 V 左右，紫外线吊装高度至 1.8～2.2 m，空气相对湿度至 40%～60%，使消毒效果发挥最佳。紫外线照射消毒方式以固定式照射法最为常见，即将紫外线消毒灯悬挂于室内天花板上，以垂直向下照射或反向照射方式进行照射消毒。照射消毒要求手术前、后及连台手术间连续照射时间均≥30 分钟，紫外线灯亮 5～7 分钟后开始计时。

（二）过氧乙酸熏蒸消毒法

一般将 15% 的过氧乙酸配制成有效浓度为 0.75～1.0 g/m³ 后加热蒸发，现配现用。要求室温控制在 22～25 ℃，相对湿度控制在 60%～80%，密闭熏蒸时间为 2 小时，消毒完毕后进行通风，过氧乙酸熏蒸消毒法可杀灭包括芽孢在内的各种微生物。由于具有腐蚀和损伤作用，在进行过氧乙酸熏蒸消毒时，应做好个人防护措施。

（三）甲醛熏蒸消毒法

常温，相对湿度 70% 以上，可用 25 mL/m³ 甲醛添加催化剂高锰酸钾或使用加热法释放甲醛气体，密闭手术间门窗 12 小时以上，进行空气消毒。由于甲醛可产生有毒气体，该空气消毒方法已逐渐被淘汰。

五、无菌物品的存放

（一）无菌物品存放原则

无污染、无过期、放置有序等。

（二）存放环境质量控制

保证良好的温度（<24 ℃）、相对湿度（<70%），每天紫外线灯空气消毒 2 次，每次≥30 分钟。

（三）无菌物品存放方法

将无菌器材包置于标准灭菌篮筐悬挂式存放（从灭菌到临床使用都如此）。应干式储存，灭菌后物品应分类、分架存放在无菌物品存放区。一次性使用无菌物品应去除外包装后，进入无菌物品存放区。要求载物架离地 20～25 cm，离顶 50 cm，离墙远于 5～10 cm，按顺序分类放置。

（四）无菌物品的有效期

无菌物品存放的有效期受包装材料、封口严密性、灭菌条件、存放环境等诸多因素影响。当无菌物品存放区的温度<24 ℃，相对湿度<70%，换气次数达到 4～10 次/小时，使用纺织品材料包装的无菌物品有效期宜为 14 天；未达到环境标准时，有效期宜为 7 天。医用一次性纸袋包装的无菌物品，有效期宜为 1 个月；使用一次性医用皱纹纸、医用无纺布包装的无菌物品，有效期

宜为 6 个月;使用一次性纸塑袋包装的无菌物品,有效期宜为 6 个月。硬质容器包装的无菌物品,有效期宜为 6 个月。

(杨欣娣)

第四节　手术室应急情况处理

一、心搏骤停

心搏骤停是指各种原因(如急性心肌缺血、电击、急性中毒等)所致的心脏突然停止搏动,有效泵血功能消失造成全身循环中断、呼吸停止和意识丧失引起全身严重缺血、缺氧。一旦发生手术患者心搏骤停,手术团队成员应第一时间进行快速判断,并实施心肺复苏术。

(一)术中发生心搏骤停的原因

1.各种心脏病

如心肌梗死、心肌病、心肌炎、严重心律失常、严重瓣膜疾病。

2.麻醉意外

术中麻醉过深,或大量应用肌松剂,或气道插管引起迷走神经兴奋性增高,使原来有病变的心脏突然停跳。

3.药物中毒或过敏

常见的如局麻药(普鲁卡因胺)中毒,抗生素过敏,术中血液制品过敏等。

4.心脏压塞

心脏外科手术,如术中止血未完全或术中出血未及时引流出心包,易形成血块导致心脏压塞。

5.血压骤降

如快速大量失血、失液,或术中过量使用扩血管药物(如硝普钠),可使手术患者血压骤降至零,心搏骤停。

(二)心肺复苏术的实施

心肺复苏术是针对呼吸心跳停止的急症危重患者所采取的抢救关键措施,即胸外按压形成暂时的人工循环并恢复自主搏动,采用人工呼吸代替自主呼吸,快速电除颤转复心室颤动,以及尽早使用血管活性药物重新恢复自主循环的急救技术。若手术患者因心脏压塞引起心脏呼吸骤停应当马上实行手术,清除心包血块。心跳呼吸骤停急救有效的指标:触及大动脉搏动,收缩压 8 kPa(60 mmHg)以上;皮肤、口唇、甲床颜色由紫转红;瞳孔缩小,对光反射恢复,睫毛反射恢复;自主呼吸恢复;心电图表现室颤波由细变粗。

1.迅速评估

如果为术中已实施麻醉监护的手术患者,可以通过监护仪实时监测数据和触摸颈动脉搏动,判断脉搏和呼吸,但不可反复观察心电示波,丧失抢救时机;如果为术中未实施麻醉监护的手术患者,则手术室护士或手术医师应迅速判断其意识反应、脉搏和呼吸情况,若手术患者意识丧失,深昏迷,呼之不应,医护人员用 2 个或 3 个手指触摸患者喉结再滑向一侧,于此平面的胸锁乳突肌前缘的凹陷处,触摸颈动脉搏动,检查至少 5 秒,但不要超过 10 秒,如果 10 秒内没有明确地感受到脉搏,应启动心肺复苏应急预案。

2.启动心肺复苏应急预案

如果麻醉师在场,手术室护士应配合麻醉师和手术医师一同进行心肺复苏术;如果为局部麻醉(简称局麻)手术患者,手术室巡回护士应当立刻呼叫麻醉师帮助,同时协助手术医师开始心肺复苏术。

3.胸外按压及呼吸复苏

(1)胸部按压:抢救者站于手术患者的一侧,使手术患者仰卧在坚固平坦的手术床上,如果手术患者为特殊体位如俯卧位、侧卧位,手术团队应将其翻转为仰卧位,翻转时应尽量使其头部、颈部和躯干保持在一条直线上。抢救者一手的掌根放在手术患者胸部中央,另一手的掌根置于第一只手上,伸直双臂,使双肩位于双手的正上方。按压时要求用力快速按压,胸骨下陷至少 5 cm,按压频率至少 100 次/分钟,每次按压后让胸壁完全回弹,尽量减少按压中断。

(2)开放气道,进行呼吸支持:如果手术患者已置气道插管,则应使用呼吸机或简易人工呼吸器进行呼吸支持。如果手术患者未置气道插管,则手术室护士应协助麻醉师或手术医师用仰头提颏法和推举下颌法两种方法开放气道,同时给予简易人工呼吸面罩呼吸支持,同时应尽快实施气道内插管,连接呼吸器或麻醉机。

仰头提颏法是指抢救者一手置于手术患者的前额,用手掌推动,使其头部后仰,另一只手的手指置颏附近的下颌下方,提起下颌,使颏上抬。推举下颌法是指抢救者同时托起手术患者左右下颌,无须仰头,当手术患者存在脊柱损伤可能时,应选择推举下颌法开放气道。

(3)胸内心脏按压:在胸外心脏按压无效的情况下,可实施胸内心脏按压。应用无菌器械,局部消毒,左第 4 肋间前外侧切口进胸,膈神经前纵向剪开心包,正确地施行单手或双手心脏按压术。一般用单手按压时,拇指和大鱼际紧贴右心室的表面,其余 4 指紧贴左心室后面,均匀用力,有节奏地进行按压和放松,60～80 次/分钟;双手胸内心脏按压,用于心脏扩大、心室肥厚者,术者左手放在右心室面,右手放在左心室面,双手掌向心脏做对合按压,余同单手法。切勿用手指尖按压心脏,以防止心肌和冠状血管损伤。术后彻底止血,置胸腔引流管。

(三)电除颤

部分循环骤停的手术患者实际上是心室颤动,在心脏按压过程中,出现心室颤动者随时进行电击除颤才能恢复窦性节律。

1.胸外除颤

将除颤电极包上盐水纱布或涂上导电膏,一电极放在患者胸部右上方(锁骨正下方),另一电极放在左乳头下(心尖部),成人一般选用 200～400 J,儿童选用 50～200 J,第一次除颤无效时,可酌情加大能量再次除颤。

2.胸内除颤

术中或开胸抢救时使用胸内除颤电极板,电极板上蘸生理盐水,左右两侧夹紧心脏,成人用 10～30 J,放电后立即观察心电监护波形,了解除颤效果。

二、外科休克

休克是一急性的综合征,是指各种强烈致病因素作用于机体,使循环功能急剧减退,组织器官微循环灌流严重不足,导致细胞缺氧和功能障碍,以至重要生命器官功能、代谢严重障碍的全身危重病理过程。休克分为低血容量性、感染性、心源性、神经性和过敏性休克五类。其中低血容量休克是手术患者最常见的休克类型,由于体内或血管内血液、血浆或体液等大量丢失,引起有效血容量急剧减少所致的血压降低和微循环障碍,如肝脾破裂出血、宫外孕出血、四肢外伤、术中大出血等均可造成低血容量性休克。

(一)低血容量性休克的临床表现

早期患者出现精神紧张或烦躁,面色苍白,出冷汗,肢端湿冷,心跳加快,血压稍高,晚期患者出现血压下降,收缩压<10.7 kPa(80 mmHg),脉压<2.7 kPa(20 mmHg),心率增快,脉搏细速,烦躁不安或表情淡漠,严重者出现昏迷,呼吸急促,发绀,尿少,甚至无尿。

(二)低血容量性休克的急救措施

休克的预后取决于病情的轻重程度、抢救是否及时、抢救措施是否得力。所以一旦手术患者发生低血容量性休克,手术室护士应采取以下护理措施,协助手术医师、麻醉师,共同对手术患者进行急救。

1.一般护理措施

休克的手术患者送入手术室后,首先应维持手术患者呼吸道通畅,同时使其仰卧于手术床并给予吸氧;选择留置针,迅速建立静脉通路,保证补液速度;调高手术间温度,为手术患者盖棉被,同时可使用变温水毯等主动升温装置,维持手术患者正常体温。

2.补充血容量

低血容量休克治疗的首要措施是迅速补充血容量,短期内快速输入生理盐水、右旋糖酐、全血或血浆、清蛋白以维持有效回心血量。同时正确地评估失液量,失液量的评估可以凭借临床症状、中心静脉压、尿量和术中出血量等进行判断。因此休克患者术前必须常规留置导尿管,以备记录尿量;术中出血量包括引流瓶内血量及血纱布血量的总和,巡回护士应正确评估、计算后告知手术医师;在快速补液时,手术室护士应密切观察手术患者的心肺功能,防止急性心力衰竭;在给手术患者输注库存血前,要适当加温库存血,预防术中低体温的发生。

3.积极处理原发病

(1)术前大量出血引起休克:如术前因肝脾破裂出血、宫外孕出血而引起休克的患者,进入手术室后所有手术团队成员应分秒必争,立即实施手术进行止血。

(2)四肢外伤引起休克:手术室护士事先准备止血带,并协助手术医师及时环扎止血带,并记录使用的起止时间。

(3)术中大出血:洗手护士在无菌区内做好应急配合,密切关注手术野,协助手术医师采取各种止血措施,传递器械、缝针时应确保动作迅速、准确。巡回护士应及时向洗手护士提供各类止血物品和缝针,与麻醉师共同准备并核对血液制品。

(4)剖宫产术中发生大出血:手术医师可以通过按摩子宫、使用缩宫素、缝扎等方式进行止血,巡回护士应及时准备缩宫素等增强子宫收缩的药物。如遇胎盘滞留或胎盘胎膜残留情况,洗手护士应配合手术医师尽快徒手剥离胎盘控制出血,若出血未能有效控制,在输血、抗休克的同时,行子宫次全切除术或全子宫切除术,巡回护士应及时提供洗手护士手术器械、敷料及特殊物,并准确进行添加器械和纱布的清点记录。

4.及时执行医嘱

在抢救手术患者的紧急情况下,巡回护士可以执行手术医师的口头医嘱,执行前必须复述,得到确认后方可执行。

5.做好病情观察及记录

注意观察手术患者的生命体征,包括出入量(输血、输液量、尿量、出血量、引流量等);记录各类抢救措施、术中用药及病情变化。

三、火灾

手术室发生火灾虽然罕见,但如果手术室工作人员忽视防火安全管理,操作不规范,仍然可能发生。因此手术室人员要充分认识到火灾的危险性,提高手术室火灾防范意识,防止发生火灾,并制定火灾应急预案,一旦发生火灾将损失降至最低。

(一)手术室发生火灾的危险因素

1.火源

(1)手术室内各种仪器设备:如电刀、激光、光纤灯源、无影灯、电脑、消毒器等,当设备及线路老化、破损发生漏电、短路,接头接触不良,使用后忘记关闭电源等情况,均是手术室发生火灾的导火索。

(2)手术室相对封闭的空间:如果通风不良、湿度过低,特别是在秋冬季,物体间相互摩擦极易产生静电,遇可燃物或助燃剂即可能导致火灾。

(3)高危设备的使用不当:如高频电刀在使用时会产生很高的局部温度,输出功率越高,产生温度也越高,遇到高浓度氧和酒精时就会诱发燃烧。

2.氧气

氧气是最常见的助燃剂,患者在手术过程中一般都需持续供氧,故可造成手术室中局部高氧环境,特别在患者头部。而当术中面罩吸氧时,由于密闭不严造成无菌巾下腔隙中的氧达到较高的浓度,可燃物在此环境中很容易燃烧。

3.可燃物

手术室内可燃物种类很多,如酒精、碘酊、无菌巾、纱布、棉球、胶布等,尤以酒精燃烧最常见,特别是酒精挥发和氧气浓度增大可造成一种极易燃烧的混合物,一旦有火源就能燃烧,严重者可引起爆炸。

(二)手术室火灾预防措施

1.加强手术室管理

改进手术室的通风设备,防止氧气和酒精在空气中积聚浓度过高;定期对仪器设备、线路进行维护和检修;氧气瓶口、压力表上应防油、防火,不可缠绕胶布或存放在高温处,使用完毕立即关好阀门;制定手术室防火安全制度及火灾应急预案,手术室内放置灭火器材,保证消防通道通畅。

2.加强术中管理

使用电刀时严格控制输出功率,严禁超出电刀使用的安全值范围;使用酒精或碘酊消毒时,不可过湿擦拭,待其挥发完全后再开始使用电刀;使用任何带电的仪器设备前,必须确定不处在高氧环境中,使用完毕后及时关闭电源;对需要面罩吸氧的手术患者,应尽量给予低流量吸氧。

3.加强手术室人员的消防安全意识

树立防患于未然的观念,杜绝火灾隐患,防止发生火灾。组织全体医护人员学习一些基本的防火灭火安全知识,掌握灭火器材的使用方法。灭火器材有干粉、泡沫、二氧化碳,手术室配备的灭火器主要是二氧化碳灭火器,适合扑灭易燃液体、可燃气体、带电物质引起的火灾。

(三)手术室火灾应急预案及处理流程

1.原则

早发现、早报警、早扑救,及时疏散人员,抢救物资,各方合作,迅速扑灭火灾。

2.现场人员应对火灾四个步骤

(1)救援:组织患者及工作人员及时离开火灾现场;对于不能行走的患者,采用抬、背、抱等方式转移。

(2)报警:利用就近电话迅速向医院火灾应急部门及"119"报警,有条件者按响消防报警按钮,迅速向火灾监控中心报警;在向"119"报警时讲清单位、楼层/部门、起火部位、火势大小、燃烧物质和报警人姓名,并通知邻近部门关上门窗、熟悉灭火计划和随时准备接收患者;与此同时,即刻向保卫科、院办、主管副院长汇报,并派人在医院门口接应和引导消防车进入火灾现场。

(3)限制:关上火灾区域的门窗、分区防火门,防止火势蔓延。

(4)灭火或疏散:如果火势不大,用灭火器材灭火;如果火势过猛,按疏散计划,及时组织患者和其他人员撤离现场。

3.救助人员灭火、疏散步骤

救助人员接到报警到达后,立即采取以下步骤展开灭火和疏散。

(1)报警通报:立即通知所有相关领导、部门以及可能殃及的区域,要求相关人员到位,启动相应流程,做好灭火和疏散准备。

(2)灭火:①确定火场情况,做到"三查三看"。一查火场是否有人被困,二查燃烧的是什么物质,三查从哪里到火场最近;一看火烟,定风向、定火势、定性质,二看建筑,定结构,定通路,三看环境,定重点、定人力、定路线。②在扑救中,参加人员必须自觉服从现场最高负责人的指挥,沉着、机智、正确使用灭火器材,做到先控制、后扑灭。③抓住灭火有利时机,对存放精密仪器、昂贵物资的部位,应集中使用灭火器灭火,一举将火灾扑灭在初起阶段。④有些物品在燃烧过程中可产生有毒气体,扑救时应采取防毒措施,如使用氧气呼吸面罩,用湿毛巾、口罩捂住口鼻等。

(3)疏散:积极抢救受火灾威胁的人员,应根据救人任务的大小和现有的灭火力量,首先组织人员救人,同时部署一定力量扑救火灾,在力量不足的情况下,应将主要力量投入救人工作。

4.疏散的原则和方法

主要包括:①火场疏散先从着火房间开始,再从着火层以上各层开始疏散救人;本着患者优先的原则,医院员工有责任引导患者向安全的地方疏散。即先近后远,先上后下。要做好安抚工作,不要惊慌、随处乱跑,要服从指挥;对于被火围困的人员,应通过内线电话或手机等通讯工具,告知其自救办法,引导他们自救脱险。②疏散通道被烟雾所阻时,应用湿毛巾或口罩捂住口鼻,身体尽量贴近地面,匍匐前进,向消防楼梯转移,离开火场;对火灾中造成的受伤人员,抢救人员应采用担架、轮椅等形式,及时将伤员撤离出危险区域。③禁止使用电梯,防止突然停电造成人员被困在电梯里。疏散通道口必须设立哨位指明方向,保持通道畅通无阻;最大限度分散分流,避免大量人员涌向一个出口,因拥挤造成伤亡事故。④疏散与保护物资:对受火灾威胁的各种物资,是进行疏散还是就地保护,要根据火场的具体情况决定,目标是尽量避免或减少财产的损失。在一般情况下,应先疏散和保护贵重的、有爆炸和有毒害危险的以及处于下风方向的物资。疏散出来的物资不得堵塞通路,应放置在免受烟、火、水等威胁的安全地点,并派人保护,防止丢失和损坏。

四、停电

手术室停电通常可分为由人为原因造成的停电和意外情况引起的停电。如维修线路、错峰用电、拉闸限电或打雷时保护性的关闭电源等人为原因导致的停电,应事先告知手术室,做好停电准备,保证手术安全。若由恶劣天气、火灾、电路短路等意外情况引起的手术室停电,虽无法事先预料,但要提高警惕,完善应急工作。

(一)手术室停电预防措施

1.按手术室建筑标准做好配电规划

医院及手术室系统应建立两套供电系统,当其中一路发生故障时,自动切换至备用系统,保障手术室及其他重要部门的供电。同时,医院及手术室还应备有应急自供电源系统,当两套外供系统全部出现故障时,可紧急启动,维持短时间供电,为抢修赢得时间,为患者的安全提供保障。

2.加强手术室管理

每个手术间配备有足够的电插座,术中用电尽量使用吊塔与墙上的电源插座,少用接线板,避免地面拉线太多;电插座应加盖密封,防止进水,避免电路发生故障;每个手术间有独立的配电箱及带保险管的电源插座,以防一个手术间故障影响整个手术室运作;设备科相关人员必须定期对手术室的电器设备进行检测和维护;手术室严禁私自乱拉乱接电线;如发生断电应马上通知相关人员查明原因,防止再次发生。

3.加强手术室人员的用电安全意识

制定防止术中意外停电制度、停电应急预案,组织学习安全用电知识,术中合理使用电器设备,防止仪器短路。

(二)手术室停电应急预案及处理流程

1.手术间突发停电

(1)手术室人员立即报告科主任、护士长,电话报告医院相关部门。

(2)巡回护士使用应急灯照明,保证手术进行,清醒的患者做好安抚工作。

(3)断电后麻醉呼吸机、监护仪、微量输液泵等用电设备均停止工作,尽量使用手动装置替代动力装置,如呼吸机改手控呼吸,监护仪蓄电池失灵无法正常工作,应手动测量血压、脉搏和呼吸,以及时判断患者的生命体征,保证手术患者呼吸循环支持。

(4)防止手术野的出血,维持手术患者生命体征稳定,如为单间手术间停电可以先将电刀、超声刀等仪器接手术间外电源;如为整个手术室的停电应立即启动应急电源。

(5)关闭所有用电设备开关(除房外电源的仪器),由专业人员查明断电原因,排除后恢复供电。

(6)做好停电记录包括时间及过程。

2.手术室内计划停电

(1)医院相关部门提前通知手术室停电时间,做好停电前准备。

(2)停电前相关部门再次与手术科室人员确认,以保证手术的安全。

(3)问题解除后及时恢复供电。

(杨欣娣)

第五节　手术前患者的护理

从患者确定进行手术治疗，到进入手术室时的一段时间，称手术前期。这一时期对患者的护理称手术前患者的护理。

一、护理评估

(一)健康史

(1)一般情况：注意了解患者的年龄、性别、职业、文化程度和家庭情况等；对手术有无思想准备、有无顾虑和思想负担等。

(2)现病史：评估患者本次疾病发病原因和诱因；入院前后临床表现、诊断及处理过程；重点评估疾病对机体各系统功能的影响。

(3)既往史：①了解患者的个人史、宗教史和生活习惯等情况。②详细询问患者有无心脏病、高血压、糖尿病、哮喘、慢性支气道炎、结核、肝炎、肝硬化、肾炎和贫血等病史，以及既往对疾病的治疗和用药等。③注意既往是否有手术史，有无药物过敏史。

(二)身体状况

(1)重要器官功能状况：如心血管功能、肺功能、肾功能、肝功能、血液造血功能、内分泌功能和胃肠道功能状况。

(2)体液平衡状况：手术前，了解脱水性质、程度、类型、电解质代谢和酸碱失衡程度，并加以纠正，可以提高手术的安全性。

(3)营养状况：手术前，若有严重营养不良，术后容易发生切口延迟愈合、术后感染等并发症。应注意患者有无贫血、水肿，可对患者进行身高、体重、血浆蛋白测定、肱三头肌皮褶厚度、氮平衡试验等检测，并综合分析，以判断营养状况。

(三)辅助检查

(1)实验室检查。①常规检查：血常规检查应注意有无红细胞、血红蛋白、白细胞和血小板计数异常等现象；尿常规检查应注意尿液颜色、比重，尿中有无红、白细胞；大便常规检查应注意粪便颜色、性状、有无出血及隐血等。②凝血功能检查：包括测定出凝血时间、血小板计数和凝血酶原时间等。③血液生化检查：包括电解质检查、肝功能检查、肾功能检查和血糖检测等。

(2)影像学检查：查看 X 线、CT、MR、B 超等检查结果，评估病变部位、大小、范围及性质，有助于评估器官状态和手术耐受力。

(3)心电图检查：查看心电图检查结果，了解心功能。

(四)心理-社会状况

术前，应对患者的个人心理和家庭社会心理充分了解，患者大多于手术前会产生不同程度的心理压力，出现焦虑、恐惧、忧郁等反应，表现为烦躁、失眠、多梦、食欲下降和角色依赖等。

二、护理诊断及合作性问题

(一)焦虑和恐惧

其与罹患疾病、接受麻醉和手术、担心预后及住院费用等有关。

(二)知识缺乏

如缺乏有关手术治疗、麻醉方法和术前配合等知识。

(三)营养失调

低于机体需要量,与原发疾病造成营养物质摄入不足或消耗过多有关。

(四)睡眠形态紊乱

其与疾病导致不适、住院环境陌生、担心手术安全性及预后等有关。

(五)潜在并发症

如感染等。

三、护理措施

(一)非急症手术患者的术前护理

1.心理护理

(1)向患者及其亲属介绍医院环境;主管医师、责任护士情况;病房环境、同室病友和规章制度,帮助患者尽快适应环境。

(2)工作态度:态度和蔼,关心、同情、热心接待患者及其家属,赢得患者的信任,使患者有安全感。

(3)术前宣教:可根据患者的不同情况,给患者讲解有关疾病及手术的知识。对于手术后会有身体形象改变者,应选择合适的方式,将这一情况告知患者,并做好解释工作。

(4)加强沟通:鼓励患者说出心理感受,也可邀请同病房或做过同类手术的患者,介绍他们的经历及体会,以增强心理支持的力度。

(5)必要时,遵医嘱给予适当的镇静药和安眠药,以保证患者充足的睡眠。

2.饮食护理

(1)饮食:根据治疗需要,按医嘱决定患者的饮食,帮助能进食的患者制订饮食计划,包括饮食种类、性状、烹调方法、量和进食次数、时间等。

(2)营养:向患者讲解营养不良对术后组织修复、抗感染方面的影响;营养过剩、脂肪过多,给手术带来的影响。根据手术需要及患者的营养状况,鼓励和指导患者合理进食。

3.呼吸道准备

(1)吸烟者:术前需戒烟 2 周以上,减少呼吸道的分泌物。

(2)有肺部感染者:术前遵医嘱使用抗菌药物治疗肺部感染,痰液黏稠者,给予超声雾化吸入,每天 2 次,使痰液稀释,易于排出。

(3)指导患者做深呼吸和有效的咳嗽排痰练习。

4.胃肠道准备

(1)饮食准备:胃肠道手术患者,入院后即给予低渣饮食。术前 1～2 天,进流质饮食。其他手术,按医嘱进食。为防止麻醉和手术过程中的呕吐,引起窒息或吸入性肺炎,常规于手术前禁食12 小时,禁饮 4 小时。

（2）留置胃管：消化道手术患者，术前应常规放置胃管，减少手术后胃潴留引起的腹胀。幽门梗阻患者，术前3天每晚以温高渗盐水洗胃，以减轻胃黏膜充血水肿。

（3）灌肠：择期手术患者，术前一天，可用0.1％～0.2％肥皂水灌肠，以防麻醉后肛门括约肌松弛，术中排出粪便，增加感染机会。急症手术不给予灌肠。

（4）其他：结肠或直肠手术患者，手术前3天，遵医嘱给予口服抗菌药物（如甲硝唑、新霉素等），减少术后感染的机会。

5.手术区皮肤准备

手术区皮肤准备简称备皮（图14-1），包括手术区皮肤的清洁、皮肤上毛发的剃除，其目的是防止术后切口感染。①颅脑手术：整个头部及颈部。②颈部手术：由下唇至乳头连线，两侧至斜方肌前缘。③乳房及前胸手术：上至锁骨上部，下至脐水平，两侧至腋中线，并包括同侧上臂上1/3和腋窝。④胸部后外侧切口：上至锁骨上及肩上，下至肋缘下，前后胸都超过中线5 cm以上。⑤上腹部手术：上起乳头水平，下至耻骨联合，两侧至腋中线，包括脐部清洁。⑥下腹部手术：上自剑突水平，下至大腿上1/3前、内侧及外阴部，两侧至腋中线，包括脐部清洁。⑦肾区手术：上起乳头水平，下至耻骨联合，前后均过正中线。⑧腹股沟手术：上起脐部水平，下至大腿上1/3内侧，两侧到腋中线，包括会阴部。⑨会阴部和肛门手术：自髂前上棘连线至大腿上1/3前、内和后侧，包括会阴部、臀部、腹股沟部。⑩四肢手术：以切口为中心，上下方20 cm以上，一般多为整个肢体备皮，修剪指（趾）甲。

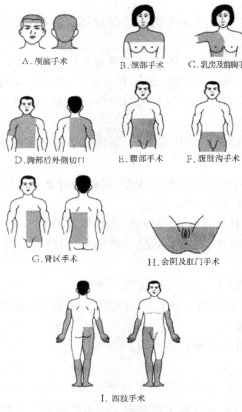

A.颅脑手术　B.颈部手术　C.乳房及前胸手术

D.胸部后外侧切口　E.腹部手术　F.腹股沟手术

G.肾区手术　H.会阴及肛门手术

I.四肢手术

图14-1　皮肤准备的范围

(1)特殊部位的皮肤准备要求。①颅脑手术:术前3天剪短毛发,每天洗头,术前3小时再剃头1次,清洗后戴上清洁帽子。②骨科无菌手术:术前3天开始准备,用肥皂水洗净,并用70%酒精消毒,用无菌巾包扎;手术前一天剃去毛发,70%酒精消毒后,无菌巾包扎;手术日早晨重新消毒后,用无菌巾包扎。③面部手术:清洁面部皮肤,尽可能保留眉毛,作为手术标志。④阴囊和阴茎部手术:入院后,每天用温水浸泡,并用肥皂水洗净,术前一天备皮,范围同会阴部手术,剃去阴毛。⑤小儿皮肤准备:一般不剃毛,只做清洁处理。

(2)操作方法:①先向患者讲解皮肤准备的目的和意义,以取得理解和配合。②将患者接到换药室或者处置室,若在病室内备皮,应用屏风遮挡,注意保暖及照明。③铺橡胶单及治疗巾,暴露各皮部位。④用持物钳夹取肥皂液棉球,涂擦备皮区域,一手绷紧皮肤,一手持剃毛刀,分区剃净毛发,注意避免皮肤损伤。⑤清洗该区域皮肤,若脐部则用棉签清除污垢。

6.其他准备

(1)做好药物过敏试验,根据手术大小,必要时备血。

(2)填写手术协议书,让患者及其家属全面了解手术过程、存在的危险性,可能出现的并发症等。

7.手术日晨护理

(1)测量生命体征,若发现发热或其他生命体征波动明显,如女患者月经来潮,应报告医师是否延期手术或进行其他处理。

(2)逐一检查手术前各项准备工作是否完善,如皮肤准备、禁食、禁饮;特殊准备是否完善。

(3)遵医嘱灌肠,置胃肠减压管,排空膀胱或留置导尿管,术前半小时给予术前药等。

(4)帮助患者取下义齿、发夹、首饰、手表和眼镜等,将其贵重物品及钱物妥善保管。

(5)准备手术室中需要的物品,如病历、X线片、CT和MRI片、引流瓶、药品等,在用平车护送患者时,一并带至手术室。

(6)与手术室进行交接,必须按照床号、姓名、性别、住院号、手术名称等交接清楚。

(7)做好术后病房的准备,必要时,安排好监护室。

8.健康指导

应注意向患者及其家属介绍疾病及手术的有关知识,如术前用药、准备、麻醉及术后恢复的相关知识;指导患者进行体位训练、深呼吸练习、排痰方法、床上排便练习,以及床上活动等,有利于减少术后并发症的发生,促进机体尽快恢复。

9.急症手术患者的术前护理

急诊手术是指病情危急,需在最短时间内迅速进行的手术。术前准备须争分夺秒,争取在短时间内,做好手术前必要的辅助检查。嘱患者禁食、禁饮;迅速做好备皮、备血、药物过敏试验;完成输液、应用抗菌药物、术前用药等必要准备。在可能的情况下,向患者家属简要介绍病情及治疗方案。

(杨欣娣)

第六节 手术中患者的护理

一、基本监测技术

(一)心电监护

心电监测是临床上应用最为广泛的病情监测参数,是指用心电监护仪对被监护者进行持续不间断的心电功能监测,通过心电监护仪反映心肌电活动的变化。早期,为了连续监测患者的心电,出现了由心电示波、心率计和心电记录器构成的最基本的心电监护仪。随着医学的发展,急危重症患者的监护水平不断提高,加之电子及计算机技术等在医疗仪器设备中的应用,又产生了多导心电、呼吸、温度、血压以及血氧饱和度等多参数的监护仪。目前,心电监测普遍采用了床旁监护仪发送的心电波形和数字形式获取相关信息。床旁监护系统是通过导联线与机体相关部位的电极片连接获取心电信号,再经电模块将其进行放大及有关处理。除心电信号外,床旁监护系统可配备其他模块,获取多种监测信息。

1.心电导联的连接

心电电极多采用一次性液柱型电极(银-氯化银电极嵌入含浸渍导电糊泡沫塑料的杯型合成树脂),于丙苯酮或乙醚混合液清洁皮肤后,贴于相应位置。目前,基本上采用 5 个电极,具体放置如下。①右上为红色(RA):胸骨右缘锁骨中线第 1 肋间;②右下为黑色(RL):右锁骨中线剑突水平处;③中间为褐色(C):胸骨左缘第 4 肋间;④左上为黄色(LA):胸骨左缘锁骨中线第 1 肋间;⑤左下为白色(LL):左锁骨中线剑突水平处。通过电极放置的位置可模拟心电图导联检查效果,以便对监测结果进行合理分析。如两侧锁骨下与两侧锁骨中线第 7 肋间可模拟标准导联;两侧锁骨下和胸骨中侧第 4 肋间可模拟 V_1 导联;两侧锁骨下和左锁骨中线第 5 肋间可模拟 V_5 导联。此外,临床上可根据不同情况只放置 3 个电极也可达到监测目的,如只放置 RA、RL、LA 电极。

2.心电监护指标及目的

心电监测的主要指标包括:心率和心律、QRS 波形、有无 P 波与 P 波形态、振幅及间期、P-R 间期、Q-T 间期、R-R 间期、T 波形态及有无异常波形出现等。通过对上述指标的监测,要达到及时发现致命性与潜在致命性心律失常、可能影响血流动力学的过缓或心动过速以及心肌缺血的 ST 段和 T 波的改变的目的。致命性快速心律失常包括心室颤动、心室扑动、持续性室性心动过速,以及心房颤动且心室率超过 220 次/分者等,其常见病因包括呼吸疾病并发急性心肌梗死、冠心病心肌缺血急性发作及其他严重心脏病。致命性心律失常包括长时间心脏停顿或心室停顿及高血钾所致的严重缓慢心律失常等,其常见呼吸系统疾病的病因有呼吸衰竭、气道梗阻、肺动脉栓塞,以及其他心脏病患者如急性心肌梗死、心肌炎及心包压塞等。心肌缺血的监测常需要将心电电极模拟 V_5 导联位置,而无关电极分别放置于胸骨柄和右腋前线第 5 肋间。心肌缺血监测的目的为发现无症状性心肌缺血与确诊有症状的心肌缺血发作;监测持续心肌缺血状态发展动向;心肌缺血治疗效果监测等。

3.监测的原理

心电监护的基本过程是在导联线电极上获取的心电信息经心电模块将其放大及有关处理。

心电模块主要包括导联选择、生物放大器、心率计、信号处理等部分组成。心电信号通过导联线上的电极获取。导联选择不同电极间的电位进行测量。而人体体表的心电信号幅度只有 1 mV 左右,必须将其放大 1 000 倍以上才能通过监视器显示和记录器记录出来,因此,心电放大器是一个高增益、高输入阻抗的放大器。

4.护理

(1)操作程序:使用心电监护仪必须掌握正确的操作流程,以确保监护仪的正常运转和使用寿命。目前临床上使用的综合心电监护仪的操作程序基本相似。具体要求如下:①准备物品:主要有心电监护仪机器及其配件,如导联线、血氧监测线与探头、电极贴、生理盐水棉球、配套血压测量袖带等。②患者准备:将患者取舒适体位,如平卧或半卧位,解释监护的需要与目的。擦拭清洁导联粘贴部位。③接通心电监护仪:连接电源,打开主机,等待机器自检结束后,调试仪器至功能监测状态并根据需要调试报警范围。④连接电极:贴电极片,连接心电导联线,如电极与导线连接为按扣式,应先将电极与导线连接后贴于相应部位。⑤连接袖带:将袖带绑至肘窝上3～6 cm 处,松紧以插入两手指为宜。连接测量血压的导线。⑥监测指标并记录。

(2)注意事项:①心电监测的效果受多种因素的影响,其中最重要的是电极粘贴是否稳妥。为保证监测质量,对胸部皮肤须进行剃毛处理或用细砂纸轻轻摩擦皮肤,再放置电极。一般60～72 小时更换电极片。②监测时要注意患者体位改变或活动会对监测结果的影响,心电示波可出现不规则曲线,呈现出伪心率或心律。因此,对监测结果要进行综合分析,必要时,听诊心音进行对比,以确定监测结果的真伪。③使用胸前心电监护导联时,若存在规则的心房活动,则应选择P 波显示较好的导联。QRS 振幅应>0.5 mV,以便能触发心率计数。如除颤时放置电极板,必须暴露出患者的心前区。心电监护只是为了监测心率、心律变化,若需分析 ST 段异常或更详细地观察心电图变化,应做常规 12 导联心电图。

(二)动脉血压监护

1.基本概念

(1)血压:血管内血液对血管壁的侧压力为血压。测压时是以大气压为准,用血压高于大气压的数值表示血压的高度,通常用 mmHg、kPa 为单位来表示。产生血压的重要因素是心血管系统内有血液充盈和心脏的射血力量。

(2)动脉压:动脉压是器官组织灌注的一个极好的生理和临床指标,适度有效的器官组织灌注对生存必不可少。动脉压取决于心排量和血管阻力。其相互间的关系可用公式表达:平均动脉压-中心静脉压=心排量×外周血管阻力。动脉压在一个心动周期中可能随着心室的收缩与舒张而发生规律性的波动。心室收缩时,动脉压升高,当达到最高值时称为收缩压;心室舒张时,动脉压下降,当降至最低时,为舒张压;收缩压与舒张压的差值称为脉压差;一个心动周期中每一瞬间动脉血压的平均值,被称为平均动脉压。但须注意平均动脉压不是收缩压与舒张压之和的一半,而是更接近于舒张压。

(3)正常值:正常人血压会受多方面因素的影响。WHO 将血压分为"理想血压""正常血压""正常高压"等(表 14-3)。血压的数值可随年龄、性别及其他生理情况而变化。年龄增高,动脉血压逐年增高,收缩压的升高比舒张压的升高明显。男性比女性高,女性在更年期以后有明显的升高。体力劳动或情绪激动时血压可暂时升高。

表 14-3　血压水平的定义和分类(WHO/ISH)

类别	收缩压/mmHg	舒张压/mmHg
理想血压	<120	<80
正常血压	<130	<85
正常高压	130~139	85~99
1 级高血压("轻度")	140~159	90~99
亚组:临界高血压	140~149	90~94
2 级高血压("中度")	160~179	100~109
3 级高血压("重度")	≥180	≥110
单纯收缩性高血压	≥140	<90
亚组:临界收缩期高血压	140~149	<90

注:当收缩压和舒张压分属于不同分级时,以较高的级别作为标准。(1 kPa=7.5 mmHg)

(4)动脉压波形:正常血压波形可分为二相,即收缩相和舒张相。收缩相是指主动脉瓣开放和快速射血到主动脉时所形成的波形,此动脉波形为急剧上升至顶峰,随后血流经主动脉到周围动脉,压力下降,主动脉瓣关闭,在动脉波下降支斜坡上出现切迹,称为重搏切迹。舒张相是从主动脉瓣关闭直至下一次收缩开始。动脉压波形逐渐下降至基线。舒张相最低点是舒张压。

2.监测方法与原理

目前,临床常用的监测血压方法有两大类。一类是无创测量法,即指袖带式自动间接动脉血压监测。其原理来自于传统的人工听诊气袖法,所不同的是在判别收缩压和舒张压时是通过检测气带内气压的搏动实现的。另一类是有创测量法,即指在动脉内置管进行动脉血压连续监测的直接动脉血压监测法,其原理是使用一般的弹簧压表,但仅能测出平均动脉压,而使用电子压力换能器监测仪,则可测出动脉收缩压、舒张压,还可测得压力波形,且记录一次心动周期的压力波形的变化。两类监测血压法各有其优点和不足。直接动脉压监测的主要优点是如下。

(1)可连续监测收缩压、舒张压和平均动脉压,并将其数值及波形实时显示在监护仪荧光屏上,及时准确地反映患者血压动态变化。

(2)有助于根据动脉血压的变化判断体内血容量、心肌收缩力、外周阻力以及有无心包填塞等病情变化。

(3)可以弥补由于袖带监测血压而导致血压测不出或测量不准确的弊端,直接反映动脉血压的实际水平。

(4)可通过动脉置管采集各种动脉血标本,以免除因反复动脉穿刺给患者带来的痛苦。无创血压监测法操作较有创监测法安全、简单、易于操作,可直接避免有创监测时置管所出现的血栓形成或感染等危险。一般来说,在危重症患者的急救过程中多采用有创监测法,但随病情缓解应尽早改为无创监测法,以减少各种并发症的发生。

3.影响因素

影响动脉血压的因素很多,如每搏输出量、心率、外周阻力、动脉管壁的弹性及循环血量等。这些因素相互关联、相互影响,如心率影响心室充盈和每搏输出量的某些变化,心排血量的改变必伴有血流速度和外周阻力的变化。另外,神经体液因素调节下的心排血量的变化往往会引起外周阻力的变化。临床实际中,遇到具体情况,必须结合患者的血流动力学指标的改变,综合各种因素全面分析和判断。

4.临床意义

动脉血压是衡量机体生理功能的一项重要指标,无论动脉血压过低或过高都可对机体各脏器功能的相对稳定产生十分不利的影响。通过对动脉血压的监测可推算其他心血管参数,如每搏输出量、心肌收缩力、全身循环阻力等。观察血压波形还可对患者的循环状况进行粗略估计。波形高尖见于高血压、动脉硬化及应用升压药和增强心肌收缩力的药物。波形低钝见于低心排综合征、低血压休克和心律失常以及药物影响等情况。

5.护理

无创血压监测法的护理较为简单,按常规血压测量法护理要求进行。下面重点对有创血压监测方法的护理加以论述。

(1)保持测压管通畅,防止血栓形成:①定时监测血压通畅情况,随时注意通路、连接管等各个环节是否折曲、受压,定时冲洗管路。②保持三通管正确的方向,测量时开通三通管,并以肝素盐水持续冲洗测压管。③抽取动脉血后或闭管前必须立即用肝素盐水进行快速正压封管,以防凝血阻管。④管路中如有阻塞,应及时抽出血凝块,切勿将血块推入,以防发生动脉血栓形成。⑤在病情平稳后应及时考虑拔出置管,改为无创血压监测,以防并发症出现。⑥保持各接头连接紧密,防止渗漏。

(2)防止感染:①严格无菌操作,每天消毒穿刺部位,并至少每24小时更换一次透明贴膜。②每次经测压管抽取动脉血标本时,均应以碘酒、乙醇消毒接头处。③各接头及整个管路应保持严格封闭及无菌状态。

(3)防止空气栓塞:在操作过程中,严格控制空气进入管路,防止空气栓塞。

(4)预防并发症:常见并发症可有远端肢体缺血、出血、感染和测压管脱出,具体护理如下。

远端肢体缺血:引起远端肢体缺血的主要原因是血栓形成、血管痉挛及局部长时间包扎过紧等。预防办法:①置管前要判断肢端动脉是否有缺血症状。②穿刺血管时,动作要轻柔稳准,穿刺针选择要粗细得当,避免反复穿刺损伤血管。③固定肢体勿过紧,防止影响血液循环。

局部出血血肿:穿刺后要密切观察局部出血情况,对应用抗凝药或有出血倾向者要增加压迫止血的时间,至少5分钟以上。穿刺局部应用宽胶布加压覆盖,必要时加沙袋压迫止血。如有血液渗出要及时清除,以免影响对再次出血情况的观察。

感染:动脉置管可发生局部或全身感染。一旦发生全身感染多由血源性感染所致,后果严重。因此,置管期间严密观察体温变化,如出现高热、寒战,应及时查找原因;如发现穿刺部位出现红、肿或有分泌物形成,应加强换药,并取分泌物进行细菌培养,以协助诊断,合理选择抗生素。置管期间一旦发生感染应立即拔管,并将测压管末端无菌封闭送做细菌培养。

测压管脱出:置管期间,穿刺针及管路要固定稳妥,防止翻身等操作时将管拉出。对躁动患者要采取好保护措施,必要时将患者手包紧,防止患者不慎将管拔出,一旦发生管路脱出,切忌将管送回,以防感染。

(三)血氧饱和度监护

血氧饱和度(SaO_2)是指血氧含量与血红蛋白完全氧合的氧容量之比。即 $SaO_2=$ 动脉血实际结合氧/动脉血氧结合饱和时含氧量$\times100\%$。临床上常用的 SaO_2 监测仪,是通过无创的红外线探头监测患者指(趾)端小动脉搏动时的氧合血红蛋白的百分数而获得经皮 SaO_2。SaO_2 正常范围为 $94\%\sim100\%$。

1.测定方法

经皮血氧饱和度的探头有两种。一种是指夹式,探头由夹子式构成,一面发射红光,一面接收。适用于成人及儿童。另一种是粘贴式,由两个薄片构成,可分别粘在患者指或趾两侧,适用于新生儿和早产儿,因儿童的指或趾较小且细嫩,用指夹式探头夹不住,即便夹住也容易压伤指或趾。

2.测定原理

(1)分光光度测定法:将红外线探头放置于患者指(趾)端等适当的位置,根据血红蛋白和氧合血红蛋白对光吸收特性不同的特点,利用发光二极管发射出红外光和红外线穿过身体适当部位的性质,用可以穿透血液的红光(波长 660 μm)和红外线(940 μm)分别照射组织(指或趾),并以光敏二极管接受照射后的光信号,为了排除动脉血以外其他组织的影响,只取搏动的信号,经计算机采样分析处理氧合血红蛋白占总血红蛋白的百分数,最终显示在监视器上。但如果无脉搏,则不能进行测量。

(2)容积测定法:正常生理情况下,毛细血管和静脉均无搏动,仅有小动脉有搏动。入射光线通过手指时,在心脏收缩期,手指血容量增多,光吸收量最大;反之,在心脏舒张期,光吸收量最小。因此,光吸收量的变化反映了组织血容量的变化。此种方法只测定搏动性血容量,而不受毛细血管和静脉影响,也与肤色和皮肤张力无关。

3.临床意义

(1)提供低氧血症的监测指标,指导氧疗:监测指尖 SpO_2 方法简单、便捷、安全,通过监测所得的 SpO_2 指标,可以及时发现危重症患者的低氧血症及其程度,指导选择和调节合理氧疗方式,改善低氧血症,避免或减少氧中毒的发生。

(2)提供应用机械通气治疗的依据,指导通气参数的调整:监测能帮助确定危重症患者实施机械通气治疗的时机,并在机械通气过程中,与其他指标相结合,对机械通气选择的通气模式、给氧浓度等参数进行调整,还可为撤机和拔除气道插管提供参考依据。

(3)提供心率监测:有些监护仪在测量血氧饱和度的同时还可以通过其血氧饱和度模块获取心率参数,其原理是通过末梢血管的脉动波计算出心率。此优点保证了心电图受干扰时心率测量的准确性,临床上应用较为方便。

4.影响因素

血氧饱和度的监测结果会受很多因素影响,如患者脉搏的强弱、血红蛋白的质和量、皮肤和指甲状态、患者血流动力学变化等。患者烦躁不安会导致测量结果不准,在使用时应固定好探头,尽量使患者安静,以免报警及不显示结果。因探头为红线及红外线,所以照蓝光的新生儿应将探头覆盖,避免直接照射,损伤探头。严重低血压、休克、体温过低或使用血管活性药物,以及血红蛋白水平较高时均可影响测量结果,应结合患者病情综合判断指标的准确性,防止影响病情的治疗和诊断。在极高的环境光照情况下也会影响测量结果,使用时,应尽量避免。有研究表明,对于那些存在外周血管痉挛或因外界寒冷刺激诱导的外周低灌流时,采取额贴监测血氧饱和度比指尖的监测更有优势。

5.护理

(1)血氧饱和度的监测应排除各种干扰因素,尤其应注意人为因素的干扰,如探头放置位置、吸痰后的影响、肢端的温度等。

(2)要对监测探头进行维护和保养和防止导线断折。

（3）监测时,探头红外线射出面应直对手指(趾)甲床侧,指尖放置深度合适,以防检测结果不准确。

（4）发现监测结果持续下降低于94％时,应及时查找分析原因,排除非病情变化因素后,仍不缓解,应立即采取措施。不宜在测血压侧指尖监测血氧饱和度,以免影响监测结果。

（5）通过血氧饱和度监测结果可以粗略评估动脉血氧分压水平,以便及时判断病情变化,即当 $SaO_2 > 90\%$ 时,相当于 $PaO_2 > 7.98 \text{ kPa}(60 \text{ mmHg})$;当 SaO_2 为 $80\% \sim 90\%$ 时,相当于 PaO_2 $5.32 \sim 7.98 \text{ kPa}(40 \sim 60 \text{ mmHg})$;当 $SaO_2 < 80\%$ 时,相当于 $PaO_2 < 5.32 \text{ kPa}(40 \text{ mmHg})$。

二、特殊监测技术

（一）中心静脉压监护

中心静脉压(CVP)是指右心房、上下腔静脉近右心房处的压力,主要反映右心的前负荷,正常值为$4 \sim 12 \text{ cmH}_2\text{O}$。通过对中心静脉压的变化进行监测,有助于判断体内血容量、静脉回心血量、右心室充盈压或心功能状态,对指导临床静脉补液及利尿药的应用有着极其重要的意义,是重危患者的重要监测指标。

1.测量方法

CVP 测量通常采用开放式测量方法。此法通过颈外静脉、颈内静脉或锁骨下动脉至上腔静脉,或者通过股静脉至下腔静脉,其中上腔静脉较下腔静脉测量准确。测量时,将测压管的一端保持与大气相通的状态。另外,还有一种方法为闭合式测量,即整个测量过程保持闭合状态,不与大气相通,而通过压力传感器与压力监测仪相连接测得。右心漂浮导管也可直接测得中心静脉压。开放式测压的具体要求如下。

（1）物品准备:监护仪、监测 CVP 的测压管件一套、三通管、刻度尺、肝素盐水、延长管及无菌消毒用物。

（2）患者准备:向患者做好解释,以取得配合;取平卧位,上腔静脉测压时要将上肢外展$30° \sim$ $45°$,定位零点为基准点,即平卧时,右心房在腋下的水平投影平面,一般定为平腋中线第 4 肋间处。

（3）监测压力:CVP 监测分连续监测和间断监测。连续测量时需备综合监护仪与中心静脉压测压管一套。间断测量为每次连接测量后取下测压管。CVP 监测有两种方法,一种是间断手动人工测量法,另一种是连续仪器测量方法。具体操作方法如下。

间断手动人工测量方法:①将生理盐水冲入一次性延长管,三通管与接中心静脉置管的输液器相连,排尽管道内气体后备用。②将三通管开向一次性延长管侧,开放一次性延长管远端,保持垂直位,观察延长管内生理盐水下降幅度,当水柱保持不动时,从基点起测量水柱高度,即为中心静脉压测量值。③测量后关闭三通管与延长管的连接,开放输液器端。

连续仪器测量方法:①经锁骨下静脉或颈内静脉将中心静脉导管置入上腔静脉靠近右心房处。②导管末端通过延长管接三通接头,与测压鼓、压力换能器和监护仪相连,三通接头的另一端开口连接输液器。③测压时,使压力换能器与患者的右心房同一水平(平卧位时,平腋中线水平),压力换能器校零。④关闭输液器,使中心静脉导管与压力换能器相通;监护仪上可自动显示压力波形和数值。⑤测压结束时;将压力的换能器端关闭,输液器端与中心静脉导管连通,开始输液。

2.影响因素与临床意义

中心静脉压力来源于 4 种压力成分:①静脉毛细血管压。②右心房充盈压。③作用静脉外壁的压力,即静脉收缩压和张力。④静脉内壁压,即静脉内血容量。

因此,中心静脉压的高低与血容量、静脉张力和右心功能有关。中心静脉压升高,见于右心及全心功能衰竭、房颤、肺栓塞、气道痉挛、输血补液过量、纵隔压迫、张力性气胸、各种慢性肺疾病、心包填塞、血胸、应用血管收缩药物和患者躁动等情况时。中心静脉压下降常见于失血或脱水引起的血容量不足;也可见于周围血管扩张,如应用扩张血管药物及麻醉过深等。机械通气的患者也可影响中心静脉压,但不同的通气模式对 CVP 的影响程度不同。平均气道压越高,对循环的影响越大,两者成正相关。近年来,相关研究已显示 PEEP、PEEP+PSV、SIMV、IPPV 等通气模式对 CVP 影响较大,尤其是在低血容量时影响更为显著。

3.护理

(1)防止测压管阻塞:测压通路需持续静脉滴注生理盐水,或测压后用肝素盐水正压封管。如停止生理连续点滴应定时进行常规封管,每天 3 次。发现测压通路内冲入较多血液,应随时进行再次封管,以防有血凝块阻塞。

(2)保持测压准确性:每次测压前均要重新校对测量零点,因患者可能随时发生体位的变动。测压时,应先排尽测压管中的气泡,防止气体进入静脉造成气栓或影响测量的准确性。测压应在患者平静状态下进行,患者咳嗽、腹胀、烦躁或机械通气应用 PEEP 均可影响测量结果的准确性。因此,如有上述症状,可先给予处理,待平静 10～15 分钟后再行测压。如应用呼吸机治疗时,当测压管中水柱下降至基本静止状态时,可暂时断开气道插管与呼吸机的连接,观察水柱再次静止时,即为静脉压。但对于无自主呼吸的患者要慎重行事。

(3)排除干扰因素:测压过程中,测压管中的液面波动最初可快速下降,当接近静脉压时,水柱液面可随呼吸上下波动,且越来越微弱,下降速度也会越来越缓慢,直到静止不动即为静脉压高度。但须注意此时应首先排除测压管阻塞或不够通畅因素,原因可能为静脉导管堵塞、受压或尖端顶于血管壁或管道漏液等,应给予及时处理,以排除干扰。测压时,应禁止同时输入药物,特别是血管活性药物,防止药液输入快,发生意外。

(4)严格无菌操作:每天消毒穿刺点、更换透明敷贴,每天更换输液管和测压管。测压或换管时必须严格消毒各个连接部位。一旦发现感染征象或排除其他原因的高热不退,应及时拔出导管,并剪下导管近心端 2～3cm,行细菌培养。如穿刺部位出现发红等感染情况,应禁止用透明胶布,改用棉质纱布,以透气、干燥创面,并增加换药次数。

(5)按需测量:测量中心静脉压的频次应随病情而定,切忌过于频繁。测量后准确记录,异常改变要随时报告医师给予处理。

(6)确保机械通气状态下测量数值的准确性:在机械通气过程中,为避免气道压力、循环血容量、通气模式及测量过程脱机等因素对 CVP 的影响,可对机械通气时需测量 CVP 的患者应用回归方程进行计算,所测得的值与患者实际 CVP 无显著差异,且方法安全、简便。但对肺顺应性差的患者,在用此回归方程时所得脱机后的 CVP 值比实际脱机所测的 CVP 稍低。其回归方程:$y=0.98x-1.27$ 和 $y=0.86x-1.33$(y 和 x 分别为脱机前后的 CVP 值),只要将测得的患者上机时的 CVP 代入上述回归方程,即可计算出脱机后的 CVP 值。

(7)妥善固定管道:除静脉穿刺点及管道须用透明胶布固定外,还应在距穿刺点 5 cm 处,加固胶布。固定部位应避免关节及凹陷处。对清醒患者做好解释,取得配合;对躁动患者应给予适当束缚,防止牵拉或误拔导管。在保证测压管道系统密闭及通畅的同时,还应防止管道受压、扭曲,接头松动或脱落。

(二)肺循环血流动力学监护

肺循环指血液由右心室开始,经肺动脉、肺毛细血管、肺静脉,最终到达左心房的循环过程。肺循环血流动力学是研究肺循环的压力、流量、阻力及其他相关问题,是了解肺循环功能的重要方法。许多呼吸系统疾病均直接导致肺循环的异常,因此,监测肺循环功能的变化对呼吸系统疾病的诊治具有十分重要的意义。目前,肺循环血流动力学的监测方法已广泛应用于临床,尤其是应用于危重患者的救治中。

1.肺循环压力测定

肺循环压力的测定技术分为创伤性和无创性两类。前者主要为右心漂浮导管检查技术,后者包括超声法、胸部 X 线检查技术、肺阻抗血流图技术、磁共振成像技术、血气分析、心电图技术等。创伤性技术测定结果虽然准确,但对患者具有一定的损伤,检查所需的费用较为昂贵,检查所用的仪器设备较为复杂,在临床应用也较为局限,且不宜于重复随诊检查,患者多难以接受。无创检查方便、无创伤、价格便宜,适用于多次反复检查,但检查的准确性与有创检查相比不够确切。

目前,肺循环压力测定最直接的检查方法为右心漂浮导管检查测压法。此法被认为是评价各种无创检查性测压法准确性的"金标准"。右心漂浮导管检查除了可获取肺动脉压(PAP)、肺毛细血管楔压(PAWP)、右心房压力(CVP)的参数外,还可进行心排血量的测定,并可采取混合静脉血标本以测定混合静脉血血气指标。检查所用的主要设备与仪器包括右心漂浮导管(Swan-Ganz 导管)或血流引导管(flow-dirted catheter)、压力传感器、生理记录仪、穿刺针、扩张套管等其他无菌手术器材与敷料等。检查时需在严格无菌条件下,经肘前静脉、锁骨下静脉、颈静脉或股静脉穿刺插入漂浮导管进行测定。其原理是通过导管腔内的盐水柱将血管或心腔内压力信号传递到压力换能器上,同步连续示波显示压力曲线及测定的数据,并记录下曲线图形。操作者可以通过压力曲线形态判断导管前端所处的具体位置。

测定肺动脉压力时,应注意以下各点以确保测量的准确性:①先调定零点,然后使换能器上与大气相通的三通口与患者心房呈同一水平,再校正监护仪零点。②挤压注水器冲洗肺动脉管腔,确认其通畅。③将换能器与通向肺动脉管腔相通测得肺动脉压力。④记录呼气末肺动脉压值,但需注意肺动脉压力可能受其他因素的影响,如呼吸和应用机械通气的患者。

有自主呼吸时,吸气相胸腔呈负压,肺动脉压会明显高于呼气相的压力。相反,间歇正压机械通气时,吸气相呈正压,此时的肺动脉压会明显低于呼气相时的压力。因此,无论何种状态,肺动脉压均应以呼气末数值为准。肺动脉嵌顿压的测定与测定肺动脉压的方法基本相似,不同的是要在测定肺动脉压基础上,使导管气囊充气,导管漂入肺毛细血管测得的结果同样应以呼气末时的压力为准。

测量各种压力时,应确保导管气囊嵌顿的满意效果。具体方法:先用 0.01%肝素生理盐水冲洗肺动脉管腔,以排除因血块阻塞造成的假性肺动脉楔压,缓慢充气 1~1.5 mL 至肺动脉波形变化为相当于或低于肺动脉舒张压的细小波形,放气后出现典型肺动脉波形,即为导管气囊嵌顿满意,也是导管的满意位置。如有测不到肺动脉楔压的情况,应考虑可能为导管退出肺动脉或气囊破裂。如需拔出右心漂浮导管时,应先核实气囊确实已放气,再缓慢地将漂浮导管拔出,扩张导管外管后应压迫止血至穿刺部位不再渗血为止。右心漂浮导管持续应用时间过长可出现多种并发症,需要密切观察相关的症状和体征。常见并发症有心律失常、感染、肺栓塞及肺动脉破裂、导管气囊破裂、血栓形成与栓塞、导管在心房或心室内扭曲或打结等,更严重时,可以出现导管折于静脉内,甚至于心搏骤停。

2.心排血量测定

心排血量又称心排血量。它反映整个循环状态,受静脉回流量、外周血管阻力、外周组织需氧量、血容量、体位、呼吸、心率和心肌收缩力的影响。目前,临床上常用 Fick 法(包括直接与间接 Fick 法)和热稀释法(亦为间接 Fick 法),其中后者方法较为简单,应用较为普遍。另外,还有一种方法为心阻抗图,是 20 世纪 60 年代起出现的应用生物电阻抗原理以测定心排血量的技术。此种技术具有无创伤、价廉、检查迅速等优点,已为学术界所重视。

(1)Fick 法测定:心排血量(L/min)=耗氧率(mL/min)/[动脉-混合血静脉血氧含量差(mL/dL)×10]。其中氧耗量可直接测得。动静脉血管含量差测定可分别抽取动脉血和混合静脉血(经右心管抽取),经血气分析仪直接测得。但是由于此法中混合动脉血采集较为困难,因此其在临床上的应用受到限制。

(2)热稀释法:将 0 ℃的冷生理盐水作为指示剂,经 Swan-Ganz 导管注入右心房,随血液进入肺动脉,由温度传感器连续测定流过指示剂在右心房和肺动脉内的温度变化,并记录温度/时间稀释曲线。经心排血量时计算仪描记曲线的面积,按公式算出心排血量,并显示、记录其值。此法的优点是指示剂无害,可多次测量,无须抽血检验,机器可自动计算出结果,且测量时无需穿刺动脉。

(3)心阻抗图:应用生物电阻抗原理,通过测定心动周期中胸腔生物电阻抗的变化,间接推算心搏量(SV),再乘以心率即得心排血量 CO。其公式:$SV = \rho \times (L/Z_0)^2 \times B\text{-}X$ 间期 $\times C$。式中:SV 为心搏量(mL);ρ 为血液电阻率,为常数 135;L 为两电极之间的距离(cm);Z_0 为胸腔基础阻抗(Ω);B-X 间期为心阻抗血流图的微力图上由 B 点至 X 点的时间间期(s);C 为心阻抗血流图的微分图上收缩波的最大波幅(Ω/s)。

影响测定准确性的因素很多。心排血量过低时,心肌等组织与血液间的热交换可使测得值高于实际值。心排血量过高(>10L/min)时测定结果亦不准确。其他如血液温度在呼吸和循环周期中的波动、呼吸不规则、低温液体在进入心室前温度升高等因素均可影响测量结果。在临床实际中,心排血量测定是通过心排血量测定仪计算,能迅速显示数据。

3.护理

导管的正确使用及有效的护理对血流动力学监测数值的准确性具有重要意义。

(1)测量准备。①患者准备:操作前要向患者介绍有关检查的重要性和必要性,消除患者紧张情绪,取得患者配合。体位即要适合监测的需要,又保持患者舒适。尤其是枕头的位置非常重要,其摆放一定要使患者满意。②呼吸道准备:术前尽量清除呼吸道痰液,给予及时的翻身、叩背,刺激咳嗽,必要时给予吸痰。手术当日,给予支气道扩张剂扩张支气道,减轻气道反应性,避免术中咳嗽影响检查结果。

(2)掌握操作要点:护士应熟悉导管的放置和测量操作程序,熟悉导管所在部位的压力及正常值,了解并发症及预防措施。置管时要密切观察屏幕上压力波形及心率和心律的变化。放置导管的位置不一,如肘正中静脉、右锁骨下静脉、股静脉、左锁骨下静脉和右颈内静脉。所有这些穿刺点都有优缺点。穿刺部位一般选择右侧颈内静脉,这是漂浮导管操作的最佳途径,导管可以直达右心房,从皮肤到右心房的距离最短,并发症少,容易成功。而经锁骨下静脉穿刺固定稳妥、便于护理。经股静脉插入导管达右心房的距离较远,经导管感染的机会多。置管前,导管的肺A 腔及右房腔以肝素盐水溶液冲洗,并检查气囊有无漏气。患者取 10°～20°体位,头转向左侧远离穿刺点,要严格执行无菌操作。密切观察心电监测,注意患者的生命体征变化,认真记录,发现异常及时报告处理。通过监视器上典型压力波形的变化就可知导管在心腔中的位置。

导管放置成功后准确记录导管位于穿刺点的刻度,测量时换能器应置于心脏水平,每次测量前应调整到零点,特别是体位变动后更要注意,否则所测压力值不准。重新校对零点,确定侧压部位后再进行测量并记录。

中心静脉导管做输液通路时,不要输入血液制品、清蛋白、脂肪乳液、高渗液体,因其容易堵塞和污染液体。气囊要用气体充气,而不能用液体,因为液体不能压缩,容易对心脏或肺动脉内膜造成损伤。用空气充气时如气囊破裂容易造成空气栓塞。利用漂浮导管进行血流动力学监测是危重症监测室的一个重要监护技术。

(3)避免和及时纠正影响压力测定的因素:检测压力最好选在患者平静呼吸的呼气末,且避免测压时患者产生剧烈咳嗽。如患者接受机械通气治疗,测量肺毛细血管楔压时,必须暂停呼吸机通气,否则测量结果为肺泡内压。测压系统中大气泡未排净,可使测压衰减,压力值偏低。导管检查过程中如有微小的气泡不会引起严重的后果,但进入较多气泡时,则情况较严重,文献报道病死率为50%。防止气泡进入监测系统,发现气泡要用注射器及时抽出。测压系统中有小气泡,压力值偏高。测量时换能器应置于心脏水平,每次测量前应调整零点,特别是体位变动后,要重新校对零点,因此,测压时,应排除上述原因,才能准确评估血流动力学,估计左心功能。总之,当出现问题时,要观察屏幕正上方的提示。

(4)并发症的预防与护理。①测压管道堵塞:管道堵塞时,压力波形消失或波形低钝,用生理盐水500 mL加入3 200 U肝素以3 mL/h的速率泵入测压管内或以2~3 mL/h(4~6 U/mL)间断推注以防止堵塞。留管时间稍长后会出现压力波形低钝、脉压差变小,但冲洗回抽均通畅,考虑为导管顶端有活瓣样的血栓形成所致。护士要注意肺动脉压力值及波形的变化。一旦管腔堵塞,无回血,不宜勉强向里推注。②气囊破裂、空气栓塞:气囊充气最好用CO_2气充,充气速度不宜过快,充气量不超过1.5 mL,气囊充气时间不可过长,一般为10~30个心动周期(10~20秒),获得肺动脉楔压波形后,立即放气。PCWP不能连续监测,最多不超过20秒,监测中要高度警惕导管气囊破裂,如发现导管气囊破裂,应立即抽出气体,做好标记并交班,以免引起气栓。气囊充气测肺楔压是将针筒与导管充气口保持锁定状态,放气时针芯自动回弹,容积与先前充气体积相等,否则说明气囊已破裂,勿再充气测肺楔压,并尽早拔管防止气囊碎片脱落。PCWP测定后要放松气囊并退出部分导管,防止肺栓塞和肺破裂。尽量排尽测压管和压力传感器内的气泡。③血栓形成和肺栓塞:导管留置时间过长使血中的纤维蛋白黏附于导管周围,导管尖端位置过深近于嵌入状态时血流减慢,管腔长时间不冲洗以及休克和低血压患者处于高凝状态等情况,均易形成血栓。血栓形成后出现静脉堵塞症状如上肢水肿、颈部疼痛、静脉扩张。④肺动脉破裂和肺出血:肺动脉破裂和肺出血是最严重的并发症,Paulson等统计19例肺动脉破裂患者,11例发生死亡。肺动脉破裂的发生率占0.2%。常见于气囊充气过快或导管长期压迫肺动脉分支。肺出血临床可表现为突发的咳嗽、咯血、呼吸困难,甚至休克,双肺可闻及水泡音。肺小动脉破裂的症状为胸痛、咯血、气急;发生肺动脉破裂时,病情迅速恶化,应使患肺保持低位(一般为右肺),必要时行纤维支气道镜检查或手术治疗。多见于老年患者,肺动脉高压和心脏瓣膜病。⑤导管扭曲、打结、折断:出现导管扭曲应退出和调换。退管困难时注入冷生理盐水10 mL。打结时可在X线透视下,放松气囊后退出。导管在心内打结多发生于右室,由于导管软、管腔较小,插入过快或用力过大,可使导管扭曲打结;测压时可见导管从右房或右室推进15 cm后仍只记录到右室或肺动脉压,X线片即可证实。此时应将导管退出,重新插入。⑥心律失常:严密监测变化,心律失常以房性和室性早搏最常见,也有束支传导阻滞,测压时导管经三尖瓣入右心室及导管顶端触及室壁时极易诱发室性早搏。如发现室性早搏、阵发性室速要及时报告医师。一般停止前送导管,早搏即可消失,或静脉注射利多卡因控制。测压时要熟练掌握操作技术,减少导管对室壁的刺激。严重的室速、室颤立即报告医师,并及时除颤。⑦缩短置管时间预防感染:留置导管一般在 3～5 天,不超过 7 天为宜,穿刺部位每天消毒后用透明膜覆盖,便于观察有无渗血,保持清洁、干燥,如患者出现高热、寒战等症为感染所致,应立即拔管。感染可发生在局部穿刺点和切口处,也能引起细菌性心内膜炎。怀疑感染的病例应做导管尖端细菌培养,同时应用有效的抗生素。在血流动力学稳定后拔除导管,拔管时须按压穿刺点防止局部出血。

(三)血气监护

血液、气体和酸碱平衡正常是体液内环境稳定、机体赖以健康生存的一个重要方面。

1.血气分析指标

(1)动脉血氧分压(PaO_2):PaO_2 是血液中物理溶解的氧分子所产生的压力。PaO_2 正常范围10.67～13.3 kPa(80～100 mmHg),正常值随年龄增加而下降,PaO_2 的年龄预计值 = [13.75 kPa－年龄(岁)×0.057]±0.53 kPa 或 [13.5 mmHg－年龄(岁)×0.42]±4 mmHg,PaO_2 低于同龄人正常范围下限者,称为低氧血症。PaO_2 降至 8.0 kPa(60 mmHg)以下时,是诊断呼吸衰竭的标准。

(2)动脉血氧饱和度(SaO_2):SaO_2 指血红蛋白实际结合的氧含量与全部血红蛋白能够结合的氧含量比值的百分率。其计算公式:SaO_2 = 氧合血红蛋白/全部血红蛋白×100%,正常范围为 95%～98%。动脉血氧分压与 SaO_2 的关系是氧离曲线。

(3)氧合指数:氧合指数 = PaO_2/FiO_2,正常值为 53.13～66.67 kPa(400～500 mmHg)。ALI 时存在严重肺内分流,PaO_2 降低明显,提示高吸氧浓度并不能提高 PaO_2 或提高 PaO_2 不明显,故氧合指数常<40 kPa(300 mmHg)。

(4)肺泡-动脉血氧分压差[$P(A-a)O_2$]:在正常生理情况下,吸入空气时 $P(A-a)O_2$ 为1.33 kPa(10 mmHg)左右。吸纯氧时 $P(A-a)O_2$ 正常不超过 8 kPa(60 mmHg),ARDS 时 $P(A-a)O_2$ 增大,吸空气时常可增至 6 kPa(50 mmHg);而吸纯氧时 $P(A-a)O_2$ 常可超过13.3 kPa(100 mmHg)。但该指标为计算值,结果仅供临床参考。

(5)肺内分流量(Qs/Qt):正常人可存在小量解剖分流,一般不大于 3%。ARDS 时,由于V/Q严重降低,Qs/Qt 可明显增加,达 10%以上,严重者可高达 20%～30%。

以上 5 个指标常作为临床判断低氧血症的参数。

(6)动脉血二氧化碳分压($PaCO_2$):$PaCO_2$ 是动脉血中物理溶解的 CO_2 分子所产生的压力。正常范围 4.67～6.0 kPa(35～45 mmHg)。测定 $PaCO_2$ 是结合 PaO_2 判断呼吸衰竭的类型与程度,是反映酸碱平衡呼吸因素的唯一指标。当 $PaCO_2$>45 mmHg(6.0 kPa)时,应考虑为呼吸性酸中毒或代谢性碱中毒的呼吸代偿,当 $PaCO_2$<35 mmHg(4.67 kPa)时,应考虑为呼吸性碱中毒或代谢性酸中毒的呼吸代偿。

PaO_2<8.0 kPa(60 mmHg)、$PaCO_2$<6.67 kPa(50 mmHg)或在正常范围,为 I 型呼吸衰竭。

PaO_2<8.0 kPa(60 mmHg)、$PaCO_2$>6.67 kPa(50 mmHg),为 II 型呼吸衰竭。

肺性脑病时,$PaCO_2$ 一般应>9.33 kPa(70 mmHg);当 PaO_2<5.33 kPa(40 mmHg)时,

$PaCO_2$ 在急性病＞8.0 kPa(60 mmHg),慢性病例＞10.67 kPa(80 mmHg),且有明显的临床症状时提示病情严重。

吸氧条件下,计算氧合指数＜300 mmHg(40 kPa),提示呼吸衰竭。

(7)碳酸氢盐(HCO_3^-):HCO_3^-是反映机体酸碱代谢状况的指标。HCO_3^-包括实际碳酸氢盐(AB)和标准碳酸氢盐(SB)。SB 和 AB 的正常范围均为 22～27 mmol/L,平均 24 mmol/L。AB 是指隔离空气的血液标本在实验条件下所测得的血浆 HCO_3^- 值,是反映酸碱平衡代谢因素的指标,当＜22 mmol/L 时,可见于代谢性酸中毒或呼吸性碱中毒代偿;大于 27 mmol/L 时,可见于代谢性碱中毒或呼吸性酸中毒代偿。SB 是指在标准条件下[即 $PaCO_2=40$ mmHg(5.33 kPa)、Hb 完全饱和、温度 37 ℃]测得的 HCO_3^- 值。它是反映酸碱平衡代谢因素的指标。正常情况下,AB=SB;AB↑＞SB↑见于代谢性碱中毒或呼吸性酸中毒代偿;AB↓＜SB↓见于代谢性酸中毒或呼吸性碱中毒代偿。

(8)pH:pH 是表示体液氢离子浓度的指标或酸碱度,由于细胞内和与细胞直接接触的内环境的 pH 测定技术上的困难,故常由血液 pH 测定来间接了解 $pH=1/H^+$,它是反映体液总酸度的指标,受呼吸和代谢因素的影响。正常范围:动脉血为 7.35～7.45;混合静脉血比动脉血低 0.03～0.05。pH＜7.35 为失代偿的酸中毒[呼吸性和/或代谢性],pH＞7.45 为失代偿的碱中毒[呼吸性和/或代谢性]。

(9)缓冲碱(BB):BB 是血液(全血或血浆)中一切具有缓冲作用的碱(负离子)的总和,包括 HCO_3^-、血红蛋白、血浆蛋白和 HPO_4^{2-},正常范围 45～55 mmol/L,平均 50 mmol/L。仅 BB 一项降低时,应考虑为贫血。

(10)剩余碱(BE):BE 是在 38 ℃、$PaCO_2$ 5.33 kPa(40 mmHg)、SaO_2 100％条件下,将血液标本滴定至 pH 7.40 时所消耗酸或碱的量,表示全血或血浆中碱储备增加或减少的情况。正常范围为±3 mmol/L,平均为 0。其正值时表示缓冲碱量增加;负值时表示缓冲碱减少或缺失。

(11)总 CO_2 量(TCO_2):它反映化学结合的 CO_2 量(24 mmol/L)和物理溶解的 O_2 量(1.2 mmol/L)。正常值=24+1.2=25.2 mmol/L。

(12)CO_2-CP:CO_2-CP 是血浆中呈化合状态的 CO_2 量,理论上应与 HCO_3^- 大致相同,但因有 $NaHCO_3$ 等因素干扰,比 HCO_3^- 偏高。

2.酸碱平衡的调节

人的酸碱平衡是由 3 套完整调节系统进行调节的,即缓冲系统、肺和肾的调节。人体正是由于有了这些完善的酸碱平衡调节机制,才确保了机体处于一个稳定的内环境的平衡状态。机体每天产生固定酸 120～160 mmol(60～80 mEq)和挥发酸 15 000 mmol(15 000 mEq),但体液能允许的 H^+ 浓度变动范围很小,正常时 pH 在 7.35～7.45 内波动,以保证人体组织细胞赖以生存的内环境稳定。这正是由于体内有一系列复杂的酸碱平衡调节。

(1)缓冲系统:人体缓冲系统主要有 4 组缓冲对,即碳酸-碳酸氢盐(H_2CO_17-HCO_3^-)、磷酸二氢钠-磷酸氢二钠系统($NaH_2PO_4^-$－NaH_2PO_4)、血浆蛋白系统和血红蛋白系统。这 4 组缓冲对构成了人体对酸碱失衡的第一道防线,它能使强酸变成弱酸,强碱变成弱碱,或变成中性盐。但是,由于缓冲系统容量有限,缓冲系统调节酸碱失衡的作用也是有限的。碳酸-碳酸氢盐是人体中缓冲容量最大的缓冲对,在细胞内外液中起重要作用,占全血缓冲能力的 53％,其中血浆占 35％,红细胞占 18％。磷酸二氢钠-磷酸氢二钠在细胞外液中含量不多,缓冲作用小,只占全血缓冲能力的 3％,主要在肾脏排 H^+ 过程中起较大的作用。血浆蛋白系统主要在血液中起缓冲作用,占全血缓冲能力的 7%,血红蛋白系统可分为氧合血红蛋白缓冲对($HHbO_2$-HbO_2^-)和还原血红蛋白缓冲对(HHb-Hb^-),占全血缓冲能力的 35%。

(2)肺的调节:肺在酸碱平衡中的作用是通过增加或减少肺泡通气量、控制排出 CO_2 量使血浆中 HCO_3^-/H_2CO_3 比值维持在 20∶1 水平。正常情况下,当体内产生酸增加,H^+ 升高,肺代偿性过度通气,CO_2 排出增多,使 pH 维持在正常范围;当体内碱过多时,H^+ 降低,则呼吸浅慢,CO_2 排出减少,使 pH 维持在正常范围。但是当增高>80 mmHg(10.67 kPa)时,呼吸中枢反而受到抑制,这是由呼吸中枢产生 CO_2 麻醉状态而造成的结果。肺脏调节的特点是作用发生快,但调节的范围小,当机体出现代谢性酸碱失衡时,肺在数分钟内即可代偿性增快或减慢呼吸频率或幅度,以增加或减少 CO_2 排出。

(3)肾脏调节:肾脏在酸碱平衡调节中是通过改变排酸或保碱量来发挥作用的。其主要调节方式是排出 H^+ 和重吸收肾小球滤出液中的 HCO_3^-,以维持血浆中 HCO_3^- 浓度在正常范围内,使血浆中的 pH 保持不变。肾脏排 H^+ 保 HCO_3^- 的途径有 3 条,即 HCO_3^- 重吸收、尿液酸化和远端肾小管泌氨与 NH_4^+ 生成。与肺脏的调节方式相比,肾脏的调节酸碱平衡的特点是功能完善但作用缓慢,常需 72 小时才能完成;其次是肾调节酸的能力大于调节碱的能力。

3.血气监护

血气监护是利用血气监护仪,即一种将传感器放置在患者血管内或血管外不伴液体损失的仪器,间断或连续监测 pH、PCO_2、PO_2。目前市售的血气监护仪一般包括传感器显示器、定标器三大部分。血管内与血管外血气监护仪的差别在于血管内血气监护仪的传感器置于动脉导管内的光缆顶端,而血管外血气监护仪的传感器则置于便携式传感器盒内,这标志着血气监护技术的新进展。

总之,无论选择哪种方式进行血气分析或血气监护,护士均需从以下几个方面加强护理。

(1)熟练掌握动脉采血方法或血气监护仪:操作规程(参照生产厂家仪器使用说明)临床上,凡是需要连续观察血气及酸碱变化的患者均可进行血气监护。但要求每天须进行 4~6 次以上者,方可考虑应用血气监护仪进行连续监护。

(2)严格掌握动脉采血或血气监护时机:一般情况下,需在患者平静状态下采集动脉血标本。当患者吸氧或机械通气时,需标明吸入氧浓度、吸氧或机械通气时间、监护仪显示的指尖脉氧值和患者体温。尽量避免在患者剧烈咳嗽、躁动不安,或翻身、叩背、吸痰等强刺激后进行血气分析。

(3)耐心做好解释:动脉采血不同于静脉采血,较为少见,患者易产生恐惧和紧张的心理。操作前护士需向患者详细说明采血意义、方法和注意事项,使患者有充分的心理准备,密切配合,增加一次采血成功率。

(4)避免影响因素。可能影响血气分析结果的常见因素包括:①肝素浓度不当,一般肝素浓度应为 1 000 U/mL。②采血时肝素湿润注射器管壁未排尽,剩余过量可造成 pH 下降和 PO_2 升高。③标本放置过久,可导致 PO_2 和 pH 下降。④未对体温进行校正,pH 与温度成负相关,PCO_2 和 PO_2 与温度成正相关。⑤标本中进入气泡,抽取标本时未排尽标本中的气泡,对低氧血症者影响较大。⑥误抽静脉血,一旦误抽静脉血,须及时发现,正确判断,以免影响医师对检查结果的判定。对上述影响因素,要尽量避免,如选择一次性血气分析专用注射器,标本现抽现送,立即检查。

(杨欣娣)

第七节　神经外科手术的护理

神经外科作为一门独立的学科是在19世纪末神经病学、麻醉术、无菌术发展的基础上诞生的。神经外科是医学中最年轻、最复杂而又发展最快的一门学科。神经外科是外科学的分支,包括颅脑损伤、脑肿瘤、脑血管畸形、脊髓病变。神经外科又可分出颅底外科、脑内镜、功能神经外科等。下面以几个经典神经外科手术为例,介绍手术的护理配合。

一、颅内动脉瘤夹闭术的护理配合

颅内动脉瘤是当今人类致死、致残最常见的脑血管病。颅内动脉瘤是脑动脉上的异常膨出部分,指血管壁上浆果样的或先天性的突起,可能是血管先天性的缺陷或血管壁变性引起,通常发生在脑底动脉环的大血管分叉处。颅内动脉瘤分类:颈内动脉瘤(30%～40%)、前交通动脉瘤(30%)、大脑中动脉瘤(20%)、大脑后动脉瘤(1%)、椎-基底动脉瘤(10%)。颅内动脉瘤夹闭术手术治疗的原则是将动脉瘤排除于血循环之外,使之免于再破裂,同时保持载瘤动脉的通畅,防止发生脑缺血。

(一)主要手术步骤及护理配合

1.手术前准备

手术患者行全身麻醉,手术体位为仰卧位,患侧肩下垫一小枕,头向右倾斜30°～45°,上半身略抬高,脑外科头架固定。双眼涂金霉素眼药膏并用眼贴膜覆盖保护,双耳塞干棉球保护,以免消毒液流入眼和耳内。头部手术皮肤消毒时,应由手术区中心部向四周涂擦,包括头部及前额。消毒范围包括手术切口周围15～20 cm的区域。按照神经外科手术铺巾法建立无菌区域。

2.主要手术步骤

(1)铺巾:按常规皮肤消毒铺巾。

(2)切开头皮:传递22号大圆刀切开皮肤,传递头皮夹,夹住皮肤切口止血。

(3)皮瓣形成:以锐性分离法将皮瓣沿帽状腱膜下游离,并向后翻开皮瓣。

(4)骨瓣形成:传递骨膜剥离器剥离骨膜,暴露颅骨,选择合适的钻孔部位,安装并传递气钻或电钻进行钻孔,并用铣刀铣开骨瓣。

(5)切开硬脑膜:打开硬脑膜前传递腰穿针行脑脊液引流;传递蚊氏钳提夹,11号尖刀切开硬脑膜一小口,传递解剖剪(又称"脑膜剪")扩大切口,圆针0号慕丝线悬吊。

(6)游离载瘤动脉:传递显微弹簧剪刀切开蛛网膜,神经剥离子协助轻轻剥开;传递脑压板,其下垫脑棉牵开并保护脑组织;传递小号显微吸引器、双极电凝暴露肿瘤邻近的血管及神经组织,逐步游离载瘤动脉的近端和远端、瘤颈直至整个瘤体。

(7)确认和夹闭动脉瘤:夹闭动脉瘤,根据情况选择合适长短及角度的动脉瘤夹蘸水后,与施夹钳一同传递。

(8)切口缝合:逐层关闭切口,放置引流,骨瓣覆盖原处并使用连接片和螺钉固定,传递圆针慕丝线依次缝合颞肌筋膜、帽状腱膜,缝合皮下组织,角针慕丝线缝合皮肤。

3.术后处置

为手术患者包扎伤口，戴上弹力帽，注意保护耳郭避免受压。检查受压部位皮肤，固定引流管，护送手术患者入神经外科监护室进行交接。

(二)围术期特殊情况及处理

1.急诊手术的术前准备

接到急诊手术通知单，立即选择安排特别洁净或标准洁净手术室，联系急诊室或者病房做好术前准备，安排人员转运患者(病情危重的手术患者必须由手术医师陪同送至手术室)。

(1)环境准备：手术室温度保持在 23～25 ℃，相对湿度保持在 40%～60%。严格根据手术间面积控制参观人员，1 台手术不得超过 3 名。

(2)特殊器械准备：显微持针器、显微弹簧剪刀、显微枪形镊、各种型号的显微吸引器、神经剥离子、各种型号动脉瘤夹及施夹钳、可调节吸引器、多普勒探头、多普勒血流测定仪。

(3)特殊物品准备：血管缝线、"纤丝速即纱"止血材料和 3% 罂粟碱溶液。

(4)辅助物品准备：准备带有腰穿针留置孔的手术床及两套负压吸引装置。

同时通知手术医师及麻醉医师及时到位，三方进行手术患者安全核查，保证在最短时间内开始手术。

2.腰椎穿刺术手术体位

术前腰穿留置针的操作应在全麻后进行，避免刺激患者诱发动脉瘤的破裂出血。具体配合方法如下(图 14-6)。

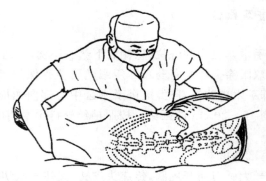

图 14-6 腰椎穿刺术

(1)调整体位：手术患者行全身麻醉后，巡回护士与手术医师、麻醉师一同缓慢地将手术患者翻转呈侧卧位，背齐床沿，头部和两膝尽量向胸部屈膝，腰背部向后弓起，使棘突间的椎间隙变宽，利于腰穿针进入鞘膜囊内，巡回护士站立于手术患者前面，帮助固定体位并保护手术患者以防坠床，配合麻醉师行腰穿。

(2)保护腰穿针头：完成腰穿留置引流后，立即用无菌小纱布保护腰穿针头，胶布固定，避免针芯脱落。

(3)确认腰穿留置针位置：手术医师、麻醉师共同将手术患者向床中央稍稍移动，其中一人用手轻扶腰穿针，巡回护士负责观察、确认腰穿留置针与手术床中央留置孔的位置相吻合后，共同将手术患者安置成仰卧位。

(4)术中监测：地面与手术床上留置孔的相应部位放置药碗(当腰穿针开放时可存取脑脊液)。加强巡视和检查，并按照要求进行相应特殊检查。

3.动脉瘤手术过程中的药物管理

对于手术台上使用的各种药物,巡回护士必须与洗手护士严格核对;无菌台上的术中用药,洗手护士必须加强管理,以防混淆或错用。

(1)药物标识规范:手术台上所有的药物以及盛放药物的容器(包括注射器、药杯、药碗)必须有明确的标识,其上注明药物名称、浓度、剂量。

(2)杜绝混淆:无菌台上第一种药物未做好标识前,不可传递第二种药物至无菌台。

(3)特殊药物的配合:当需解除血管痉挛时,递显微枪形镊夹持含有3‰罂粟碱溶液的小脑棉湿敷载瘤动脉5分钟。

(4)严格区分放置:注射药、静脉输液、消毒液必须严格区分放置,标识清晰。外观相似或读音相近的药物必须严格区分放置。

4.颅内动脉瘤过早破裂

颅内动脉瘤破裂是手术中的危急情况,必须及时、恰当处理,主要方法包括以下几种。

(1)指压法:巡回护士或台下医师协助压迫颈动脉,手术医师在颅内暂时阻断载瘤动脉,制止出血,同时处理颅内动脉瘤。洗手护士传递两只大号吸引器,手术医师迅速清除手术视野内的血液,找到动脉瘤破口,立即用其中一只吸引器对准出血点,迅速游离和处理动脉瘤。

(2)吸引器游离法:洗手护士传递大号显微吸引器,手术医师将动脉瘤吸住后,迅速夹闭瘤颈,该法适用于瘤颈完全游离,如使用不当可引起动脉瘤破口再次扩大。

(3)压迫止血法:洗手护士根据要求传递比破口小的锥形吸收性明胶海绵,手术医师将起头端插入动脉瘤破口处,并传递小型脑棉,在其外覆盖,同时传递小型显微吸引器轻压片刻后,迅速游离动脉瘤。

(4)双极电凝法:仅适用于颅内动脉瘤破口小且边缘整齐的情况下。洗手护士准确快速传递双极电凝镊,手术医师用其夹住出血部位,启动电凝,帮助止血。

5.脑棉的使用和清点

神经外科手术风险大、难度高、手术时间长,脑棉的清点工作是神经外科手术护理的重点和难点,应按照以下方法进行。

(1)术前清点:术前洗手护士应提前洗手,保证充分的时间进行脑棉的清点和整理。由洗手护士和巡回护士两人共同清点脑棉,并记录于手术护理记录单上。清点脑棉时应特别注意,脑棉以10块1包装,每台手术以50块为基数。清点脑棉时需细致谨慎,应及时发现是否存在两块脑棉重叠放置的现象。此外必须检查每一块脑棉的完整性,确认每一块脑棉上带有牵引线。

(2)术中管理:传递脑棉时,需将脑棉平放于示指的指背上或手背上,光面向前,牵引线向后。术中添加脑棉也必须及时清点并记录。添加脑棉时,同样以10块的倍数进行添加。术中严禁手术医师破坏脑棉的形状,如修剪脑棉或撕扯脑棉。巡回护士应及时捡起手术中掉落的脑棉并放至指定位置。

(3)关闭脑膜前清点:必须确认脑棉的数量准确无误方可关闭并记录。关闭脑膜后必须再次确认脑棉的数量准确无误并记录。

二、后颅肿瘤切除手术的护理配合

后颅肿瘤是指小脑幕下的颅后窝肿瘤,常见有小脑、脑桥小脑角区、第四脑室、斜坡、脑干、枕大孔区肿瘤等。经临床和影像学检查证实的后颅肿瘤,除非有严重器质性病变不宜开颅者,一般均应手术治疗,根据手术部位常采用正中线直切口、钩状切口、倒钩形切口。此节以最典型和最常用的枕下正中切口颅后窝开颅术为例说明手术入路及手术配合。

(一)主要手术步骤及护理配合

1.术前准备

手术患者行全身麻醉,手术体位为俯卧位,上半身略抬高,头架固定。双眼涂金霉素眼药膏并用眼贴膜覆盖保护,双耳塞棉花球保护,以免消毒液流入眼和耳内。头部手术皮肤消毒时,应由手术区中心部向四周涂擦。消毒范围要包括手术切口周围15～20 cm 的区域。按照神经外科手术铺巾法建立无菌区域。

2.手术步骤

(1)常规皮肤消毒铺巾。

(2)切开头皮:传递22 号大圆刀切开皮肤,传递头皮夹,夹住皮肤切口止血。

(3)牵开肌层:传递骨膜剥离器分离两侧附着于枕骨的肌肉及肌腱,显露寰椎后结节和枢椎棘突,传递乳突拉钩或梳式拉钩用于牵开肌层。

(4)骨窗形成:传递气钻或电钻在枕骨鳞部钻一孔,并传递鼻甲咬骨钳扩大骨窗,向上至横窦,向下咬开枕骨大孔,必要时咬开寰椎后弓。

(5)切开并悬吊硬脑膜:传递蚊氏钳提夹,11 号尖刀切开硬脑膜一小口,传递解剖剪扩大切口,圆针0 号慕丝线悬吊。

(6)肿瘤切除并止血:传递取瘤钳分块切取肿瘤,传递止血纱布进行止血。

(7)清点脑棉,缝合硬脑膜。

(8)切口缝合:逐层关闭切口,放置引流,严密缝合枕下肌肉、筋膜,缝合皮下组织和皮肤。

3.术后处置

为手术患者包扎伤口,戴上弹力帽,注意保护耳郭,检查受压部位皮肤,固定引流管,护送患者入复苏室进行交接。处理术后器械及物品。

(二)围术期特殊情况及处理

1.小脑肿瘤切除术的术前准备

小脑手术部位深,手术复杂,对护理的配合要求高,因此,手术室护士应尽最大可能做好充分的手术准备。具体包括以下几项。

(1)环境准备:安排入特别洁净或标准洁净手术室,手术室温度保持在23～25 ℃,相对湿度保持在40％～60％。严格根据手术间面积控制参观人员,1 台手术不得超过 3 名。

(2)特殊器械及物品准备:头架、气钻、显微镜、一次性显微镜套、超声刀、吸收性明胶海绵、骨蜡、电刀、"纤丝速即纱"、双极电凝、负压球、医用化学胶水、脑棉、显微弹簧剪、显微枪形剪、枪形息肉钳等。

(3)常规用品准备:术前了解手术患者病情、手术部位,根据手术患者的体型、手术体位等实际情况准备手术所需常规用品。

(4)抢救用品准备:充分估计术中可能发生的意外,提前准备好各种抢救用品。对出血比较多的手术如巨大脑膜瘤等,应事先准备两路吸引器。

2.患者俯卧位的摆放

摆放体位之前,巡回护士应做好充分的准备;将体位垫4～5 个呈三角形放于手术床上,体位垫的大小选择根据手术患者的体型确定,体位垫上的布单应保持平整,无皱褶、无潮湿。

　　手术患者在患者推床上接受全身麻醉后,巡回护士脱去患者衣服,双臂放于身体两旁,用中单加以固定,防止在翻身时肩关节、肘关节扭曲受伤。然后巡回护士与手术医师、麻醉师同时将患者抬起缓慢翻转到手术床上呈俯卧位;注意其中手术医师托住患者颈肩部和腰部,巡回护士托住患者臀部和窝部,麻醉师注意避免气道插管、输液管及导尿管脱落;同时应注意保持头、颈、胸椎在同一水平上旋转。翻转成功后巡回护士根据需要调整体位垫,保证胸腹悬空不受压,四肢处于功能位,全身各个部位得到妥善固定。

　　3.术中观察

　　术中还应巡逻护士要密切观察生命体征的变化,观察四肢有无受压、静脉回流是否畅通等。注意保持静脉通路和导尿管的通畅,特别是应手术需要在手术进行中挪动患者体位或疑似患者体位有变动时必须立即检查。常规状态下每1~2小时观察一次。

　　4.超声刀的连接和使用

　　脑外科专用超声刀设备较为昂贵,使用要求高,手术室护士应正确使用,以确保其发挥最大的效能。

　　(1)超声刀使用流程(图14-7)。

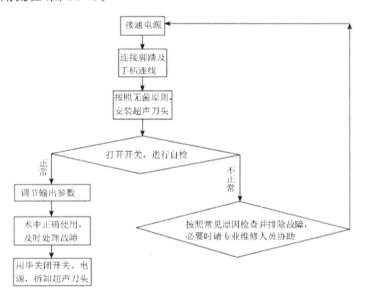

图 14-7　超声刀使用流程

　　(2)脑外科专用超声刀使用前的操作要点包括:①先插上电源,连接踏脚和机器,打开机器开关。检查仪器是否完好。②吸引瓶内采用一次性带止逆阀吸引袋,并连接机器。③洗手护士正确无误地衔接好超声刀手柄电线、吸引管、冲洗管并将三者合一,妥善固定,将其远端传递给辅助护士。巡回护士分别将超声刀插头、吸引管、冲洗管与机器相应插口及冲洗液连接。④巡回护士根据需要调节吸引力、超声频率、冲洗液流量至最合适的范围。

　　(3)脑外科专用超声刀仪使用时的注意事项:①超声刀头置于安全稳妥的地方,刀头不可触及任何物品。②及时擦净超声刀头上的血迹并吸取生理盐水保持吸引头通畅。③当仪器处于工作状态时,手远离转轴。

（4）脑外科专用超声刀使用后的注意事项：①脚踩踏脚开关，用超声刀头吸生理盐水 200 mL 冲洗超声刀头中的管腔，然后关闭电源开关。②超声刀头用湿纱布擦拭干净，禁止放在含酶的消毒液中，应送环氧乙烷灭菌。③收好电源电线、踏脚开关等物件，吸引袋按一次性医疗废弃物处理。④登记使用情况。

5.神经外科手术中显微镜的使用

显微镜是神经外科手术最为常用的仪器设备之一，护士应掌握正确的使用和维护保养方法，从而为患者提供安全的治疗，同时延长物品的使用寿命。

（1）使用前的注意事项：①接通电源，连接视频线至彩色监视器，打开电源开关。②根据手术部位调整好助手镜的位置，打开显微镜开关。检查显微镜的各项功能，如聚焦、调整平衡等。目镜的屈光度数，使图像清晰度与助手镜和监视器一样。③拉直显微镜臂，用无菌显微镜套将显微镜套好。

（2）使用中的注意事项：①洗手护士在手术显微镜下配合手术时，要特别注意显示屏上显示的手术操作及进展，主动与主刀医师配合。②传递器械动作幅度要小，做到轻、稳、准。做到一手递，一手接，保证医师在接后即能用。③传递脑棉时，根据需要将不同大小的脑棉传递到医师的视野内。④做各种操作时绝对不可倚靠及碰撞手术床及显微镜底座，以免影响手术区域及操作。

（3）使用后的注意事项：①关闭手术显微镜光源，打开固定器，将显微镜推离手术区。②将手术显微镜镜臂收起，缩至最短距离，注意保护镜头。③关闭总电源，收好电源线和视频线，将手术显微镜放置原位，固定底座开关。④取下手术显微镜套后，应检查手术显微镜上有无血迹，清洁擦拭干净。⑤按要求在专用登记本上记录显微镜使用状况。

（4）保养的注意事项：①手术显微镜的镜头是整个机器的心脏，非常娇贵，所以每次使用后，要用镜头专用纸清洁镜头，禁用粗糙的物品擦拭，防止出现划痕，影响镜头的清晰程度。②勿用乙醇、乙醚等有机溶剂擦拭镜身，可用软布蘸水擦拭；各个螺丝和旋钮不要拧得过紧或过松。③关闭显微镜时，要先将调节光源旋钮旋至最小，再将光源电源关闭，最后关闭显微镜电源开关，以延长灯泡的使用寿命。④随时记录手术显微镜的使用情况、性能、故障及解决方法。⑤手术显微镜应放置于干净、干燥通风的地方，注意避免碰撞。⑥显微镜通常处于平衡状态，无特殊要求，不要轻易调节。⑦专人负责检查，设专用登记本，每次使用后需登记情况并签名。⑧每 3 个月由专业人员做一次预防性维修和保养，每年进行 1 次安全性检查。

（纪晓东）

第八节　妇产科手术的护理

妇产科是临床医学四大主要学科之一，主要研究女性生殖器官疾病的病因、病理、诊断及防治，妊娠、分娩的生理和病理变化，妇科手术主要包括治疗女性生殖系统的疾病即为妇科疾病，如外阴疾病、阴道疾病、子宫疾病、输卵管疾病、卵巢疾病等；产科包括高危妊娠及难产的预防和诊治，女性生殖内分泌，计划生育及妇女保健等。下面以几个经典的手术为例，介绍手术的护理配合。

一、剖宫产手术的护理配合

剖宫产是指妊娠 28 周后切开腹壁及子宫,取出胎儿及胎盘的手术。剖宫产术式有子宫下段剖宫产(横切口)、子宫体部剖宫产(纵切口)。由于某种原因,绝对不可能从阴道分娩时,如头盆不称、宫缩乏力、胎位异常、瘢痕子宫、胎儿窘迫等,应及时施行剖宫产手术以挽救母婴生命。如果施行选择性剖宫产,子宫缩尚未开始前就已施行手术,可以免去母亲遭受阵痛之苦。剖宫产是一种手术,有相应的危险性,如出血、膀胱损伤、损伤胎儿、宫腔感染、腹壁切开感染等,故施术前必须慎重考虑。

(一)主要手术步骤及护理配合

1.手术前准备

(1)手术患者接入手术室后,护士应在第一时间给予心理护理支持,缓解其紧张情绪及可能因宫缩导致的疼痛。

(2)协助手术患者转移至手术床,并固定扎脚带予以解释,防止坠床意外的发生。

(3)核对缩宫素等子宫兴奋类药物及剖宫产特殊用物,如产包、婴儿吸痰管等是否携带齐全。

(4)手术患者取侧卧位行腰麻即蛛网膜下腔麻醉或持续硬膜外腔阻滞麻醉,手术室护士站于患者身前,防止其坠床的同时,指导其正确放置麻醉体位。麻醉完毕起效后,患者改体位为仰卧位,巡回护士置导尿管并固定。

(5)手术切口周围皮肤消毒范围:上至剑突、下至大腿上 1/3,两侧至腋中线。按照腹部正中切口手术铺巾法建立无菌区域。

2.主要手术步骤

(1)经下腹横切口开腹:传递 22 号大圆刀切开皮肤及皮下组织,传递中弯血管钳、组织剪剪开筋膜,钝性分离腹直肌,遇有血管应避开或用慕丝线做结扎。

(2)暴露子宫下段:传递解剖剪剪开腹膜,同时传递长平镊,配合剪开一小口,然后术者将左手中指或示指伸入切口,在左手的引导下剪开腹膜至适当长度;传递双头腹腔拉钩牵开,暴露子宫。

(3)切开子宫:传递新的一把 22 号大圆刀,于子宫下段切开一小口,递中弯血管钳刺破胎膜,吸引器吸净羊水,钝性撕开或传递子宫剪剪开切口 10～12 cm。

(4)娩出胎儿:移除切口周围的金属器械及电刀,防止意外损伤娩出的胎儿。手术医师一人手压宫底,一人手伸入宫腔将胎儿娩出。如胎儿过大无法娩出时,传递产钳协助娩出胎儿(图 14-8)。

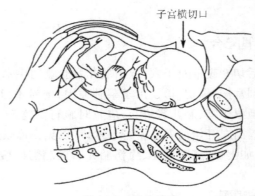

图 14-8 胎儿娩出

（5）胎儿脐带处理：传递中弯血管钳 2 把依次钳夹脐带，传递组织剪剪断，同时传递组织钳夹闭子宫壁静脉窦。

（6）胎盘娩出：传递抽配有 20 单位缩宫素的 10 mL 注射针筒，注射于子宫壁肌层；娩出胎盘，传递弯盘接取；传递纱垫清理宫腔。将置有胎盘的弯盘放于无菌桌，防止污染，以备手术医师检查胎盘的完整性。

（7）缝合子宫：子宫进行两层缝合，传递可吸收缝线，第一次全层连续缝合，第二次缝合浆膜肌层包埋缝合。

（8）缝合切口：首先缝合腹膜，间断缝合筋膜及肌肉，间断缝合皮下组织，最后用皮内缝线缝皮肤，缝皮肤时要将创缘内翻，否则会影响创口愈合，使疗程延长。

3.术后处置

术后注意保护患者的隐私，更换潮湿的床单位，同时做好保暖工作。待手术患者情况稳定后，送入病房，对未使用的子宫兴奋类药物进行交接。

（二）围术期中特殊情况及处理

1.防止子宫切口污染

胎儿如术前发生宫内窘迫，则会由于缺氧引起迷走神经兴奋，肠蠕动亢进，肛门括约肌松弛，导致娩出时会有胎粪排出。因此在切开子宫、吸净羊水、暴露胎儿后，洗手护士应准备一块无菌大布垫给手术医师备用，在胎儿娩出前将布垫覆盖胎儿臀部，防止胎粪排出污染。如术中怀疑有手术器械、纱布或无菌巾沾染到胎粪应立即更换，并更换手套，防止发生切口污染。

2.手术区域无菌和干燥的保持方法

巡回护士在术前物品准备时要检查负压吸引器的负压状况，保证吸引器正常工作。手术医师准备切开子宫时，巡回护士再次查看吸引器的连接是否良好，洗手护士查看负压吸引是否正常，如吸引器出现故障，应立即告知医师，暂缓切开子宫，并马上处理故障。切开子宫后，应尽量先将羊水吸净后再娩出胎儿，胎儿娩出时，洗手护士配合将残留的羊水吸净，如手术区域上无菌巾潮湿应加铺无菌巾，保证手术区域无菌和干燥。

3.剖宫产术中大出血

在剖宫产术中，产妇出现头晕，乏力，畏寒等症状时，极有可能是因为术中子宫大量出血所致。巡回护士应及时发现产妇体征，准确配合手术医师处理出血症状，具体步骤如下。

（1）观察手术患者情况：做好心理护理，注意保暖，室温应保持在 26～28 ℃，巡回护士做好各类手术用物如药品、器械、血制品的协调与供给。

（2）按摩子宫、进行热敷：备热盐水纱布（水温 60～70 ℃），覆盖在宫体上，手术医师均匀、有节律地按摩子宫，随时更换热盐水纱布，保持有效热敷。

（3）保持胎盘无菌：洗手护士将胎盘放于无菌手术台的弯盘内，以备医师检查胎盘的完整性。

（4）遵医嘱正确用药：巡回护士备好子宫兴奋药物如缩宫素、卡孕栓等，缩宫素为子宫壁肌层注射或静脉点滴，卡孕栓为舌下含服，巡回护士应指导手术患者正确服用卡孕栓。术中执行口头医嘱时，巡回护士应复述一遍，包括药名、浓度、剂量和用法，确认后执行，执行完后应告知手术医师，以便查看疗效。

（5）及时提供所需手术物品：手术医师迅速缝合子宫切口，恢复子宫的完整性，有利于子宫收缩止血，护士必须积极主动地提供所需物品，保证吸引器的正常使用，吸引瓶满时及时更换。

（6）积极配合抢救：对于难以控制并危及产妇生命的术中大出血，在积极输血，补充血容量同时施行子宫切除术或子宫次全切除术，巡回护士需及时准备各类抢救器械及物品。

（7）评估出血量：巡回护士必须准确评估出血量，及时告知医师。

（8）做好护理记录：认真清点物品，术中添加纱布、器械等须及时清点记录；术中输血应按流程核对并签名，同时记录在手术护理记录单上；术中若有口头医嘱，巡回护士应于术后第一时间要求手术医师补全医嘱。

4.评估手术患者出血量

通常，手术过程中出血量包括负压吸引瓶内的血量及纱布所含血量，吸引瓶内的血量＝吸引瓶内总量－冲洗液量－其他液体量。剖宫产胎儿娩出时，大量的羊水被吸引器吸至吸引瓶内，而术中子宫出血多在胎儿娩出后，因此巡回护士应在胎儿娩出后开始计算负压吸引瓶内液体量。术中计算出血量时，应尽量使用干纱布，纱布所含血量＝使用后纱布的重量－干纱布的重量，重量单位为 g，1 mL 血液约以 1 g 计算。

二、全子宫切除术的护理配合

子宫是女性生殖器中的一个重要器官，其产生月经和孕育胎儿。子宫位于骨盆腔中央，在膀胱与直肠之间，宫腔呈倒置三角形，深约 6 cm，上方两角为"子宫角"，通向输卵管和卵巢。全子宫切除术多用于子宫肌瘤、子宫恶性肿瘤及某些子宫出血和附件病变等。

（一）主要手术步骤及护理配合

1.手术前准备

患者行全身麻醉，取膀胱截石位。切口周围皮肤消毒范围：上至剑突、下至大腿上 1/3，两侧至腋中线。手术铺巾，建立无菌区。

2.主要手术步骤

（1）切口：传递 22 号大圆刀，取下腹正中切口，从脐下至耻骨联合上缘。

（2）暴露子宫：传递两把中弯血管钳夹持宫角，上提子宫。

（3）切断子宫韧带及子宫动静脉：传递中弯血管钳 2 把钳夹，组织剪剪断，常规传递 7 号慕丝线缝扎或结扎子宫阔韧带及圆韧带。

（4）游离子宫体：传递解剖剪，剪开子宫膀胱腹膜反折，传递中弯血管钳 2 把钳夹，主韧带组织剪剪断，7 号慕丝线缝扎。

（5）环切阴道，移除子宫：传递条形纱布围绕子宫颈切口下方，传递 22 号大圆刀片切开阴道前壁，传递组织剪将阴道穹隆剪开，切除子宫。

（6）消毒阴道残端并缝合：递碘伏棉球消毒阴道残端，传递组织钳钳夹阴道边缘，传递可吸收缝线连续缝合阴道残端。

（7）关腹：递生理盐水冲洗盆腔，止血，关腹。

3.术后处置

手术结束巡回护士检查手术患者皮肤，待患者情况稳定后，送入病房，进行交接；处理术后器械及物品。

（二）围术期特殊情况及处理

1.放置截石位

护士在术前协助医师，麻醉师摆放患者体位时，不仅需注意摆放的体位要利于手术区域的充分暴露，同时，也应注意保护患者的隐私及舒适度。具体操作步骤如下。

（1）术前手术患者准备：手术患者平卧于手术床，巡回护士协助脱去长裤，穿上腿套。向手术患者说明由于手术需要需放置截石位，为了保护皮肤及神经、关节，要脱去长裤，穿上腿套。同时护士应注意保护患者的隐私，及时为其盖好被子。

（2）放置搁脚架：在近髋关节平面放置搁脚架，支架高低角度调节关节和腿托倾斜角度调节关节要确保固定。

（3）放置体位：待手术患者麻醉后将其双手交叉放于胸前，注意不要压迫或牵拉输液皮条，麻醉医师保护好患者的头、颈部，固定好气道导管，防止移动时气道插管与氧气道脱离，手术医师站手术患者臀部位置，护士站床尾，一起将手术患者抬起并下移，使骶尾部平于背板下缘；将患者两腿曲髋、膝放在搁脚架上；要求腿托应托在小腿处，大腿与小腿纵轴应成 90°～100°，两腿外展，放置成 60°～90°。

（4）固定：约束带固定两侧膝关节，保持约束带平整，松紧适宜。

（5）铺巾：手术切口在腹部，切口铺巾的方法同腹部手术铺巾，洗手护士依次递 3 块无菌巾，折边朝向手术医师，分别铺盖切口的下方、对方、上方；第四块无菌巾折边朝向自己，铺盖切口同侧，4 把巾钳固定；患者会阴部不进行手术，铺巾时遮盖会阴；然后递中单垫臀下，双脚套无菌脚套，从脚遮盖到腹股沟；再铺整块大孔巾遮盖全身；巡回护士协助套托盘套，将托盘置于患者右膝上方。

2.防止术中感染

子宫残端与外界相通，视为污染区域。因此，洗手护士应配合手术医师做好管理工作，防止污染播散：①在切开阴道前壁前，先递条形纱布给手术医师，将其围绕子宫颈切口下方，以防止阴道分泌物污染创面。②备碘伏（含 0.02％～0.05％聚维酮碘）棉球，待子宫移除后，递给医师消毒宫颈残端。③接触宫颈残端的器械均视为污染器械，包括切开阴道前壁的 22 号大圆刀、剪开阴道穹隆组织剪、钳夹阴道边缘的组织钳及缝合残端的持针器，都必须与无菌器械分开放置、不再使用，但必须妥善放置以备清点。④宫颈残端缝合后，温生理盐水冲洗盆腔，手术医师、洗手护士更换手套，再行关腹。

（纪晓东）

第九节 骨科手术的护理

由于交通意外、工业和建筑业事故、运动损伤的增多及人口老龄化,各种自然灾害等因素,导致高危、复杂的创伤越来越多。如果伤者得不到及时、有效的处理和治疗,将导致患者的终身残疾,甚至死亡,这给患者本人、家庭、社会带来沉重的负担。骨科在解剖学、生物力学和生物材料学研究的基础上,对手术方式、内固定材料不断进行新的尝试;近年来国内外信息、学术交流频繁;同时,高清晰度的 X 线片、CT、MRI 在骨科领域被广泛应用,使得骨科手术技术不断更新、变化、提高。下面介绍两例常见骨科手术的护理配合。

一、髋关节置换手术的护理配合

股骨颈骨折、髋关节脱位、髋臼骨折、股骨头骺滑脱等髋关节骨折的患者中,最常见的并发症为创伤导致的血供中断,导致股骨头缺血性坏死。股骨头缺血性坏死进一步发展,会出现软骨下骨折、股骨头塌陷,最终导致严重的骨性关节炎。患者丧失生活和劳动能力。全髋关节置换术用于治疗股骨头缺血性坏死晚期继发严重的髋关节性关节炎患者,临床取得积极的效果,目前已成为治疗晚期股骨头坏死的标准方法。

(一)主要手术步骤及护理配合

1.手术前准备

手术患者取 90°侧卧位(图 14-9),行全身麻醉或椎管内麻醉。切口周围皮肤消毒范围:上至剑突、下过膝关节,两侧过身体中线。按照髋关节手术铺巾法建立无菌区域。

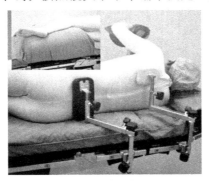

图 14-9 体位摆放

2.手术主要步骤

(1)显露关节囊:髋关节外侧切口(图 14-10),传递 22 号大圆刀切开皮肤,电刀止血,切开臀中肌,臀外侧肌(图 14-11),显露关节囊外侧(图 14-12)。

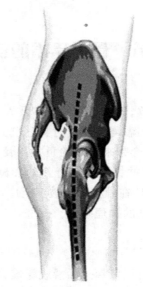

图 14-10　髋关节外侧切口

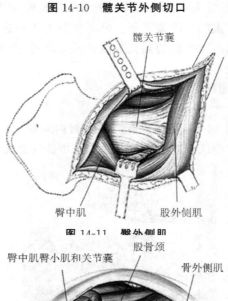

图 14-11　股外侧肌

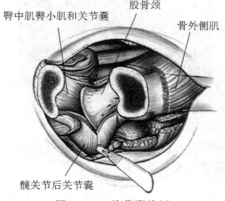

图 14-12　关节囊外侧

（2）打开关节囊（图 14-13）：电刀切开，传递有齿血管钳钳夹，切除关节囊。传递 S 形拉钩和HOMAN 拉钩牵开，充分暴露髋关节并暴露髋臼。

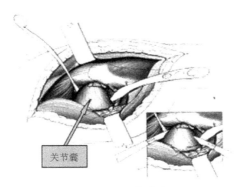

关节囊

图 14-13　关节囊

（3）取出股骨头：股骨颈与大转子移行部用电锯离断股骨颈，用取头器取出股骨头，取下的股骨头用生理盐水纱布包裹保存，以备植骨。

（4）髋臼置换。①削磨髋臼：将合适的髋臼磨与动力钻连接好递与术者，髋臼锉使用顺序为由小到大；削磨髋臼至髋臼壁周围露出健康骨松质为止，冲洗打磨的骨屑并吸引干净，使用蘑菇形吸引可有效防止骨屑堵塞吸引管路。②安装髋臼杯假体：选择与最后一次髋臼锉型号相同的髋臼杯，将髋臼杯安装底盘与螺纹内接杆连接，完成整体相连；将髋臼杯置于已锉好的髋臼中心，用 45°调整角度，将髋臼杯旋入至髋臼杯顶部使其完全接触；关闭髋臼杯底部三个窗口，用打入器将与髋臼杯型号一致的聚乙烯臼衬轻扣入内，并检查臼衬以确保其牢固性。

（5）股骨假体柄置换。①扩髓：内收外旋患肢，用 HOMAN 拉钩暴露股骨近端，用开髓器贴近股骨后方骨皮质开髓；将髓腔锉与滑动锤连接，用滑动锤打入髓腔锉，直至髓腔锉与骨皮质完全接触。在整个扩髓过程中，使用髓腔锉原则为由小到大，逐渐递增地进行使用。②安装假体柄：用轴向打入器将假体试柄打入股骨干髓腔内；安装合适的试头；复位器复位；确定假体柄、假体头的型号后逐一取出假体试头、假体试柄；冲洗髓腔并擦干。③安装假体：将与试柄型号相同的假体打入髓腔（方法同安装试柄、试头），假体进入后进行患肢复位，检查关节紧张度和活动范围。注意在置换陶瓷头的假体时必须使用有塑料垫的打入器，以免打入时损坏陶瓷头。④缝合伤口：缝合伤口前可根据实际情况在关节腔内和深筋膜浅层放引流管；然后对关节囊、肌肉层、皮下组织、皮肤等进行逐层缝合。

3.术后处置

为患者擦净伤口周围血迹并包扎伤口；检查皮肤受压情况，固定引流管，护送患者入复苏室进行交接。处理术后器械及物品。

（二）围术期特殊情况及处理

1.对全髋置换的手术患者进行风险评估

股骨头缺血性坏死的疾病有一个渐进的演变过程，患者大多为高龄老人，又有功能障碍或卧床史，术中可能出现各种并发症，甚至心跳呼吸骤停。所以要对患者进行风险评估，评估重点内容如下：①有无皮肤完整性受损的风险。②有无下肢静脉血栓形成的风险。③有无坠床的风险。④有无假体脱位的风险。

2.防止髋关节手术部位错误

髋关节为人体左右侧对称部位，易发生手术部位错误的事故。故在全髋关节置换手术前必须严格实施手术部位确认，具体措施如下。

（1）手术图谱：术前主刀医师根据影像诊断与患者及其家属共同确认手术部位，并在图谱的相应部位做好标识，让患者及家属再次确认后，在图谱的下方签名。

（2）标识部位：术前谈话时，在手术图谱确认后，主刀医师用记号笔在患者对应侧的手术部位画上标识。

（3）术前核对：巡回护士与主刀医师、麻醉师共同将手术图谱与患者肢体上手术部位标记进行核对，同时，让可以配合的手术患者口述手术部位。任何环节核对时如有不符，先暂停手术，必须核对无误后再行手术。

3.对外来器械进行管理

用于髋关节置换的特殊工具和器械由医疗器械生产厂家提供，不归属于医院，属于外来器械。如果对于外来器械疏于管理，必将造成手术患者术后感染等一系列严重的并发症，这对于手术患者和术者都无疑是"一场灾难"。因此，外来器械送入手术室后，必须严格按照外来器械使用流程进行管理，包括外来器械的准入、接受、清洗、包装、灭菌和取回。每一环节都应严格按照相关流程执行。

4.预防髋关节假体脱位

手术团队人员掌握正确的搬运方法是杜绝意外发生的关键。按常规搬运方法搬运全髋关节置换术后的手术患者，会因为搬运不当造成手术患者的假体脱位。

（1）团队分工：麻醉师负责头部，保证气道插管的通畅；手术医师负责下肢；巡回护士负责维持引流管路，防止滑脱；工勤人员负责平移手术患者至推床。

（2）要求：手术患者身体呈水平位移动，双腿分开同肩宽，双脚外展呈"外八字"。避免搬运时手术患者脚尖相对，造成假体脱位。

二、下肢骨折内固定手术的护理配合

骨折的患者往往有外伤史，详细了解患者受伤的时间、地点、受伤的力点、受伤的方式（如高空坠落、机器碾压、车祸撞击、运动损伤、跌倒等）、直接还是间接致伤、闭合性还是开放性伤口及伤口污染程度等可以协助诊断，对采取合适的治疗方法起着决定性作用。患者无论发生在骨、骨骺板或关节等处的骨折，都包含骨皮质、骨小梁的中断，同时伴有不同程度的骨膜、韧带、肌腱、肌肉、血管、神经、关节囊的损伤。骨折的诊断主要依据病史、损伤的临床表现、特有体征、X线片。在诊断骨折的同时要及时发现多发伤、合并伤等，避免漏诊。

（一）主要手术步骤及护理配合

1.手术前准备

（1）体位与铺单：患者采取全身麻醉，仰卧位，消毒范围为伤侧肢体，一般上下各超过一个关节，按下肢常规铺巾后实施手术。

（2）创面冲洗：为防止感染，必须对创面进行重新冲洗；常规采用以下消毒液体。①0.9％生理盐水：20 000～50 000 mL，冲洗的液体量视创面的洁净度而定，不可使用低渗或高渗的液体冲洗，以免引起创面组织细胞的水肿或脱水。②过氧化氢（H_2O_2）溶液：软组织、肌肉层用 H_2O_2 溶液冲洗，使 H_2O_2 溶液与肌层及软组织充分接触，以杀灭厌氧菌。③灭菌皂液：去除创面上的油污。

（3）使用电动空气止血仪：正确放置气囊袖带，并操作电动空气止血仪，压迫并暂时性阻断肢体血流，达到最大限度制止创面出血并提供清晰无血流的手术视野，同时防止电动空气止血仪使用不当造成手术患者的损伤。

2.主要手术步骤

(1)暴露胫骨干:传递22号大圆刀切开皮肤,电刀切开皮下组织、深筋膜,暴露胫骨干。

(2)骨折端复位:清理骨折端血凝块,暴露外侧骨折端;点式复位钳2把提起骨折处两端,对齐进行骨折端复位。

(3)骨折内固定。①选择器械:备齐钢板固定需要的所有特殊器械。②选择钢板:选择合适钢板,折弯成合适的角度。③固定钢板:斜面骨折处上采用拉力螺钉起固定作用,依次采用钻孔、测深、螺丝钉转孔、上螺丝固定几个步骤。④固定钢板:依相同方法上螺钉固定钢板。⑤缝合伤口:冲洗伤口,放置引流,然后对肌肉层、皮下组织、皮肤等进行逐层缝合。

3.术后处置

为手术患者擦净伤口周围血迹并包扎伤口;检查皮肤受压情况,固定引流管,送回病房并进行交接。处理术后器械及物品。

(二)围术期特殊情况及处理

1.用空气止血仪减少伤口出血

空气止血仪具有良好的止血效能,如伤口依旧出血不止,则应按照上述规定,检查仪器的使用方法是否正确、运转是否正常等。

(1)袖带是否漏气:因为一旦漏气,空气止血仪的压力就会下降,止血仪将肢体浅表的静脉,但深层的动脉未被压迫,这样导致患者手术部位的出血要比不上止血带时更多。此时,应该更换空气止血仪的袖带,重新调节压力、计算时间。

(2)开放性创伤时袖带是否正确使用:开放性创伤的肢体在使用空气止血带前一般不用橡胶弹力驱血带,因此手术开始划皮后切口会有少量出血,这是正常的。为了减少出血,可先抬高肢体,使肢体静脉血回流后再使用空气止血带。

2.术中电钻发生故障的原因

电钻发生故障的原因较多,手术室护士可采取以下方法进行排除,必要时更换电池或电钻,以便手术顺利进行。

(1)电池故障:①电池未及时充电或充电不完全。②电池使用期限已到,未及时更换以至于无法再充电。③电池灭菌方法错误造成电池损坏。

(2)电钻故障:①钻头内的血迹未及时清理,灭菌后形成血凝块,增加电钻做功的阻力,降低钻速。②操作不当,误碰到保险锁扣,电钻停止转动。③电钻与电池的接触不好。

3.有效防止螺旋钻头意外折断

手术医师在使用电钻为固定钢板的螺钉钻孔时,可能会出现螺旋钻头断于患者体内的情况,这不仅会损伤手术患者,也浪费手术器材。为防止此类事件,洗手护士应该做到以下几点。

(1)术前完成钻头的检查:①钻头的锋利程度。②钻头本身是否有裂缝或损坏。③钻头是否发生弯曲变形。

(2)使用套筒:使用钻头钻孔时必须带套筒,防止钻头与手术患者的骨皮质成角而发生断裂。

(3)防止电钻摩擦生热:使用电钻钻孔时,洗手护士应及时注水,以降低钻头与骨摩擦产生的热量,这样既可有效防止钻头断裂,又可降低钻孔处骨的热源性损伤。

(纪晓东)

第十五章

消毒供应中心护理

第一节 回收、分类

一、回收

（一）目的

对重复使用的医疗器械、器具和物品进行集中回收处理，防止污染扩散，减轻临床负担。

（二）操作规程

1.工作人员着装

穿外出服，戴网帽、口罩。

2.回收工具

密闭回收车、密封回收容器或贮物袋，密闭回收车要有污车标记。车上备有手套和快速手消毒液。回收工具存放在标示明确，固定的存放区域。

3.回收

（1）使用科室包括门诊、病区和手术室负责人员，应将重复使用的污染诊疗器械、器具和物品直接放置于密封的容器或贮物袋中，并注明科室、物品名称、数量。

（2）沾染较多血液和污物的器械应在使用科室进行简单冲洗，如手术器械、阴道窥镜、直肠窥镜，来不及处理的采用保湿液保湿并且密封储存。

（3）消毒供应中心回收人员每天定时收回，回收时与使用科室负责人员当面点清已封存好的物品名称、数量，并做好登记，双方签字。在诊疗场所不再对污染的诊疗器械、器具和物品进行拆封清点，以减少对环境的污染。

（4）回收时，污染器械应放在有盖的容器中或使用密封专用车。精密器械应单独放置在容器中运送，防止损坏。

（5）被朊病毒、气性坏疽及突发原因不明的传染病病原体污染的诊疗器械、器具和物品，使用者应用双层黄色胶袋密封，胶袋外标明科室、传染病名称、器具数量，由消毒供应中心单独回收处理。

（6）在回收过程中，应尽量缩短回收时间，防止有机污染物的干涸，降低清洗难度。

（7）保障运输过程中装载物不会发生掉落等意外，任何的撞击对手术器械都会造成一定的伤害，同时也会出现污染的问题。

（8）维护装载物的安全性，任何人不得私自打开/拆开密封容器。也就是说负责运送的操作人员对内装物品不具数量的责任，如容器在运送途中有打开过的迹象，责任就在运送人员，而如果封存完整则问题就出在临床或消毒供应中心两者上。

（9）使用后的医疗废弃物和材料，不得进入消毒供应中心处理或转运。

（10）回收人员将回收污染器械物品通过消毒供应中心污物接收口与接收分类人员交接，无误后整理、清洗、消毒回收工具。

4.回收工具的处理

回收车、容器等用具，每次使用后用消毒液擦拭消毒，清水冲洗后擦干备用。消毒液通常使用含氯消毒剂擦拭消毒。

（三）质量标准

（1）按规定的时间到科室对被污染的、可重复使用的医疗器械器具和物品进行回收。

（2）与科室责任人做好交接登记，包括日期、时间、科室、物品名称、数量，交与接人员同时签全名。

（3）不在科室内清点数目，直接把科室移交的被封存的污染物品放入密封污物车或密封容器中。分类清楚，摆放整齐，运输途中无丢失、拆封、器械坏损。

（4）严格遵守消毒隔离原则，不得污染环境及工作人员，包括消毒供应中心到科室之间途经的场所、通道、电梯、门等，携带快速手消毒液。

（5）做好个人防护，回收人员必须戴口罩、戴手套，不得徒手操作。

（四）注意事项

（1）回收科室物品时，与科室主管人员当面交接，并认真做好每项登记。

（2）采用密封回收方式，不得将污染液体外漏，以防污染环境。

（3）消毒供应中心回收人员将回收的物品送到去污区及时清点数目，发现与登记不符按规定时间与科室联系，要求科室增补或记账赔偿。

二、分类

（一）目的

将回收后的污染器械、器具、物品进行接收清点、检查和分类，保证物品数量准确、结构完整，同时防止器械在清洗过程中被损坏、洗不干净及工作人员被锐器刺伤。

（二）操作规程

（1）工作人员着装：隔离衣、圆帽、口罩、手套、防护鞋。

（2）在消毒供应中心的去污区，回收人员与接收分类人员对回收的诊疗器械、器具和物品进行清点数目、检查其结构的完好性，并做好登记，包括：日期、科室、物品名称、数量、清点人员签字。发现问题立即与相关科室联系。

（3）根据器械物品材质、结构、污染程度、污染物性质、精密程度等进行分类处理。根据器械的材质可分为金属、橡胶、玻璃等，根据形状可分为尖锐器械、单管腔类器械、套管腔类器械、轴节器械、盆、盘、瓶等。各种分类的物品应放置在不同的容器或清洗装置上，注明标记防止混乱。

（4）根据器械、物品的材质、结构、污染程度，选择清洗的方式，如手工清洗、超声清洗机清洗、全自动消毒清洗机清洗。

（5）标有"特殊感染"的器械，按国家规定选择处理方法。

（6）一些专科器械可根据使用科室的要求，进行特别处理。

（三）质量标准

（1）数目清点及时准确，器械、器具、物品结构完好。

（2）分类清晰、摆放整齐。

（3）选择清洗方法正确。

（四）注意事项

（1）做好接收分类前的准备工作。将各类清洗容器、篮筐、清洗架等摆放在分类操作台上或周围，便于分类时物品有序摆放，操作便捷。

（2）尖锐器械摆放方向一致，避免清洗时人员被刺伤。

（3）对缺失、坏损的器械，在与科室及时沟通的同时要与护士长请领补充，以保证器械数量，使无菌物品正常供应。

（4）做好自身防护，严格按要求着装，手套破损时及时更换。

（王爱香）

第二节　清洗、消毒、保养干燥

一、清洗

（一）目的

去除医疗器械、器具、物品上的污物（如微生物、颗粒异物、其他有害污染物），使物品灭菌前其污染量降低到可以接受的水平。

（二）操作规程

根据器械、器具、物品的材质、结构、污染程度、污染物性质、精密程度等选择手工清洗、机械清洗。机械清洗包括自动清洗消毒器清洗和超声清洗机清洗。选择不同的清洗方式遵循相应的工作流程。

1.工作人员着装

戴网帽、口罩、眼罩或面罩，戴手套，穿防水功能的隔离衣或防水围裙及工作鞋。

2.物品准备

（1）清洁剂：碱性清洁剂，PH≥7.5，对各种有机物有较好的去除作用，对金属腐蚀性小，不会加快返锈的现象。中性清洁剂：pH 6.5～7.5，对金属无腐蚀。酸性清洁剂：pH≤6.5，对无机固体粒子有较好的溶解去除作用，对金属物品的腐蚀性小。酶清洁剂：含酶的清洁剂，有较强的去污能力，能快速分解蛋白质等多种有机污染物。根据物品的性质及污染程度，选择适宜的清洁剂。不得使用去污粉。

（2）手工清洗用具：棉签，用于擦拭穿刺针针座内部。不同型号的管腔绒刷，用于管腔器械的刷洗。手握式尼龙刷，用于带轴节、咬齿器械的刷洗。禁止使用钢丝球，以防损坏器械。

（3）除垢除锈剂,用于去除器械上的锈迹或污垢。

3.机械清洗流程

（1）将待清洗器械、物品有序摆放在清洗架上,打开轴节,能拆卸的拆至最小结构,进入清洗机。

（2）检查清洗酶、润滑剂液面是否在吸管口之上,吸引管是否通畅和完好。检查电、蒸汽、自来水压力、蒸馏水制水机工作状况是否满足清洗机工作需要。

（3）根据需要选择清洗程序进行清洗。

（4）清洗过程注意观察机器运行情况并做好记录。如有故障,可根据报警提示原因及时处理。

（5）机械清洗程序。①冲洗:使用流动水去除器械、器具和物品表面污物。②洗涤:使用含有化学清洗剂的清洗用水,去除器械、器具和物品污染物。③漂洗:用流动水冲洗洗涤后器械、器具和物品上的残留物。④终末漂洗:用软水、纯化水或蒸馏水对漂洗后的器械、器具和物品进行最终的处理。

（6）进入消毒程序。

4.手工清洗流程

（1）工作人员洗手戴手套、穿专用鞋、戴圆帽、口罩、防水罩衣、面罩。

（2）将器械分类。

（3）将器械在流动自来水下冲洗。

（4）器械浸泡在规定配比浓度的多酶清洗液中5～10分钟。

（5）各种穿刺针座用棉签处理,有水垢、锈迹的除垢除锈处理。

（6）自来水清洗(管腔用高压水枪冲洗)。

（7）进入消毒程序。

近年来,大量实验证明,物品的清洗质量直接影响灭菌质量,生物膜、有机物污垢均可阻碍灭菌因子的穿透,从而影响灭菌效果,造成医院内感染恶性事件的发生。所以清洗是消毒供应中心工作的一项重要环节。

（三）质量标准

（1）工作人员着装符合要求和分区规定。

（2）环境清洁,地面无杂物、无水迹,垃圾分类处理。

（3）备用物品摆放整齐、保持台面、设备清洁。

（4）正确选择处置方式(机洗/手工清洗)。

（5）清洁剂浓度配制符合要求并做好记录、器械分类浸泡过面。

（6）每批次监测清洗消毒器的物理参数及运转情况并记录。

（7）清洗消毒器维护运转正常、腔体机面无锈迹,清洗程序选择正确。

（8）机洗器械摆放整齐、有轴节器械充分打开。

（9）保证金属类器械表面光亮,齿牙处无血迹、无锈迹、无污渍。

（10）橡胶类干爽,管内壁干净、无血迹。

（11）按要求进行清洗、制水设备的维修、保养并有记录。

（四）注意事项

（1）清洗组应做好个人防护工作,防护用具包括:帽子、面罩、口罩、防水罩袍、防护胶鞋、双层手套。清洗过程中,不慎污水溅入眼睛,立即用洗眼器彻底清洗眼睛,防止感染或化学试剂对眼睛的损伤。

(2)清洗时应保证待清洗器械关节全部打开,以保证清洗效果。

(3)手工清洗时应使用软毛刷,在水面下清洗,以防气溶胶对人体的危害。

(4)当使用自动清洗机时,每层摆放数量应最小化,能拆卸的器械拆卸到最小单位。

(5)管道器械应配合管道刷和气枪、水枪清洗。

(6)超声波清洗器(台式)适用于精密、复杂器械的洗涤。超声清洗时间宜3～5分钟,可根据器械污染情况适当延长清洗时间,不宜超过10分钟。

(7)清洗亚光手术器械禁用除锈除垢剂浸泡,以免破坏器械表面镀层而变色。应用清洗酶浸泡时严格掌握浸泡时间和浓度。

二、消毒

(一)目的

通过物理或化学方法,进一步降低清洗后器械、器具和物品的生物负荷,消除和杀灭致病菌,达到无害化的安全水平

(二)操作规程

清洗后的器械、器具和物品应进行消毒处理。根据器械、器具、物品的材质及消毒后用途,选择消毒方式。消毒可分为物理消毒和化学消毒。物理消毒包括机械热力消毒、煮沸消毒,化学消毒应选择取得卫健委颁发卫生许可批件的安全、低毒、高效的消毒剂。

1.物理消毒

(1)机械热力消毒方法的温度、时间应参照下表的要求。此流程一般经过清洗程序后自动转入消毒程序,无需人工操作,但要密切观察机器运行参数,温度和时间达到表15-1的规定标准。

表 15-1　湿热消毒的温度与时间

温度	消毒时间	温度	消毒时间
90 ℃	≥1 分钟	75 ℃	≥30 分钟
80 ℃	≥10 分钟	70 ℃	≥100 分钟

(2)煮沸消毒,将清洗后清洁的耐湿热的器械、物品放入盛有软水的加热容器中煮沸,有效消毒时间从水沸腾开始计算并保持连续煮沸。在水中加入1%～2%碳酸氢钠,可提高水沸点5 ℃,有灭菌防腐作用。一般在水沸后再煮5～15分钟即可达到消毒目的,可杀死细菌繁殖体、真菌、立克次氏体、螺旋体和病毒。水温100 ℃,时间≥30分钟,即可杀死细菌芽孢达到高水平消毒。

2.化学消毒

(1)按要求着装。

(2)根据选用的化学消毒剂使用说明配制消毒液。消毒供应中心常用的化学消毒剂,一般为高水平消毒剂和中度水平消毒剂。高水平消毒剂包括:2%戊二醛,浸泡20～90分钟,主要用于内窥镜的消毒;0.2%过氧乙酸,浸泡10分钟,或0.08%过氧乙酸,浸泡25分钟,主要用于手工清洗器械的消毒处理。中水平消毒剂包括:500～1 000 ppm(百万分之一)含氯消毒剂,浸泡10～30分钟,主要用于手工清洗器械的消毒;250～500 ppm含氯消毒剂用于擦拭操作台面、车、储物

架等物品消毒。75%乙醇,用于台面、手的消毒。0.5%碘附,用于皮肤损伤时的消毒。2%三效热原灭活剂,浸泡1小时以上,主要用于器械的消毒和去热原。

(3)将清洗达标的器械、物品浸泡在消毒液面以下,记录时间。

(4)浸泡规定的时间后进行自来水彻底冲洗,去离子水再次冲洗后进入干燥程序。

(三)质量标准

(1)消毒后直接使用的诊疗器械、器具和物品,湿热消毒温度应≥90 ℃,时间≥5分钟,或A0值≥3 000;消毒后继续灭菌处理的,其湿热消毒温度应≥90 ℃,时间≥1分钟,或A0值≥600。

(2)在全自动或半自动清洗消毒器工作运行中要密切观察各项参数并有记录,以保证消毒质量。

(3)煮沸消毒每次消毒物品的锅次、器械名称、数量、水沸腾时间、停止煮沸时间有记录。

(4)化学消毒剂配制浓度、浸泡时间有记录,可测试浓度的,将测试结果留档。消毒剂在有效期内使用。

(四)注意事项

严格按照器械、物品的材质要求选择消毒方式。

1.物理消毒

(1)煮沸消毒时,器械、物品浸没在水面以下,煮沸时容器要加盖。

(2)水沸腾开始计时后,中途不增加其他物品。

(3)防止烫伤。

2.化学消毒

(1)配置化学消毒剂时要注意安全防护,戴手套、口罩和眼罩。

(2)正确选择和使用消毒剂,严格按照产品使用说明书配置消毒剂浓度,测试消毒剂浓度达到有效浓度标准时方可使用。

(3)消毒剂现用现配,浸泡消毒时一定要加盖。

(4)使用对金属器械有强腐蚀作用的消毒剂时,按产品要求加放抗腐蚀剂,并严格控制浸泡时间,以免损坏器械。

(5)亚光金属器械禁止使用强腐蚀性消毒剂,以防破坏表面镀层而变色。

三、保养干燥

(一)目的

防止器械表面及轴节腐蚀生锈、藏污纳垢,保证各种灭菌方法的灭菌质量,延长器械的使用寿命。

(二)操作规程

清洗消毒后的器械应及时干燥处理。保养干燥目前也有机械和手工两种方式,如经济条件允许应首选机械保养干燥。消毒后直接使用的物品,应机械干燥,不允许使用手工干燥或自然干燥方法,以防止细菌污染。

1.机械器械保养干燥

保养液应该使用水溶性润滑剂,以利于灭菌因子穿透,保证灭菌效果。其流程如下。

(1)根据选用的水溶性润滑剂的产品使用说明书,调节全自动或半自动清洗消毒器抽吸润滑剂的时间,达到需要的浓度。

（2）根据器械的材质选择适宜的干燥温度，金属类干燥温度 70～90 ℃，需时间为 20～30 分钟；塑胶类干燥温度 65～75 ℃，防止温度过高造成器械变形，材质老化等问题，一般烘干所需时间约需要 40 分钟。

（3）机器根据设定的干燥时间结束程序自动开门。

2.手工器械保养干燥

（1）根据选用的水溶性润滑剂的产品使用说明书配置润滑剂浓度。

（2）将器械浸泡在润滑剂液面以下，浸泡时间遵照产品说明书的要求。

（3）捞出器械，用低纤维絮擦布擦干。穿刺套管针及手术吸引头等管腔器械可用高压气枪或 95％的酒精干燥，软式内窥镜等器械和物品根据厂商说明书和指导手册可用也可选用 95％的酒精处理，保证腔内彻底干燥。

（三）质量标准

（1）器械、物品干燥无水迹。

（2）器械有光泽，无锈迹（润滑剂浓度过低易生锈）。

（3）器械表面无白斑、花纹（出现此现象可能是润滑剂浓度过高或水质不达标所致）。

（4）操作台面用 500 mg/L。含氯消毒剂擦拭 2 次/天。

（5）低纤维絮擦布一用一清洗、消毒、干燥备用。

（四）注意事项

（1）禁止使用石蜡油（液状石蜡）作为润滑剂保养。石蜡油为非水溶性油剂，阻碍水蒸气等灭菌因子的穿透，影响灭菌效果。

（2）消毒后直接使用的器械、物品禁止采用手工干燥处理，以防在擦拭过程中再次污染。

（3）不使用容易脱落棉纤维的棉布类擦布，如纱布等。避免影响器械洁净度，造成微粒污染。

（4）不允许采用自然干燥方法进行器材干燥。

（王爱香）

第三节　检查、制作、包装

一、检查

（一）目的

保证器械物品的清洗、消毒、干燥质量，以及器械物品的功能完好，便于临床科室使用。

（二）操作规程

（1）物品准备：设备设施（应备带光源的放大镜、带光源的包布检查操作台）、棉签、纱布等。

（2）着装：戴圆帽、口罩，穿专用鞋，戴手套。

（3）器械检查：在打开光源的放大镜下逐个查看器械，如刀子、剪子、各种钳子表面、轴节、齿牙是否光亮、洁净，用棉签检查穿刺针座内部是否清洁。用纱布检查管腔器械腔体内部是否洁净,擦拭器械表面是否有油污。

(4)将检查出的有污渍、锈迹的器械进行登记,并由传递窗传回去污区,重新浸泡、去污、除锈、清洗处理,按登记数目及时索要,保证临床供应数目相对恒定。

(5)检查有轴节松动的器械,将轴节螺钉拧紧。穿刺针尖有钩、不锋利的可在磨石上修复。检查剪刀是否锋利,尖部完好。

(6)将不能修复的坏损器械进行登记,交护士长报损并以旧换新。

(7)检查合规的器械进入包装程序。

(8)敷料检查:将各种敷料如包布、手术中单、手术衣等单张放在打开光源的包布检查操作台上检查,检查是否有小的破洞、棉布纱织密度是否均匀、清洁、干燥。检查手术衣带子是否齐全、牢固,袖口松紧是否适度。洗手衣腰带、橡皮带、扣子是否整齐牢固。

(9)将不合规的手术敷料挑拣并登记数量,以备到总务处报损,领取新敷料。护士长补充当天检出的敷料,保证临床和手术室无菌物品的供应。

(10)检查质量合规的敷料进入包装程序。

(三)质量标准

1.日常检查有记录

其意义有二,首先便于器械物品流通时的查找,保证器械物品数量的恒定,满足临床工作需要;其次,为管理者提供数据资料,便于管理者发现问题,保证器械物品清洗、消毒质量,使灭菌合格率达100%。

2.每周定期抽查有记录

记录内容包括:检查时间、检查内容、检查者、责任人、出现的问题、原因分析、整改措施。

3.每月定期总结有记录

记录整月出现问题整改后的效果,对屡次出现而本科室采取积极措施不能解决的问题,报有关职能部门请求帮助解决。

(四)注意事项

(1)有效应用带光源放大镜和操作台,使其保持功能完好。

(2)各项检查记录要翔实,不能流于形式,对工作确实起到督促指导作用,以保证工作质量。

(3)定期进行清洗、消毒等各个环节质量标准的培训学习,对检查中发现的问题及时组织讨论,查找原因,提高消毒供应中心全员的责任心和业务水平。

二、制作

(一)目的

根据临床各个科室的工作特点和需要,制作出不同规格、数量、材质的无菌物品。

(二)操作规程

制作过程是消毒供应中心一项细致而严谨的工作。把好这一关,不但能满足临床工作需要,提高临床科室对消毒供应中心的满意度,而且能降低消耗,避免浪费。需要制作的物品种类繁多,大体可遵循如下原则。

(1)明确物品的用途。

(2)明确物品制作的标准。

(3)物品、原料准备。

(4)制作后、包装前检查核对(此项工作需双人进行)。

(5)放置灭菌检测用品(生物或化学指示物)。

(6)进入包装流程。

(三)质量标准

(1)用物准备齐全,做到省时省力。

(2)物品制作符合制作标准。

(3)器械、物品数量和功能满足临床科室需要。

(4)例行节约原则,无浪费。

(四)注意事项

(1)敷料类、器械包类分室制作,以防棉絮污染。

(2)临床科室的特殊需求,要与科室护士长或使用者充分沟通并得到其认可后制作。

(3)定期随访临床科室使用情况,根据反馈信息及时调整制作方法。

三、包装

(一)目的

需要灭菌的物品,避免灭菌后遭受外界污染,需要进行打包处理。

(二)操作规程

1.包装材料的准备

根据包装工艺和消毒工艺的需要选择包装材料的材质、规格。无菌包装材料包括医用皱纹纸、纸塑包装袋、棉布、医用无纺布等。

(1)医用皱纹纸。有多种规格型号,用于包装各种诊疗器械及小型手术器械,为一次使用包装材料,造价贵,抗拉扯性差。

(2)纸塑包装袋。用于各种器械和敷料的包装,需要封口机封口包装。为一次性使用包装材料,造价贵,对灭菌方式有要求,高温高压蒸汽灭菌的有效期相对低温灭菌短,适用于低温灭菌。

(3)棉布。用于各种器械、敷料的包装。要求其密度在140支纱/每平方英寸以上,为非漂白棉布。初次使用应使用90 ℃水反复去浆洗涤,防止带浆消毒后变硬、变色。严禁使用漂白剂、柔顺剂,防止对棉纱的损伤和化学物品的残留。棉质包布可重复使用,价格低廉,其适用于高温高压蒸汽灭菌,皱褶性、柔顺性强,抗拉扯性强。但需要记录使用次数,每次使用前要检查其质量完好状态。当出现小的破洞、断纱、致密度降低(使用30～50次后)时,其阻菌效果降低,应检出报废。

(4)医用无纺布。用于各种器械、敷料的包装。其皱褶性、柔顺性强,抗拉扯性次于棉布。阻菌性强,适用于高温高压蒸汽灭菌和指定低温灭菌的包装。为一次性使用包装材料,造价贵。

(5)包装材料的规格根据需要包装的物品大小制定。

2.包装

(1)打器械包和敷料包的方法通常采用信封式折叠或包裹式折叠,这样打开外包装平铺在器械台上,形成了一个无菌界面,有利于无菌操作。这种打包方法适用于布类、纸类和无纺布类包装材料。①信封式包装折叠方法:内层包装,将内外双层包布平铺在打包台上,将器械托盘沿包布对角线放置包布中央,将离身体近的一角折向器械托盘,将角尖向上反折,将有侧一角折向器械,角尖向上反折,重复左侧,将对侧一角盖向器械,此角尖端折叠塞入包内,外留置角尖约 5 cm 长度。外层包布的包装方法同内层。用封包胶带粘贴两道封严包裹,在一侧封包胶带上粘贴 5 cm 长带有化学指示剂的胶带。并贴上标有科室、名称、包装者、失效日期的标示卡。②包裹式包装折叠方法:内层包装,将内外双层包布平铺在打包台上,将器械托盘沿包布边缘平行的十字线放置包布中央,将身体近侧一端盖到器械托盘上,向上反折 10 cm,将对侧一端盖到器械托盘上,包裹严密,边缘再向上反折 10 cm,将左有两侧分别折叠包裹严密。外层包布的包装方法同内层。用封包胶带粘贴两道封严包裹,在一侧封包胶带上粘贴 5 cm 长带有化学指示剂的胶带。并贴上标有科室、名称、包装者、失效日期的标示卡。

(2)用包装袋包装的物品,应根据所包装物品的大小选择不同规格的包装袋,剪所需要的长度,装好物品,尖锐物品应包裹尖端,以免穿破包装袋。包内放化学指示卡,能透过包装材料看到指示卡变色的包外不再贴化学指示标签。用医用封口机封口。在封口外缘注明科室、名称、包装者、失效日期。

(三)质量标准

(1)包装材料符合要求。有生产许可证、营业执照、卫生检验报告。

(2)物品齐全。

(3)体积、重量不超标。用下排气式压力蒸汽灭菌器灭菌,灭菌包体积不超过 30 cm×30 cm×25 cm,预真空或脉动真空压力灭菌器灭菌,灭菌包体积不超过 30 cm×30 cm×50 cm,敷料包重量不超过 5 kg。金属器械包重量不超过 7 kg。

(4)标示清楚。包外注明无菌包名称、科室、包装者、失效日期。

(5)植入性器械包内中央放置生物灭菌监测指示剂或五类化学指示卡或称爬行卡,其他可放普通化学指示卡以监测灭菌效果。

(6)准确的有效期。布类和医用皱纹纸类包装材料包装的物品有效期为 1 周,其他根据包装材料使用说明而定。

(7)清洁后的物品应在 4 小时内进行灭菌处理。

(8)包布干燥无破洞,一用一清洗。

(9)封口应严密。

(四)注意事项

(1)手术器械应进行双层包装,即包装两次。

(2)手术器械筐或托盘上垫吸水巾。

(3)手术器械码放两层时中间放吸水巾,有利于器械的干燥。

(4)纸塑包装袋封口和压边宽度不少于 6 mm。

(5)新的棉布包装必须彻底洗涤脱浆后使用,否则变硬、变黄呈地图状。每次使用后要清洗。

(6)化学气体低温灭菌应使用一次性包装材料。

(7)等离子气体低温灭菌使用专用的一次性包装材料。

（王爱香）

第四节 灭菌、储存、发放

一、灭菌

(一)目的
通过压力蒸汽或气体等灭菌方法对需要灭菌的物品进行处理,使其达到无菌状态。

(二)操作规程
压力蒸汽灭菌器。

1.灭菌操作前灭菌器的准备

(1)清洁灭菌器体腔,保证排汽口滤网清洁。

(2)检查门框与橡胶垫圈有无损坏、是否平整、门的锁扣是否灵活、有效。

(3)检查压力表、温度表是否在零位。

(4)由灭菌器体腔排汽口倒入 500 mL 水,检查有无阻塞。

(5)检查蒸汽、水源、电源情况及管道有无漏气、漏水情况。打开压缩机电源、水源、蒸汽、压缩机,蒸气压力达到 0.3～0.5 MPa;水源压力 0.15～0.30 MPa;压缩气体压力≥0.4 MPa 等运行条件符合设备要求。

(6)检查与设备相连接的记录或打印装置处于备用状态。

(7)进行灭菌器预热,当夹层压力≥0.2 MPa 时,则表示预热完成。排尽冷凝水,特别是冬天,冷凝水是导致湿包的主要原因。

(8)预真空压力蒸汽灭菌器做 B-D 试验,以测试灭菌器真空系统的有效性,B-D 测试合格后方可使用。

具体操作如下:①待灭菌器预热之后,由消毒员将 B-D 测试包平放于排气孔上方约 10 cm 处,关闭灭菌器门,启动 B-D 运行程序(标准的 B-D 测试程序即 121 ℃、15 分钟或 134 ℃、3.5 分钟)。②B-D 程序运行结束,即在 B-D 测试纸上注明 B-D 测试的日期、灭菌锅编号、测试条件及操作者姓名或工号。③查看 B-D 测试结果:查看 B-D 测试纸变色是否均匀,而非变黑的程度。B-D 测试纸变色均匀则为 B-D 测试成功,即可开始运行灭菌程序;否则 B-D 测试失败,查找失败原因予以处理后,连续进行 3 次 B-D 测试,均合格后方可使用。④B-D 测试资料需留存 3 年以上。

标准 B-D 测试包的制作方法如下:①100％脱脂纯棉布折叠成长 30±2 cm、宽 25±2 cm、高 25～28 cm 大小的布包,将专门的 B-D 测试纸放入布包中心位置;所使用的纯棉布必须一用一清洗。②测试包的重量为 4 kg＋5％(欧洲标准为 7 kg;美国标准为 4 kg)。

标准 B-D 包与一次性 B-D 包的区别如下:①标准 B-D 包需每次打包,费时费力;打包所用材料多次洗涤,洗涤剂的残留,影响到测试的稳定性;受人为因素影响大,打包的松紧程度不同会影响到测试的结果。②一次性 B-D 包使用简便,受人为及环境因素影响小,但成本较高。③模拟 B-D 测试装置,使用简便,包装小,灭菌难度可控,但处于发展阶段。

2.灭菌物品装载

装载前检查灭菌包外标志内容,并注明灭菌器编号、灭菌批次、灭菌日期及失效日期。具体装载要求如下。

（1）装载时应使用专用灭菌架或篮筐装载灭菌物品,物品不可堆放,容器上下均有一定的空间,灭菌包之间间隔距离≥2.5 cm(物品之间至少有足够的空间可以插入伸直的手),以利灭菌介质的穿透,避免空气滞留、液体积聚,避免湿包产生。

（2）灭菌物品不能接触灭菌器的内壁及门,以防吸入冷凝水。

（3）应将同类材质的器械、器具和物品,置于同一批次进行灭菌。若纺织类物品与金属类物品混装时,纺织类物品应放置于灭菌架上层竖放,且装载应比较宽松;金属类则置于灭菌架下层平放;底部无孔的盘、碗、盆等物品应斜放,且开口方向一致;纸袋、纸塑袋亦应斜放。

（4）预真空灭菌器的装载量不得超过柜室容积的 90％,下排气灭菌器的装载量不能超过柜室容积的 80％,同时预真空和脉动真空压力蒸汽灭菌器的装载量亦分别不得小于柜室容积的 10％和 5％,以防止"小装量效应"残留空气影响灭菌效果。

（5）各个储槽的筛孔需完全打开。

（6）易碎物品需轻拿轻放,轻柔操作。

（7）将批量监测随同已装载好的灭菌物品一同推入灭菌器内,批量监测放置在灭菌柜腔内下部、排气孔上方。

3.灭菌器工作运行中

（1）关闭密封门,根据被灭菌物品的性质选择灭菌程序,检查灭菌参数是否正确,启动运行程序。如根据蒸汽供给的压力,判断灭菌所能达到的最高温度,选择采用温度 132～134 ℃,压力 205.8 kPa,灭菌维持时间 4 分钟;或温度 121 ℃,压力 102.9 kPa,灭菌维持时间 20～30 分钟。目前多数灭菌器采用电脑自动控制程序,当温度达不到 132 ℃时自动转入 121 ℃灭菌程序。

（2）灭菌过程中,操作人员必须密切观察设备的运行时仪表和显示屏的压力、温度、时间、运行曲线等物理参数,如有异常,及时处理。

（3）每批次灭菌物品按要求做好登记工作:灭菌日期、灭菌器编号、批次号、装载的主要物品、灭菌程序号、主要运行参数、操作员签名或工号,便于物品的跟踪、追溯。

4.无菌物品卸载

（1）灭菌程序结束后,从灭菌器中拉出灭菌器柜架或容器,放于无菌保持区或交通量小的地方,直至冷却至室温,冷却时间应＞30 分钟,防止湿包产生。

（2）灭菌质量确认。确认每批次的化学批量监测或生物批量监测是否合格;对每个灭菌包进行目测,检查包外的化学指示标签及化学指示胶带是否合格,检查有无湿包现象,湿包或无菌包掉落地上均应视为污染包,污染包应重新进入污染物品处理程序,不得烘烤。

（三）质量标准

（1）物品装载正确:①包与包之间留有空间符合要求。②各种材质物品摆放位置、方式符合要求。③在灭菌器柜室内物品的摆放符合要求,避免接触门或侧壁,以防湿包。④有筛孔的容器必须把筛孔打开,其开口的平面与水平面垂直。

（2）按《消毒技术规范》要求完成灭菌设备每天检查内容。

（3）灭菌包规格、重量符合标准。装载容量符合要求,容量不能超出限定的最大值和最小值。

（4）灭菌包外应有标志,内容包括物品名称、检查打包者姓名或编号、灭菌器编号、批次号、灭菌日期和失效日期。

（5）每天灭菌前必须进行 B-D 检测,检测结果合格方可使用,B-D 检测图整理存档,保留 3 年。

(6)根据灭菌物品的性能,所能耐受的温度和压力确定灭菌方式。凡能耐受高温、高压的医疗用品采用压力蒸汽灭菌。油剂、粉剂采用干热灭菌。不耐高温的精密仪器、塑料制品等采用低温灭菌。

(7)选择正确的灭菌程序。根据灭菌物品的材质如器械、敷料等选择相应的灭菌程序。

(8)选择正确的灭菌参数,每锅次灭菌的温度、压力、灭菌时间等物理参数有记录。

(9)严格执行灭菌与非灭菌物品分开放置。

(10)每周每台灭菌器进行生物检测1次,结果登记并存档保留3年。

(11)每批次有化学指示卡检测,检测结果有记录并存档保留3年。

(12)植入性器械每批次有生物检测合格后方可发放,急诊手术有五类化学指示卡PCD批量检测合格后可临时发放并做好登记以备召回。

(13)无菌物品合格率达100%。确认灭菌合格后,批量监测物存档并做好登记。

(14)按要求做好设备的维护和保养,并有记录。

(四)注意事项

(1)开放式的储槽不应用于灭菌物品的包装。

(2)严格执行安全操作,消毒员经过培训合格,持证上岗。

(3)排冷凝水阀门开放大小要适当,过大蒸汽大量释放造成浪费,过小冷凝水不能排尽,造成湿包,灭菌失败。

(4)灭菌器运行过程,消毒员不得离开设备,应密切观察各个物理参数和机器运行情况,出现漏气、漏水情况及时解决。

(5)灭菌结束,开门操作时身体避开灭菌器的门,以防热蒸汽烫伤。

(6)待冷却的灭菌架应挂有防烫伤标示牌,卸载时戴防护手套,防止烫伤。

(7)压力蒸汽灭菌器不能用于凡士林等油类和粉剂的灭菌,不能用于液体的灭菌。

二、储存

(一)目的

灭菌物品在适宜的温度、湿度独立空间集中保存,在有效期内保持无菌状态。

(二)操作规程

1.空间要求

无菌物品应存放在消毒供应中心洁净度最高的区域,尽管卫健委对无菌物品存放区未做净化要求,对其空气流向及压强梯度做了明确规定:空气流向由洁到污;无菌物品存放区为洁净区,其气压应保持相对正压。湿度低于70%,温度低于24 ℃。目前有些医院消毒供应中心的无菌物品存放区与消毒间无菌物品出口区域连通,其弊病是造成无菌物品储存区域温度、湿度超标。无菌物品存放间与灭菌间的无菌物品出口区域应设屏障。

2.无菌物品储存架准备

无菌物品的储存架最好选用可移动、各层挡板为镂空的不锈钢架子,优点是根据灭菌日期排序时不用搬动无菌包,直接推动架子,减少对无菌包的触摸次数且省时省力。挡板为镂空式,有利于散热,及时散发无菌包内残留的热量,防止大面积接触金属,蒸汽转化为冷凝水造成湿包现象。

3.无菌物品有序存放

无菌物品品种名称标示醒目且位置固定。根据灭菌时间的先后顺序固定排列,先灭菌的物品先发放,后灭菌的后发放。库存无菌物品基数有备案,每天或每班次物品查对有记录。

4.及时增补

根据临床需要无菌物品情况,及时增补,以保证满足临床使用。

(三)质量标准

(1)进入无菌物品存放区按要求着装。

(2)无菌物品存放区不得有未灭菌或标示不清物品存放。

(3)外购的一次性使用无菌物品,须先去掉外包装方可进入无菌物品存放区。

(4)室内温度保持在 24 ℃以下,湿度在 70%以下。

(5)存放间每月监测一次:空气细菌数≤200 cfu/m³;物体表面数＜5 cfu/cm²;工作人员手细菌数＜5 cfu/cm²;灭菌后物品及一次性无菌医疗器具不得检出任何种类微生物及热原体。

(6)物品存放离地 20～25 cm、离顶 50 cm、离墙 5 cm。

(7)无菌包包装完整,手感干燥,化学指示剂变色均匀,湿包视为污染包应重新清洗灭菌。

(8)无菌包一经拆开,虽未使用应重新包装灭菌,无过期物品存放,物品放置部位标示清楚醒目,并按灭菌日期有序存放,先人先发,后人后发。

(9)凡出无菌室的物品应视为污染,应重新灭菌。

(四)注意事项

环境的温度、湿度达到标准时,使用纺织品材料包装的无菌物品有效期宜为 14 天;未达到环境标准时,有效期宜为 7 天。医用一次性纸袋包装的无菌物品,有效期宜为 1 个月;使用一次性医用皱纹纸、医用无纺布包装的无菌物品,有效期宜为 6 个月;使用一次性纸塑袋包装的无菌物品,有效期宜为 6 个月。硬质容器包装的无菌物品,有效期宜为 6 个月。

三、发放

(一)目的

根据临床需要,将无菌物品安全、及时运送到使用科室。

(二)操作规程

(1)与临床科室联系,确定各科室需要的无菌物品名称、数量。并记录在无菌物品下送登记本上。根据本院工作量进行分组,按省时省力的原则分配各组负责的科室。

(2)准备下送工具。无菌物品下送工具应根据工作量采用封闭的下送车或封闭的整理箱等。下送工具每天进行有效消毒处理,并存放在固定的清洁区域内。

(3)于无菌物品发放窗口领取并清点下送无菌物品。

(4)发放车上应备有下送物品登记本,科室意见反馈本。与科室负责治疗室工作人员认真交接,并在物品登记本上双方签字。定期征求科室意见,并将科室意见反馈给护士长。

(三)质量标准

(1)运送工具定点存放标示清楚。

(2)无菌物品下送车或容器不得接触污染物品,污车、洁车严格区分,并分别定点放置。每次使用后彻底清洗、消毒、擦干备用。

(3)严格查对无菌物品的名称、数量、灭菌日期、失效期、包装的完整性、灭菌合格标示及使用科室。

(4)物品数目登记完善准确;下发物品账目清楚。

(5)及时准确将消毒物品送到临床科室。

(6)对科室意见有记录，并有相应整改措施和评价。

(四)注意事项

发放无菌物品剩余物品不得返同无菌物品存放区，按污染物品重新处理。

（王爱香）

第五节　微波消毒

波长为 0.001～1.00 m，频率为 300～300 000 MHz 的电磁波称为微波。物质吸收微波能所产生的热效应可用于加热，在加热、干燥和食品加工中，人们发现微波具有杀菌的效能，于是又被逐渐用于消毒和灭菌领域。近年来，微波消毒技术发展很快，在医院和卫生防疫消毒中已有较广泛的应用。

一、微波的发生及特性

微波是一种波长短而频率较高的电磁波。磁控管产生微波的原理是使电子在相互垂直的电场和磁场中运动，激发高频振荡而产生微波。磁控管的功率可以做得很大，能量由谐振腔直接引出，而无须再经过放大。现代磁控管一般分为两类：一类是产生脉冲微波的磁控管，其最大输出功率峰值可达 10 000 kW，另一类是产生连续微波的磁控管，如微波干扰及医学上使用的磁控管，其最大输出功率峰值可达 10 kW。用于消毒的微波的频率为 2450 MHz 及 915 MHz，由磁控管发生，能使物品发热，热使微生物死亡。微波频率高、功率大，使物体发热时，内外同时发热且不需传导，故所需时间短，微波消毒的主要特点如下。

(一)作用快速

微波对生物体的作用就是电磁波能量转换的过程，速度极快，可在 10^{-9} 秒之内完成，加热快速、均匀，热力穿透只需几秒至数分钟，不需要空气与其他介质的传导。用于快速杀菌时是其他因子无法比拟的。

(二)对微生物没有选择性

微波对生物体的作用快速而且不具选择性，所以其杀菌具有广谱性，可以杀灭各种微生物及原虫。

(三)节能

微波的穿透性强，瞬时即可穿透到物体内部，能量损失少，能量转换效率高，便于进行自动化流水线式生产杀菌。

(四)对不同介质的穿透性不同

对有机物、水、陶瓷、玻璃、塑料等穿透性强，而对绝大部分金属则穿透性差，反射较多。

(五)环保、无毒害

微波消毒比较环保、无毒害、无残留物、不污染环境，也不会形成环境高温。还可对包装好的，较厚的或是导热差的物品进行处理。

二、微波消毒的研究与应用

(一)医疗护理器材的消毒与灭菌

微波的消毒灭菌技术是在微波加热干燥的基础上发展而来的,这一技术首先是在食品加工业得到推广应用,随着科技的发展,微波的应用越来越广泛。现在微波除了用于医院和卫生防疫消毒以外,还广泛用于干燥、筛选及物理、化工等行业。但是微波消毒目前仍处于探索研究阶段,许多实验的目的主要是探索微波消毒的作用机制。目前使用较多的有以下几种。

1.微波牙钻消毒器

目前市场上,已有通过国家正式批准生产的牙钻涡轮机头专用微波消毒装置,WBY 型微波牙钻消毒器为产品之一,多年临床使用证明,该消毒器有消毒速度快,效果可靠,不损坏牙钻,操作简单等优点。

2.微波快速灭菌器

型号为 WXD-650A 的微波快速灭菌器是获得国家正式批准的医疗器械微波专用灭菌设备,该设备灭菌快速,5 分钟内可杀灭包括细菌芽孢在内的各种微生物,效果可靠,可重复使用,小型灵活,适用范围广,特别适用于需重复消毒、灭菌的小型手术用品,它可用于金属类、玻璃陶瓷类、塑料橡胶类材料的灭菌。

3.眼科器材的专用消毒器

眼科器械小而精细、要求高、消毒后要求不残留任何有刺激性的物质,目前眼科器械消毒手段不多,越来越多的眼科器械、仿人工替代品、角膜接触镜(又称隐形眼镜)等物品的消毒开始使用微波消毒。

4.口腔科根管消毒

有学者将 WB-200 型电脑微波口腔治疗仪用于口腔急、慢性根尖周炎及牙髓坏死患者根管的治疗,微波消毒组治愈率 95.2%、好转率 3.1%、无效率 1.8%,常规组分别为 90.0%、5.0%、5.0%,统计学处理显示,两者差别显著。

5.微波消毒化验单

用载体定量法将菌片置于单层干布袋和保鲜袋内,用 675W 微波照射 5 分钟,杀菌效果与双层湿布袋基本一致,照射 8 分钟,对前两种袋内的大肠埃希菌、金黄色葡萄球菌、枯草杆菌黑色变种芽孢平均杀灭率均达到 99.73%～99.89%,而双层湿布包达到 100%。周惠联等报道,利用家用微波炉对人工染菌的化验单进行消毒,结果以 10 张为一本,800W 照射 5 分钟,以 50 张为一本,照射 7 分钟,均可完全杀灭大肠埃希菌、金黄色葡萄球菌和铜绿假单胞菌,但不能完全杀灭芽孢;以 50 张为一本,800W 作用 7 分钟可以杀灭细菌繁殖体,但不能杀灭芽孢。

6.微波消毒医用矿物油

医用矿物油类物质及油纱条的灭菌因受其本身特性的影响,仍是医院消毒灭菌的一个难题。常用的干热灭菌和压力蒸汽灭菌都存在一些弊端,而且灭菌效果不理想。采用载体定性杀菌试验方法,观察了微波灭菌器对液状石蜡和凡士林油膏及油纱布条的杀菌效果。结果液状石蜡和凡士林油膏经 650W 微波灭菌器照射 20 分钟和 25 分钟,可全部杀灭嗜热脂肪杆菌芽孢;分别照射 25 分钟和 30 分钟,可全部杀灭枯草杆菌黑色变种芽孢,但对凡士林油纱布条照射 50 分钟,仍不能全部杀灭枯草杆菌黑色变种芽孢,试验证明,微波照射对液状石蜡和凡士林油膏可达到灭菌效果。

（二）食品与餐具的消毒

由于微波消毒快捷、方便、干净、效果可靠，将微波应用于食品与餐具消毒的报道亦较多。将 250 mL 酱油置玻璃烧杯中，经微波照射 10 分钟即达到消毒要求。有学者将细菌总数为 $312×10^6$ CFU/g 的塑料袋装咖喱牛肉置微波炉中照射 40 分钟，菌量减少至 $413×10^2$ CFU/g。市售豆腐皮细菌污染较严重，当用 650 W 功率微波照射 300 g 市售豆腐皮 5 分钟，可使之达到卫生标准。用微波对牛奶进行消毒处理，亦取得了较好的效果。用微波炉加热牛奶至煮沸，可将铜绿假单胞菌、分枝杆菌、脊髓灰质炎病毒等全部杀灭；但白色念珠菌仍有存活。用 700 W 功率微波对餐茶具，如奶瓶、陶瓷碗及竹筷等照射 3 分钟，可将污染的大肠埃希菌全部杀灭，将自然菌杀灭 99.17% 以上；照射 5 分钟，可将 HBsAg 的抗原性破坏。专用于餐具和饮具的 WX-1 微波消毒柜，所用微波频率为 2450 MHz，柜室容积为 480 mm×520 mm×640 mm。用该微波消毒柜，将染有枯草杆菌黑色变种（ATCC9372）芽孢、金黄色葡萄球菌（ATCC6538）、嗜热脂肪杆菌芽孢及短小芽孢杆菌（E601 及 ATCC27142）的菌片放置于成捆的冰糕棍及冰糕包装纸中，经照射 20 分钟，可达到灭菌要求。

（三）衣服的消毒

用不同频率的微波对染有蜡状杆菌（4001 株）芽孢的较大的棉布包（16 cm×32 cm×40 cm）进行消毒，当微波功率为 3 kW 时，杀灭 99.99% 芽孢，2450 MHz 频率微波需照射 8 分钟，而 915 MHz 者则仅需 5 分钟。微波的杀菌作用随需穿透物品厚度的增加而降低。如将蜡状杆菌芽孢菌片置于含水率为 30% 的棉布包的第 6、34 和 61 层，用 2450 MHz 频率（3 kW）微波照射 2 分钟，其杀灭率依次为 99.06%、98.08% 和 91.57%。关于照射时间长短对杀菌效果影响的试验证明，用 2450 MHz 频率（3 kW）微波处理，当照射时间由 1 分钟增加至 2、3、4 分钟时，布包内菌片上的残存芽孢的对数值由 3.8 依次降为 1.4、0.7 和 0。在一定条件下，微波的杀菌效果可随输出功率的增加而提高。当输出功率由 116 kW 增至 216 kW 和 316 kW 时，布包内菌片上的残存蜡状杆菌芽孢的对数值依次为 3.0、1.5 和 0。将蜡状杆菌芽孢菌片置于含水率分别为 0、20%、30%、45% 的棉布包中，用 450 MHz（3 kW）微波照射 2 分钟。结果，残存芽孢数的对数值依次为 3.31、2.39、1.51 和 2.62。该结果表明，当含水率在 30% 左右时最好，至 45% 其杀菌效果反而有所降低。吴少军报道，用家用微波炉，以 650 W 微波照射 8 分钟，可完全杀灭放置于 20 cm×20 cm×20 cm 衣物包（带有少量水分）中的枯草杆菌黑色变种芽孢。丁兰英等报道，用 915 MHz（10 kW）微波照射 3 分钟，可使马鬃上蜡状杆菌芽孢的杀灭率达 100%。

（四）废弃物等的消毒

用传送带连续照射装置对医院内废物，包括动物尸体及组织、生物培养物、棉签，以及患者的血、尿、粪便标本和排泄物等进行微波处理。结果证明，该装置可有效的杀灭废弃物中的病原微生物。为此，他建议在医院内，可用这种装置代替焚烧炉。在德国，污泥的农业使用有专门法规，如培育牧草用的污泥，必须不含致病微生物。传送带式微波处理为杀灭其中病原微生物的方法之一。用微波-高温压力蒸汽处理医疗废物，效果理想。处理流程见图 15-1。

（五）固体培养基的灭菌

金龟子绿僵菌是一种昆虫病原真菌，在农林害虫生物防治中应用广泛。为了大批量培养绿僵菌，其培养基的灭菌工作十分重要。目前常用的灭菌方法是传统的压力蒸汽灭菌法，存在灭菌时间长，不能实现流水作业等缺点。微波灭菌具有灭菌时间短、操作简便及对营养破坏小等特点。

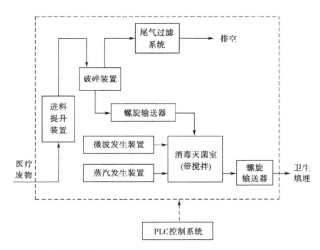

图 15-1　微波高温高压处理医疗废物流程图

为探讨微波对金龟子绿僵菌固体培养基的灭菌效果及其影响因素,用家用微波炉、载体定量法对农业用绿僵菌固体培养基灭菌效果进行了实验室观察,结果随着负载量的增大,杀菌速度降低。负载量为 200 g 以下时,微波处理 3 分钟,全部无菌生长。负载量为 250 g 时,微波照射4 分钟,存活菌数仍达 100 CFU/g,试验证明,随着微波处理时间的延长,灭菌效果增强。以100 g固体培养基加 60 g 水的比例经微波处理效果比较好,灭菌处理 3 分钟均能达到灭菌目的。微波对绿僵菌固体培养基灭菌最佳工艺:100 g 的固体培养基加 60 g 水,浸润 3 小时,在800 W的微波功率处理 3 分钟,可达到灭菌效果。

三、影响微波消毒的因素

(一)输出功率与照射时间
在一定条件下,微波输出功率大,电场强,分子运动加剧,加热速度快,消毒效果就好。

(二)负载量的影响
杨华明以不同重量敷料包为负载,分别在上、中、下层布放枯草杆菌芽孢菌片,经2450 MHz、3 kW照射 13 分钟,结果 4.25～5.25 kg 者,杀灭率为 99.9%;5.5 kg 者,杀灭率为99.5%;6.0 kg 者,杀灭率为 94.9%。

(三)其他因素
包装方法、灭菌材料含湿量、协同剂等因素对微波杀菌效果的影响也是大家所认同的,这些因素在利用微波消毒时应根据现场情况酌情考虑。

四、微波的防护

微波过量照射对人体产生的影响,可以通过个体防护而减轻,并加以利用,因此在使用微波时需要采取的防护措施如下。

(一)微波辐射的吸收和减少微波辐射的泄漏
当调试微波机时,需要安装功率吸收天线,吸收微波能量,使其不向空间发射。设置微波屏障需采用吸收设施,如铺设吸收材料,阻挡微波扩散。做好微波消毒机的密封工作,减少辐射泄漏。

（二）合理配置工作环境

根据微波发射有方向性的特点，工作点应置于辐射强度最小的部位，尽量避免在辐射束的前方进行工作，并在工作地点采取屏蔽措施，工作环境的电磁强度和功率密度，不要超过国家规定的卫生标准，对防护设备应定期检查维修。

（三）个人防护

针对作业人员操作时的环境采取防护措施。可穿戴喷涂金属或金属丝织成的屏障防护服和防护眼镜。对作业人员每隔1～2年进行一次体格检查，重点观察眼晶状体的变化，其次为心血管系统，外周血常规及男性生殖功能，及早发现微波对人体健康危害的征象，只要及时采取有效的措施，作业人员的安全是可以得到保障的。

（王爱香）

第六节　超声波消毒

近20年来，人们一直在努力寻找一种更迅速、更便宜而又能克服高温（饱和蒸汽或干热）消毒灭菌方法和化学消毒法的弱点的消毒方法，超声波消毒就是其中的一种。随着超声波的使用越来越广泛，人们对其安全性产生了担忧。事实上，临床实践证明，即使以超过临床使用数倍的剂量也难以观察到其对人体的损伤，现在普遍认为，强度小于 $20~mW/cm^2$ 的超声波对人体无害，但对大功率超声波照射还是应注意防护。

一、超声波的本质与特性

超声波和声波一样，也是由振动在弹性介质中的传播过程形成的，超声波是一种特殊的声波，它的声振频率超过了正常人听觉的最高限额，达到 20 000 Hz 以上，所以人听不到超声波。

超声波具有声波的一切特性，它可以在固体、液体和气体中传播。超声波在介质中的传播速度除了与温度、压强及媒介的密度等有关外，还与声源的振动频率有关。在媒介中传播时，其强度随传播距离的增长而减弱。超声波也具有光的特性。可发生辐射和衍射等现象，波长越长，其衍射现象越明显。但由于超声波的波长仅有几毫米，所以超声波的衍射现象并不明显。高频超声波也可以聚焦和定向发射，经聚焦而定向发射的超声波的声压和声强可以很大，能贯穿液体或固体。

二、超声波消毒的研究与应用

（一）超声波的单独杀菌效果

用 2.6 kHz 的超声波进行微生物杀灭实验，发现某些细菌对超声波是敏感的，如大肠埃希菌、巨大芽孢杆菌、铜绿假单胞菌等可被超声波完全破坏。此外，超声波还可使烟草花叶病毒、脊髓灰质炎病毒、狂犬病毒、流行性乙型脑炎病毒和天花病毒等失去活性。但超声波对葡萄球菌、链球菌等效力较小，对白喉毒素则完全无作用。

（二）超声波与其他消毒方法的协同作用

虽然超声波对微生物的作用在理论上已获得较为满意的解释。但是，在实际应用上还存在一些问题。例如超声波对水、空气的消毒效果较差,很难达到消毒作用,而要获得具有消毒价值的超声波,必须首先具有高频率、高强度的超声波波源,这样,不仅在经济上费用较大,而且与所得到的实际效果相比是不经济的。因此,人们用超声波与其他消毒方法协同作用的方式,来提高其对微生物的杀灭效果。例如,超声波与紫外线结合,对细菌的杀灭率增加;超声波与热协同,能明显提高对链球菌的杀灭率;超声波与化学消毒剂合用,即声化学消毒,对芽孢的杀灭效果明显增强。

1.超声波与戊二醛的协同消毒作用

据报道,单独使用戊二醛完全杀灭芽孢,要数小时,在一定温度下戊二醛与超声波协同可将杀灭时间缩短为原来的 1/2～1/12。如果事先将菌悬液经超声波处理,则它对戊二醛的抵抗力是一样的。将戊二醛与超声波协同作用,才能提高戊二醛对芽孢的杀灭能力(表 15-2)。

表 15-2 超声波与戊二醛协同杀菌效果

戊二醛含量(%)	温度(℃)	超声波频率(kHz)	完全杀灭芽孢所需时间(分钟)
1	55	无超声波	60
1	55	20	5
2	25	无超声波	180
2	25	250	30

2.超声波与环氧乙烷的协同消毒作用

Boucher 等用频率为 30.4 kHz,强度为 2.3 W/cm² 的连续性超声波与浓度 125 mg/L 的环氧乙烷协同,在 50 ℃恒温,相对湿度 40%的条件下对枯草杆菌芽孢进行消毒,作用 40 分钟可使芽孢的杀灭率超过 99.99%,如果单用超声波时只能使芽孢的菌落数大约减少 50%。因此认为环氧乙烷与超声波协同作用的效果比单独使用环氧乙烷或超声波消毒效果好,而且还认为用上述频率与强度的超声波,在上述的温度与相对湿度的条件下,与环氧乙烷协同消毒是最理想的条件。环氧乙烷与超声波协同消毒在不同药物浓度、不同温度条件及不同作用时间的条件下消毒效果有所不同。环氧乙烷与超声波协同消毒在相同药物浓度、相同温度时,超声波照射时间越长,杀菌率越高;在相同药物浓度、相同照射时间下,温度越高,杀菌率越高;而在相同照射时间、相同温度下,药物浓度越高,杀菌率也越高。

3.超声波与环氧丙烷的协同消毒作用

有报道,在 10 ℃,相对湿度为 40%的条件下,暴露时间为 120 分钟时,不同强度的超声波与环氧丙烷协同消毒的结果不同,在环氧丙烷浓度为 500 mg/L,作用时间为 120 分钟时,用强度为 1.6 W/cm² 的超声波与环氧丙烷协同作用,可完全杀灭细菌芽孢。在相同条件下,单独使用环氧丙烷后,不能完全杀灭。而且,在超声波与环氧丙烷协同消毒时,存活芽孢数是随声强的增加而呈指数下降。

4.超声波与强氧化高电位酸性水协同杀菌

强氧化高电位酸性水是一种无毒无不良气味的杀菌水,技术指标:氧化还原电位(ORP)值 ≥1100 MV,pH≤2.7,有效氯≤60 mg/L。如单独使用超声波处理 10 分钟,对大肠埃希菌杀灭率为 89.9%;单独使用强氧化高电位酸性水作用 30 秒,对大肠埃希菌杀灭率为 100%;超声波与氧化水协同作用 15 秒,杀灭率亦达到 100%。单用超声波处理 10 分钟、单独用强氧化高电位酸性水作用 1.5 分钟,可将悬液内 HBsAg 阳性血清的抗原性完全灭活,两者协同作用仅需 30 秒即可达到完全灭活。

5.超声波与其他消毒液的协同杀菌作用

试验表明,用超声波(10 W/cm²)与多种消毒液对芽孢的杀灭均有协同作用,特别是对一些原来没有杀芽孢作用的消毒剂,如氯己定(洗必泰)、苯扎溴铵(新洁尔灭)、醛醇合剂等,这种协同作用不仅对悬液中的芽孢有效,对浸于液体中的载体表面上的芽孢也有同样效果。超声波可加强过氧化氢的杀菌作用,使其杀芽孢时间从 25 分钟以上缩短到 10～15 分钟。有学者用超声波使过氧化氢形成气溶胶,使之均匀附着在消毒物表面,从而提高消毒效果。

有研究者用超声波与臭氧协同消毒污水,有明显增效作用,可能是因为超声波:①增加臭氧溶解量;②打碎细菌团块和外围有机物;③降低液体表面张力;④促进氧的分散,形成小气泡,增加接触面积;⑤加强氧化还原作用。声化学消毒的主要机制是由于超声波快速而连续性的压缩与松弛作用,使化学消毒剂的分子打破细菌外层屏障,加速化学消毒剂对细菌的渗透,细菌则被进入体内的化学消毒剂的化学反应杀死。超声波本身对这种化学杀菌反应是没有作用的,但它能加速化学消毒剂在菌体内的扩散。在声化学消毒中,超声波的振幅与频率最为重要。

(三)超声波的破碎作用

利用高强度超声波照射菌液,由于液体的对流作用,整个容器中的细菌都能被破碎(图 15-2)。超声波的破碎作用应用于生物研究中,能提高从器官组织或其他生物学基质中分离病毒及其他生物活性物质(如维生素、细菌毒素等)的阳性率。

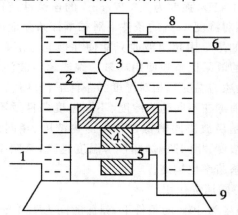

1.冷却水进口;2.冷却水;3.处理容器;4.换能器;5.高频线圈;6.冷却水出口;7.增幅杆;8.固定容器装置;9.电源输入

图 15-2　超声波细胞破碎器结构示意图

三、影响超声波消毒效果的因素

超声波的消毒效果受到多种因素的影响,常见的有超声波的频率、强度、照射时间、媒质的性质、细菌的浓度等。

(一)超声波频率

在一定频率范围内,超声波频率高,能量大,则杀菌效果好,反之,低频率超声波效果较差。但超声波频率太高则不易产生空化作用,杀菌效果反而降低。

（二）超声波的强度

利用高强度超声波处理菌液，由于液体的对流作用，整个容器中的细菌都能被破碎。据报道，当驱动功率为 50 W 时，容器底部的振幅为 10.5 μm，对 50 mL 含有大肠埃希菌的水作用 10~15 分钟后，细菌 100％破碎。驱动功率增加，作用时间减少。

（三）作用时间和菌液浓度

超声波消毒的消毒效果与其作用时间成正比，作用时间越长，消毒效果越好。作用时间相同时，菌液浓度高比浓度低时消毒效果差，但差别不很大。有人用大肠埃希菌试验，发现 30 mL 浓度为 $3×10^6$ CFU/mL 的菌液需作用 40 分钟，若浓度为 $2×10^7$ CFU/mL 则需作用 80 分钟。15 mL 浓度为 $4.5×10^6$ CFU/mL 的菌液只需作用 20 分钟即可杀死。另有人用大肠埃希菌、金黄色葡萄球菌、枯草杆菌、铜绿假单胞菌试验发现，随超声波作用时间的延长，其杀灭率皆明显提高，而且在较低强度的超声波作用下以铜绿假单胞菌提高最快，经统计学处理发现，铜绿假单胞菌、枯草杆菌的杀灭率和超声波作用时间之间的相关系数有统计学意义。

（四）盛装菌液容器

R.Davis 用不锈钢管做容器，管长从 25 cm 不断缩短，内盛 50％酵母菌液 5 mL，用 26 kHz 的超声波作用一定时间，结果发现，细菌破碎的百分数与容器长度有关，在 10~25 cm 之间，出现 2 个波峰和 2 个波谷，两波峰或两波谷间相距约 8 cm。从理论上说盛装容器长度以相当于波长的一半的倍数为最好。

（五）菌液容量

由于超声波在透入媒质的过程中不断将能量传给媒质，自身随着传播距离的增长而逐渐减弱。因此，随着被处理菌悬液的菌液容量的增大，细菌被破坏的百分数降低。R.Davis 用 500 W/cm^2 的超声波对 43.5％的酵母菌液作用 2 分钟，结果发现，容量越大，细菌被破坏的百分数越低。此外被处理菌悬液中出现驻波时，细菌常聚集在波节处，在该处的细菌承受的机械张力不大，破碎率也最低。因此，最好使被处理液中不出现驻波，即被处理菌悬液的深度最好短于超声波在该菌悬液中波长的一半。

（六）媒质

一般微生物被洗去附着的有机物后，对超声波更敏感，另外，钙离子的存在，pH 的降低也能提高其敏感性。

（王爱香）

第七节　紫外线消毒

紫外线（ultraviolet ray，简称 UV）属电磁波辐射，而非电离辐射（图 15-3），根据其波长范围分为 3 个波段：A 波段（波长为 400.0~315.0 nm）、B 波段（315.0~280.0 nm）、C 波段（280.0~100.0 nm），是一种不可见光。杀菌力较强的波段为 280.0~250.0 nm，通常紫外线杀菌灯采用的波长为 253.7 nm，广谱杀菌效果比较明显。

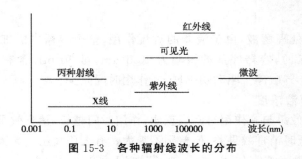

图 15-3　各种辐射线波长的分布

一、紫外线的发生与特性

（一）紫外线的发生

目前用于消毒的紫外线杀菌灯多为低压汞灯，它所产生的紫外线波长 95％为 253.7 nm。用于消毒的紫外线灯分为普通型紫外线灯和低臭氧紫外线灯，低臭氧紫外线灯因能阻挡 184.9 nm 波长的紫外线向外辐射，减少臭氧的产生，因此目前医院多选择低臭氧紫外线灯。

（二）紫外线灯消毒特性

紫外线灯的杀菌特性有以下几点。

（1）杀菌谱广。紫外线可以杀灭各种微生物，包括细菌繁殖体、细菌芽孢、结核杆菌、真菌、病毒和立克次体。

（2）不同微生物对紫外线的抵抗力差异较大，由强到弱依次为真菌孢子＞细菌芽孢＞抗酸杆菌＞病毒＞细菌繁殖体。

（3）穿透力弱。紫外线属于电磁辐射，穿透力极弱，绝大多数物质不能穿透，因此使用受到限制；在空气中可受尘粒与湿度的影响，当空气中含有尘粒 800～900 个/cm³，杀菌效力可降低 20％～30％，相对湿度由 33％增至 56％时，杀菌效能可减少到 1/3。在液体中的穿透力随深度增加而降低，小、中杂质对穿透力的影响更大，溶解的糖类、盐类、有机物都可大大降低紫外线的穿透力。酒类、果汁、蛋清等溶液只需 0.1～0.5 mm 即可阻留 90％以上的紫外线。

（4）杀菌效果与照射剂量有关。杀菌效果直接取决于照射剂量（照射强度和照射时间）。

（5）在不同介质中紫外线杀菌效果不同。

（6）杀灭效果受物体表面因素影响。紫外线大多是用来进行表面消毒的，粗糙的表面不适宜用紫外线消毒，当表面有血迹、痰迹等污染物质时，消毒效果亦不理想。

（7）协同消毒作用。有报道，某些化学物质可与紫外线起协同消毒作用，如紫外线与醇类化合物可产生协同杀菌作用，经乙醇湿润过的紫外线口镜消毒器可将杀芽孢时间由 60 分钟缩短为 30 分钟，污染有 HBsAg 的玻璃片经 3％过氧化氢溶液湿润后，再经紫外线照射 30 分钟即可完全灭活，而紫外线或过氧化氢单独灭活上述芽孢菌都需要 60 分钟左右。

二、紫外线消毒装置

（一）紫外线杀菌灯分类

紫外线灯管根据外形可分为直管、H 型管、U 型管；根据使用目的不同被分别制成高强度紫外线消毒器、紫外线消毒箱、紫外线消毒风筒、移动式紫外线消毒车、便携式紫外线灯等。

(二)杀菌灯装置

1.高强度紫外线灯消毒器

高强度的紫外线灯是专门研制出的 H 型热阴极低压汞紫外线灯,它在距离照射表面很近时,照射强度可达 5 000 μW/cm^2 以上,5 秒内可杀灭物体表面污染的各种细菌、真菌、病毒,对细菌芽孢的杀灭率可达 99.9% 以上,目前国内生产的有 9 W、11 W 等小型 H 型紫外线灯,在 3 cm 的近距离照射,其辐射强度可达到 5 000~12 000 μW/cm^2。该灯具适用于光滑平面物体的快速消毒,如工作台面、桌面及一些大型设备的表面等。刘军等(2005)报道,多功能动态杀菌机内,在常温常湿和有人存在情况下,对自然菌的消除率在 59%~83% 之间,最高可达 86%。

2.紫外线消毒风筒

在有光滑金属内表面的圆桶内安装高强度紫外线灯具,在圆桶一端装上风扇,进入风量为 25~30 m^3/min,开启紫外线灯使室内空气不断经过紫外线照射,不间断地杀灭空气中的微生物,以达到净化空气的目的,适合有人存在的环境消毒。

3.移动式紫外线消毒车

有立式和卧式两种,该车装备有紫外线灯管 2 支、控制开关和移动轮,机动性强。适合于不经常使用或临时需要消毒的表面和空气的消毒。

4.循环风空气净化(洁净)器

现在市场上有很多种类的空气净化器,这些净化器大多由几种消毒因素组合而成,紫外线在其中起着非常重要的杀菌作用,而且还具有能在各种动态场所进行空气消毒的显著特点。某公司生产的 MKG 空气洁净器,就是由过滤器、静电场、紫外线、空气负离子等消毒因素和进、出风系统组成。连续消毒 45 分钟,可使空气中喷染的金黄色葡萄球菌和大肠埃希菌的杀灭率达到 99.90% 以上,对枯草杆菌黑色变种芽孢的杀灭率达到 99.00% 以上。朱伯光等研制了动态空气消毒器(图 15-4),由循环箱体、风机、低臭氧紫外线灯、初效和中效过滤器、程控系统等组成。结果在 60 m^3 房间,静态开启 30 分钟,可使自然菌下降 80%,60 分钟下降 90%,动态环境下可保持空气在 II 类环境水平。但循环风空气消毒器内可能存在未被破坏的细菌,重复使用的消毒器内可能存在定植菌,进而造成空气二次污染。

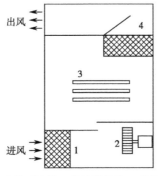

1、4.初、中效过滤器;2.轴流抽风机;3.紫外线灯管

图 15-4 动态空气消毒器结构示意图

5.高臭氧紫外线消毒柜

高臭氧紫外线消毒柜是一种以高臭氧、紫外线为杀菌因子的食具消毒柜。在实验室用载体定量灭活法进行检测,在环境温度 20~25 ℃,相对湿度 50%~70% 的条件下,开机 4 分钟,柜内

紫外线辐射强度为 1400~1600 $\mu W/cm^2$，臭氧浓度 40.0 mg/m^3，消毒作用 60 分钟加上烘干 45 分钟，对玻片上脊髓灰质炎病毒的平均灭活对数值≥4.0。以臭氧和紫外线为杀菌因子的食具消毒柜，工作时臭氧浓度为 53.6 mg/L，紫外线辐照值为 675~819 $\mu W/cm^2$，只消毒或只烘干均达不到消毒效果，只有两者协同作用 90 分钟，才可达到杀灭对数值＞5.0。

三、影响紫外线消毒效果的因素

与紫外线消毒效果有关的因素很多，概括起来可分为两类：影响紫外线辐射强度、照射剂量的因素和微生物方面的因素。

（一）影响紫外线辐射强度和照射剂量的因素

1.电压

紫外线光源的辐射强度明显受到电压的影响，同一个紫外线光源，当电压不足时，辐射强度明显下降。

2.距离

紫外线灯的辐射强度随灯管距离的增加而降低，辐射强度与距离成反比。

3.温度

消毒环境的温度对紫外线消毒效果的影响是通过影响紫外线光源的辐射强度来实现的。一般，紫外线光源在 40 ℃时的辐射强度最强，温度降低时，紫外线的输出减少，温度再高，辐射的紫外线因吸收增多，输出也减少。因此，过高或过低的温度对紫外线的消毒都不利，杀菌试验证明，5~37 ℃范围内，温度对紫外线的杀菌效果影响不大。

4.相对湿度

当进行空气紫外线消毒时，空气的相对湿度对消毒效果有影响，RH 过高时，空气中的水分增多，可以阻挡紫外线，因此用紫外线消毒空气时，要求相对湿度最好在 60％以下。

5.照射时间

紫外线的消毒效果与照射剂量呈指数关系，照射剂量为照射时间和辐照强度的乘积，所以要杀灭率达到一定程度，必须保证足够的照射剂量，在光源达到要求的情况下，可以通过保证足够的时间来达到要求剂量。

6.有机物的保护

有机物对消毒效果有明显影响，当微生物被有机物保护时，需要加大照射剂量，因为有机物可以影响紫外线对微生物的穿透，并且可以吸收紫外线。

7.悬浮物的类型

紫外线是一种低能量的电磁辐射，其能量仅有 6eV，穿透力很弱，空气尘埃能吸收紫外线而降低杀菌率，当空气中含有尘粒 800~900 个/cm^3，杀菌效能可降低 20％~30％。如枯草杆菌芽孢在灰尘中悬浮比在气溶胶中悬浮时，对紫外线照射有更大的抗性。

8.紫外线反射器的使用

为了更有效地对被辐照表面进行消毒，必须使用对波长为 253.7 nm 的紫外线具有高反射的反射罩，反射罩的使用，还可以避免操作者受紫外线的直接照射。

（二）微生物方面的因素

1.微生物的类型

紫外线对细菌、病毒、真菌、芽孢、衣原体等均有杀灭作用，不同微生物对紫外线照射的敏感性不同。细菌芽孢对紫外线的抗性比繁殖体细胞大,革兰氏阴性杆菌最易被紫外线杀死,紧接着依次为葡萄球菌属、链球菌属和细菌芽孢,真菌孢子抗性最强。抗酸杆菌的抗力,较白色葡萄球菌、铜绿假单胞菌、肠炎沙门菌等要强 3~4 个对数级。即使在抗酸杆菌中,不同种类对紫外线的抗性亦不相同。

根据抗力大致可将微生物分为 3 类:高抗性的有真菌孢子、枯草杆菌黑色变种芽孢、耐辐射微球菌等;中度抗性的有鼠伤寒沙门菌、酵母菌等;低抗性的有大肠埃希菌、金黄色葡萄球菌、普通变形杆菌等。

2.微生物的数量

微生物的数量越多,需要产生相同致死作用的紫外线照射剂量也就越大,因此,消毒污染严重的物品需要延长照射时间,加大照射剂量。

四、紫外线消毒应用

(一)空气消毒

紫外线的最佳用途是对空气消毒,也是空气消毒的最简便方法。紫外线对空气的消毒方式主要有 3 种。

1.固定式照射

紫外线灯固定在天花板上的方法有以下几种:①将紫外线灯直接固定在天花板上,离地约2.5 m;②固定吊装在天花板或墙壁上,离地约 2.5 m,上有反光罩,往上方向的紫外线也可被反向下来;③安装在墙壁上,使紫外线照射在与水平面呈 3°~80°角范围内;④将紫外线灯管固定在天花板上,下有反光罩,这样使上部空气受到紫外线的直接照射,而当上下层空气对流交换时,整个空气都会被消毒(图 15-5)。

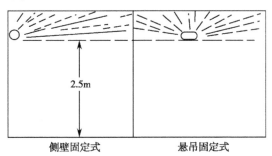

图 15-5　固定式紫外线空气消毒

通常灯管距地面 1.8~2.2 m 的高度比较适宜,这个高度可使人的呼吸带受到最高辐射强度有效照射,使用中的 30 W 紫外线灯在垂直 1 m 处辐照强度应高于 70 $\mu W/cm^2$(新灯管 >90 $\mu W/cm^2$),每立方米分配功率不少于 1.5 $\mu W/cm^2$,最常用的直接照射法时间应不少于30 分钟。唐贯文等(2004)报道,60 m^3 烧伤病房,住患者 2~3 人,悬挂 3 支 30 W 无臭氧石英紫外线灯,辐照度值>90 $\mu W/cm^2$,直接照射 30 分钟,可使烧伤病房空气达到 Ⅱ 类标准(空气细菌总数≤200 CFU/cm^3)的合格率为 70%,60 分钟合格率达到 80%。

2.移动式照射

移动式照射法主要是利用其机动性,即可对某一局部或物体表面进行照射,也可对整个房间的空气进行照射。

3.间接照射

间接照射是指利用紫外线灯制成各种空气消毒器,通过空气的不断循环达到空气消毒的目的。

(二)污染物体表面消毒

1.室内表面的消毒

紫外线用于室内表面的消毒主要是医院的病房、产房、婴儿室、监护病房、换药室等场所,某些食品加工业的操作间也比较常用。一般较难达到卫生学要求,必要时可以在灯管上加反射罩或更换高强度灯管,提高消毒效果。

2.设备表面的消毒

用高强度紫外线消毒器进行近距离照射可以对平坦光滑表面进行消毒。如便携式紫外线消毒器可以在近距离表面 3 cm 以内进行移动式照射,每处停留 5 秒,对表面细菌杀灭率可达99.99%。

3.特殊器械消毒的应用

针对某些特殊器械专门设计制造的紫外线消毒器,近几年已开发使用。如紫外线口镜消毒器,内装3 支高强度紫外线灯管,采用高反射镜和载物台,一次可放 30 多支口镜,消毒 30 分钟可灭活 HBsAg。紫外线票据消毒器可用于医院化验单、纸币和其他医疗文件的消毒。

(三)饮用水和污水的消毒

紫外线消毒技术正以迅猛发展的态势出现在各种类型的水消毒领域,许多大型水厂和污水处理厂开始使用紫外线消毒技术和装置。紫外线用于水消毒,具有杀菌力强,不残留对人体有害有毒物质和安装维修便捷等特点。目前,紫外线水消毒技术已在许多国家得到推广和使用。按紫外线灯管与水是否接触,紫外线消毒装置分为灯管内置式和外置式两类。目前正在使用和开发的大多数紫外线消毒技术均为灯管内置式装置。

紫外线用于水的消毒有饮用水的消毒和污水的消毒。饮用水的消毒是将紫外线灯管固定在水面上,水的深度应小于 2 cm,当水流缓慢时,水中的微生物被杀灭。另一种方法是制成套管式的紫外线灯(图 15-6),水从灯管周围流过时,起到杀菌作用。国内现已研制出纯水消毒器,使用特殊的石英套,能确保在正常水温下灯管最优紫外输出。每分钟处理水量 5.7 L,每小时 342 L。

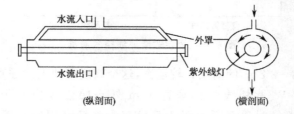

图 15-6　套管式紫外线灯水消毒

(四)食具消毒

餐具保洁柜以臭氧和紫外线为杀菌因子。实验室载体定量杀菌试验,启动保洁柜 60 分钟,对侧立于柜内碗架上左、中、右三点瓷碗内表面玻片上大肠埃希菌的平均杀灭率分别为 99.89%、99.99%、99.98%,对金黄色葡萄球菌的平均杀灭率为 99.87%、99.98%、99.96%,但是启动保洁柜 180 分钟,对平铺于保洁柜底部碗、碟内的玻片 HBsAg 的抗原性不能完全破坏。

五、消毒效果的监测

紫外线灯具随着使用时间的延长,辐射强度不断衰减,杀菌效果亦会受到诸多因素的影响,因此对紫外线灯做经常性监测是确保其有效使用的重要措施,监测分为物理监测、生物监测两种,在卫健委的《消毒技术规范》里均有较详细说明。

(一)物理监测

物理监测器材是利用紫外线特异敏感元件制成的紫外线辐射照度计,直接测定辐照度值,间接确定紫外线的杀菌能力,国家消毒技术规范将其列入测试仪器系列。

仪器组成:由受光器、信号传输系统、信号放大电路、指示仪(或液晶显示板)等部件组成。测试原理:当光敏元件受到照射时,光信号转变成电信号,通过信号传输放大器由仪表指示出读值或转变成数字信号,在显示窗口显示出来。测试前先开紫外线灯 5 分钟,打开仪器后稳定 5 分钟再读数。

(二)生物监测

生物监测是通过测定紫外线对特定表面污染菌的杀灭率来确定紫外线灯的杀菌强度。方法:先在无菌表面画出染菌面积 5 cm×5 cm,要求对照组回收菌量达到 $5\times10^5 \sim 5\times10^6$ CFU/cm²。打开紫外线灯后 5 分钟,待其辐射稳定后移至待消毒表面垂直上方 1 m 处,消毒至预定时间后采样并做活菌培养计数,计算杀菌率,以评价杀菌效果。

(王爱香)

第八节 等离子体消毒

等离子体消毒技术是消毒学领域近年来出现的一项新的物理消毒灭菌技术,等离子体灭菌技术创始于 20 世纪 60 年代。美国首先对等离子体杀灭微生物的效果进行了研究,Menashi 等对卤素类气体等离子体进行杀灭微生物研究证明,等离子体具有很强的杀菌作用,并于 1968 年研制出等离子体灭菌设备。现已有不少关于等离子体灭菌技术的研究报道和专利产品。等离子体灭菌是继甲醛、环氧乙烷、戊二醛等低温灭菌技术之后,又一新的低温灭菌技术,它克服了其他化学灭菌方法时间长、有毒性的缺点,这一技术在国内发展比较快,国内生产厂家已经有不少产品上市,主要用于一些不耐高温的精密医疗仪器,如纤维内镜和其他畏热材料的灭菌,现已在工业、农业、医学等领域被广泛使用。

一、基本概念

等离子体是指高度电离的电子云,等离子体的生成是某些气体或其他汽化物质在强电磁场作用下,形成气体电晕放电,电离气体而产生的,是在物质固态、液态、气态基础上,提出的物质第四态,即等离子体状态,它是由电子、离子和中子等组合而成的带电状态云状物质,据分析还含有分子、激发态原子、亚稳态原子、自由基等粒子以及紫外线、γ 射线、β 粒子等,其中的自由基、单态氧、紫外线等都具有很强的杀菌作用(图 15-7)。等离子体在宇宙中普遍存在,如星云、太阳火焰、地球极光等。人工制造的等离子体是通过极度高温或强烈电场、磁场激发等使某些气体产生等离子体状态,在等离子体状态下,物质发生一系列物理和化学变化,如电子交换、电子能量转换、分子碰撞、化学解离和重组等,根据激发形式不同,等离子体可在交直流电弧光激发下产生,高频、超高频激光、微波等都可以激发产生等离子体。

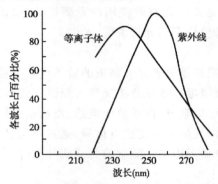

图 15-7　等离子体灭菌与紫外线杀菌所产生的紫外线波长比较

二、物理性质

等离子体是物质存在的一种形式,因而具有自己特定的物质属性。

(一)存在形式

等离子体是一种电离气体云,这是等离子体的客观存在形式即所谓物质第四态。随着温度的升高,物质由固态变成液态,进而变成气态;但这并未使物质分子发生质的变化,当继续向气体施加能量时,分子中原子获得足够的能量,开始分离成自由电子、离子及其他粒子,形成了一种新的物态体系即等离子体。

(二)存在时间(寿命)

气体分子吸收足够的能量,价电子由低能轨道跃迁到高能轨道成为激发态,这时各种粒子都是不稳定的。在气体分子的辉光放电过程中,空间电子弛豫时间从 10^{-10} 秒到 10^{-2} 秒。若要使等离子体保持稳定,维持气体云浓度,需不断施加能量。

(三)等离子体温度与浓度

等离子体中各种粒子的存在都是短时间的,且没有热平衡,所以电子温度与气体温度相差很大。电子温度受其产生过程和真空度的影响,放电真空度下降,功率不变,电子温度下降。等离子体浓度随输入功率增加而增加,可以通过控制真空度、电磁场强度来维持等离子体浓度。

(四)空间特性

由于正离子与电子的空间电荷互相抵消,使等离子体在宏观上呈现电中性,但只有在特定的空间尺度上电中性才成立。德拜长度是描述等离子体空间特性的一个重要参量,用 λD 表示。德拜长度是等离子体中电中性成立的最小空间尺度,也可以说德拜长度是等离子体中因热运动或其他扰动导致电荷分离的最大允许空间尺度限度。

(五)粒子温度

等离子体中不同粒子的温度是不一样的。如果将电子温度设为 Te,离子温度设为 Ti,则依据粒子的温度可将等离子体分为两大类,即热平衡等离子体和非热平衡等离子体。当 Te=Ti 时,为热平衡等离子体,二者的温度都高,这很难达到。当 Te＞Ti 称为非热平衡等离子体。电子温度达 104 K 以上,而原子和离子之类的重粒子温度可低到 300～500 K,等离子体的宏观温度取决于重粒子的温度,这类等离子体也叫低温等离子体(low temperature plasma,LTP),其宏观温度并不高,接近室温。

三、等离子体灭菌设备

等离子体灭菌设备的基本组成:电源、激发源、气源、传输系统和灭菌腔等。等离子体装置因激发源不同有如下几种类型。

(一)激光等离子体灭菌装置

以激光作为激发能源激发气体产生等离子体。激光源发出的激光通过一个棱镜将激光束折射经过透镜聚焦在灭菌腔内,激发腔体内气体产生等离子体。由于激光能量高,在等离子体成分里含紫外线、γ射线、β射线及软X射线等杀菌成分比较多。但这种装置腔体小,距离实用相差较远,加之产生的等离子体温度高,目前尚未投入使用。

(二)微波等离子体灭菌装置

微波等离子体是一种非平衡态低温等离子体。微波或微波与激光耦合等离子体是灭菌应用研究较多的类型。微波等离子体具有以下特点:①电离分解度高,成分比较丰富;②电子温度与气体温度比值大,即电子温度高而底衬材料温度低;③可以在高气压下维持等离子体浓度;④属于静态等离子体,无噪声。

(三)高频等离子体灭菌装置

此类装置采用高频电磁场作为激发源,利用这种装置产生等离子体的程序是先将灭菌腔内抽真空,然后通入气体再施加能量,激发产生等离子体对腔内物品进行灭菌(图15-8)。

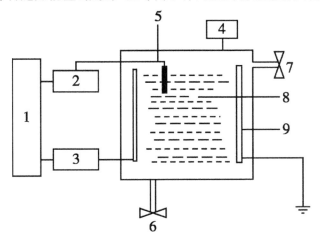

1.高频电源;2.温控;3.放电控制;4.腔体;5.温度计;
6.真空系统;7.进气;8.等离子体;9.电极

图15-8 高频等离子体灭菌装置

四、等离子体的杀菌作用

(一)普通气体等离子体消毒

采用非热放电等离子体NTP-8T型净化器放电功率为40 W,风机量为800 m³/h,在84 m³室内运行60分钟,可使空气中的悬浮颗粒下降83%,自然菌下降97%;用直接暴露方式大气压辉光放电等离子体作用 30 秒,对大肠埃希菌和金黄色葡萄球菌杀灭率分别为 99.91％和 99.99％,间接暴露法大气压辉光放电等离子体作用 120 秒,对以上两种细菌杀灭率分别为 99.97％和 99.99％。

(二)协同杀菌作用

Fensmeyer 等将激光与微波耦合,以激光产生等离子体,靠微波能维持其浓度,获得良好的杀菌效果。作者在两者耦合设备条件下,观察不同功率产生的等离子体对 10 mL 玻璃瓶内污染的枯草杆菌芽孢杀灭效果。结果证明,200 W 耦合等离子体杀灭细菌芽孢 D10 值为 2.2 秒,500 W 则 D_10 值降到 0.3 秒。

(三)消毒剂等离子体消毒

研究发现,将某些消毒剂汽化作为等离子体基础气体可显示出更强的杀菌作用。Boueher 用多种醛类化合物分别混入氧气、氩气和氮气,激发产生混合气体等离子体,观察其对污染在专用瓷杯上的枯草杆菌芽孢的杀灭作用。结果证明,混合气体等离子体的杀菌作用比单一气体更好。结果显示,在氧气、氩气和氮气中分别混入甲醛、丙二醛、丁二醛、戊二醛、羟基乙醛和苯甲醛等,激发产生混合等离子体,其中甲醛、丁二醛和戊二醛明显比单一气体杀菌效果好。这些气体等离子体虽然具有良好的杀菌作用,但由于作用温度偏高,不适合于怕热器材的灭菌。

近年来,等离子体灭菌技术获得了很大发展,Johnson 公司研制成了低温等离子体灭菌装置,采用过氧化氢气体作为基础气体在高频电场激发下产生低温过氧化氢等离子体,经过低温过氧化氢等离子体(Sterrad 装置)一个灭菌周期的处理(50～75 分钟),可完全达到灭菌要求。

五、灭菌影响因素

等离子体气体消毒剂对微生物的杀灭效果受很多因素的影响,具体如下。

(一)激发源功率

不同功率的电磁场产生的等离子体的数量可能不同,对微生物的杀灭效果也有所不同。Nelson 等对此做过研究,结果证明不同功率的高频电磁场所产生的氧气等离子体对两种细菌芽孢的杀灭效果有明显区别,完全杀灭枯草杆菌黑色变种芽孢在 50 W 时需 60 分钟,在 200 W 功率时则只需 5 分钟。所以等离子体的杀菌效果与激发源功率有直接关系,功率增加 3 倍,作用时间缩短 10 倍以上。

(二)激发源种类

如用激光作激发源,激光功率可以很高。输送激光能量在 $2 \times 10^5 \sim 2 \times 10^8$ W,但所产生的等离子体在腔底部直径仅 1 mm,高度 10 mm,维持时间不到 5 μs。若要维持等离子体只有加快激光脉冲次数,因为杀菌效果与单位时间内激光脉冲数有直接关系。Tensmeyer 等把激光与微波耦合,以激光激发等离子体,用微波能维持,获得良好的效果。将 2450 MHz 的微波源与激光设备耦合,在 200 W 和 500 W 条件下,观察对 10 mL 玻璃瓶内污染的枯草杆菌芽孢杀灭效果,耦合等离子体杀芽孢效果明显改善,速度加快,功率 200 W 时,D 值为 2.2 秒,500 W 时,D 值为 0.3。故不同的激发源产生的等离子体的杀菌效果不同。

(三)加入的消毒剂气体种类

在等离子体杀菌作用研究中发现,把某些消毒剂汽化加入载气流中,以混合气体进入反应腔,这种混合气体等离子体可以增强杀菌效果。不同气体作为底气发生的等离子体的灭菌效果也不同。用氧气、二氧化碳、氮气、氩气等离子体处理过的污染多聚体,结果发现,用氧气和二氧化碳等离子体处理 15 分钟后多聚体为无菌,用氩气和氮气等离子体处理后在同样条件下,仅 70% 的样品为无菌,延长到 30 分钟,功率提高后灭菌效果并未提高。顾春英、薛广波等利用等离子体-臭氧对空气中微生物进行联合消毒的效果研究,结果显示,等离子体-臭氧对空气中的金黄色葡萄球菌作用 1 分钟,杀灭率为 99.99%,作用 10 分钟杀灭率为 100%;对白色念珠菌作用 6 分钟可全部杀灭;对枯草杆菌黑色变种芽孢作用 15 分钟,杀灭率达到 99.90% 以上,30 分钟可全部杀灭。在菌液中加入 10% 小牛血清,对消毒效果无明显影响。

(四)有机物的影响

有学者研究了等离子体灭菌器对放入其腔体内的物体的灭菌效果受有机物影响的情况,发现 10% 的血清和 0.65% 的氯化钠使效果减弱。有报道氯化钠和蛋白均会影响等离子体灭菌器的效果。研究表明,5% 的血清对低温等离子体灭菌器的效果无明显影响,但 10% 的血清会使效果降低。因此,研究者建议等离子体不能用于被血清和氯化钠污染的器械的灭菌,尤其是狭窄腔体如内镜的灭菌,如要使用,应先将器械清洗干净。

六、等离子体的应用

研究发明等离子体灭菌技术目的之一就是要克服环氧乙烷和戊二醛等低温灭菌技术所存在的缺点。其突出特点是作用快速、杀菌效果可靠、作用温度低、清洁而无残留毒性。目前,等离子体灭菌技术已在许多国家得到应用,主要用于怕热医疗器材的消毒灭菌。

(一)医疗卫生方面的运用

1.内镜的灭菌

要求用环氧乙烷或戊二醛来实现对无菌内镜的彻底灭菌是不现实的,10 小时以上的作用时间和残留毒性的去除就使临床难以接受。低温过氧化氢等离子体灭菌技术能在 45~75 分钟范围内实现对怕热的内镜达到灭菌要求,真正实现无毒、快速和灭菌彻底的要求。

2.畏热器材、设备的灭菌

某些直接进入人体内的高分子材料对灭菌方法要求极高,既怕湿亦不可有毒,如心脏外科材料、一些人工器官以及某些需置入体内的医疗用品。这些器材都可以用低温等离子体进行灭菌处理。

3.各种金属器械、玻璃器械和陶瓷制品的灭菌

现在使用的低温过氧化氢等离子体灭菌装置可用于各种外科器械的灭菌处理,某些玻璃和陶瓷器材也可以用等离子体进行灭菌。试验证明,外科使用的电线、电极、电池等特殊器材均可用等离子体灭菌处理。

4.空气消毒

某等离子体空气消毒机,在 20 ℃、相对湿度 60% 的条件下开启,在 20 m³ 的试验室内,作用 30 分钟,对白色念珠菌的消除率为 99.96%,作用 60 分钟时达 99.98%。

5.生物材料表面的清洁和消毒

生物材料的表面清洗和消毒在电子制造业和表面科学中使用较多,使用非沉积气体的等离子体辐射作用进行表面清洗已有多年。等离子体处理用于去除表面的接触污染,消除溅射留下的残渣,减小表面吸附等。

（二）食品加工工业中的应用

随着食品加工业的大规模发展，人们在期望食品安全性的同时，对食品的营养性需求也在不断扩大。特别是常规的高温压力蒸汽灭菌造成的各种营养元素的损失已经引起人们的普遍关注。实践证明，应用低温等离子体技术来杀灭食品本身以及加工过程中污染的细菌，很少会影响到产品的鲜度、风味和滋味。

1.用于食品表面的消毒

蔬菜、水果在种植、加工、运输过程中，因与外界接触表面经常附着具有传染性的病原微生物，其中包括国际标准中严格限制的一项微生物指标-大肠埃希菌（E.lcoli）。利用微波激发氩气等离子体，证实了等离子体不仅能够杀灭物体表面的大肠埃希菌，而且通过改变各个等离子体处理参数，找到了影响该微生物杀灭率的条件。而美国自 20 世纪 90 年代起，利用等离子体对食品表面进行杀菌消毒就获得了美国食品和药物管理局（FDA）的批准，并且很快应用于商业。实践证明，各类食品表面的大肠埃希菌经空气等离子体 20 秒～90 分钟的处理，细菌总数可下降 2～7 个对数值。日本学者开发的组合大气压下等离子体发生器，可将待消毒产品置于反应器腔体内，使其表面直接受到活性粒子的轰击以达到杀菌消毒目的。如使用 RER 反应器（2 000），则可以使这些物料在远程等离子体（至少距等离子体发生中心 20 cm）的范围内被空气强制对流，被迫沿着迂回的通道流经 3 个或更多折返，这使得待消毒产品可以不与等离子体直接接触，在一定意义上克服了某些领域不能应用该技术的限制，为该技术的应用开辟了更为广阔的前景。

2.用于液体食品的消毒

液体食品属于一类特殊的食品。通过向液体中鼓泡（通入空气和纯氧），同时将电场直接作用于液体与气体的混合态而成功地杀灭了大肠埃希菌和沙门菌。基于这一原理设计出的低温等离子体反应器在实际生产操作中可以根据微生物指标要求采用串联方式用多个反应单元对产品进行消毒，实验表明，杀菌效果随着反应器数量的增加而提高。利用该技术对牛奶与橙汁进行消毒，细菌总数下降了 5 个对数值。可见，用低温等离子体对液体食品杀菌消毒的研究，为更多的液体食品如苹果酒、啤酒、去离子水、液态全蛋、番茄汁等的杀菌提供了新的思路。

3.用于小包装食品的消毒

小包装食品在食品保质期内一般不会发生霉变，但有时也不排除因包装材料的阻氧性能和透气性能改变而引起的微生物污染，为确保产品的货架寿命，提高产品的安全性，仍需要对已包装食品进行消毒。尽管对于等离子体活性粒子（包括激发原子、分子及紫外光子）能否透过包装材料的问题尚存在异议，但研究表明利用射频激发的氧气等离子体能够对包装袋内的产品进行消毒。之后，相继有工作者利用过氧化氢等离子体实现了对纸包装、塑料以及锡箔包装食品的消毒。

七、使用注意事项

（一）灭菌注意事项

使用等离子体灭菌技术必须注意：①灭菌物品必须清洁干燥，带有水分湿气的物品易造成灭菌失败。②能吸收水分和气体的物品不可用常规等离子体进行灭菌，因其可吸收入灭菌腔内的气体或药物，影响等离子体质量，如亚麻制品、棉纤维制品、手术缝合线、纸张等。③带有小于 3 mm 细孔的长管道或死角器械的灭菌效果难以保证,主要是等离子体穿透不到管腔内从而影响灭菌效果;器械长度大于 400 mm 亦不能用 Sterrad 系列灭菌器处理,因为其灭菌腔容积受限;各种液体均不能用 Sterrad 系列灭菌器处理。④灭菌物品必须用专门包装材料和容器包装。⑤使用等离子体灭菌时可在灭菌包内放化学指示剂和生物指示剂,以便进行灭菌效果监测,化学指示剂可与过氧化氢反应指示其穿透情况,生物指示剂为嗜热脂肪杆菌芽孢。

(二)注意安全操作规则

虽然等离子体中的某些成分如 γ 射线、β 粒子、紫外线等都可能对人体造成损害,但等离子体灭菌装置采用绝缘传输系统,灭菌腔门的内衬及垫圈材料均可吸收各种光子和射线,无外露现象。只要操作者严格执行操作规程,不会对操作人员构成危害。

(王爱香)

第十六章

健 康 管 理

第一节　健康管理的概念与发展

一、健康管理的概念

健康管理的概念提出和实践最初出现在美国。健康管理虽然在国际上已出现 30 余年，目前还没有一个公认的定义、概念及内涵表述。健康管理学在国内外还没有形成一个完整的学科体系，各国研究的重点领域及方向也不尽相同。

欧美学者有关健康管理概念的表述是"健康管理是指对个人或人群的健康危险因素进行全面检测、评估与有效干预的活动过程；健康管理就是要将科学的健康生活方式提供给健康需求者，变被动的护理健康为主动的健康管理，更加有效地保护和促进人类的健康"。

国内较早的健康管理概念表述是在 1994 年苏太洋主编的《健康医学》一书中指出，"健康管理是运用管理科学的理论和方法，通过有目的、有计划、有组织的管理手段，调动全社会各个组织和每个成员的积极性，对群体和个体健康进行有效的干预，达到维护、巩固、促进群体和个体健康的目的"。

2007 年《健康管理师》培训教材中关于健康管理的定义："健康管理是对个体或群体的健康进行监测、分析、评估，提供健康咨询和指导及对健康风险因素进行干预的全面过程。健康管理的宗旨是调动个体和群体及整个社会的积极性，有效地利用有限的资源来达到最大的健康效果。健康管理的具体做法就是为个体和群体（包括政府）提供有针对性的健康科学信息，并创造条件采取行动来改善健康"。

中华医学会健康管理学分会，中国健康管理学杂志编委在 2009 年发表的《健康管理概念与学科体系的初步专家共识》中，对健康管理的表述："以现代健康概念（生理、心理和社会适应能力）和新的医学模式（生理-心理-社会）及中医治未病为指导，通过采用现代医学和现代管理学的理论、技术、方法和手段，对个体或群体整体健康状况及其影响健康的危险因素进行全面检测、评估、有效干预与连续跟踪服务的医学行为及过程。其目的是以最小投入获取最大的健康效益"。

二、健康管理的形成与发展

20 世纪 70 年代的美国面临人口老龄化加剧、急性传染病和慢性病的双重压力，医疗费用剧增的严峻挑战,而不断增长的医疗费用并没有有效地预防各种健康风险因素对健康的80%人口的损害,传统的以疾病诊治为中心的卫生服务模式应对不了新的挑战,在这种环境下,以个体和群体健康为中心的健康管理模式应运而生了。

美国保险业率先提出健康管理这个概念并推动了健康管理业的发展,医疗保险公司通过健康风险评估和疾病预测技术能够精确地预测出高风险的个体中哪些人需要昂贵的治疗,从而可以开展有针对性的健康管理,通过帮助高风险人群减少对急诊、抢救和/或住院治疗的需求来降低医药费用。目前,疾病风险预测技术被越来越多地应用到健康保险服务中,保险项目的成本效益比有了很大的改善,保险报销费用有了较大的下降。

美国健康管理的发展日益迅速。1990年美国政府制订了"健康人民"的健康管理计划,由政府、社会和专业组织合作,每十年一个计划。该计划包括两个目标:一是提高健康生活质量,延长健康寿命;二是消除健康差距。政府在美国的全民健康管理中起到了积极的倡导作用,在政策上大力支持,使美国健康管理取得了显著的成就,不断提高居民健康水平。如今,美国健康管理服务组织的形式趋于多元化,包括政府、医疗保险公司、医疗集团、健康促进中心、社区服务组织、大中型企业等都为大众提供各种形式、内容多样的健康管理项目及其相关服务。美国健康管理的实施是从政府到社区,从医疗保险和医疗服务机构、健康管理组织到雇主、员工,从患者到医务人员,人人参与健康管理,有7700万的美国人在大约650个健康管理组织中享受医疗服务,超过9000万的美国人成为健康管理服务计划的享用者。这意味着每10个美国人就有7个享有健康管理服务。美国密执安大学健康管理研究中心主任第?艾鼎敦博士曾经提出:美国经过20多年的研究得出了这样一个结论,即健康管理对于任何企业及个人都有这样一个秘密,即90%和10%,具体就是90%的个人和企业通过健康管理后,医疗费降到原来的10%,10%的个人和企业未做健康管理,医疗费用比原来上升90%。

美国的医疗机构将健康管理作为医院发展与竞争的重要措施,如凯撒医院形成一套完整的、较科学的服务体系。"医院-医师-保险公司"等组成一个医疗资源网络,重视患者健康教育;重视疾病防治一体化服务,同时有把预防落到实处的机构设置、考核体系和严格的医师培训,降低了运营成本,提高效益。

实践证明,通过健康管理,在1978—1983年美国的疾病发生率大幅度下降,冠心病、高血压分别下降16%和4%;数据证实,在健康管理方面投入1元,相当于减少3.6元医疗费用,如果加上由此产生的劳动生产率提高的回报,实际效益是投入的8倍。1972—2004年,美国的心脑血管疾病的死亡率下降了58%。由此可见,使用科学的管理方法对慢性疾病进行健康管理,干预和指导人们的生活方式。可以使慢性疾病的患病率明显下降。

世界上许多发达国家近年也开始逐步推广健康管理理念,希望通过有效的健康干预和健康促进措施,提高国民健康素质和生存质量。

英国国民医疗保健服务系统为节约服务成本,立足于将人的健康生活质量问题解决在基层,把居民健康管理放在社区,在居民家庭中进行宣教和管理,实现社会服务系统与医疗保健的合作。调查数据显示,英国居民80%的健康生活质量问题能够通过基层卫生机构解决。日本于1988年提出了全民健康计划,其中包括健康测定、运动指导、心理健康指导、营养指导、保健指导等,2002年通过了《健康促进法》,如日本不到2亿人口就有60多万营养师为人们提供专业的健康管理服务,由政府和民间健康管理组织合作,对全部国民进行健康管理。

随着健康管理事业的发展,健康管理研究与服务的内容也由单一的健康体检、生活方式指导发展为国家或国际组织的全民健康促进规划、个体或群体全面健康检测、健康风险评估与控制管理。进入 21 世纪后,健康管理在发展中国家逐步兴起与发展。

健康管理于 21 世纪初在我国真正兴起。自 2001 年国内第一家健康管理公司注册到今天,健康管理已经迈出了艰难而又重要的一步,健康管理在我国的兴起,一方面是国际健康产业和健康管理业发展的影响;另一方面,如同当年美国面临的挑战一样,我国老龄化速度快,慢性疾病快速攀升,已构成对广大居民严重的健康威胁,医疗费用急剧上升,个人、集体和国家不堪重负。通过健康管理预防和控制慢性疾病、降低疾病负担已成为更多人的共识。

我国健康管理服务业虽然是一个新兴产业,但发展速度较快。从 2 000 年以来,我国健康管理(体检)机构的数量以平均每年新增 25% 的速度增长,目前有 6 000 多家,年服务人群超过 3 亿,从业服务的人数数十万人。我国健康管理机构主要有附属于医疗机构的健康管理(体检)中心,其工作与临床诊疗结合;由社区卫生服务机构提供健康管理服务,在本辖区内对如高血压、糖尿病等慢性患者进行管理;社会办的专业体检中心,这类机构以健康体检为主导,检后咨询指导与健康教育讲座为辅助。

我国于 2007—2008 年,2012 年进行过两次健康管理(体检机构)的调查。2008 年调研结果表明,健康管理相关机构数量不少于 5744 家,其中体检中心机构占机构总数的 65%;社会认识不足、人力资源匮乏、服务内容、质量参差不齐和自主性缺乏是机构面临的主要问题。2012 年对 103 家健康管理(体检)机构进行问卷调查,结果表明自 2008 年以来机构规模不断扩大,年体检量呈逐年递增趋势,54% 的机构开展了健康或疾病风险评估服务;调查表明存在的主要问题包括有 46% 的机构仍停留在单一的体检服务,机构学科建设明显滞后,专业人才匮乏,机构的服务特色和优势不明显,信息化水平、服务质量有待提高。

糖尿病、高血压管理是我国基本公共卫生服务的内容。近年来,一些地区也在尝试通过健康管理进行慢性疾病管理,结果表明社区综合干预对糖尿病前期的血糖改善,延缓糖尿病的发生具有积极作用,对老年高血压的控制有明显效果,知己健康管理可以帮助糖尿病患者掌握自我管理疾病和健康的方法,并且在患者的心理因素方面起到积极的作用,是一种比较有效的糖尿病管理方法。

由于目前我国医疗卫生体制的限制,现在的健康管理主要是从开拓医疗市场的角度出发,采用的大多是以疾病为中心,主要对高端人群进行健康管理的做法,属于增加医疗需求,促进医疗消费的管理思路,服务的适宜阶层大多是高收入人群,对更需要健康服务的普通群众利益不大。这些实践远远不能达到健康管理服务效果好、效率高、覆盖面广、节约资源的目的,更不能满足普通群众对健康服务方便、有效、省钱的要求。

综上所述,我国健康管理事业任重道远。健康管理要在我国慢性病预防与控制工作中发挥重要作用,亟待加强以下工作。

(1)加强政府主导力度,努力实现全民健康管理。2012 年卫计委等 15 部门制定了《中国慢性病防治工作规划(2012—2015 年)》。"规划"明确了各级政府和各相关部门在慢性病防治工作中的职责,并提出将健康融入各项公共政策的发展战略。"规划"是我国慢性病预防与控制的顶层设计,为实现全民健康管理提供了政策支持。但规划的落实,还有许多工作要加强。慢性病预防应是大卫生,一是必须要努力建立各级政府主导,多部门协调的机制推进规划的实施;二是转变工作理念,各相关部门在制订发展规划时应将居民的健康产出和健康影响作为重要内容之一;三是加强政策研究和经费支持,将慢性病一级预防和慢性病高危人群基本健康管理逐渐纳入公共卫生项目,提高公共卫生对居民健康的保障作用。

(2)加大政策支持力度,形成健康管理的服务网络。我国应努力建成多元化的健康管理服务体系和网络,满足对不断攀升的慢性病控制的需要和不同人群的健康需求。健全疾病预防控制机构、基层医疗卫生机构和大医院分工合作的慢性病综合防治工作体系,增加投入,扩大健康管理服务范围,努力做到全民健康管理。首先,努力促进社区卫生服务模式从临床治疗为主向健康管理转变,建立配套的措施,完善必要的支持,提高社区卫生人员健康管理专业水平,大力开展以社区为基础,以人群为目标的慢性病健康教育,对慢性病高危人群早发现、早预警、早干预,控制危险因素,遏止、扭转和减少慢性病的蔓延和健康危害;大中型医疗机构应将健康管理融入医疗服务之中,提高治疗效果预防并发症发生;社会办的健康管理机构应努力满足广大服务对象对健康管理的不同需求,通过多种干预手段,帮助服务对象预防和控制慢性病危险因素;各级疾病预防机构开展主要慢性病监测,开展慢性病危险因素评估和慢性病预防控制措施评价,开展健康教育和指导,提高广大群众的自我保健能力。

(3)加快成果转化,努力提高健康管理服务水平。目前,我国应用的健康管理技术上主要从美国引进的健康管理内容。提升健康管理水平,要努力将国外的技术本地化,研究制订适合当地居民主要健康问题、影响因素的健康管理方法;要制订针对健康人群、亚健康状态人群和慢性病高风险人群的健康管理指南和方法;要采取多种办法加强人才培养,使健康管理能扎扎实实地开展起来。

(4)加大宣传力度,努力扩大社会参与程度。广大群众参与是健康管理能否成功的重要指标。各级政府应组织多部门合作,利用多种媒体开展健康宣传,使广大群众充分认识到我国慢性病不断攀升的严峻形势、健康管理的重要性、了解和掌握改善健康的知识和技能,真正做到在健康上"要我做"到"我要做"的转变,健康管理的最终目的是个人对自己健康的认真、科学的管理,只有这样才能达到健康管理的目的。

三、健康管理的内涵

世界卫生组织明确提出:健康长寿,遗传占 15%,社会因素占 10%,医疗条件占 7%,而 60% 的成分取决于个人。也就是说,健康掌握在个人的手中。健康管理新理念就是变人类健康被动管理为主动管理,并帮助人们科学地恢复健康、维护健康、促进健康。

一个人从健康到疾病如图 16-1 所示,要经历一个发展过程。一般来说,是从低风险状态,高危险状态,早期病变,出现临床症状,形成疾病。这个过程可以很长,往往需要几年甚至十几年,乃至几十年的时间。期间的变化多数不被轻易地察觉,各阶段之间也无明显的界线。健康管理主要是在形成疾病以前进行有针对性的预防干预,可成功地阻断、延缓,甚至逆转疾病的发生和发展进程,从而实现维护健康的目的。

健康管理的价值就是针对相对健康的人群,患有小病的人群和患有大病的人群,采取不同的科学方法确认和去除健康危险因素以达到维护和促进健康的目的。确认和去除健康危险因素,这是现有医疗卫生体系没有提供的,是国人健康迫切需要的,代表的是先进的生物-心理-社会-环境医学模式。因此,这是健康管理的实质。

健康管理是对个体及群体的健康危险因素进行全面管理的过程,即对健康危险因素的检查检测(发现健康问题),评价(认识健康问题),干预(解决健康问题),循环的不断运行。健康管理循环的不断运行使管理对象走上健康之路。其目的是调动管理对象的自觉性和主动性,达到最大的健康改善效果。

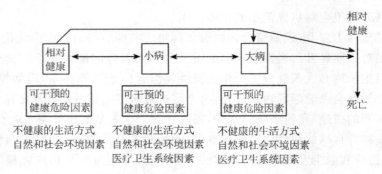

图 16-1 健康管理的实质

我国有多篇文献介绍了健康管理的主要步骤：①收集服务对象个人健康信息。包括个人一般情况、目前健康状况和疾病家族史、生活方式（膳食、体力活动、吸烟、饮酒等）、医学体检（身高、体重、血压等）和实验室检查（血脂、血糖等）。②健康风险评估。根据所收集的个人健康信息预测个人在一定时间内发生某种疾病或健康危险的可能性。从而让被评估者准确地了解自己的健康状况和潜在隐患，并可为个人量身定制健康改善计划。健康风险评估是开展健康管理的基本工具与核心技术。在美国，正是健康风险评估的出现，引发了对于人群开展健康管理的需求。③进行健康干预。在前两步的基础上，帮助个人采取饮食、运动、心理、药物、生活方式等措施纠正不良的生活方式和习惯，控制健康危险因素，实现健康管理目标。④进行健康效果评估。在进行健康干预一定时间后要进行效果评价，主要包括近期效果（获取健康知识、态度变化情况等），中期效果（行为习惯改变、人体生理指标控制情况等），远期效果（使用的成本、产生的效益、发病率、死亡率等）。同时，通过健康干预所取得的效果进一步指导和改进干预方法及措施。

健康管理的这几个组成部分可以通过互联网的服务平台及相应的用户端计算机系统帮助实施。

对于健康的个人，健康管理帮助服务对象增加健康知识，进一步保持健康的生活方式，预防慢性病危险因素的发生；对于亚健康、有慢性病危险因素的个人，健康管理帮助服务对象知晓健康风险的危害，学会控制健康危险因素的知识和技能，预防疾病的发生；对于疾病人群，健康管理帮助服务对象在规范治疗的同时，进行有针对性的健康指导和干预，可以提高患者的整体治疗水平，进而延缓和减少并发症的发生。

（王艳丽）

第二节　健康管理的分类和主要内容

自 2009 年以来，天津市健康管理协会积极开展健康管理实践，针对不同健康需求，重点开展了基本健康管理、亚健康状态管理和慢性病危险因素专项管理。

一、基本健康管理

在天津市政协的支持下，天津市健康管理协组织 5 家医疗机构连续 3 年对上千名政协委员进行基本健康管理,结果证明基本健康管理适合群体和健康个体。

通过对群体、个体进行基本健康管理,使服务对象及时了解自己的健康状况和患慢性病的风险;掌握预防和控制慢性病危险因素的健康知识、技能,促进形成健康的生活方式,提高自我保健能力。基本健康管理的周期一般为一年。

(一)收集健康信息

健康管理师向服务对象介绍基本健康管理的目的、内容、要点。发放电子或书面健康信息调查表,健康管理师指导或协助填写个人健康信息调查表。

为进行健康评估,收集服务对象近期体检结果。对未进行健康体检者组织进行体检,同时发放体检温馨提示,提示体检注意事项。体检基本项目包括身高、体重、腰围、血压、空腹血糖、总胆固醇、甘油三酯、高密度脂蛋白、低密度脂蛋白、血尿酸。

(二)建立电子档案并进行保管

健康管理师负责建立永久性个人电子健康管理档案,该档案中包括体检数据、家族病史、生活习惯、饮食、运动状况、个人疾病史及医师处方等所有健康相关信息。可在工作时间提供电话或上门查询,随时更新健康档案信息。

(三)健康风险评估

健康管理师利用商业化的计算机软件对每一位服务对象进行健康风险评估。健康风险评估的内容有以下几点。

1.个人健康信息汇总

全面汇总服务对象目前健康状况、疾病史、家族史、饮食习惯、体力活动情况、生活方式及体检结果的异常信息,同时,针对目前存在的健康风险因素进行专业提示。

2.生活方式评估报告

综合分析管理对象的整体生活方式,并通过生活方式得分获得评价健康年龄。

3.疾病风险评估报告

对管理对象未来 5～10 年患某些疾病(肺癌、高血压、糖尿病、缺血性心血管疾病)的风险进行预测,并提示主要相关的风险因素及可改善的危险因素。

4.危险因素重点提示

评估出管理对象目前存在的可改变的健康危险因素、这些因素对健康的危害、其对应的理想范围、控制这些危险因素将为降低疾病风险所贡献的力量等。

通过健康风险评估可以帮助服务对象全面地认识自身的健康风险;制订个性化的健康干预计划及措施,鼓励和帮助服务对象改善不良的饮食、运动习惯和生活方式。

(四)制订健康改善计划

针对健康风险评估的结果,按照健康"四大基石",根据个体自身情况制订健康管理计划。健康改善计划的制订和指导服务对象实施计划是健康管理的关键。目前健康改进计划多数设定在膳食营养与运动的项目上,对其他不合理生活方式的干预都是根据个体情况在干预追踪中落实。

1.个性化膳食处方

根据服务对象当前健康与运动情况,建议一日三餐应摄取的热量及食物搭配、分量描述及等值食物交换等。

2.个性化运动处方

根据服务对象当前健康状况,建议一周运动计划,给出不同运动内容(有氧运动、力量练习、柔韧性练习)的建议运动方式、运动频率和运动强度。

3.健康管理师要进行健康计划指导咨询

至少对服务对象提供一次面对面专家健康咨询,讲解健康风险评估结果和健康改善计划。

(五)开展多种形式的健康教育

健康教育主要是结合服务对象的健康需求和健康问题,通过以下方式提供健康知识。

1.健康科普读物

定期发送电子健康科普读物,发放健康读物印刷品,提供健康知识、国内外发生的与健康有关的事件、健康预警等。

2.温馨短信

利用短信、微信,定期发放有关健康内容的温馨提示、指导等。

3.健康大讲堂

根据需求,组织健康讲座,请专家介绍健康知识和技能,达到健康教育的目的。

4.专题健康咨询

根据需求,进行专题健康咨询,由医疗、营养、运动、心理、中医保健等专家进行有针对性的咨询指导和改善健康的实践体验。

5.组织大型健康娱乐会

活动包括健康讲座、健康咨询、健康知识竞赛、发放健康手册、无创健康检测、音乐疗法体验、保健品展示等。

6.开通健康咨询电话,提供健康咨询

咨询内容包括营养、运动、养生保健、慢性病预防与控制、健康管理等基本健康知识;常见传染病预防与控制知识等。

(六)健康管理综合分析

每年进行1次群体的健康状况综合分析,包括健康行为及生活方式评估,体检结果分析和影响健康的相关因素分析等。

二、亚健康状态健康管理

通过分析评估确定亚健康状态的症状与原因,采取相应的干预措施改善、缓解亚健康症状;掌握预防与控制亚健康的健康知识、技能,促进形成健康的生活方式,提高自我保健能力。亚健康状态健康管理的周期根据需求确定。

(一)收集健康信息

收集基本健康信息;通过采取量表评估、血液检测、仪器检测确定亚健康状态的主要问题,分析造成亚健康状态的原因。

(二)建立电子档案并进行保管

健康管理师负责建立永久性个人电子健康管理档案,该档案中包括基本健康信息、亚健康状态评估、分析等所有健康相关信息。

(三)制订健康改善计划

根据亚健康状态分析结果,由健康管理师安排相适应的健康改善活动。

(四)开展健康管理活动

针对管理对象亚健康状态的问题和需求,采取以下适宜的健康管理项目。

1.膳食指导

进行膳食调查,分析;由营养师制订个性化的饮食方案;根据各种危险因素的营养治疗原则,制订营养干预方案;制订中医食疗方案;指导合理平衡膳食。

2.运动技能和方法指导

根据个体情况指导开展运动项目;由运动专家对运动方式、方法、运动不适时的紧急处理进行指导;通过佩戴能量仪,对运动和能量消耗进行分析,帮助确定有效运动方式和时间。

3.心理辅导

由心理专家根据个体情况进行心理咨询辅导,缓解心理压力。

4.音乐理疗

由音乐治疗专家根据个体情况制订音乐疗法的课程、内容,进行适宜的音乐理疗缓解心理压力,改善睡眠等。

5.中医疗法

首先用专业软件进行中医体质辨识,根据个人体质、健康状况、季节等因素,由中医专家制订个性化的中医药养生调理方案,进行中医养生指导。结合健康需求,进行推拿、按摩、刮痧拔罐,调整机体功能,改善机体不适状况。

6.物理疗法

结合健康需求,用物理疗法改善局部的不适感及症状,如颈、肩、腰、腿痛等。

7.保健品选择指导

根据个体健康状况,指导选择适宜的保健食品、用品,讲解保健品的使用方法和功效。

8.牙齿保健

在专业口腔医疗机构,每年进行 1 次口腔检查与清洁牙齿。

三、慢性病危险因素专项健康管理

在基本健康管理的基础上,对发现有慢性疾病危险因素的管理对象进行专项健康管理。通过有针对性、系统的健康管理活动,使管理对象增加健康知识、纠正不健康的生活方式,自觉地采纳有益于健康的行为和生活方式,消除或减轻影响健康的危险因素,预防或推迟疾病的发生。健康管理时间一般为 3 个月的强化健康管理和 9 个月巩固期的随访管理。

慢性病危险因素专项干预的技术依据为国家制定的相应技术指南。

(一)健康评估

为每一位健康管理对象配有专门健康管理师。在健康管理前由医师收集管理对象的健康信息调查表、体检结果,采用健康评估软件对管理对象进行健康评估、危险因素预警。根据健康评估结果,健康管理师制订全过程跟踪、个性化的健康改善计划,确定符合管理对象健康需求的强化干预和健康维护的健康管理项目,向健康管理对象详细介绍计划。

(二)强化健康管理

健康管理师要指导进行全过程的健康管理,及时了解管理对象的健康状态、健康改善情况,及时完善健康档案及指导方案。

强化健康管理目标:第一个月——通过 4 次健康管理指导,使管理对象掌握合理膳食基本知识,了解自己膳食存在的主要问题及解决方法;学会适量规范运动,包括运动习惯、运动量、有效运动量。健康管理师和管理对象互动,医务人员要以诚恳热情态度,科学优质的服务质量,调动管理对象的主观能动性和依从性,积极参加到管理中来。第二个月——管理对象能够执行规范的膳食、运动处方,实现能量平衡。在医师指导下,改进其他不良生活习惯。第三个月——管理对象能够巩固各项干预措施,建立起健康的生活方式,降低、减少健康危险因素。

采用健康管理软件对管理对象的膳食和运动情况进行分析。

1.首诊

(1)由主管健康管理师向管理对象详细介绍项目的安排,发放"健康管理使用手册"。

(2)物理检查:进行相关物理检查(身高、体重、血压、腰围)。

(3)向管理对象讲解健康评估结果和健康改善计划,并向管理对象提供纸质的健康管理计划。

(4)膳食指导:学会记录膳食日记。嘱其每周记录好代表正常膳食情况的两天膳食日记,并嘱其保持原有的饮食习惯。

(5)运动指导:学会使用运动能量仪,通过佩戴能量仪,对运动和能量消耗进行分析,帮助确定有效运动方式和时间。嘱其坚持佩戴仪器,保持原有运动习惯。

2.第 1 次复诊(第一周)

(1)物理检查:测量体重、血压、腰围(为每次复诊必检项目)。

(2)运动指导:检查知己能量监测仪使用情况,传输运动数据、进行运动图形分析和有效运动讲解。对管理对象的表现给予充分肯定,同时指出需要改进的地方,重点指导建立适量运动习惯和规律。

(3)膳食指导:核对膳食日记、教给管理对象食物重量的估算方法;通过记录的膳食日记寻找饮食方面存在的突出问题(或与能量相关的问题);录入膳食日记进行膳食结构分析。

(4)根据运动和膳食分析的结果,开出首次饮食、运动处方,并根据饮食、运动方面存在的主要问题,有针对性地进行指导,选择短信督导语。发放有针对性的慢性病防治知识的健康教育材料。

3.第 2 次复诊(第二周)

(1)检查运动处方执行情况,纠正不合理的运动方法、运动时间、运动频率等问题,开出适合其个性的运动处方。

(2)检查膳食日记和不良饮食习惯的改进情况,进一步教管理对象学习估量食物重量,调整膳食结构,开出适合其个性的膳食处方和短信督导语。

4.第 3 次复诊(第三周)

(1)检查运动习惯和规律建立情况,指导重点提高运动强度,达到有效运动量。

(2)督促管理对象完整准确记录膳食日记。

(3)向管理对象征询对健康管理的意见和建议,得到管理对象的认同,使其积极配合健康管理师进行运动及饮食的不良生活方式的改善,主动参与到管理中来。

5.第 4 次复诊(第四周)

(1)进一步规范运动,确定相对固定的运动量及有效运动量,完成规范运动的阶段目标。

(2)重点平衡热量,并根据管理对象习性,调整饮食结构(三大营养素比例和三餐热能比)。

6.第 5 次复诊(第六周)

(1)巩固规范的运动处方;结合管理对象实际体质,适当指导管理对象进行力量性锻炼及柔韧性运动,达到丰富运动项目,增强体质,提高运动积极性的目的。

（2）通过膳食分析,重点调整管理对象的膳食结构。

（3）教给管理对象食物交换份知识,调配丰富多彩的膳食。

（4）用无创手段,为管理对象进行相关危险因素检查,了解危险因素变化情况。

（5）进行阶段小结:内容为运动量变化趋势、三大营养素改变趋势、三餐比例变化趋势和危险因素指标变化情况。①打印阶段小结报告:运动、膳食、能量平衡和危险因素监测分析。②阶段小结的目的:了解通过管理整体健康状况的变化趋势;是否实现管理的阶段目标;总结已取得的有效方法、还存在的问题;充分肯定健康管理成果,鼓励管理对象完成下阶段管理任务。

7.第6次复诊(第八周)

（1）检查干预对象的饮食、运动处方执行情况,巩固能量平衡的成果。

（2）进一步规范饮食结构,三大营养素比和三餐热量比合理。

（3）在平衡膳食的基础上,重点应用食物交换份丰富食物品种和烹饪技巧。

（4）指导其他不良生活习惯(烟、酒、夜生活等)的改进,戒烟、限酒技能传授。

8.第7次复诊(第十周)

（1）检查、巩固各项干预措施的落实情况,建立起健康的生活方式。

（2）安排管理对象进行体检,填写"个人信息调查表",进行健康信息收集。

9.第8次复诊(第十二周)

（1）检查、巩固各项干预措施的落实情况。

（2）进行第2次健康评估,并进行前后两次评估报告的对比分析。

（3）做强化管理期总结,包括健康知识、饮食运动情况、危险因素变化和各项检查指标的评估。根据评估结果制订巩固期健康管理计划。向管理对象讲解总结评估结果。

（4）强化期结束,转为巩固期进行随访指导。

(三)巩固期随访健康管理

巩固期健康管理时间:从第4个月开始到第12个月结束。根据具体情况确定随访方法,每1个月随访1次。

随访内容:通过电话随访继续跟踪指导,主要是检查、巩固强化管理期的成果,鼓励管理对象坚持健康的生活方式;利用短信、微信发送健康信息;发放健康知识资料;鼓励管理对象每3个月进行1次无创血液检查,了解危险因素变化情况;必要时进行面对面指导。

在健康管理过程中,根据健康需求和管理对象要求,进行血压、血糖、心电远程监测,根据监测结果及时进行健康指导。

巩固期结束安排管理对象做健康体检,填写"个人信息调查表",为健康管理效果评估收集必要的信息。

(四)健康管理效果评估

健康管理12个月后进行健康管理效果评估:①是否掌握必要的健康知识;②是否坚持健康生活方式;③危险因素改善情况;④下一步健康改善建议。

四、慢性病健康管理

对患有一些慢性疾病的患者进行疾病健康管理。通过有针对性、系统的健康管理活动,使管理对象增加健康知识、纠正不健康的生活方式,消除或减轻影响健康的危险因素,坚持合理药物治疗,以达到促进健康、延缓慢性病进程、减少并发症、降低伤残率、提高生活质量的目的。慢性病健康管理的周期根据需求确定。

（王艳丽）

第三节　健康风险评估

一、健康风险评估的定义

风险指某种损失或后果的不确定性。风险识别和风险评估是进行风险管理的基础,风险管理的目标是控制和处置风险,防止和减少损失及不利后果的发生。从这个意义上说,健康管理也就是建立在健康风险识别和健康风险评估基础上的健康风险管理,其目的是控制健康风险,实施健康干预以减少或延缓疾病的发生。

健康风险评估指对某一个体评定未来发生某种特定疾病或因某种特定疾病导致健康损害甚至死亡的可能性。健康风险评估是建立在健康风险识别、健康风险聚类和健康风险量化的基础上的。因此,可以通过健康风险评估的方法和量化工具,对个体健康状况及未来患病和/或死亡危险性做量化评估。

二、健康风险评估的目的

(一)识别健康危险因素和评估健康风险

健康风险评估的首要目的是对个体或群体的健康危险因素进行识别,对个体的健康风险进行量化评估。在疾病发生、发展过程中,疾病相关危险因素很多,正确判断哪些因素是引起疾病的主要因素和辅助因素,对危险因素的有效干预和疾病预防控制至关重要。慢性非传染性疾病属多基因疾病,多危险因素和遗传交互作用,其发病过程隐蔽、外显率低、病程较长,持续的健康监测和科学的健康风险评估是疾病早期发现和早期干预的基础,也是疾病预防控制的有效手段。

(二)制订健康指导方案和个性化干预措施

健康风险评估是健康管理的关键技术,其目的是在风险评估基础上,为个体制订健康指导方案和个性化干预措施。健康到疾病的逐步演变过程具有可干预性,尤其是慢性非传染性疾病、生活方式相关疾病和代谢疾病的可干预性更强,一级预防的效果更好。因此,科学的健康指导方案和个性化干预措施能够有效降低个体的发病风险,降低或延缓疾病的发生。

(三)干预措施及健康管理效果评价

健康风险评价可以用于干预措施、健康指导方案和整个健康管理的效果评价。健康管理是个连续不断的监测—评估—干预的周期性过程,实施健康管理和个性化干预措施以后,个体的健康状态和疾病风险可以通过健康风险评估得到再确认,有效的健康干预和健康管理可以改善健康状态、降低疾病风险,健康管理中出现的问题也可通过健康风险评估去寻找原因,从而进一步完善健康指导计划和干预方案。

(四)健康管理人群分类及管理

健康管理可依据管理人群的不同特点做分类和分层管理。健康风险评估是管理人群分类的重要依据,可将管理人群根据健康危险因素的多少、疾病风险的高低和医疗卫生服务利用水平及医疗卫生费用等标准进行划分,对不同管理人群采取有针对性的健康管理、健康改善和健康干预措施。一般来说,健康危险因素多、健康风险和疾病风险高的群体或个体的健康管理成本和医疗卫生费用相对较高,基本医疗保障和基本公共卫生服务费用的增加可以有效降低疾病风险和医疗费用。

三、健康风险评估的种类

健康风险评估是一个广义的概念,其目的是了解健康状态和疾病风险,其核心是评估方法和技术。健康风险评估包含三个基本内容,即健康相关信息和疾病相关信息获取、依据健康危险因素建立疾病风险预测模型和完成健康风险评估报告。健康风险评估可根据其应用领域、评估对象和评估功能进行分类。

(一)按健康风险评估应用领域

(1)临床风险评估:主要对个人疾病状态、疾病进展和预后进行评估。

(2)健康状态评估:主要对健康状况、健康改变和可能患某种疾病的风险进行评估。

(3)专项评估:指针对某个健康危险因素或干预因素,如生活方式、健康行为和营养膳食等进行的健康风险评估。

(4)人群健康评估:指从群体角度进行的健康危害和风险评估。

(二)按评估对象

(1)个体评估:指对个体进行的健康状况、健康危害和疾病风险的评估。

(2)群体评估:指在个体评估基础上对特定人群所做的健康风险和疾病风险评估。需要强调的是,健康风险评估中的个体评估和群体评估是相对的和相互依存的,群体评估来源于不同的个体评估的集成,而个体评估依据的健康危害识别和预测模型是建立在来自群体的大量数据信息、流行病学研究结果和循证医学证据基础上的。

(三)按健康风险评估功能

(1)一般健康风险评估:指针对健康危险因素对个体做出的健康风险评估,主要用于健康危害识别、健康风险预测、健康改善及健康促进;

(2)疾病风险评估:指针对特定疾病及疾病相关危险因素对个体的疾病风险、疾病进程和预后所做的评估。特定疾病的风险评估从危险因素到建立预测模型的指标参数与一般健康风险评估会有较大不同,因而可以用来进行疾病预测预警,并可通过在疾病预测预警模型中设定不同的预警水平实现对患者、高危人群、甚至一般人群的预测预警。

(四)健康风险评估的技术与方法

早期的健康风险评估主要采用流行病学,数学和统计学的原理和方法。以特定人群和特定疾病的患病率或死亡率作为评价指标,评估和预测个体暴露于单一危险因素或综合危险因素可能患这种疾病的风险,疾病风险可用相对危险度和绝对危险度表示。相对危险度是暴露于某种健康危险因素人群患病率(或死亡率)与非暴露于该危险因素人群的患病率(或死亡率)之比,反映的是健康危险因素与疾病的关联强度及个体相对特定人群患病危险度的增减。绝对危险度是暴露于某种健康危险因素人群患病率与非暴露于该危险因素人群的患病率之差,反映的是个体未来患病的可能性或概率。从病因学的角度来说,建立在单一健康危险因素和患病率关系基础上的疾病危险性评价和预测方法比较简单,偏倚相对容易控制,不需要很多指标和大量的数据分析。因而成为健康管理和风险评估早期采用的主要方法,现在仍然为一些健康管理项目所采用。但是,疾病尤其是慢性非传染性疾病往往是多种健康危害因素共同作用及环境与遗传交互作用的结果。因此,单一健康危险因素的危险性评价和疾病预测存在着很大的局限性。

后期发展起来的健康风险评估技术主要采用数理统计、流行病学和病因学研究方法,能对多种健康危险因素的疾病危险性评价和预测,更接近疾病发生和发展过程,涵盖了更多的疾病相关参数,对疾病的风险评估也更加准确。这类方法比较经典和成功的例子是 Framingham 冠心病预测模型,该方法将重要的冠心病危险因素作为参数列入模型指标体系,采用 logistic 回归分析危险因素与疾病的关联,建立危险评分标准、冠心病预测模型和评价工具,并在冠心病风险评估过程中应用,取得了令人满意的效果。但该模型由人群、地域和年龄的影响造成的预测误差相对较大。在这一经典模型基础上陆续开发出一些改良的危险评分标准和预测模型,如欧洲人心脏手术危险因素评分系统和欧洲心脏病协会推出心血管疾病预测和处理软件以及法国 MEDI 公司开发的鹰眼心血管疾病监测和评估系统。现在有些疾病风险评估模型和评估工具已经开发成实用软件,对疾病预测和风险评价起到了十分积极的作用,但这些评估工具往往是针对心血管患者,主要预测心脏手术风险、预后和 ICU 费用。虽然能进行危险因素分析和预测,但针对全人群的预测预警功能不强。

随着生物医学和生命科学的发展以及大数据时代的到来,人们对生命和疾病过程认识逐步深刻,计算机技术、网格技术和网络技术的进步使与健康和疾病相关的海量数据的存储、分析、处理和共享成为可能。越来越多的前瞻性队列研究,Meta 分析方法和循证医学的研究方法被用于健康和疾病风险评估。多元数据处理技术和数据挖掘技术的不断成熟为健康风险和疾病风险评价提供了强有力的技术支持。已有贝叶斯模型、人工神经网络和支持向量机技术被用于疾病风险评估和疾病预测,这些系统的疾病数据处理能力和疾病预测效能将会比以往的疾病模型更加强大,也更加"智能化"和"拟人化"。我们有理由相信,未来的健康风险评估将在个体、疾病群体和全人群疾病风险评估,疾病预测、预警,疾病预防控制和健康管理发挥重要的作用。

(王艳丽)

第四节　健　康　干　预

一、健康和疾病的可干预性

从现代医学模式的角度看,人的健康状况受生物、心理和社会诸多因素的影响,由健康向疾病的转化过程及疾病的进展和预后同样也受上述因素的影响,是多种复杂健康危险因素协同作用的结果。在众多健康危险因素当中,很多危险因素是可以干预的,这种可干预性是健康干预的基础。以心脑血管疾病为例:国内外研究证实心脑血管疾病的发生和发展与遗传背景、个体敏感性、性别、年龄、高血压、脂代谢异常、糖尿病、胰岛素抵抗、炎症、凝血异常、吸烟、生活方式、神经行为等因素有关,现有研究报道的心脑血管相关危险因素已达上百种。在众多心脑血管疾病相关危险因素中,除了年龄、性别、家族史等危险因素指标不可干预,绝大多数的指标参数是可干预的。针对不同人群和不同危险因素对心脑血管疾病进行健康教育、健康干预和药物干预,可以有效推迟心脑血管疾病的发病时间和降低发病率。美国疾病控制中心研究发现,在美国引起疾病和死亡的健康危险因素70%以上是可干预的因素。哈佛公共卫生学院疾病预防中心的研究表明,通过有效地改善生活方式,80%的心脏病与糖尿病,70%的中风以及50%的癌症是可以避免的。可见,个人的健康危险因素是可以控制并降低的,有效的健康干预所获得的健康效益也将是十分明显的。

二、健康干预的意义

(一)降低疾病风险

健康管理的意义在于通过健康干预有效控制健康危险因素,降低疾病风险,对一般人群的健康干预能够充分发挥一级预防的作用,从而有效预防和控制疾病。世界卫生组织研究报告表明:人类1/3的疾病通过预防保健就可以避免,1/3的疾病通过早期发现可以得到有效控制,1/3的疾病通过积极有效的医患沟通能够提高治疗效果。

(二)控制疾病进展

健康干预可以有效降低疾病风险的同时,对患者群体的早期干预可以有效控制病情进展和并发症的出现。美国的健康管理经验证明,通过有效的主动预防与干预,健康管理服务的参加者按照医嘱定期服药的概率提高了50%,其医师能开出更为有效的药物与治疗方法的概率提高了60%,从而使健康管理服务对象的综合风险降低了50%。

(三)减少医疗费用

疾病一级预防和早期干预是疾病控制最为有效和性价比最高的手段,通过对一般人群和患者群体的健康干预,可以明显减少医疗费用和降低健康损失。数据证实,在健康管理方面投入1元,相当于减少3~6元医疗费用的开销。如果加上劳动生产率提高的回报,实际效益可达到投入的8倍。

三、健康干预的形式

健康管理的目的在于识别和控制健康危险因素,降低疾病风险,促进个体和群体健康。因此,有效的健康干预是健康管理的重点和实现健康管理目标的重要手段。根据干预对象、干预手段和干预因素的不同健康干预可有多种形式,具体包括:

(一)个体干预

指以个体作为干预对象的健康干预,所干预的健康危险因素可以是单一危险因素,如对个体血压的干预,也可以是综合危险因素,如对个体心脑血管疾病危险因素的综合干预。

(二)群体干预

指以群体为干预对象的健康干预,如孕期增补叶酸预防出生缺陷就是对孕妇群体的干预措施。

(三)临床干预

主要指对特定患者个体或群体在临床上采取的以控制疾病进展和并发症出现的干预措施,临床干预包括对患者实施的药物干预。

(四)药物干预

指以药物为手段,以减低疾病的风险和防止病情进展为目的的干预措施,药物干预既可以是针对患者群体的临床干预也可以是对特殊群体的预防性干预措施,如采用小剂量他汀类药物对心脑血管高危人群的干预。

(五)行为干预

指对个体或群体不健康行为如吸烟,酗酒等健康危险因素进行的干预。

(六)生活方式干预

指对个体或群体生活方式如膳食结构、运动等进行的干预。

(七)心理干预

指对可能影响个体或群体健康状况并引发身心疾病的健康危险因素进行的干预。

(八)综合干预

指同时对个体或群体的多种健康危险因素进行的干预,在健康管理中通过健康监测和风险评估所形成的健康指导方案应包括综合干预措施。

（王艳丽）

第五节 健康教育

一、健康教育的概念与发展

(一)健康教育的概念

WHO 将健康定义:健康不仅仅是没有疾病或虚弱,而是指身体、心理和社会适应的完美状态。健康教育是旨在帮助对象人群或个体改善健康相关行为的系统的社会活动。健康教育在调查研究的基础上采用健康信息传播、行为干预等措施,促使人群或个体自觉地采纳有益于健康的行为和生活方式,消除或减轻影响健康的危险因素,从而达到疾病预防、治疗、康复,增进身心健康,提高生活质量和健康水平的目的。

健康教育的核心在于教育人们树立健康意识,改善健康相关行为,进而防治疾病、促进健康。慢性非传染性疾病(如心脑血管疾病)和传染性疾病(艾滋病)等许多疾病与人类的行为密切相关,且目前尚缺乏有效的预防控制手段和治愈方法,这使得健康教育成为医疗卫生工作中的一个相对独立和十分重要的领域。健康教育又是一种工作方法,可参与其他卫生工作领域的活动或为其提供相关技术支持。针对健康相关行为及其影响因素的调查研究方法、健康教育干预方法及评价方法已广泛应用于临床医学和预防医学的各个领域。此外,健康相关行为及其影响因素的复杂性决定了健康教育须不断地从其他领域引入新的知识和技术,如卫生政策与管理学、社会营销学、健康传播学、教育学、行为科学、预防医学、心理学等。

(二)健康教育的意义

1.健康教育是世界公认的卫生保健的战略

健康教育已成为人类与疾病做斗争的客观需要。通过健康教育促使人们自愿地采纳健康生活方式与行为,能够控制致病因素,预防疾病,促进健康。

2.健康教育是实现初级卫生保健的先导

健康教育是能否实现初级卫生保健任务的关键,在实现所有健康目标、社会目标和经济目标中具有重要的地位和价值。

3.健康教育是一项低收入、高产出、效益大的保健措施

健康教育引导人们自愿改变不良行为、生活方式,追求健康,从成本—效益的角度看是一项低投入、高产出的保健措施。

(三)健康教育工作步骤

健康教育是预防医学的实践活动,所有健康教育工作都为改善对象人群的健康相关行为和防治疾病、促进健康服务。当健康教育以项目形式开展时,过程大体可分为四个阶段。

1.调查研究与计划设计阶段

通过现场调查、专家咨询、查阅文献等方式收集信息,进行诊断/推断,以期发现社区人群的生活质量、目标疾病、危险行为和导致危险行为发生发展的因素及其分布等,进而根据这些结果进行健康教育干预计划的设计、制订。

2.准备阶段

包括制作健康教育材料、动员及培训预试验和实施过程中涉及人员和组织、筹集建设资源及准备物质材料等。

3.实施阶段

动员目标社区或对象人群,利用组建的各级组织和工作网络,全面实施多层次多方面的健康教育干预活动。

4.总结阶段

对干预进程和结果进行检测与评价。

当然并非所有的健康教育工作都需要完整经历上述过程,如当既往工作已将某个健康问题的相关行为及其影响因素基本查清时,就不必另行组织调查。

(四)健康教育发展概况

健康教育是人类最早的社会活动之一。早在远古时代,为了个体的生存和种族的延续,人类就不断地积累并传承关于伤害避免、疾病预防的行为知识和技能。随着社会经济和科学技术的发展、生活水平的逐步提高、行为与生活方式的改变、健康知识的不断积累,人们对健康的要求不断提高,健康教育越来越受到重视。自20世纪70年代以来,健康教育的理论和实践有了长足的进步,在全世界范围内迅速发展。旨在研究健康教育基本理论和方法的科学——《健康教育学》也被纳入预防医学专业课程。

有记载我国最早的医学典籍《黄帝内经》中就论述到健康教育的重要性,其至谈及健康教育的方法。20世纪初健康教育学科理论引入我国,使得健康教育活动开始在科学基础上活跃起来。新中国成立后,我国健康教育在学科建设、人才培养、学术水平、国内外交流等方面取得了长足的进步。健康教育专业机构、人才培养机构、研究机构和学术团体不断发展壮大,;1984年在北京成立了"中国健康教育协会";1985年《中国健康教育》专业学术期刊创刊;1986年中国健康教育所建立;健康教育领域的专科、学士和硕士人才的招收、培养,以及一批批健康教育工作者到先进国家或地区的学习进修,促进了我国健康教育学科建设、学术水平的提高,增进了国际学术交流;新的理论和工作模式的引进,逐步加强了健康教育工作的横向联系及与其他社会部门的协作,丰富了健康教育途径、方式方法,促进了国际合作。

世界各国健康教育的发展极不平衡,发达国家起步较早,但真正重视健康教育也是在20世纪70年代以后,如1971年后美国设立了健康教育总统委员会,国家疾病控制中心设立了健康促进/健康教育中心,联邦卫生福利部设立了保健信息及健康促进办公室等。近年来,西太平洋地

区一些国家的健康教育进展较快,；新加坡将健康教育计划纳入全国卫生规划；澳大利亚在健康教育人才培养方面有特色,取得了不少成绩和经验；韩国、马来西亚、菲律宾等国家在制定国家卫生政策、建设健康教育机构、健康教育项目开展等方面有很大的进步。

目前健康教育有关的国际组织如下。

1.国际健康促进和教育联合会

国际健康促进和教育联合会是唯一通过公共卫生的推广和教育、社区行动和开发公共卫生政策来改善人类健康、提升公共卫生发展水平的全球性科学组织,其主要活动是组织大型国际性专题会议,深入探讨健康教育重大问题。

2.世界卫生组织(WHO)

其下设有公共信息与健康教育司,互联网网站上提供各种相关的健康促进、健康教育材料。

3.联合国儿童基金会

互联网网站上提供有各种健康教育、健康促进材料。

4.联合国人口基金会

互联网网站上提供与生育和妇女生殖健康、预防性传播疾病和艾滋病、保护妇女权益和制止家庭暴力等内容有关的健康教育、健康促进材料。

5.联合国艾滋病署

互联网网站上提供丰富的性传播疾病和艾滋病方面的文献和数据,特别是"最佳实践"文献中包含许多健康教育成功范例,对健康教育干预具有很好的指导意义。

二、健康相关行为

(一)人类行为

行为是有机体在内外部刺激作用下引起的反应。美国心理学家 Woodworth 提出了著名的"S-O-R"行为表示式：S(stimulation)代表机体内外环境的刺激,O(organization)代表有机体,R(reaction)代表行为反应。人的行为由五大基本要素构成,分别为行为主体(人)、行为客体(人的行为所指向的目标)、行为环境(行为主体与行为客体发生联系的客观环境)、行为手段(行为主体作用于行为客体时的方式方法和所应用的工具)和行为结果(行为对行为客体所致影响)。人类的行为受自身因素和环境因素的影响,与其他动物行为相比,其主要特点是既具有生物性,又具有社会性。著名心理学家 Kurt Lewin 指出,人类行为是人与环境相互作用的函数,用公式 $B=f(P \cdot E)$ 表示。其中,B(behavior)代表行为,P(person)代表人,E(environment)代表环境,主要指社会环境。人类的行为因其生物性和社会性决定可分为本能行为和社会行为。前者是人类最基本的行为,主要包括摄食、睡眠、躲避、防御、性行为、好奇和追求刺激的行为；后者是由人的社会性所决定的,通过社会化过程确立的。人类行为还具有目的性、可塑性和差异性的特点。

(二)健康相关行为

健康相关行为是指个体或团体与健康或疾病有关联的行为,可分为两大类：

1.促进健康的行为

指个体或团体表现出的、客观上有利于自身和他人健康的一组行为,具有有利性、规律性、和谐性、一致性和适宜性的特点,可细分为以下几方面。①日常健康行:指日常生活中有益于健康的基本行为,如合理膳食、充足睡眠、适量运动等；②预警行:指对可能发生的危害健康事件给予警示,以预防事故的发生并在事故发生后正确处置的行为,如驾车时使用安全带,预防车祸、火灾、溺水等意外事故的发生以及发生后的自救和他救行为;③保健行:指合理利用现有的卫生保健服务,以实现三级预防、维护自身健康的行为,如定期体检、预防接种、患病后遵医嘱等;④避开环境危害行:指避免暴露于自然环境和社会环境中的有害健康的危险因素,如不接触疫水、远离受污染环境、积极应对各种紧张生活事件等;⑤戒除不良嗜好:如戒烟、不酗酒、不滥用药物等。

2.危害健康的行为

危害健康的行为指偏离自身、他人乃至社会健康期望方向的,客观上不利于健康的一组行为,具有危害性、稳定性和习得性的特点,可细分为以下几方面。①不良生活方式:如吸烟、酗酒、熬夜等,对健康的影响具有潜伏期长、特异性弱、协同作用强、个体差异大、存在广泛等特点,研究证实,肥胖、高血压、糖尿病、心脑血管疾病、癌症等疾病的发生与不良生活方式有着密切的关系;②致病性行为模式:是导致特异性疾病发生的行为模式,目前 A 型和 C 型行为模式在国内外的研究较多,前者与冠心病发生密切相关,后者与肿瘤发生有关;③不良疾病行:指个体从感知自身患病到疾病康复全过程所表现出的不利于健康的行为,如疑病、瞒病、不及时就诊等;④违反社会法律法规、道德规范的危害健康行:既直接危害行为者自身的健康,也严重影响社会健康与正常的社会秩序,如药物滥用、性乱等。

3.健康教育行为改变理论

健康教育的目的是使受教育对象采纳、建立健康相关行为,帮助人们的行为向有利于健康的方向变化、发展。健康教育行为改变包括终止危害健康的行为、实践促进健康的行为以及强化已有的健康行为。为使健康教育达到预期目的,必须对目标行为及其影响因素有明确的认识。近来,涉及健康相关行为内外部影响因素及其作用机制等方面的理论快速发展,这为解释和预测健康相关行为,指导、实施和评价健康教育计划奠定了基础。

目前,国内外健康教育实践中常用的健康相关行为理论从应用水平上有三个层次,即应用于个体水平、人际水平及社区和群体水平的理论,其中运用较多、较成熟的行为理论包括知信行模式、健康信念模式、行为变化阶段模式等。知信行模式将人们行为的改变分为获取知识、产生信念及形成行为三个连续过程,表示为知—信—行。健康信念模式认为人们要接受医师的建议而采取某种有益健康的行为或放弃某种危害健康的行为,首先需要知觉到威胁,认识到严重性,其次坚信一旦改变行为会得到益处,同时也认识到行为改变中可能出现的困难,最后使人们感觉到有信心、有能力通过长期的努力改变不良行为。行为变化阶段模式则认为人的行为改变通常要经过无转变打算、打算转变、转变准备、转变行为和行为维持五个阶段,而且行为改变中的心理活动包括了认知层面及行为层面。从这些健康相关行为理论中可看出,影响人的行为的因素是多层次、多方面的。在实际健康教育工作中必须考虑到多种因素对目标行为的协同作用,动员各种力量,采用各种策略和措施,对多种关键的、可改变的措施进行干预。

三、健康教育与健康传播

健康教育作为卫生事业发展的战略措施,目的在于帮助个体和群体掌握卫生保健知识,树立健康观念,采取有益于健康的行为和生活方式,从而实现预防疾病、促进健康和提高生活质量的目的。因此,健康教育是由一系列有组织、有计划的健康信息传播和健康教育活动所组成的。

(一)健康传播的概念

健康传播是指通过各种渠道,运用各种传播媒介和方法,为维护和促进人类健康而收集、制作、传递、分享健康信息的过程。该概念的提出是从美国开始的,最早出现在美国公共卫生专业刊物上。"治疗性传播"这一概念应用较早,主要针对与疾病治疗和预防有关的医学领域,而不包括诸如吸毒、性乱、避孕、延长寿命等一系列重要的议题,于是20世纪70年代中期被"健康传播"这一涵盖内容更丰富的概念所替代。虽然关于健康传播的概念还有许多提法,每个概念的侧重点不同,但最终目的都是为了预防疾病、促进健康、提高生活质量。

(二)健康传播的特点

健康传播是应用传播策略来告知、影响、激励公众、专业人士、领导以及政府、非政府组织机构人员等,促使相关个人及组织掌握健康知识与信息、转变健康态度、作出决定并采纳有利于健康的行为的活动。健康传播作为一般传播行为在医疗卫生保健领域的具体化和深化,除了具有传播行为的基本特性外,还有其独特的特点和规律,表现:

1.健康传播对传播者有着特殊的素质要求

一般来说,人人都具有传播的本能,都可作为传播者,但是健康传播者应是专门的技术人才,有特定的素质要求。

2.健康传播传递的是健康信息

健康信息泛指一切有关人的健康的知识、观念、技术、技能和行为模式。

3.健康传播目的性明确

健康传播旨在改变个人和群体的知识、态度、行为,使其向有利于健康的方向转化。根据健康传播对人的心理、行为的作用,按达到传播目的的难易层次,由低到高可将健康传播的效果分为知晓健康信息、健康信念认同、形成健康态度、采纳健康行为四个层次。

4.健康传播过程具有复合性

从信息来源到最终的目标人群,健康信息的传播往往经历了数个甚至数十个的中间环节,呈复合性传播,具有多级传播、多种传播途径、多次反馈的特点。

(三)健康传播的意义

健康传播是健康教育的重要的手段和基本策略。有效运用健康传播的方法与技巧有助于健康教育资源的收集、挖掘,为健康教育调研做准备,提高健康教育活动效率,以最有效的投入获得最大的产出。充分运用健康传播的原理可为健康教育决策提供科学依据,从而影响决策者对健康促进政策的制定。而且,健康教育是促进公众健康的手段之一,可从个体、群体、组织、社区和社会多水平、多层次上影响目标人群。它可动员社会各团体,引起群众关注、支持并参与到健康教育活动;针对不同目标人群开展多种形式的健康传播干预,有效地促进行为改变,疾病的早期发现和治疗,从而降低疾病对公众健康的危害;也可收集反馈信息,用于监测、评价、改进和完善健康促进计划。

(四)健康传播方式

人类健康信息的传播活动形式多样,可从多个角度进行分类。例如,按传播的符号可分为语言传播、非语言传播;按使用的媒介可分为印刷传播、电子传播;按传播的规模可分为自我传播、人际传播、群体传播、组织传播和大众传播。各种传播方式在健康教育与健康促进中有着各自的应用。例:人际传播是全身心的传播,信息比较全面、完整、接近事实,可用形体语言、情感表达传递和接受用语言和文字所传达不出的信息,而且反馈及时,可及时了解对方对信息的理解和接受程度,可根据对方的反应来随时调整传播策略、交流方式和内容,在健康教育中常用的形式有咨询、交谈或个别访谈、劝服和指导。群体传播在群体意识的形成中起着重要的作用,主要用于信息的收集、传递及促进态度和行为改变。组织传播是沿着组织结构而进行的,有明确的目的,其反馈具有强迫性,主要有公关宣传、公益广告和健康教育标识系统宣传三种类型。

(五)健康传播的影响因素及对策

健康传播最终要使受传者从认知、心理、行为三个层面上产生效果。从认知到态度再到行为改变,层层递进,效果逐步累积、深化和扩大,这一过程正与健康教育所追求的"知—信—行"改变统一。加强研究影响健康传播效果的因素,提出相应的对策,将有利于健康传播,这也是健康传播学研究的重要内容。影响健康传播的因素主要有以下几方面。

1.传者因素

健康传播者的素质直接关系到传播效果,因此健康传播者要严格把关,树立良好的形象,加强传播双方共通的意义空间。

2.信息因素

依据传播的目的和受众的需要应适当取舍信息内容,科学地进行设计,使健康信息内容具有针对性、科学性和指导性。而且,同一信息在传播中须借助不同方式反复强化,并应注重信息的反馈,及时了解受众反应,分析传播工作状况,找寻出问题,提高健康传播质量。

3.受者因素

受者间存在着个人差异和群体特征,对健康信息的需求存在多样性,应收集、分析和研究受众的需求,根据受众个体和群体的心理特点制订健康传播策略。

4.媒介因素

健康传播活动中,应充分利用媒介资源,多种传播媒介共用,优势互补,提高健康传播效率。

5.环境因素

环境因素包括自然环境(如传播活动的时间、天气、地点、场所、环境布置等)和社会环境(如特定目标人群的社会经济状况、文化习俗、社会规范,政府的政策法规、社区支持力度等)。健康传播工作者要对这些因素事先进行研究,深入了解,在实际健康传播计划设计和实施中应加以考虑。

四、健康教育计划

健康教育活动是通过施加一定影响,使目标人群改变原有行为和生活方式中不利于健康的部分、建立/加强有利于健康的部分、使之向促进健康的方向转化而设计的、有机组合的一系列活动和过程。在一项健康教育项目工作中,通过进行健康教育诊断的调查研究,充分了解目标人群健康问题、健康相关行为、可利用资源等情况后,紧接着进行健康教育计划的制订和实施。

(一)健康教育计划的制订

健康教育计划的制订应遵循客观性和系统性的原则,主要有以下步骤:

1.确定优先项目和优先干预的行为因素

优先项目的选择应遵循重要性和有效性两大原则。确定为优先项目的健康问题应是严重威胁着人群健康,对经济发展、社会稳定的影响性较大,并可通过健康教育干预获得明确的健康收益。确定优先干预的健康问题后,紧接着应对该问题有关的心理和行为进行分析、归纳、推断和判断,按照重要性和可变性的原则选择出关键的、预期可改善的行为作为干预的目标行为。对于导致危险行为发生发展的三类行为影响因素:倾向因素、促成因素、强化因素也存在选择重点和优先的问题。

2.确定计划目标

目的和目标是计划存在与效果评价的依据。计划目的是项目最终利益的阐述,具有宏观性和远期性;目标是目的的具体体现,具有可测量性,有总体目标和具体目标之分。

3.确定健康教育干预框架

确定健康教育干预框架包含确定目标人群、三类行为影响因素中的重点和干预策略。其中,策略的制订应充分运用健康教育行为改变理论。干预策略一般可分为教育策略、社会策略、环境策略和资源策略四类。在实际中,要综合应用各类干预策略方可达到事半功倍的效果。

4.确定干预活动内容和日程

依据干预策略合理地进行设计各阶段各项干预活动的内容、实施方法、地点、所需材料和日程表等。

5.确定干预活动组织网络与工作人员队伍

干预活动所需的网络组织是多层次、多部门参与的,除各级健康教育专业机构外,还应包括政府有关部门、大众传播部门、教育部门、社区基层单位及其他医疗卫生部门等;工作人员队伍以专业人员为主,并吸收网络组织中其他部门人员参加。

6.确定干预活动预算

干预活动预算是干预经费资源的分配方案,必须认真细致、科学合理、厉行节约、留有余地。

7.确定监测与评价计划

监测与评价贯穿于项目始终,是控制项目进展状态、保证项目目标实现的基本措施。在计划设计时就应根据项目目标、指标体系、日程安排、预算等做出严密的监测与评价方案。

8.形成评价

主要通过专家评估或模拟试验进行,形成对项目本身的评价,评估计划设计是否符合实际。

(二)健康教育计划的实施

健康教育计划的实施是按照计划设计所规定的方法和步骤来组织具体活动,并在实施过程中修正和完善计划。一个完整健康教育计划主要包括:

1.回顾目标

进行项目背景情况、目的与目标的回顾,为后续进一步的目标人群的分析、健康干预场所的选择、干预策略和活动的设计奠定基础,确保项目目标得以实现。

2.细分人群

根据目标人群的社会人口学特征、目标人群中包含哪些亚人群及影响各类亚人群的人文因素和自然环境因素进一步对目标人群进行细分。这有利于我们对目标人群的理解更为清晰,从而使设计的健康教育干预策略和活动能覆盖全部目标人群,易于被不同亚人群所接受,取得预期效果。

3.确定干预场所

健康教育干预场所是指针对项目目标人群的健康教育干预活动的主要场所,在项目中也经常有许多中间性的干预活动场所。

4.制订实施进度表

在项目计划的日程安排基础上,在干预实施开始前制定实施进度表,从而从时间和空间上将各项措施和活动整合起来,使得项目计划实施启动后,各项措施和任务能以进度表为指导有条不紊地进行,逐步实现工作目标。

5.建立项目组织机构

积极动员目标社区或对象人群,建立并完善健康教育协作组织和工作网络。

6.培训各层次骨干人员

根据项目目的、执行手段、教育策略等对项目有关人员进行培训,促使他们具备胜任健康教育任务所需的知识和技能。培训工作应遵循按需施教、学用结合、参与性强、灵活性高及少而精原则,内容包括项目管理知识、专业知识和技能,并对培训工作进行明确的过程、近期效果和远期效果方面的评价。

7.管理健康教育传播资料

根据健康教育计划有目的地制作健康教育传播材料,并选择正确的传播渠道有计划、有准备地发放和使用。认真监测材料的发放和使用情况,调查实际使用人员对材料内容及使用情况的意见,为材料的进一步修改打好基础。

8.实施干预活动和质量控制

按计划全面展开多层次多方面的健康教育干预活动。在健康教育干预实施过程中,建立质量控制系统,保障项目按计划进度和质量运行,并收集反馈信息和建立资料档案为项目评价做准备。质量控制的内容涉及工作进度监测、干预活动质量监测、项目工作人员能力监测、阶段性效果评估和经费使用监测。

(王艳丽)

第六节 血脂异常的健康管理

血脂异常健康管理主要依据《中国成人血脂异常防治指南》。

一、血脂异常的定义

血脂是血浆中的胆固醇(TC)、甘油三酯(TG)和类脂,如磷脂等的总称。血脂异常是指 TC、TG、低密度脂蛋白胆固醇(LDL-C)增高,高密度脂蛋白胆固醇(HDL-C)降低。血脂异常在发病早期可能没有不舒服的症状。多数患者在发生了冠心病、脑卒中后才发现血脂异常,可表现为头晕、头痛、胸闷、心痛、乏力等。

我国人群的血脂适宜水平如下。

(一)TC

(1)TC<5.18 mmol//L(200 mg/dL)为合适范围。

(2)TC 在 5.18~6.1 mmol/L(200~239 mg/dL)为边缘升高。

(3)TC≥6.22 mmol/L(240 mg/dL)为升高。

(二)TG

(1)TG<1.70 mmol/L(150 mg/dL)为合适范围。

(2)TG 在 1.70~2.25 mmol/L(150~199 mg/dL)为边缘升高。

(3)TG≥2.26 mmol/L(200 mg/dL)为升高。

（三）LDL-C

（1）LDL-C＜3.37 mmol/L（130 mg/dL）为合适范围。

（2）LDL-C 在 3.37～4.12 mmol/L（130～159 mg/dL）为边缘升高。

（3）LDL-C≥4.14 mmol/L（160 mg/dL）为升高。

（4）LDL-C 增高是动脉粥样硬化发生、发展的主要脂质危险因素。故最好采用 LDL-C 取代 TC 作为对冠心病及其他动脉粥样硬化性疾病的危险性评估。

（四）HDL-C

（1）HDL-C＜1.04 mmol/L（40 mg/dL）为减低。

（2）HDL-C≥1.55 mmol/L（60 mg/dL）为升高。

（3）若＜0.91 mmol/L（＜35 mg/dL），称为低 HDL-C 血症。

基础研究证实，HDL 能将外周组织如血管壁内胆固醇转运至肝脏进行分解代谢，提示 HDL 具有抗动脉粥样硬化作用。

二、血脂异常的危险因素

（1）人口学因素：研究认为血脂异常是一种由遗传和环境危险因素共同作用的结果。胆固醇水平常随年龄而上升，但大于 70 岁后不再上升甚或有所下降。中青年期女性低于男性，女性绝经后 TC 水平较同年龄男性高。家族中有早发血脂异常或冠心病患者。

（2）饮食习惯：长期高胆固醇、高饱和脂肪酸摄入可造成血脂升高。

（3）体力活动或体育锻炼过少。

（4）超重或肥胖。

（5）吸烟、过量饮酒。

（6）精神长期处于紧张状态。

三、高脂血症的危害

大量的流行病学调查结果表明，血脂异常是高血压、脑卒中、动脉粥样硬化和冠心病等多种慢病的重要危险因素。高血脂是导致动脉粥样硬化的重要因素，过多的脂肪沉积于动脉内膜，形成粥样斑块，使管腔缩小，造成供血部位缺血性损害，最终发生各器官功能障碍。

（1）冠心病（包括心绞痛、心肌梗死、心律失常、心搏骤停等）。

（2）缺血性脑卒中（偏瘫、失语、意识障碍、吞咽困难甚至生命危险）。

（3）肾性高血压、肾衰竭。

（4）眼底血管病变、视力下降、失明等。

四、血脂异常健康管理的目标

（1）减少饱和脂肪酸和胆固醇的摄入。

（2）增加能够降低 LDL-C 食物的摄入（如植物甾醇、可溶性纤维）。

（3）降低体重 5％～10％，最好达到 BMI＜24 kg/m²。

（4）增加有规律的体力活动。

（5）如有其他慢病危险因素要进行干预，使其得到一定的改善。

（6）维持血脂在适宜的水平。

五、血脂异常健康管理的内容

(一)平衡膳食及合理营养指导

高脂血症与饮食的关系最为密切,控制饮食对高脂血症的防治是十分重要的。

(1)减少饱和脂肪酸和胆固醇的摄入对降低 LDL-C 作用最直接,效果最明显,也最容易做到。饮食应限制动物油脂、动物脑髓内脏、蛋黄、黄油等;烹调不用动物油。

(2)选用富含能够降 LDL-C 膳食成分的食物(如富含植物甾醇、可溶性纤维)。不吃甜食和零食,多吃蔬菜、水果和豆类食品。以大米为主食的饮食习惯,三餐中至少一餐改为面食,每天要吃 50～100 g 粗粮。

(3)宜低盐饮食,食油宜用豆油、花生油、菜油、麻油、玉米胚芽油,适量选用橄榄油或核桃油等。

(4)饥饱适度,每餐进食量以下一餐就餐前半小时有饥饿感为度,不宜采用饥饿疗法,过度的饥饿反而使体内脂肪加速分解,使血液中脂肪酸增加。

(5)多吃有降脂作用的食物。①大豆:大豆及其制品中含有丰富的不饱和脂肪酸、维生素 E 和卵磷脂,三者均可降低血中的胆固醇。②黄瓜:黄瓜中含有的丙醇二酸,可抑制糖类物质转化为脂肪,尤其适用于心血管病患者。③大蒜:新鲜的大蒜或大蒜提取物可降低胆固醇。大蒜的降脂效能与大蒜内所含的物质,蒜素有关,它具有抗菌、抗肿瘤特性,能预防动脉粥样硬化,降低血糖和血脂等。④洋葱:其降血脂效能与其所含的烯丙基二硫化物及少量硫氨基酸有关,这些物质属于配糖体,除降血脂外还可预防动脉粥样硬化,是防止心血管疾病的理想食物。⑤蘑菇:含有一种嘌呤衍生物,有降血脂作用。⑥牛奶:含有羟基,甲基戊二酸,能抑制人体内胆固醇合成酶的活性,从而抑制胆固醇的合成,降低血中胆固醇的含量。⑦茶叶:有降低胆固醇的效果。⑧生姜:生姜内含有一种类似水杨酸的有机化合物,该物质的稀溶液的稀释剂和防凝剂对降血脂、降血压、防止血栓形成有一定作用。⑨香菇、黑木耳:能降低血清胆固醇、甘油三酯及低密度脂蛋白水平,经常食用可使身体内高密度脂蛋白增加。

(6)食谱举例。①早餐:脱脂牛奶 250 mL,玉米发面糕(玉米面 100 g),拌莴笋丝 150 g。②午餐:馒头或米饭 100 g,炖豆腐(海米 15 g、香菇 25 g、豆腐 100 g),炒茄子(茄子 100 g)。③晚餐:玉米面粥,馒头(100 g),番茄炒圆白菜(番茄 50 g、圆白菜 100 g),蘑菇鸡块(鸡块 100 g)。④全日烹调用油 10 g。

(7)高脂血症患者保健汤。①海带木耳肉汤:取海带、黑木耳各 15 g,瘦猪肉 60 g,味精、精盐、淀粉适量。海带、木耳切丝,猪肉切成丝或薄片,用淀粉拌好,与海带丝、木耳丝同入锅,煮沸,加入味精和淀粉,搅匀即成。②百合芦笋汤:取百合 50 g,芦笋 250 g,黄酒、味精、精盐和素汤适量。先将百合浸泡洗净,锅中加入素汤,将泡好的百合放入汤锅内,加热烧几分钟,加黄酒、精盐、味精调味,倒入盛有芦笋的碗中即成。③山楂首乌汤:取山楂、何首乌各 15 g,白糖 20 g。先将山楂、何首乌洗净、切碎,一同入锅,加水适量,浸泡 2 小时,再熬煮约 1 小时,去渣取汤,日服 1 剂,分两次温服。④山楂银花汤:取山楂 30 g,金银花 6 g,白糖 20 g。先将山楂、金银花放在勺内,用文火炒热,加入白糖,改用小火炒成糖饯,用开水冲泡,日服 1 剂。

(二)运动指导

应用减轻体重干预和增加体力活动的措施可以加强降低 LDL-C 效果,还可以获得降低 LDL-C 之外进一步降低缺血性心血管病危险的效益。因此,适量运动和控制体重是预防血脂过高的重要措施之一。指导服务对象坚持适量运动并进行运动情况监测。

（三）戒烟限酒

指导服务对象积极开展戒烟限酒，以便进一步控制患者的心血管病综合危险因素。

（四）心理干预

在进行健康管理时，应了解管理对象的心理状况，并进行相应的心理辅导。健康管理师应采取各种措施，帮助患者预防和缓解精神压力及纠正和治疗病态心理，必要时建议患者寻求专业心理辅导或治疗。

（五）提倡适量饮茶

茶叶中含有的儿茶碱有增强血管柔韧性、弹性和渗透性的作用，可预防血管硬化。茶叶中的茶碱和咖啡因能兴奋神经，促进血液循环，减轻疲劳和具有利尿作用。适量饮茶能消除油腻饮食而减肥。但过多喝浓茶，会刺激心脏，使心跳加快，对身体有害。

六、血脂异常健康管理的流程

（1）健康管理的前 3 个月优先考虑降低 LDL-C。因此，在首诊时健康管理师应通过询问和检查了解健康管理对象在以下几方面是否存在问题：①是否进食过多的升高 LDL-C 的食物；②是否肥胖；③是否缺少体力活动；④如肥胖或缺少体力活动，是否有代谢综合征。

为了解和评价摄入升高 LDL-C 食物的状况，推荐使用高脂血症患者膳食评价表。该表虽然不能取代营养师所作的系统性膳食评价，但可以帮助健康管理师发现管理对象所进能升高 LDL-C 的食物，以便有效指导下一步的干预。

（2）首诊发现血脂异常时，应立即开始必要的健康管理。主要是减少摄入饱和脂肪和胆固醇，也鼓励开始轻、中度的体力活动。

（3）管理进行 6～8 周后，应监测血脂水平，如果已达标或有明显改善，应继续进行管理。否则，可通过如下手段来强化降脂。首先，进一步强化膳食干预。其次，选用能降低 LDL-C 的植物甾醇，也可以通过选择食物来增加膳食纤维的摄入。含膳食纤维高的食物主要包括：全谷类物、水果、蔬菜、各种豆类。

（4）再进行管理 6～8 周后，应再次监测患者的血脂水平，如已达标，继续保持强化管理。如血脂继续向目标方向改善，仍应继续管理，不应启动药物治疗。如检测结果表明不可能仅靠管理达标，应考虑加用药物治疗。

（5）经过上述两个管理过程后，如果管理对象有代谢综合征，应开始针对代谢综合征的健康管理。代谢综合征健康管理主要是减肥和增加体力活动。在达到满意疗效后，定期监测管理对象的依从性。

（6）在健康管理的第 1 年，每 4～6 个月监测 1 次，以后每 6～12 个月随诊 1 次。对于加用药物的患者，更应经常随访。

健康管理师对于启动和维持血脂管理均起着至关重要的作用。健康管理师的知识、态度和说服技巧决定了干预能否成功。应向管理对象说明健康管理的多重效益，并强调说明即使使用药物仍需要必要的健康生活方式干预。

（王艳丽）

第七节 高血压的健康管理

高血压健康管理主要依据《中国高血压防治指南 2010》。通过健康管理，使被管理的对象要掌握以下内容。

一、高血压的定义

高血压是最常见的慢性病，是我国人群脑卒中和冠心病发病及死亡的主要危险因素。国内外的实践证明，高血压是可以预防和控制的疾病，降低高血压患者的血压水平，可明显减少脑卒中及心脏病事件，明显改善患者的生存质量，有效降低疾病负担。

高血压定义：在未使用降压药物的情况下，收缩压≥140 mmHg 和/或舒张压≥90 mmHg；根据血压升高水平，又进一步将高血压分为 1 级、2 级和 3 级。一般需要非同日测量 3 次来判断血压升高及其分级，尤其是轻度、中度血压升高者。

要注意的是，大多数患者早期没有明显症状，有的患者即使血压很高，也不会感到身体不适。血压水平分类和定义见表 16-1。

表 16-1 血压水平分类和定义(mmHg)

分类	收缩压		舒张压
正常血压	<120	和	<80
正常高值血压	120～139	和/或	80～89
高血压	≥140	和/或	≥90
1 级高血压(轻度)	140～159	和/或	90～99
2 级高血压(中度)	160～179	和/或	100～109
3 级高血压(重度)	≥180	和/或	≥110
单纯收缩期高血压	≥140	和	<90

二、我国人群高血压的重要危险因素

(一)人口学因素

原发性高血压是一种由多基因、多环境危险因子交互作用而形成的慢性疾病。世界卫生组织调查显示，男性收缩压每年增加 0.29～0.91 mmHg，女性为 0.60～1.31 mmHg，这些资料显示，随着年龄的增长，男性比女性(更年期前)血压增加快速，在更年期后女性增加较快。高血压具有家族聚集倾向，一般认为遗传因素大约占 40%，环境因素大约占 60%。

(二)高钠、低钾膳食

人群中，钠盐(氯化钠)摄入量与血压水平和高血压患病率呈正相关，而钾盐摄入量与血压水平呈负相关。膳食钠与钾的比值与血压的相关性更强。高钠、低钾膳食是导致我国大多数高血压患者发病的主要危险因素之一。

(三)超重和肥胖

身体脂肪含量与血压水平呈正相关。人群中体重指数（BMI）与血压水平呈正相关。我国24万成人随访资料的汇总分析显示，BMI≥24 kg/m² 者发生高血压的风险是体重正常者的3～4倍，腰围≥90 cm（男性）或≥85 cm（女性），发生高血压的风险是腰围正常者的4倍以上。

(四)饮酒

过量饮酒也是高血压发病的危险因素，人群高血压患病率随饮酒量增加而升高。虽然少量饮酒后短时间内血压会有所下降，但长期少量饮酒可使血压轻度升高；过量饮酒则使血压明显升高。如果每天平均饮酒＞3个标准杯（1个标准杯相当于12 g酒精），收缩压与舒张压分别平均升高3.5 mmHg与2.1 mmHg，且血压上升幅度随着饮酒量增加而增大。

(五)精神紧张

长期精神过度紧张也是高血压发病的危险因素，长期从事高度精神紧张工作的人群高血压患病率增加。

三、高血压的危害

高血压对人体危害非常大，不仅直接产生头痛、头晕、失眠、烦躁、心悸、胸闷等一系列症状，而且长期下去对心、脑、肾及其他器官的损伤也是非常严重的。许多高血压患者死于卒中、心力衰竭和肾衰竭。高血压的危害如下。

(一)心力衰竭、心律失常及高血压猝死

长期高血压会加重心脏左心室负担，使左心室出现代偿性肥厚、扩张，引起心力衰竭。

(二)高血压引起脑卒中

高血压会引起脑部血管病变及硬化，当血管发生阻塞、产生栓塞时，高血压导致血管破裂，引起脑卒中即中风。研究发现，收缩压每升高10 mmHg，亚洲人群脑卒中与致死性心肌梗死风险分别增加53%与31%。

(三)高血压可引起冠心病

长期高血压将加速动脉粥样硬化，引起冠心病（包括心绞痛、心肌梗死等）。高血压是我国心脑血管疾病首位危险因素，每年300万例心血管死亡中至少一半与高血压有关。

(四)高血压引起其他疾病

长期高血压可以导致肾脏损害，肾衰竭（严重的引起尿毒症）。在重度高血压患者中，终末期肾病发生率是正常血压者的11倍以上，即使血压在正常高值水平也达1.9倍。引起眼睛的损坏，眼底动脉硬化等。

四、高血压健康管理的目标

(1)限制钠盐每人每天通过各种食物摄入的食盐量＜6 g，增加钾盐摄入。

(2)降低体重5%～10%，最好达到BMI＜24 kg/m²。

(3)戒烟、限酒。

(4)坚持适量运动：每周适量体力活动3～5次，每次不少于30分钟。

(5)减轻精神压力，保持心理平衡。

(6)如有其他慢病危险因素要进行干预，使其得到一定的改善。

(7)维持健康血压：收缩压＜16.0 kPa（120 mmHg）和舒张压＜10.7 kPa（80 mmHg）。

(8)坚持合理用药。

五、高血压健康管理的内容

(一)减少钠盐摄入

首先在膳食评估中要了解服务对象的膳食钠盐摄入量和来源。指导其尽可能减少钠盐的摄入量,并增加食物中钾盐的摄入量。主要措施包括以下几点。

(1)尽可能减少烹调用盐,建议使用可定量的盐勺。

(2)减少味精、酱油等含钠盐的调味品用量。

(3)少食或不食含钠盐量较高的各类加工食品,如咸菜、火腿、香肠及各类炒货。

(4)增加蔬菜和水果的摄入量。

(5)注意补充钾和钙,膳食中应增加含钾多,含钙高的食物,如绿叶菜、鲜奶、豆制品、土豆等。

(6)肾功能良好者,使用含钾的烹调用盐。

(二)控制体重

具体内容请见超重与肥胖健康管理部分。减重的速度因人而异,通常以每周减重 0.5～1.0 kg为宜。对于非药物措施减重效果不理想的重度肥胖患者,应在医师指导下使用减肥药物控制体重。

(三)戒烟

健康管理师应强烈建议并督促高血压患者戒烟,并指导患者寻求药物辅助戒烟,同时也应对戒烟成功者进行随访和监督,避免复吸。

(四)限制饮酒

长期大量饮酒可导致血压升高,限制饮酒量则可明显降低高血压的发病风险。所有患者均应控制饮酒量,每天酒精摄入量不应超过 25 g(男性)、15 g(女性)。不提倡高血压患者饮酒,如饮酒,则应少量:白酒或葡萄酒(或米酒)或啤酒的量分别少于 50、100 和 300 毫升/天。

(五)运动指导

定期的体育锻炼则可产生重要的治疗作用,可降低血压、改善糖代谢等。因此,每天应进行适当的体力活动(每天 30 分钟左右);而每周则应有 3 次以上的有氧体育锻炼。指导服务对象坚持适量运动并进行运动情况监测。

(六)心理干预

长期的精神压力和心情抑郁是引起高血压和其他慢性病的重要原因之一。因此,鼓励高血压患者参加体育锻炼、绘画等文化活动,参与社交活动,可向同伴们倾诉心中的困惑,得到同龄人的劝导和理解,保持乐观心态。

在进行健康管理时,应了解管理对象的心理状况,并进行相应的心理辅导。健康管理师应采取各种措施,帮助患者预防和缓解精神压力以及纠正和治疗病态心理,必要时建议患者寻求专业心理辅导或治疗。

(七)坚持定期测量血压

正常成年人,每年至少测量 1 次血压;35 岁以上的所有就诊患者,均应测量血压;易患高血压的高危人群,每 6 个月至少测量 1 次血压;高血压患者血压达标者,每周测量血压 1～2 天;血压未达标者,每天测量血压 1 次;提倡高血压患者进行家庭血压测量;学会正确测量血压;测量前至少休息 5 分钟,坐在靠背椅上测血压,要裸露右上臂,袖带大小合适并紧贴上臂,袖带要与心脏保持在同一水平,测压时保持安静不讲话、不活动肢体,每回测压 3 次,每次间隔 1～2 分钟,以 3 次平均值为结果。

(八)高血压的药物治疗指导

(1)不要乱用药物:降压药有许多种,作用也不完全一样。要根据个体情况,遵循医嘱用药,不要听别人推荐用药,不听信广告宣传用药。根据医嘱用药,联合用药可产生协同作用,减少每种药物剂量,减少不良反应。

(2)降压不能操之过急:有些人一旦发现高血压,恨不得立即把血压降下来,随意加大药物剂量,很容易发生意外。短期内降压幅度最好不超过原血压的 20%,血压降得太快或过低都会发生头晕、乏力,重的还可导致缺血性脑卒中和心肌梗死。

(3)服药期间定时测量血压,及时调整服药剂量:有些患者平时不测血压,仅凭自我感觉服药。感觉无不适时少服一些,头晕不适就加大剂量。其实,自觉症状与病情轻重并不一致,血压过低也会出现头晕不适,继续服药很危险。正确的做法是,定时测量血压,及时调整剂量,维持巩固。

(4)切莫间断服药:有的患者用降压药时服时停,血压一高吃几片,血压一降马上停药。这种间断服药,不仅不能使血压稳定,还可使病情发展。

(5)最好不要在临睡前服用降压药:临床发现,睡前服降压药易诱发脑血栓、心绞痛、心肌梗死。正确的方法是睡前 2 小时服药。

(王艳丽)

第八节　脑卒中的健康管理

脑卒中的健康管理主要依据《脑卒中筛查与防治技术规范》《中国脑卒中康复治疗指南(2011 版)》。

一、脑卒中的定义

脑卒中俗称中风,是一种急性脑血管疾病。当供给人体脑部的血流发生障碍,脑卒中就会发生。脑卒中包括血管阻塞(缺血性脑卒中)和血管破裂出血(出血性脑卒中)两种类型,可造成部分脑细胞因无法获得维持正常活动的氧供和营养出现损伤或者死亡。

脑卒中早期常见的症状有以下几点。

(一)全脑受损害症状

头痛、恶心、呕吐,严重者有不同程度的神志不清:如迷糊或昏迷不醒。

(二)局部脑损害症状

脑的某一部位出血或梗死后,出现的症状复杂多样,但常见的主要有以下几种。

(1)偏瘫,即一侧肢体没有力气,有时表现为没有先兆的突然跌倒。

(2)偏身感觉障碍,即一侧面部或肢体突然麻木,感觉不舒服。

(3)偏盲,即双眼的同一侧看不见东西。

(4)失语,即说不出话,或听不懂别人及自己说的话。

（5）眩晕伴恶心、呕吐。

（6）复视，即看东西成双影。

（7）发声、吞咽困难，说话舌头发笨，饮水呛咳。

（8）共济失调，即走路不稳，左右摇晃不定，动作不协调。

二、我国人群脑卒中的重要危险因素

（一）年龄、性别和家族倾向

脑卒中会随着年龄的增长而发病率上升，55岁以上，年龄每增加10岁，发病率增长一倍。就性别而言，男性比女性发病率高50％。临床实践证明，虽然家庭中有多人患病是否属于遗传，目前尚未得到证实，但家族倾向的问题，与该家族中高血压、糖尿病和心脏病的发病率高呈正相关。

（二）可干预的危险因素

主要包括高血压、糖尿病、心脏病、血脂异常、肥胖、吸烟、饮酒。此外，颈动脉狭窄、伴有血浆同型半胱氨酸升高的高血压（H型高血压）是中国人群独特的但长期以来被忽略的危险因素。

三、脑卒中的危害

脑卒中发病率高，全国每年新发脑卒中患者约200万人；病死率高，我国每年因脑血管病死亡约165万，已成为我国居民第一位死因；患病率和致残率高，我国现存脑卒中患者近700万，其中致残率高达75％，约有450万患者有不同程度的劳动能力丧失或生活不能自理；脑卒中复发率高，5年内再次发生率达54％。脑卒中在严重危害患者的生命和生活质量的同时，还造成了患者及其家庭和社会沉重的医疗、经济和社会负担。2003年的调查显示，缺血性脑卒中救治直接费用107亿元，总费用达198亿元，相当于全国卫生总支出的3.0％。

四、脑卒中健康管理的目标

结合我国提出的脑卒中三级预防的基本策略，确定脑卒中健康管理目标。

（一）一级预防

指发病前预防。指导健康人群养成良好的健康生活方式，预防脑卒中危险因素的产生；指导脑卒中高危人群，早期改善不健康生活方式，及早控制危险因素。

健康管理目标是推广健康生活方式，让管理对象掌握自身保健的知识和能力；进行有针对性的危险因素干预，使脑卒中高危人群能够形成一种健康的生活方式并维持下去，从而降低脑卒中的发病率。

（二）二级预防

针对发生过一次或多次脑卒中的患者，探寻病因和控制可干预危险因素，预防或降低脑卒中再发危险。健康管理的目标是推广ABCDE策略，配合治疗，针对筛查出的危险因素进行干预，控制高危因素，降低脑卒中复发、致残的风险。

（三）三级预防

针对脑卒中患者加强治疗和康复护理，防止病情加重，预防或减轻残疾，促进功能恢复。健康管理的目标是提高社区医师对脑卒中的健康管理知识和技能，使患者能够在社区得到适宜的管理，促进患者康复，提高生活质量。

五、脑卒中健康管理的内容

(一)脑卒中高危人群的健康管理

1.早期发现脑卒中高危人群

健康管理师对 40 岁以上的人群收集资料,帮助被管理对象进行脑卒中风险评估:①有高血压病史[≥12.0/18.7 kPa(140/90 mmHg)],或正在服用降压药;②有房颤和心瓣膜病;③吸烟;④有血脂异常(血脂四项中任何一项异常);⑤有糖尿病;⑥很少进行体育运动(体育锻炼标准是每周≥3 次,每次≥30 分钟,持续时间超过 1 年;从事中重度体力劳动者视为经常体育锻炼);⑦明显超重或肥胖(BMI>26 kg/m²);⑧有脑卒中家族史。

(1)高危人群:上述 8 项危险因素中,具有≥3 项危险因素,或既往史者,可评定为脑卒中高危人群。

(2)中危人群:上述 8 项危险因素中,具有<3 项危险因素,但患有慢性病(高血压、糖尿病、心房颤动或瓣膜性心脏病)之一者,评定为脑卒中中危人群。

(3)低危人群:具有<3 项危险因素,且无慢性病者为脑卒中低危人群。

如果属于高危人群,健康管理师应动员其进一步进行体格检查、实验室检查和颈动脉超声检查;针对评估发现的危险因素进行健康管理。

2.健康管理

(1)健康教育:健康管理师要对被管理对象进行系统的脑卒中知识健康教育,分为四方面的内容:一是讲解何为脑卒中及其危害;掌握脑卒中的主要危险因素;二是讲解如何主动采取预防措施,通过健康的生活方式来预防或控制危险因素的进一步发展,鼓励其积极治疗相关疾病如高血压、糖尿病、高脂血症、肥胖症等;三是讲解脑卒中的几种预警症状、就诊时机及治疗与预后的关系;四是教会患者如何自行监测血压、血糖等指标的变化。采用集体讲解与个别指导相结合的方式,将各方面的内容贯穿整个管理过程。通过询问的方式进行评估,直至达到预期的目标。

(2)健康生活方式指导。①合理膳食指导:健康管理师制订个体的膳食改善计划,并鼓励被管理对象坚持膳食改善计划,评估膳食改善效果。膳食指导的原则应提倡多吃蔬菜、水果,适量进食谷类、牛奶、豆类和肉类等,使能量的摄入和消耗达到平衡;限制红肉的摄入量,减少饱和脂肪(<10%总热量)和胆固醇(<300 mg/d)的摄入量;限制食盐摄入量(<6 g/d);不喝或尽量少喝含糖饮料。具体内容见本书第四章"合理膳食"。②运动指导:健康管理师结合个体情况制订运动改善计划,根据被管理者自身情况及爱好选择 1~2 项有氧运动(如快走、慢跑),评估运动改善效果。鼓励被管理对象每天运动时间不少于 30 分钟,每周不少于 3 次的有氧运动,切忌运动强度过大,持续时间过长。③戒烟限酒:通过健康管理师对被管理对象进行健康教育、戒烟咨询、心理辅导等方法鼓励吸烟者戒烟,不吸烟者也应避免被动吸烟。饮酒者应适度,一般男性每天摄入酒精不超过 25 g,女性减半,不酗酒。④控制体重:健康管理师要劝说、指导超重者和肥胖者通过采取合理饮食、增加体力活动等措施减轻体重,降低脑卒中发病危险。具体内容见本章:超重与肥胖健康管理。⑤心理调节:健康管理师要及时疏导被管理对象的不良情绪,鼓励其积极调节自身心理状态,保持乐观情绪,避免过度疲劳与紧张。具体内容见本书第四章:心理平衡。⑥定期体检:对 40 岁以上的管理对象建议每年进行 1 次体检,了解心脑血管有无异常,监测血压、血糖和血脂水平。发现异常应积极干预。

3.危险因素管理

(1)血压管理:对患高血压者,要在医师指导下进行药物治疗,使血压达标。健康管理师电话随访服药、血压情况,增加服药的依从性。

(2)血糖管理:健康管理师指导糖尿病患者改变不健康的生活方式,控制饮食,加强体育锻炼。2~3个月后血糖控制仍不满意者,在医师指导下进行治疗。健康管理要电话随访服药、血糖情况,增加服药的依从性。

(3)控制血脂:当通过合理调整饮食结构,改变不良生活习惯,加强体育锻炼后,仍不能使血脂降至理想水平时,就必须开始药物治疗。要在医师指导下进行药物治疗。健康管理师电话随访服药情况,增加服药的依从性,定期监测血脂变化。

如心律不规则,请医师诊断有没有心房颤动。如确诊房颤,在医师的指导下治疗。

鼓励被管理对象进行颈动脉筛查和血浆同型半胱氨酸检测。当前,对颈动脉狭窄病变的干预技术已趋于成熟。对不同程度的狭窄患者可分别采取生活方式调整、药物治疗、颈动脉内膜剥脱术和颈动脉支架成形术予以干预。颈动脉狭窄的主要危险因素:高血压、血脂异常、高血糖、长期吸烟史、长期大量饮酒、慢性牙周炎病史、缺血性眼病史、年龄>45岁男性和年龄>55岁女性。健康管理师要劝说具有以上2项危险因素者进行颈动脉筛查。劝告、提示被管理对象重视脑卒中早期症状,出现脑卒中早期症状,不论时间长短应及时就医,以缩短院前延误时间。

(二)预防脑卒中复发健康管理

对于发生过一次或多次脑卒中的患者,进行复发风险评估,提供专业的个性化健康管理,以达到降低其再发风险的目的。

预防脑卒中复发的治疗方法,需遵守 ABCDE 策略:①服用阿司匹林;②控制血压和体重;③降低胆固醇和戒烟,开展颈动脉血管支架术和颈动脉内膜剥脱术;④控制糖尿病、膳食调整;⑤健康教育、体育锻炼、定期查体。健康管理师要根据 ABCDE 策略制订健康管理方案,并开展以下健康管理工作。

1.综合评估

全面评估患者对脑卒中发病的相关知识、预警症状及防治措施的掌握情况;了解其生活方式、饮酒吸烟史、饮食习惯及精神心理状况和肢体功能状况;监测血压、血脂、血糖及血流变等指标,进行危险因素测评。对健康管理对象进行评估后,确定存在的危险因素并进行规范管理。

2.制订健康管理计划

结合健康管理对象的具体病情、家庭状况及就医条件,制订个体、群体的脑卒中健康管理计划,给予相应的健康管理干预措施,鼓励、促进其改变不良生活方式,控制健康危险因素。健康管理主要内容:健康教育、健康生活方式指导、慢性病防控指导。

3.健康教育

(1)健康知识宣教:主要介绍健康四大基石,鼓励被管理对象改变不健康的生活方式。

(2)脑卒中危险因素宣教:鼓励积极防控危险因素。

(3)疾病知识宣教:针对健康管理对象的文化水平、学习能力,选用适宜的方法,讲解疾病的主要症状、病因、治疗原则、防治保健措施等,普及冠心病、动脉硬化、高血压、糖尿病预防知识。

(4)遵医行为教育:主要讲解药物治疗和服药依从性的重要性,让患者正确对待药物治疗,能耐心接受长期的防治措施,增强战胜疾病的信心。

4.健康生活方式指导

(1)膳食指导:帮助健康管理对象及其家庭制订科学合理的饮食计划,帮助其养成良好的饮食习惯。脑卒中患者的饮食与营养要注意:饮食要有节制;限制高胆固醇食物的摄入;饮食要多样化,切忌偏食;食盐要限制,对于患有高血压的脑卒中患者,每天食盐摄入应控制在 3 g 以下;少吃甜食;多吃蔬菜和水果,适当多吃一些具有降低血脂和软化血管作用的食物;由于脑卒中患者长期卧床,肠蠕动减慢,易造成排便困难或便秘,故应增加高纤维素食物。督促健康管理对象戒烟限酒。

(2)运动指导:根据健康管理对象的情况制订运动计划,并指导计划的实施,科学进行运动和功能锻炼以降低脑卒中复发危险因素。

(3)心理干预:脑卒中患者除具有一般患者的心理变化外,还因脑部受损而产生不同程度的心理和情感障碍,因此进行心理调适十分重要。评估健康管理对象的心理状态,制订心理治疗方案,根据心理评估的结果采用不同的心理干预措施。由心理咨询师对其进行干预,采用认知行为疗法、心身放松疗法、音乐疗法,也可采用家庭疗法、小组疗法,使患者面对现实、正确对待病情及树立康复信心,有效提高积极参与治疗护理的积极性,促进疾病的恢复。

(4)控制体重指导:健康管理师要劝说、指导超重者和肥胖者通过采取合理饮食、增加体力活动等措施减轻体重,坚持健康的生活方式,使体重维持在正常范围内。

(5)鼓励定期查体:脑卒中患者最好每半年到医院做 1 次体检,日常注意检测血压和血糖,发现异常及时就医。

(6)慢性病防控指导:鼓励健康管理对象定期复查,减少复发;坚持对高血压、糖尿病、高血脂等慢性疾病规范治疗;定期了解服药情况、血压、血糖自检结果;安排慢性病主要指标监测,评价治疗效果。

帮助开展家庭康复管理,主要促使患者家属建立良好的家庭康复环境,措施是向家庭提供健康信息;指导家庭成员间有效沟通,使家庭对患者尽可能地给予关注,提供心理和物质的支持。

预警干预,指导健康管理对象学会重视早期多因素预警评估,严密观察危险因素并进行干预。一旦发生预警症状及时就医。

（王艳丽）

参 考 文 献

[1] 田永明,朱红,吴琳娜.临床常见管道护理指南[M].成都:四川科学技术出版社,2021.

[2] 秦玉荣.临床常见管道护理规范[M].合肥:中国科学技术大学出版社,2021.

[3] 章丹.现代临床护理与护理管理[M].北京:科学技术文献出版社,2021.

[4] 张兰凤.护理院护理技术[M].北京:科学出版社,2021.

[5] 顾莺.儿科护理诊断及护理评价[M].世界图书出版上海有限公司.2021.

[6] 林峰,洪爱蓉.护理伦理与法律法规[M].重庆:重庆大学出版社,2021.

[7] 张薇薇.基础护理技术与各科护理实践[M].开封:河南大学出版社,2021.

[8] 高正春.护理综合技术[M].武汉:华中科学技术大学出版社,2021.

[9] 刘楠楠.内科护理[M].北京:人民卫生出版社,2021.

[10] 张晓霞,于丽丽.外科护理[M].济南:山东人民出版社,2021.

[11] 刘峥.临床专科疾病护理要点[M].开封:河南大学出版社,2021.

[13] 刘明明.现代护理管理与临床护理实践[M].北京:科学技术文献出版社,2021.

[14] 吴雯婷.实用临床护理技术与护理管理[M].北京:中国纺织出版社,2021.

[15] 郝金霞,侯平花,吴委玲.护理临床实践[M].北京/西安:世界图书出版公司.2021.

[16] 邵爱杰,张芙蓉,景莉,刘亚丽,田荣.实用常见疾病护理[M].青岛:中国海洋大学出版社,2021.

[17] 张红,黄伦芳.外科护理查房[M].北京:化学工业出版社,2021.

[18] 蔡姣芝.肿瘤内科护理[M].广州:广东科学技术出版社,2021.

[19] 丁明星,彭兰,姚水洪.基础医学与护理[M].北京:高等教育出版社,2021.

[20] 高正春.护理综合技术[M].武汉:华中科学技术大学出版社,2021.

[21] 王岩.护理基础与临床实践[M].北京:化学工业出版社,2021.

[22] 姜雪.基础护理技术操作[M].西安:西北大学出版社,2021.

[23] 陈素清.现代实用护理技术[M].青岛:中国海洋大学出版社,2021.

[24] 初钰华,刘慧松,徐振彦.妇产科护理[M].山东人民出版社有限公司.2021.

[25] 孙爱针.现代内科护理与检验[M].汕头:汕头大学出版社,2021.

[26] 周红梅.实用临床综合护理[M].汕头:汕头大学出版社,2021.

[27] 关再凤,孙永梅.常见疾病护理技术[M].合肥:中国科学技术大学出版社,2021

[28] 丁明星,彭兰,姚水洪.基础医学与护理[M].北京:高等教育出版社,2021.

［29］吴旭友,王奋红,武烈.临床护理实践指引［M］.济南:山东科学技术出版社,2021.

［30］王秀琴,肖靖琼,王芃.护理技能综合实训［M］.武汉:华中科学技术大学出版社,2021.

［31］刘淑娟,包月作.中医医院护理工作规程［M］.天津:天津科学技术出版社.2021.

［32］王妍炜,林志红.儿科护理常规［M］.开封:河南大学出版社.2021.

［33］于红,刘英,徐惠丽,鞠晓青,隋红.临床护理技术与专科实践［M］.成都:四川科学技术出版社.2021

［34］张俊英.精编临床常见疾病护理［M］.青岛:中国海洋大学出版社.2021.

［35］张瑞领.浅谈慢性胃炎的护理［J］.中国疗养医学,2005,14(3):226

［36］栾春红.全程优质护理应用于肝硬化护理中的效果观察［J］.中国冶金工业医学杂志,2021,38(4):403-404

［37］王建玲.慢性胃炎患者实施饮食护理联合心理护理的效果分析［J］.常州实用医学,2021,37(3):182-183

［38］薛蕾.探讨小儿腹泻护理中循证护理的应用效果［J］.中外医疗,2021,40(5):154-156159

［39］郑霞,周洁,胡雅,龚惠萍,王婷,陈东.达芬奇机器人肾部分切除术治疗复杂性肾肿瘤患者的围术期护理［J］.现代临床护理,2021,20(10):43-47

［40］董志霞,杨新萍.临床护理路径在癫痫护理中的应用及效果观察［J］.当代护士:下旬刊,2021,28(5):53-54